Anestesia em transplante de órgãos

8 SÉRIE SAESP

Anestesia em transplante de órgãos

EDITORES

Talison Silas Pereira

Ricardo Esper Treml

saesp
SOCIEDADE DE ANESTESIOLOGIA DO ESTADO DE SÃO PAULO

manole editora

Projeto gráfico: Departamento Editorial da Editora Manole
Editoração eletrônica: Elisabeth Miyuki Fucuda
Ilustrações: Elisabeth Miyuki Fucuda e Freepik
Capa: Ricardo Yoshiaki Nitta Rodrigues
Imagens da capa: Freepik

CIP-BRASIL. CATALOGAÇÃO NA PUBLICAÇÃO
SINDICATO NACIONAL DOS EDITORES DE LIVROS, RJ

A586

Anestesia em transplante de órgãos / editores Talison Silas Pereira, Ricardo Esper Treml. - 1. ed. - Barueri [SP] : Manole, 2025.
23 cm. (SAESP ; 8)

Inclui bibliografia e índice
ISBN 978-85-204-6855-5

1. Anestesiologia. 2. Anestesia. 3. Medicina (Anestesiologia) - Transplante de orgãos, tecidos, etc. I. Pereira, Talison Silas. II. Treml, Ricardo Esper. III. Série.

25-101159.0 CDD: 616.96
CDU: 616-089.5

Carla Rosa Martins Gonçalves - Bibliotecária - CRB-7/4782

Editora Manole Ltda.
Alameda Rio Negro, 967 – cj 717
Tamboré – Barueri/SP
CEP 06454-000
Fone: (11) 4196-6000
www.manole.com.br | https://atendimento.manole.com.br/

Impresso no Brasil | *Printed in Brazil*

Aos autores desta obra, meu mais sincero agradecimento pelo conteúdo compartilhado e pela oportunidade de disseminar seus conhecimentos. Aos amigos que, em meio a mares calmos e tempestuosos, sempre estiveram ao meu lado: Rômulo, Pedro e João Manoel. À minha mãe e ao meu pai, pelas orientações eternas, e ao Kelvin, por seu cuidado e dedicação a eles. Ao Paulo Jurdin, pelo amor, companheirismo e compreensão. À minha Nonna, Miriam Lazzaro, e à sólida base da família Lazzaro, que sempre emanam confiança e apoio inabalável.

"Ensinar é manter viva a corrente do saber, recrutar novas mentes e romper paradigmas."
Talison Silas Pereira

Este livro é dedicado a todas aquelas pessoas que me apoiaram durante minha trajetória, principalmente ao meu pai Cleiton José Treml e à minha mãe Sílvia Esper Treml, que jamais deixaram de acreditar em mim e me apoiaram incondicionalmente em todas as situações da minha vida.

"A medicina é uma ciência de poucas verdades absolutas, cheia de várias incertezas e muitas verdades transitórias."
Ricardo Esper Treml

Editores

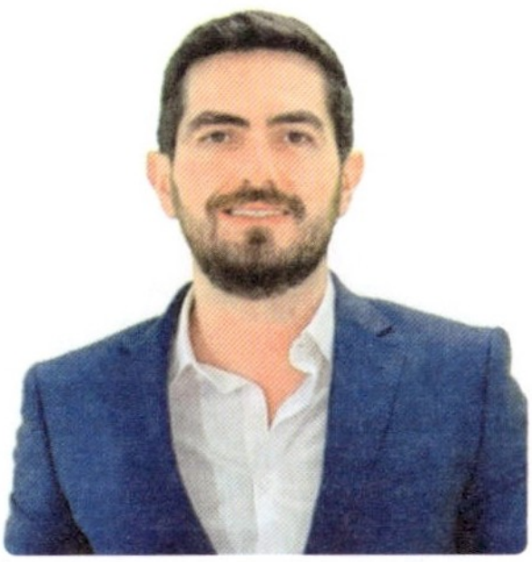

Talison Silas Pereira

Título Superior em Anestesiologia (TSA) pela Sociedade Brasileira de Anestesiologia (SBA). Coordenador do Programa de Residência Médica em Anestesiologia do Hospital do Servidor Público Estadual de São Paulo (CET-SP/IAMSPE). Professor de Medicina da Universidade Cidade de São Paulo (Unicid). Coordenador de Ensino da UNITÀ-Anestesiologia. Coordenador do Núcleo de Terapia Intensiva da Sociedade Paulista de Anestesiologia (SAESP). Anestesiologista do Serviço de Anestesiologia, Medicina Perioperatória, Dor e Terapia Intensiva (SAMMEDI).

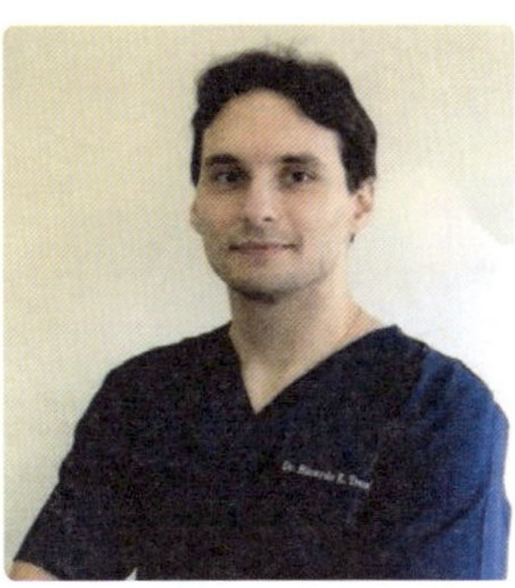

Ricardo Esper Treml

Doutorado em Anestesiologia e Terapia Intensiva pela Friedrich Schiller University Jena. Residência médica em Anestesiologia e Medicina Intensiva pela Friedrich-Schiller-Universität Jena, Alemanha. Título de Especialista em Anestesiologia pela Alemanha e Título Europeu de Especialista em Anestesiologia e Medicina Intensiva (DESAIC). *Fellowship* em *Medical Education* em Anestesiologia pela Stanford University e *Clinical Instructor* no Departamento de Anestesiologia e Medicina Perioperatória e da Dor da Stanford University.

Autores

Anderson Sampaio Marui

Diretor Técnico da Unità Anestesia. Anestesiologista pelo Hospital das Clínicas da Faculdade de Medicina da Universidade de São Paulo (HCFMUSP). Título Superior em Anestesiologia pela Sociedade Brasileira de Anestesiologia.

Anibal Basile Filho

Professor Associado do Departamento de Cirurgia e Anatomia da Faculdade de Medicina de Ribeirão Preto – Universidade de São Paulo. Chefe da Divisão de Medicina Intensiva do Hospital das Clínicas de Ribeirão Preto.

Anne Twardowski Di Donato

Médica anestesiologista do Grupo de Neurocirurgia do Hospital das Clínicas da Faculdade de Medicina da Universidade de São Paulo (HCFMUSP). Editora assistente da *newsletter* da Society for Neuroscience in Anesthesiology and Critical Care (SNACC).

Bruno Francisco de Freitas Tonelotto

Doutor em Anestesiologia pela Faculdade de Medicina da Universidade de São Paulo. Anestesiologista do Serviço de Anestesia SMA. Membro do Comitê Abstract and Review da Society of Cardiovascular Anesthesiologists (SCA).

Caio César Barbosa Fonseca

Título Superior em Anestesiologia – TSA/SBA. Pós-graduação em Dor pelo Hospital Albert Einstein. Coordenador do Serviço de Anestesiologia do Hospital Leforte Liberdade. Anestesiologista Responsável do Programa de Transplantes Hepático, Renal e Pancreático do Hospital Leforte Liberdade.

César Antônio Tavares da Rocha

Mestrado pela Faculdade de Medicina da Universidade de São Paulo. Preceptor da Residência Médica em Anestesiologia do Hospital do Servidor Público Estadual de São Paulo (CET-HSPE). Anestesiologista no Serviço de Anestesiologia, Medicina Perioperatória, Dor e Terapia Intensiva– SAMMEDI.

Daniel da Escóssia Melo Sousa

Título Superior em Anestesiologia - TSA/SBA. Instrutor do Centro de Ensino e Treinamento em Anestesiologia do Hospital do Servidor Público Estadual (IAMSPE/HSPE). Anestesiologista no Serviço de Anestesiologia, Medicina Perioperatória, Dor e Terapia Intensiva - SAMMEDI.

Débora Dal Pai

Anestesiologista pela Irmandade Santa Casa de Misericórdia de Porto Alegre (ISCMPA). Título Superior em Anestesiologia pela Sociedade Brasileira de Anestesiologia (SBA). Médica anestesiologista do Hospital de Messejana Dr. Carlos Alberto Studart Gomes.

Edinoi Rodrigues Brito Filho

Preceptor da Residência Médica em Anestesiologia do Hospital do Servidor Público Estadual de São Paulo (CET-HSPE). Anestesiologista no Serviço de Anestesiologia, Medicina Perioperatória, Dor e Terapia Intensiva - SAMMEDI.

Fernanda Ribeiro Danziere

Cirurgia Geral pela Santa Casa de Ourinhos. Cirurgia do Aparelho Digestivo e Hepatobiliopancreática pela Beneficência Portuguesa - SP. *Fellow* em transplante de órgãos abdominais no Hospital LeForte/Grupo HEPATO.

Francisco Ricardo M. Lobo

Professor Adjunto da Faculdade de Medicina de São José do Rio Preto. Responsável pelo Serviço de Anestesia em Transplante de Fígado no Hospital de Base - São José do Rio Preto. *Fellow* em Anestesiologia e Transplante em Birmingham - Inglaterra e em Bruxelas - Bélgica.

João Manoel Silva Junior

Professor Associado de Terapia Intensiva da Divisão de Medicina Intensiva e do Departamento de Cirurgia e Anatomia da Faculdade de Medicina de Ribeirão Preto da Universidade de São Paulo.

Johannes Ehler
Especialista em Anestesiologia e Medicina Intensiva na Universidade de Rostock - Alemanha. Preceptor Sênior no Departamento de Anestesiologia e Medicina Intensiva e Chefe da Unidade de Terapia Intensiva Cirúrgica Cardíaca, especializada em terapia intensiva de pacientes com transplante cardiopulmonar, no Hospital Universitário da Universidade Friedrich Schiller Jena.

Jorge Luís dos Santos Valiatti
Doutor em Ciência pela Escola Paulista de Medicina da Universidade Federal de São Paulo (EPM-UNIFESP). Pós-Doutorado pela Faculdade de Medicina de Botucatu - UNESP. Professor do Curso de Medicina do Centro Universitário Padre Albino - UNIFIPA-FAMECA.

José Leonardo Izquierdo Saurith
Fellowship em Anestesia Cardiovascular e Ecocardiografia Intraoperatória pelo Instituto Dante Pazzanese de Cardiologia.

Ladyer da Gama Costa
Preceptor da Residência Médica em Anestesiologia do Hospital do Servidor Público Estadual de São Paulo (CET-HSPE). Anestesiologista no Serviço de Anestesiologia, Medicina Perioperatória, Dor e Terapia Intensiva - SAMMEDI.

Leusi Magda Romanus Andraus
Corresponsável do Serviço Centro de Ensino em Anestesiologia do Hospital do Servidor Público Estadual de São Paulo (CET-HSPE). Anestesiologista no Serviço de Anestesiologia, Medicina Perioperatória, Dor e Terapia Intensiva - SAMMEDI.

Lívia M. Pereira Prado
Mestre e Doutora em Ciências da Saúde pela Faculdade de Medicina de São José do Rio Preto (FAMERP). Corresponsável pelo Centro de Ensino e Treinamento (CET-SBA) HB-FUNFARME. Diretora de Apoio ao Ensino da Sociedade de Anestesiologia do Estado de São Paulo (SAESP).

Lucas Nepomuceno Barros
Título Superior em Anestesiologia (TSA/SBA). Diploma Europeu de Anestesiologia e Terapia Intensiva (EDAIC/ESAIC). Mestre em Transplante Cardíaco pela Universidade Estadual do Ceará (UECE).

Luiz Marcelo Sá Malbouisson
Professor e Livre-Docente pela Faculdade de Medicina da Universidade de São Paulo (FMUSP). Médico coordenador da UTI do Departamento de Gastroenterologia e da UTI cirúrgica do Instituto Central do Hospital das Clínicas da FMUSP.

Luiza Mauad Elias de Oliveira
Residência em Clínica Médica pela Faculdade de Medicina de Catanduva.

Marcello Oliveira D'Ottaviano
Título Superior em Anestesiologia (TSA/SBA). Preceptor da Residência Médica em Anestesiologia do Hospital do Servidor Público Estadual de São Paulo (CET-HSPE). Anestesiologista no Serviço de Anestesiologia, Medicina Perioperatória, Dor e Terapia Intensiva – SAMMEDI. Anestesiologista do Serviço de Transplante Hepático do Hospital das Clínicas da FMUSP.

Marcelo Augusto Martins Aires
Título Superior em Anestesiologia (TSA/SBA). Anestesiologista da Unità Anestesia.

Marcelo Stucchi Pedott
Diretor de Práticas Médicas da Unità Anestesia. Coordenador da equipe de anestesiologia do Hospital Samaritano Paulista. Título Superior em Anestesiologia (TSA/SBA).

Mateus Augusto Gomes de Assis
Preceptor da Residência Médica em Anestesiologia do Hospital do Servidor Público Estadual de São Paulo (CET-HSPE). Anestesiologista no Serviço de Anestesiologia, Medicina Perioperatória, Dor e Terapia Intensiva – SAMMEDI.

Matheus Cardozo Janiques
Residência de Anestesiologia pelo Hospital das Clínicas da Faculdade de Medicina da Universidade de São Paulo (HCFMUSP). *Fellow* em Anestesia para Transplante Hepático pela University of California.

Neymar Elias de Oliveira
Mestre pela Fundação Faculdade Regional de Medicina de São José do Rio Preto – FUNFARME. Médico intensivista Coordenador da UTI de convênios do Hospital de Base de São José do Rio Preto – SP.

Paula Tavares da Silveira
Anestesiologista do Serviço de Transplante Hepático do Hospital de Base de São José do Rio Preto.

Pedro Tanaka
Professor da Stanford University School of Medicine. Corresponsável pelo Programa de Residência Médica do Departamento de Anestesiologia da Stanford University. *Fellowship director* do Treinamento Avançado em Educação Médica.

Priscila Ferreira de Lima e Souza
Residência em Anestesiologia pelo Hospital Universitário Walter Cantídio – Universidade Federal do Ceará (UFC). Anestesiologista do Hospital do Coração de Messejana Dr. Carlos Alberto Studart Gomes. Anestesiologista do Serviço de Transplante Renal do Hospital Geral de Fortaleza.

Ricardo Barreira Uchoa
Anestesiologista do Hospital de Messejana Dr. Carlos Alberto Studart Gomes. Doutorado em Medicina (Ciências Médicas), Programa de Cardiologia, pela Universidade de São Paulo.

Ricardo Costa Nuevo
Anestesiologista do Serviço de Transplante Hepático do Hospital de Base de São José do Rio Preto.

Ricardo Esper Treml
Doutorado em Anestesiologia e Terapia Intensiva pela Friedrich Schiller University Jena. Residência médica em Anestesiologia e Medicina Intensiva pela Friedrich-Schiller-Universität Jena, Alemanha. Título de Especialista em Anestesiologia pela Alemanha e Título Europeu de Especialista em Anestesiologia e Medicina Intensiva (DESAIC). *Fellowship* em *Medical Education* em Anestesiologia pela Stanford University e *Clinical Instructor* no Departamento de Anestesiologia e Medicina Perioperatória e da Dor da Stanford University.

Roberta Figueiredo Vieira
Supervisora da Anestesia para Cirurgias de Emergência e do Trauma no Hospital das Clínicas da Faculdade de Medicina da Universidade de São Paulo (HCFMUSP). Coordenadora da Anestesia para Tranplante Renal do HCFMUSP. Doutora em Ciências pela FMUSP.

Rodolpho Augusto de Moura Pedro
Doutor em Medicina Perioperatória pela Faculdade de Medicina da Universidade de São Paulo (FMUSP). Especialista em Clínica Médica e Terapia Intensiva pelo Hospital das Clínicas da FMUSP (HCFMUSP). Título em Terapia Intensiva - AMIB. Intensivista da UTI de Gastroenterologia e Transplante Hepático do HCFMUSP e da UTI Geral do Hospital Vila Nova Star.

Talison Silas Pereira
Título Superior em Anestesiologia (TSA) pela Sociedade Brasileira de Anestesiologia (SBA). Coordenador do Programa de Residência Médica em Anestesiologia do Hospital do Servidor Público Estadual de São Paulo (CET-SP/IAMSPE). Professor de Medicina da Universidade Cidade de São Paulo (Unicid). Coordenador de Ensino da UNITÀ-Anestesiologia. Coordenador do Núcleo de Terapia Intensiva da Sociedade Paulista de Anestesiologia (SAESP). Anestesiologista do Serviço de Anestesiologia, Medicina Perioperatória, Dor e Terapia Intensiva (SAMMEDI).

Thaís Fonseca Chagas
Anestesiologista pelo Hospital do Servidor Público Estadual de São Paulo (CET-HSPE).

Vinicius Fernandes Sarmento
Anestesiologista pelo Hospital do Servidor Público Estadual de São Paulo (CET-HSPE).

Sumário

SEÇÃO VII – TRANSPLANTE RENAL

SEÇÃO VIII – TRANSPLANTE INTESTINAL

SEÇÃO IX – ANALGESIA EM TRANSPLANTES

Prefácio

A medicina de transplantes representa um dos maiores avanços da ciência e da prática clínica nas últimas décadas. Trata-se de um campo complexo e interdisciplinar, que envolve desde a avaliação criteriosa do doador até o manejo anestésico e intensivo do receptor em condições extremamente desafiadoras. Nesse contexto, a anestesiologia tem papel central, garantindo não apenas a viabilidade cirúrgica do transplante, mas também a segurança, o conforto e a recuperação do paciente.

Este livro, *Anestesia em Transplantes de Órgãos*, reúne especialistas de diversas áreas que, com rigor científico e experiência prática, oferecem ao leitor um conteúdo abrangente, atualizado e de grande relevância. A obra está organizada de maneira didática, contemplando desde os aspectos fundamentais da imunologia e da monitorização avançada até a abordagem específica dos diferentes tipos de transplantes: pulmonar, cardíaco, hepático, pancreático, renal e intestinal. Cada capítulo reflete não apenas a expertise técnica de seus autores, mas também o compromisso com a formação e atualização de todos aqueles que se dedicam ao cuidado de pacientes em situações críticas.

Os autores, ao compartilharem seus conhecimentos e vivências, contribuem de forma inestimável para consolidar uma literatura de referência em língua portuguesa sobre o tema. O leitor encontrará aqui não apenas informações técnicas, mas também reflexões sobre a importância da integração multiprofissional e do cuidado centrado no paciente. Tenho a convicção de que esta obra será uma fonte de consulta indispensável para anestesiologistas, intensivistas, cirurgiões, residentes e estudantes de medicina, além de todos os profissionais envolvidos na complexa jornada do transplante. Que este livro sirva como guia, inspiração e estímulo ao aprimoramento contínuo, sempre em benefício dos pacientes que depositam em nós a esperança de uma nova vida.

João Manoel Silva Junior
Professor da Divisão de Medicina Intensiva – FMRP-USP
Médico Anestesiologista TSA; Intensivista TEAMiB

SEÇÃO I

Doador

1

Diagnóstico de morte encefálica

Jorge Luís dos Santos Valiatti
Luiza Mauad Elias de Oliveira
Neymar Elias de Oliveira
Talison Silas Pereira

DESTAQUE DO TEMA

1. A determinação da morte encefálica exige a integração de critérios clínicos rigorosos, que incluem coma não perceptivo, ausência de reflexos do tronco encefálico e apneia persistente, associados à exclusão de fatores confundidores como hipotermia, distúrbios metabólicos e uso de sedativos.
2. A Resolução CFM n. 2.173/2017 estabelece pré-requisitos fisiológicos específicos – temperatura central > 35°C, pressão arterial sistólica ≥ 100 mmHg ou pressão arterial média ≥ 65 mmHg e saturação de oxigênio > 94% – garantindo que a ausência de reflexos decorra de lesão encefálica irreversível, e não de causas reversíveis.
3. O protocolo diagnóstico é composto por duas avaliações clínicas completas realizadas por médicos distintos, confirmadas por teste de apneia e exame complementar, sendo obrigatória a documentação de cada etapa em formulário próprio, com assinatura dos profissionais envolvidos.

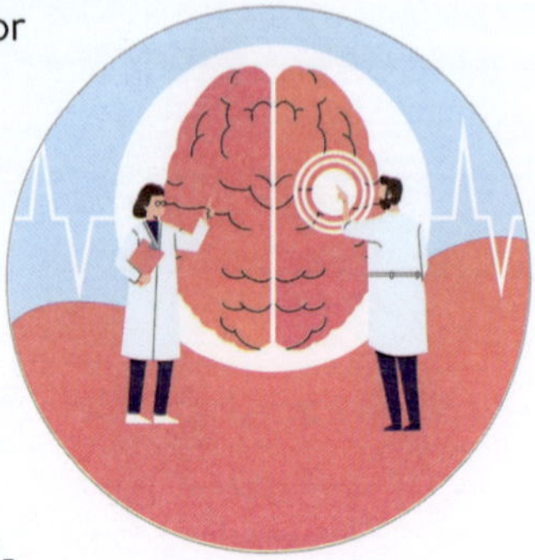

4. A perda progressiva dos reflexos do tronco encefálico segue um padrão rostrocaudal, permitindo que a ausência sequencial de reflexos pupilar, corneopalpebral, oculocefálico, vestíbulo-ocular, tosse e náusea confirme o comprometimento irreversível das estruturas neurológicas responsáveis pela vida autônoma.

5. A padronização do diagnóstico de morte encefálica, além de garantir segurança e respaldo ético-legal, é essencial para a adequada abordagem em situações de doação de órgãos, evitando dúvidas quanto ao momento da morte e assegurando a confiança da sociedade no processo.

EVOLUÇÃO HISTÓRICA DOS CONCEITOS DE MORTE E DA MORTE ENCEFÁLICA

"Testa enrugada, cercada de coloração escura, têmporas deprimidas, cavas e enrugadas, queixo franzido e endurecido, epiderme seca, lívida e plúmbea, pelos das narinas e dos cílios cobertos por uma espécie de poeira de branco fosco, fisionomia nitidamente contornada e irreconhecível". Essa definição de Hipócrates, conhecida como "fácies hipocrática", representa um estado seguramente de muitas horas após o óbito (sinais atribuídos à rigidez cadavérica). Um dos fatos que marcaram a humanidade era a incerteza do momento exato da morte e a possibilidade de enterro e dissecção prematura.

Jacques-Bénigne Winslow, em 1740, publica *l'incertitude des signes de la mort et l'abus des enterremens et embaumemens précipités* e conclui que o único sinal seguro da constatação da morte é o estado de putrefação. Cinco anos após, relata 189 supostos enterros em vida e discorre sobre a necessidade de um regulamento geral relativo aos enterros e embalsamamento. Isso provocou a adoção de "medidas de segurança" como testes confirmatórios de morte, a exemplo da in-

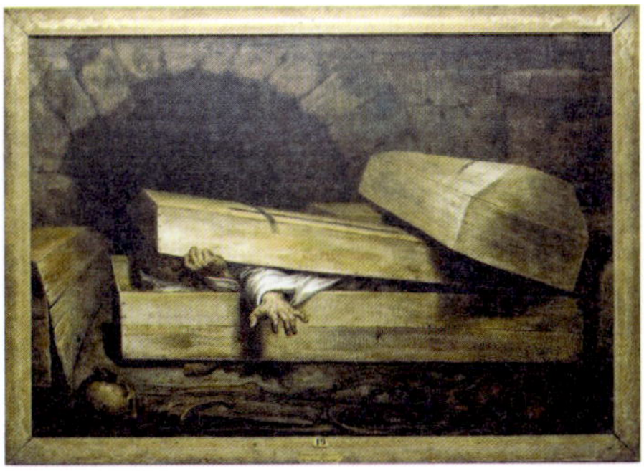

FIGURA 1 *L'Inhumation précipitée (The Premature Burial)*, Antoine Wiertz, 1854 – óleo sobre tela (160 x 235 cm) – Museu Wiertz, Bruxelas. A obra retrata o drama de uma vítima de cólera supostamente enterrada viva, prestes a romper o caixão. Foi pintada em plena era de incerteza sobre o momento da morte e do enterro, reforçando a necessidade de critérios diagnósticos rigorosos.

trodução de mostarda no nariz, punções subungueais, queimaduras cutâneas e toque de trompete junto ao ouvido.

Testes respiratórios foram propostos, incluindo o fato de colocar um espelho à frente das narinas para que ele embace ou de constatar a ausência de bolhas de ar após a submersão do corpo em uma banheira. Tudo isso gerou, em países europeus, a criação do que se denominou de "caixões para preservação da vida", com dispositivos de alerta como sinos e bandeiras que poderiam ser acionados pelo "morto". Esse fato deve explicar por que, mesmo nos dias de hoje em muitos locais do mundo, os sepultamentos não podem acontecer antes de 24 horas da morte.

Em 1799, Marie François-Xavier Bichat enuncia a denominada tríade de Bichat, considerada a primeira definição científica de morte. Ela define que as funções vitais são mantidas pelo coração, pulmão e cérebro e que a morte ocorre quando está morta a tríade vital "íntima, correlativa e recíproca". Deixa explicito que a morte é um processo cronológico que resulta da inter-relação da cessação dos batimentos cardíacos, da parada da respiração (o último suspiro) e de lesões cerebrais graves. A invenção do estetoscópio (1819) permitiu constatar com maior precisão a presença ou ausência dos batimentos cardíacos e dos movimentos respiratórios, dois dos componentes da tríade de Bichat.

Em 1837, a Academia Francesa de Medicina promovia um concurso que premiaria os melhores trabalhos sobre prevenção do enterro prematuro. Eugene Bouchut foi o autor premiado, com o seu *Tratado sobre os sinais da morte*, onde propôs que a morte seria constatada a partir da tríade de Bouchut:

- Ausência de batimentos cardíacos (sinal de Bouchut).
- Ausência de respiração.
- Ausência de circulação sanguínea. Fixa-se, a partir desse conceito da prática médica, o parâmetro juridicamente aceito de morte.

No ano de 1893, uma descrição certamente mudou O conceito de morte. Paul Camille Hippolyte Brouardel relatou que o coração de pessoas decapitadas pode continuar a pulsar por períodos de até meia hora. A morte deixava de ser uma questão apenas de coração e pulmão; também envolvia o cérebro. O desenvolvimento de meios artificiais para manter as funções cardiovascular e respiratória fez repensar o conceito cardiorrespiratório de morte, trazendo à tona os ventiladores com pressão positiva.

No início do ano 1900, fora do ambiente do bloco operatório, os ventiladores mecânicos adotavam, como princípio de funcionamento, a geração de pressão negativa extratorácica. Os melhores resultados foram os do equipamento idealizado pelo engenheiro Phillip Drinker (1849-1972) e pelos fisiologistas Louis

Agassiz Shaw (1886-1940) e Charles F. MacKhann (1898-1988), da Harvard Medical School, no fim da década de 1920. Constituía-se de um cilindro (feito com chapas de aço, que originou a designação "pulmões de aço") onde se encerravam os pacientes, deixando-lhes fora apenas a cabeça, vedando o interior com um "colar" de borracha. Duas bombas de ar eram adaptadas a válvulas que regulavam a pressão interna. Aspirando intermitentemente o ar do interior da caixa, reduzia-se ali a pressão abaixo do nível do ambiente, o que direcionava o fluxo inspiratório.

Com o desenvolvimento dos ventiladores com pressão positiva a partir dos anos 1950, ficou claro que a ventilação mecânica era capaz de assegurar as trocas gasosas por tempo indeterminado. Pacientes com lesões neurológicas graves irreversíveis poderiam ser mantidos "vivos".

Em 1959, Mollaret e Goulon avaliaram 23 pacientes em coma sem resposta ao estímulo doloroso, sem reflexos do tronco cerebral e com eletroencefalograma isoelétrico. Essa condição foi denominada *coma dépassé*. A realização do primeiro transplante cardíaco na África do Sul, em dezembro de 1967, destacou a necessidade de critérios mais específicos para a determinação do coma irreversível e, assim, de quais pacientes poderiam doar órgãos.

A Faculdade de Medicina de Harvard, em 1968, organizou um comitê composto de 11 profissionais, sendo sete médicos, um biólogo, um historiador, um jurista e um sociólogo, para definir critérios que permitissem conceituar o estado de coma irreversível. Uma das maiores contribuições veio do Royal College of Medicine, da Grã-Bretanha, que introduziu, em 1976, o teste da apneia (especificidade de 99,9%) como tentativa de padronizar e especificar alguns dos critérios já utilizados desde 1968 e a opção de utilizar exames complementares além do eletroencefalograma. Ficou definido que lesão completa do tronco cerebral era incompatível com a vida. A presença de reflexos medulares não foi considerada inviabilizadora do diagnóstico de morte encefálica (ME).

As atuais diretrizes para o diagnóstico de ME foram definidas em 1981, durante os trabalhos da *President's Commission for the Study of Ethical Problems in Medicine and Biomedical and Behavioral Research*, nos Estados Unidos. Os critérios tornaram-se mais seguros, como a identificação adequada do paciente e da causa do coma, sua irreversibilidade e a exclusão de causas metabólicas e de intoxicação exógena.

A American Academy of Neurology (AAN) organizou um comitê para estabelecer e uniformizar os critérios de ME. Em 1995, esse comitê publicou revisão da literatura médica associada à classificação, baseada em graus de evidência científica, de mais de 200 artigos sobre ME, que possibilitaram a definição dos critérios utilizados atualmente. Nunca foi demonstrado ou relatado um único caso de recuperação de qualquer função cortical e/ou do tronco cerebral após o diagnóstico de ME utilizando os critérios da AAN de 1995.

Atualmente, há em todo o mundo mais de 80 protocolos nacionais para o diagnóstico de ME e respaldados em sua maioria por leis ou decretos específicos. Ao longo dos anos, os conceitos de ME foram reconhecidos no mundo com diferentes critérios, inclusive quanto à necessidade ou não de exames confirmatórios.

No Brasil, o Decreto-Lei n. 9.434, de 1997, dispõe sobre a remoção de órgãos, tecidos e partes do corpo humano para fins de transplante e delega, em seu artigo 3º, ao Conselho Federal de Medicina (CFM) a normatização do diagnóstico de ME. Essa normatização foi estabelecida na publicação da Diretriz 1.480 do CFM. O diagnóstico segue no Brasil quase completamente as diretrizes firmadas pela AAN em 1995, excluindo-se a obrigatoriedade da realização de exame complementar em todos os pacientes e a orientação de que a concentração do PCO_2 deve ser superior a 55 mmHg, com ausência de incursões ventilatórias para que o teste da apneia seja considerado positivo.

A Tabela 1 mostra a evolução histórica dos critérios de ME em adultos. Cabe salientar que fica claro o rigor progressivo das exigências, mas também a variabilidade quanto ao número de exames, o tempo de observação, o tempo entre os dois exames clínicos e a necessidade ou não de testes adicionais. No Brasil, atualmente a observação entre os dois exames varia de acordo com a idade e o teste adicional é obrigatório.

MORTE ENCEFÁLICA NO BRASIL: EVOLUÇÃO E BASES LEGAIS

O termo "morte cerebral" não deve ser usado, porque o cérebro compreende o telencéfalo e o diencéfalo, não englobando o tronco encefálico. "A morte encefálica representa o estado clínico irreversível em que as funções cerebrais (telencéfalo e diencéfalo) e do tronco encefálico estão irremediavelmente comprometidas."

No Brasil, a Lei n. 9.434, de 4 de fevereiro de 1997, que dispõe sobre a retirada de órgãos, tecidos e partes do corpo humano para fins de transplante e tratamento, determinava em seu artigo 3º que compete ao Conselho Federal de Medicina (CFM) definir os critérios para diagnóstico de ME.

O CFM definiu, por meio da Resolução n. 1.480/97, que a ME deve ser considerada quando o quadro neurológico observado for consequência de processo irreversível, de causa reconhecida e definido a partir de dois exames clínicos e um exame complementar. Os parâmetros diagnósticos que definem a ME incluem a presença de coma aperceptivo, ausência de atividade motora supraespinhal e apneia. O intervalo recomendado entre os exames clínicos era de 6 horas para adultos e períodos variáveis de acordo com a faixa etária em menores de 2 anos.

TABELA 1 Evolução dos critérios para diagnóstico de morte encefálica em adultos. Observa-se nítido aumento das exigências e do rigor durante os anos

Evolução dos critérios de morte encefálica – adultos – 1968 a 1997				
Critério	Harvard 68	Royal College 76	AAN 95	CFM – Brasil 97
Pré-requisitos	–	Causa de coma conhecida	Causa de coma conhecida e documentada TC/RM/LCR irreversível	Causa de coma conhecida e documentada TC/RM/LCR irreversível
	Tax > 32°C	Tax > 35°C	Tax > 32°C	Tax > 32°C
	Ausência de drogas	Ausência de drogas	Ausência de drogas, intoxicação e alt. metabólica	Ausência de drogas (24/48 horas), intoxicação e alt. metabólica
Bases clínicas do diagnóstico	Coma sem resposta	Coma sem resposta	Coma sem resposta e estímulo na face	Coma sem resposta e estímulo na face
	Apneia de 3 minutos	Teste de apneia $PCO_2 > 60$ mmHg	Teste de apneia $PCO_2 > 60$ mmHg ou ↑ 20 mmHg	Dois testes de apneia $PCO_2 > 55$ mmHg
	Ausência de reflexos do tronco encefálico			
Mesencéfalo	Pupilas fixas e dilatadas	Pupilas fixas e dilatadas	Pupilas médias ou dilatadas (4 a 9 mm) fixas	Pupilas médias ou dilatadas (4 a 9 mm) fixas
Ponte	Corneano	Corneano e óculo cefálico	Corneano, vestibulocalórico e oculocefálico	Corneano, vestibulocalórico e oculocefálico
Bulbo	Vômito	Tosse	Tosse	Tosse
Movimentos espontâneos	Ausência	Ausência	Aceita	Aceita
Reflexos modulares	Ausência	Aceita	Aceita	Aceita
Exame complementar	Obrigatório	Não necessário	Não obrigatório	Obrigatório
	EEG	–	Artério, TCD, EEG, cintilografia, SPECT, extração O_2	Artério, TCD, EEG, cintilografia, SPECT, PIC, extração O_2
Intervalo entre exames	Dois exames – 24 horas	Três exames – 6 horas	Dois exames – 6 horas	Dois exames – 6 horas
N° de médicos	Um médico	Três médicos	Um médico	Dois médicos
Respaldo legal	Não	Não	Não	Não

AAN: American Academy of Neurology (Diretriz de 1995); CFM: Conselho Federal de Medicina (Brasil), norma brasileira de 1997; TC: tomografia computadorizada; RM: ressonância magnética; LCR: líquido cefalorraquidiano (líquor); EEG: eletroencefalograma; TCD: Doppler transcraniano (*transcranial Doppler*); SPECT: *single-photon emission computed tomography* (tomografia por emissão de fóton único/cintilografia); PIC: pressão intracraniana; PCO_2: pressão parcial de dióxido de carbono (mmHg); O_2: oxigênio; Tax: temperatura axilar (°C).

O Decreto Presidencial n. 9.175, de 18 de outubro de 2017, reafirma, em seu artigo 17º, que o diagnóstico de ME será confirmado com critérios neurológicos definidos pelo CFM. Recentemente, por meio da Resolução nº 2.173/2017, o CFM atualiza as definições anteriores para diagnóstico de ME. Nos termos da Resolução, a ME e, portanto, a morte da pessoa é definida pela perda completa e irreversível das funções encefálicas, definida pela cessação das atividades corticais e de tronco encefálico. Para determinar a ME, é obrigatória a constatação de coma não perceptivo, ausência de reatividade supraespinhal e apneia persistente, que atendam a todos os pré-requisitos:

a. Presença de lesão encefálica de causa conhecida, irreversível e capaz de causar ME.
b. Ausência de fatores tratáveis que possam confundir o diagnóstico de ME.
c. Tratamento e observação em hospital pelo período mínimo de 6 horas. Quando a causa primária do quadro for encefalopatia hipóxico-isquêmica, esse período de tratamento e observação deverá ser de, no mínimo, 24 horas.
d. Temperatura corporal (esofágica, vesical ou retal) > 35°C, saturação arterial de oxigênio > 94% e pressão arterial sistólica ≥ 100 mmHg ou pressão arterial média ≥ 65 mmHg para adultos, ou de acordo com a faixa etária para menores de 16 anos.
e. Para confirmação da ME, é obrigatória a realização mínima de:
f. Dois exames clínicos que confirmem coma não perceptivo e ausência de função do tronco encefálico.
g. Um teste de apneia que confirme ausência de movimentos respiratórios, após estimulação máxima dos centros respiratórios ($PaCO_2$ > 55 mmHg).
h. Exame complementar que comprove ausência de atividade encefálica.

QUESTÕES LEGAIS PARA A DETERMINAÇÃO DA MORTE ENCEFÁLICA NO BRASIL: ATRIBUIÇÕES DOS HOSPITAIS, MÉDICOS E CENTRAL ESTADUAL DE TRANSPLANTES

- Os procedimentos para determinação da ME devem ser iniciados em todos os pacientes que apresentem coma não perceptivo, ausência de reatividade supraespinhal e apneia persistente, e que atendam a todos os pré-requisitos previstos na Resolução CFM n. 2.173/2017.
- Os familiares que estiverem em companhia do paciente ou que tenham oferecido meios de contato serão obrigatoriamente informados do início do procedimento para diagnóstico da ME (Decreto n. 9.175/2017).
- Os hospitais deverão notificar a ME diagnosticada em suas dependências à Central Estadual de Transplantes (CET) da unidade federativa a que estiver

vinculada, em caráter urgente e obrigatório (Lei n. 9.434/1997 e Decreto n. 9.175/2017).

- A comprovação da ME deve ser feita utilizando critérios precisos, bem estabelecidos, padronizados e passíveis de serem executados por médicos em todo o território nacional (Resolução CFM n. 2.173/2017).
- Os médicos participantes do processo de diagnóstico da ME deverão estar especificamente capacitados (Decreto n. 9.175/2017 e Resolução CFM n. 2.173/2017).
- São considerados especificamente capacitados os médicos com no mínimo 1 ano de experiência no atendimento de pacientes em coma, que tenham acompanhado ou realizado pelo menos dez determinações de ME ou feito treinamento específico para esse fim em programa que atenda às normas determinadas pelo CFM (Resolução CFM n. 2.173/2017).
- Um dos médicos especificamente capacitados deverá ser especialista em uma das seguintes especialidades: Medicina Intensiva, Medicina Intensiva Pediátrica, Neurologia, Neurologia Pediátrica, Neurocirurgia ou Medicina de Emergência. Na indisponibilidade de qualquer um dos especialistas anteriormente citados, o procedimento deverá ser concluído por outro médico especificamente capacitado (Resolução CFM n. 2.173/2017).
- Caso seja solicitado, deve ser admitida a presença de médico de confiança da família do paciente para acompanhar os procedimentos de determinação de ME.
- A Direção Técnica de cada hospital deverá indicar os médicos capacitados a realizar e interpretar o procedimento se exames complementares para determinação de ME em seu hospital. Essas indicações e suas atualizações deverão ser encaminhadas à CET. Na ausência de médico indicado pela Direção Técnica do hospital, caberá à CET de sua Unidade Federativa indicar esse profissional, e à Direção Técnica do Hospital, disponibilizar as condições necessárias para sua atuação (Resolução CFM n. 2.173/2017).
- Nenhum médico responsável por fazer procedimentos de determinação da ME poderá participar de equipe de remoção e transplante (Lei n. 9.434/1997, Decreto n. 9.175/2017 e no Código de Ética Médica).
- Após a declaração da ME, a família do falecido deverá ser consultada sobre a possibilidade de doação de órgãos, tecidos, células e partes do corpo humano para transplante (Decreto n. 9.175/2017).
- É legal e ética a suspensão dos procedimentos de suportes terapêuticos quando determinada ME em não doador de órgãos, tecidos e partes do corpo humano para fins de transplante (Resolução CFM n. 1.826/2007 e Decreto n. 9.175/2017).
- Nos casos em que a doação não for viável, por quaisquer motivos, o suporte terapêutico artificial ao funcionamento dos órgãos será descontinuado, hipó-

tese em que o corpo será entregue aos familiares ou à instituição responsável pela necrópsia, nos casos em que se aplique (Decreto n. 9.175/2017).

- A manutenção dos suportes terapêuticos em não doador em ME pode ser considerada no caso de gestantes com feto vivo, em que a conduta é determinada pelo obstetra.

O PROCESSO DE DETERMINAÇÃO DA MORTE ENCEFÁLICA NO BRASIL

Embora muito países adotem apenas critérios clínicos para a declaração da ME, e excepcionalmente utilizem exames complementares, no Brasil o CFM obriga a realização de exame gráfico complementar. O diagnóstico de ME deve ser firmado de maneira inequívoca, por meio de métodos que garantam 100% de especificidade (nenhum falso diagnóstico de ME). Portanto, qualquer dúvida na determinação de ME impossibilita esse diagnóstico. Seguir um padrão nas suas várias fases do processo é a maneira mais segura de realizar o procedimento. As etapas devem ser bem definidas para propiciar um diagnóstico seguro. Cumpre salientar que essa determinação é obrigação legal assegurada aos pacientes e familiares, independentemente do processo de doação.

ANÁLISE DOS PRÉ-REQUISITOS

Na Figura 2 estão expostos os pré-requisitos para a abertura do protocolo da ME.

Lesão encefálica grave e irreversível

Presença de lesão encefálica grave, de causa conhecida, irreversível e capaz de causar o quadro clínico compatível com ME. O diagnóstico da lesão causadora do coma deve ser estabelecido pela avaliação clínica e confirmada por exames de neuroimagem ou por outros métodos diagnósticos. Para que uma lesão encefálica cause ME, ela deve ser importante o suficiente para comprimir ou lesar diretamente o tronco encefálico, ou causar edema difuso por hipóxia ou isquemia difusa. A incerteza da presença de uma lesão irreversível, ou da sua causa, impossibilita a determinação de ME.

Período de observação e tratamento

Deve ser respeitado um período mínimo de observação e tratamento adequado em ambiente hospitalar de 6 horas após o estabelecimento do coma. Quando

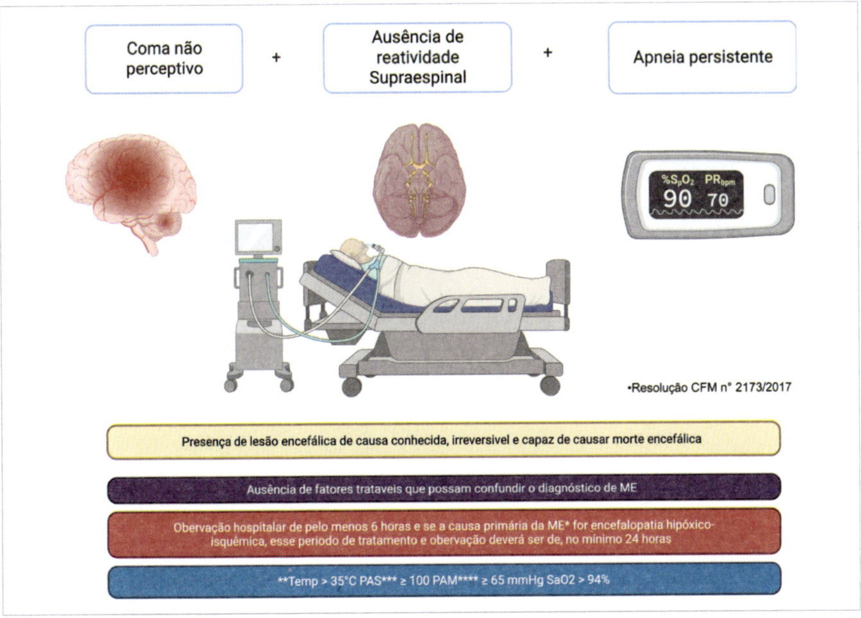

FIGURA 2 Pré-requisitos para a abertura do protocolo da morte encefálica.

ME: morte encefálica; PAM: pressão arterial média mínima exigida ≥ 65 mmHg; PAS: pressão arterial sistólica mínima exigida ≥ 100 mmHg; Temp: temperatura central, medida por via esofágica, vesical ou retal, deve ser > 35°C.

Elaborada em BioRender por Pereira TS.

Fonte: Conselho Federal de Medicina, 2017.

a causa primária do quadro for encefalopatia hipóxico-isquêmica, esse período de tratamento e observação deverá ser de, no mínimo 24 horas após a parada cardiorrespiratória, ou de 24 horas após o reaquecimento se utilizada hipotermia terapêutica, antes de iniciar a determinação de ME.

Afastar causas reversíveis de coma

As principais causas de coma reversíveis devem ser excluídas, como distúrbios endócrino-metabólicos graves (ex.: distúrbios do sódio, distúrbios ácido-base, hipotireoidismo), hipotermia, hipotensão, intoxicação exógena e fármacos depressores do sistema nervoso central (SNC).

Algumas considerações são de extrema relevância no que se refere aos distúrbios hidroeletrolíticos muito frequentes na situação da ME, como evento secundário da lesão. O exemplo mais comum é a hipernatremia secundária do *diabetes insipidus*, bastante frequente na lesão cerebral – assim como a hiponatremia secundária pela secreção inadequada de ADH. Nessa situação, instituem-se medidas para correção da hipernatremia e segue-se com os procedimentos para o diagnóstico de ME.

Para contraindicar a determinação da ME, os distúrbios hidroeletrolíticos e metabólicos graves devem ser a causa primária do coma. Exemplificando: imagine um paciente com diabetes do tipo 2, em coma profundo, com poliúria. A inconsciência leva a intubação orotraqueal. Uma tomografia de crânio revela uma lesão isquêmica localizada, sem efeito de massa. Nessa situação, não é infrequente que a diurese osmótica provocada pela hiperglicemia leve a níveis extremamente elevados de sódio, configurando o estado hiperosmolar não cetótico. O exame tomográfico não justifica o coma profundo. O cálculo da perda de água livre pode ser estimada e corrigida. Nessa situação, existe uma situação clínica bem definida, e o protocolo não deve ser iniciado até que os níveis de sódio estejam em níveis aceitáveis. A hipernatremia grave e refratária ao tratamento não inviabiliza determinação de ME, exceto quando é a única causa do coma.

Outro exemplo é a hiponatremia grave secundária com coma, decorrente da secreção inapropriada de hormônio antidiurético, ou mesmo na intoxicação hídrica. Nessa situação, a correção lenta dos níveis de sódio é fundamental antes de iniciar detecção de possível ME.

O hipotireoidismo é frequentemente ignorado como causa de coma arreativo. O diagnóstico clínico pode não ter grandes dificuldades quando os sinais e sintomas são exuberantes. Existem, porém, estados subclínicos em que o diagnóstico deve ser lembrado, ou mesmo na parada da reposição hormonal pode se instalar de uma maneira insidiosa. A encefalopatia urêmica aguda pode ser um fator confundidor para ME. No caso específico, os pacientes devem ser dialisados antes do início da determinação da ME

No caso de uso de fármacos depressores do SNC e bloqueadores neuromusculares, devemos suspender a droga e aguardar o tempo necessário antes de iniciar os procedimentos para determinação de ME. Para doses intermitentes, recomenda-se aguardar três vezes a meia-vida da droga e, para infusão contínua, cinco vezes a meia-vida da droga. Na presença de insuficiência renal e/ou hepática, deve-se considerar a gravidade da disfunção orgânica e discutir a conduta em cada caso. Na disponibilidade da dosagem do nível sérico dos fármacos utilizados, iniciar a determinação da ME, desde que estejam dentro ou abaixo do nível terapêutico. Alguns fármacos em doses terapêuticas, como a fenitoína, clonidina, morfina e dexmedetomidina, não são capazes de determinar coma arreflexo.

A síndrome do encarcerado, trauma cervical alto e ação de bloqueadores neuromusculares ou de toxinas paralisantes entram no diagnóstico diferencial da irresponsividade motora. A síndrome de Guillain-Barré (de evolução desfavorável) e o botulismo são causas a serem descartadas. Na síndrome de *locked-in*,

TABELA 2 Características farmacológicas, meia-vida para dose única ou intermitente, e os intervalos que devem ser observados para dose única ou infusão contínua sem ou com disfunção hepática/renal

Medicamento	Meia-vida	Intervalo (se dose única ou intermitente)	Intervalo (se infusão contínua)	Intervalo (insuficiência hepática/renal)
Midazolam	2 horas	6 horas	10 horas	Individualizar
Fentanila	2 horas	6 horas	10 horas	Individualizar
Tiopental	12 horas	36 horas	60 horas	Individualizar
Halotano	15 minutos	45 minutos	15 minutos	Individualizar
Isoflurano	10 minutos	30 minutos	50 minutos	Individualizar
Sevoflurano	12 minutos	36 minutos	1 hora	Individualizar
Succinilcolina	10 minutos	6 minutos	10 minutos	Individualizar
Pancurônio	2 horas	6 horas	10 horas	Individualizar
Atracúrio	20 minutos	1 hora	1 hora e 40 minutos	Individualizar
Cisatracúrio	25 minutos	1 hora e 6 minutos	1 hora e 50 minutos	Individualizar
Vecurônio	1 hora e 5 minutos	3 horas e 15 minutos	5 horas e 25 minutos	Individualizar
Rocurônio	1 hora	3 horas	5 horas	Individualizar
Etomidato	3 horas	9 horas	12 horas	Individualizar
Cetamina	2 horas e 30 minutos	7 horas e 30 minutos	12 horas e 30 minutos	Individualizar
Propofol	2 horas	6 horas	10 horas	Individualizar

Fonte: Westphal et al., 2016.

o paciente apenas tem movimento ocular preservado. Tais condições não completam os critérios necessários para abertura do protocolo de ME.

Algumas considerações sobre a hipotermia: o reflexo fotomotor é perdido com temperaturas entre 28 e 32°C, e os demais reflexos de tronco encefálico tornam-se ausentes com temperaturas inferiores a 28°C, razão pela qual a temperatura corporal "alvo" definida antes de iniciar o exame clínico para determinação da ME é > 35°C, idealmente obtida por termômetro retal, vesical ou esofágico. Como a temperatura central é mais alta que a periférica, quando temos a axilar superior a 35°C, garantimos que a central está em níveis superiores, sendo segura a abertura do protocolo de ME (Resolução CFM n. 2.173/2017).

Na presença de fatores confundidores, recomenda-se fortemente dar preferência a exames complementares que avaliem o fluxo/perfusão intracraniana na escolha da prova gráfica, uma vez que estes não são alterados por tais fatores. O eletroencefalograma não é recomendado nessas situações, podendo resultar em falso positivo para ME.

Pressão arterial

Para pacientes adultos, a pressão arterial "alvo" antes de iniciar o exame clínico para determinação da ME é PAS ≥ 100 mmHg ou PAM ≥ 65 mmHg, preferencialmente de forma invasiva, especialmente se instabilidade hemodinâmica. A hipotensão associada a lesões cerebrais graves pode agravar o quadro de coma (Resolução CFM n. 2.173/2017). Para pacientes pediátricos, utilizar a Tabela 3.

TABELA 3 Valores mínimos de pressão arterial para diagnóstico de morte encefálica em crianças

Idade	Pressão sistólica (mmHg)	PAM (mmHg)
Até 5 meses incompletos	60	43
De 5 meses a 2 anos incompletos	80	60
De 2 anos a 7 anos incompletos	85	62
De 7 a 15 anos	90	65

Fonte: Conselho Federal de Medicina, 2017.

EXAME CLÍNICO

O exame clínico deve demonstrar de forma inequívoca a existência das seguintes condições: coma não perceptivo, ausência de reatividade supraespinhal e apneia.

Definição e determinação do coma não perceptivo

O coma não perceptivo é constado pelo estado de inconsciência permanente (Glasgow = 3) com ausência de resposta motora supraespinhal a qualquer estimulação, particularmente dolorosa intensa em região supraorbitária, articulação temporomandibular, trapézio e leito ungueal dos quatro membros, como demostrado na Figura 3.

Importante salientar que a presença de contraturas faciais ou de atitude de descerebração ou decorticação invalida o diagnóstico de ME. Por outro lado, poderão ser observados reflexos tendinosos profundos, movimentos de membros, atitude em opistótono ou flexão do tronco, adução/elevação de ombros, sudorese, rubor ou taquicardia, espontaneamente ou durante a estimulação. A presença desses sinais clínicos significa apenas a persistência de atividade medular e não invalida a determinação de ME.

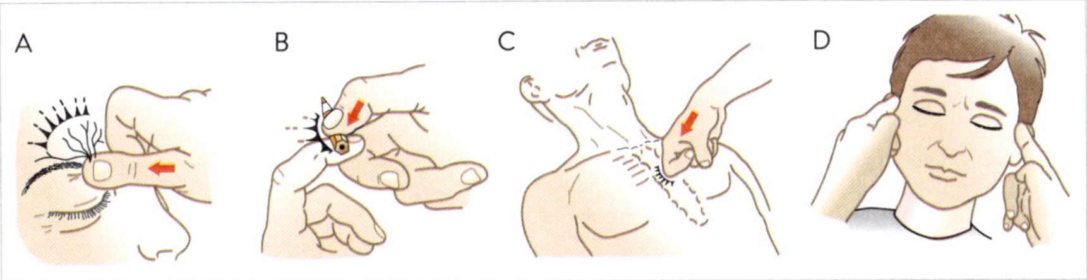

FIGURA 3 Métodos para tentar obter respostas de pacientes inconscientes. Estímulos nocivos podem ser administrados com trauma mínimo na crista supraorbital (A), nos leitos ungueais ou nos dedos das mãos ou dos pés (B), no esterno (C) ou nas articulações temporomandibulares (D).

Fonte: adaptada de Posner et al., 2007.

Definição e determinação da ausência de reatividade supraespinhal

Na fisiopatologia da ME há uma degeneração rostrocaudal que piora progressivamente o acometimento das estruturas neurológicas. Bates et al., em estudo prospectivo de 310 pacientes com diagnóstico de ME, e não doadores, foram mantidos sob suporte intensivo mesmo após o diagnóstico. Observou-se que 88% evoluíram para parada cardíaca em até 24 horas e 100% em até 5 dias. Na Figura 4 é possível observar essa progressão, sendo a inatividade do bulbo a mais tardia.

A ausência de reatividade supraespinhal se manifesta pela ausência dos reflexos do tronco cerebral, incluindo, obrigatoriamente, fotomotor, corneopalpebral, oculocefálico, vestibulocalórico e da tosse. Na Figura 5 estão representados os reflexos que obrigatoriamente devem ser pesquisados.

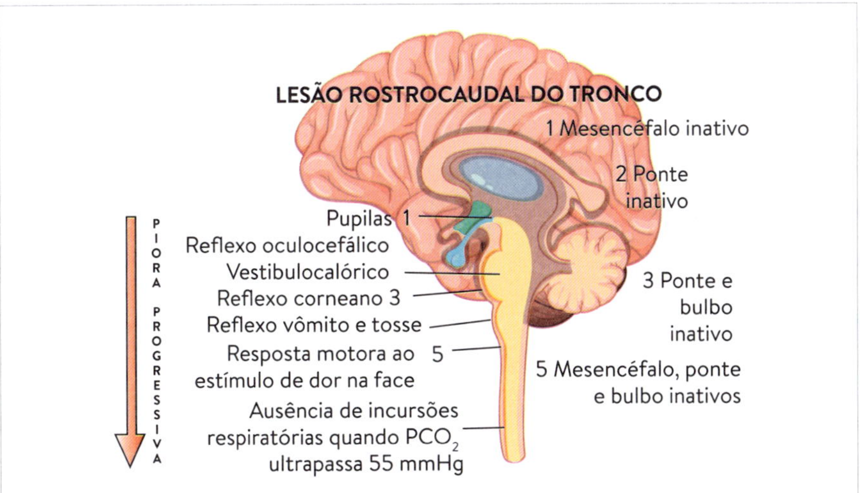

FIGURA 4 Lesão progressiva do tronco cerebral.

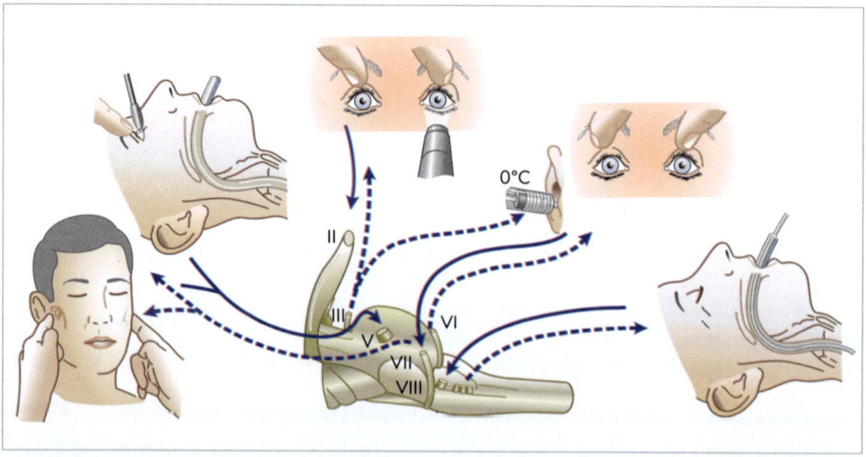

FIGURA 5 Reflexos testados: a via aferente dos reflexos testados é representada pela linha contínua, e a eferência, pelas linhas pontilhadas. A localização do núcleo é representada pelo número par craniano

Fonte: adaptada de Wijdicks, 2001.

Reflexo pupilar ausente

As pupilas estão fixas sem resposta ao estímulo luminoso, sendo o nervo óptico a via aferente (II par) e o óculo motor o eferente (III par) localizados no mesencéfalo.

Reflexo corneano palpebral

A via aferente é o trigêmeo (V par), e a via eferente, o nervo facial (VII par) localizados na ponte. O reflexo corneopalpebral encontra-se ausente. A estimulação da córnea com a ponta de uma gaze ou algodão ou soro fisiológico gelado não produz resposta de defesa (piscar) ou fechamento ocular. A lesão ocular significativa bilateral ou a cegueira obviamente impedem o diagnóstico da ME. No caso de lesão unilateral, a pesquisa é feita unilateralmente e são anotados os motivos na ficha técnica.

Reflexo vestibulocalórico ausente

A via aferente é o nervo vestibulococlear (VIII), localizado na ponte, e a via eferente, nervos oculomotor, abducente, troclear (III, IV, VI), no fascículo longitudinal medial – no mesencéfalo/ponte. O reflexo vestibulocalórico está ausente. É determinada pela ausência de desvio dos olhos a irrigação do canal auditivo, após a instilação lenta por meio de 50 mL de soro fisiológico gelado. Os olhos devem ser mantidos abertos, sob vigilância contínua por 2 minutos, para surpreender qualquer movimento ou desvio ocular. Antes do procedimento, o paciente deve ser posicionado com a cabeceira elevada a 30° sem fletir o pescoço, com otoscopia bilateral para afastar obstrução do conduto auditivo e a integridade do tímpano. A rotura contraindica a pesquisa do reflexo. A rotura timpânica bilateral impossibilita o diagnóstico do ME.

Reflexo oculocefálico ausente

A via aferente é o nervo vestibulococlear (VIII), localizado na ponte, e a via eferente, nervos oculomotor, abducente e troclear (III, IV, VI), localizados no fascículo longitudinal medial – mesencéfalo/ponte. Com os olhos abertos, a cabeça é movimentada em rotação lateral, para ambos os lados, enquanto se observa o surgimento de qualquer movimento ocular. Não realizar em pacientes com lesão de coluna cervical suspeitada ou confirmada. Nessa situação, o diagnóstico da ME não pode ser estabelecido.

Reflexo de tosse ausente

A via aferente é o nervo glossofaríngeo (IX) no núcleo, localizada no bulbo, e a via eferente, o nervo vago (X), localizado no bulbo. Não ocorre qualquer reação de tosse, náusea, sucção, movimentação facial ou deglutição ao introduzir uma sonda de aspiração além do tubo traqueal que estimula a traqueia.

Nota: na impossibilidade de avaliação bilateral dos reflexos, fotomotor, corneopalpebral, vestíbulo-ocular e oculocefálico, o exame neurológico pode ser realizado, desde que seja possível avaliar um dos lados. A causa dessa impossibilidade deverá ser fundamentada no prontuário.

Condições clínicas que não excluem diagnóstico de morte encefálica

A atividade motora ausente na ME é supraespinhal. Portanto, reflexos profundos e medulares podem estar presentes: reflexos tendíneos, cutâneo-abdominais, cremastérico; ereção peniana reflexa; reflexo cutâneo-plantar em flexão ou extensão; piloereção; movimentos ondulares dos dedos dos pés.

O segundo exame será realizado por outro médico capacitado, com a mesma técnica. O primeiro ou o segundo examinador podem fazer o teste da apneia, não sendo necessário repetir quando o resultado do primeiro teste for positivo. O intervalo mínimo de tempo entre 1° e 2° exames dependem da idade: de 7 dias (recém-nato a termo) a 2 meses incompletos: 24 horas; de 2 a 24 meses incompletos: 12 horas; pacientes com idade ≥ 2 anos de idade: 1 hora.

TESTE DA APNEIA

Os núcleos do trato solitário situados no bulbo têm como função primária o controle da respiração. Os neurônios motores do nervo frênico (C4 e C5) e dos nervos intercostais e talvez os neurônios motores dos músculos acessórios da respiração estão sob controle de centros expiratório e inspiratório no bulbo. Estes centros pertencem à substância reticular e recebem aferências do centro pneumotáxico, situado próximo ao hipotálamo, e dos núcleos do trato solitário. Os centros estão sob influência dos quimiorreceptores mediados pelo nervos glossofaríngeo (IX) e vago (X) e dos mecanorreceptores pulmonares através do nervo vago (X). Ao menos três estímulos são reconhecidamente eficazes nesse controle: a tensão sanguínea de CO_2 age diretamente no centro respiratório; a composição química (pH) do sangue circulante atua nos quimiorreceptores carotídeo e aórticos; e a amplitude de distensão pulmonar (mecanorreceptores da caixa torácica).

Quando os centros respiratórios bulbares mais caudais são lesados, levam à apneia. A metodologia para a realização do teste de apneia apresenta muita variabilidade na literatura e na prática clínica diária.

Dada a importância da determinação da ME e suas implicações, o teste de apneia deve ser seguro, de boa acurácia e reproduzível. O teste de apneia não é um procedimento de ocorrência frequente nas unidades de terapia intensiva (UTI). Mesmo em centros de atendimento terciário e de alta complexidade, a ocorrência de mais 20 a 30 potenciais doadores por ano é pouco comum. Por isso, é muito comum haver dúvidas sobre o procedimento entre os profissionais. Para a realização do teste, é mandatório fazer monitoramentos cardíaco, respiratório, de oximetria de pulso e de pressão arterial invasiva adequados.

Também é recomendado utilizar cateter venoso central, pois é comum a necessidade de infusão de medicações vasoativas antes, durante e após o teste. A realização é precedida por pré-oxigenação com FIO_2 de 100% por no mínimo 10 minutos, objetivando obter, idealmente, pressão parcial de oxigênio (PaO_2) ≥ 200 mmHg. O ajuste do volume-minuto pode ser fundamental para alcançar, idealmente, a normocapnia ($PaCO_2$ entre 35 e 45 mmHg) na gasometria pré-teste de apneia. O volume-minuto necessário para obter uma $PaCO_2$ normal varia muito a cada paciente, em razão de situações como redução do metabolismo induzido pela ME e alterações pulmonares (pneumonia, aspiração, contusão, síndrome do desconforto respiratório agudo) concomitantes. Com isso, a gasometria pré-teste de apneia deve ser feita para verificar e demonstrar os níveis de

PaO_2 e $PaCO_2$ alcançados após a otimização dos parâmetros ventilatórios. Eventualmente, ajustes dos parâmetros ventilatórios podem ser necessários.

O teste de apneia é classicamente descrito utilizando o método de oxigenação em apneia, com desconexão do ventilador e introdução de cânula no nível da carina traqueal, com fluxo de oxigênio de 6 L/min (ou tubo T a 12 L/min ou CPAP com 10 a 12 L/min ou 10 cmH_2O). Esse fluxo permite a oxigenação do sangue por meio da difusão do oxigênio da árvore brônquica para os alvéolos, mesmo na ausência de movimento respiratório. A duração da desconexão deve ser suficiente para elevar a $PaCO_2$ acima de 55 mmHg. No Brasil, a hipercapnia crônica contraindica o teste de apneia e impossibilita o diagnóstico de ME. O tempo sugerido de desconexão para alcançar esses valores é de 8 a 10 minutos. Essa sugestão resulta de medidas em indivíduos saudáveis, nos quais há aumento de 2 a 4 mmHg da $PaCO_2$ a cada minuto de apneia. A continuidade do teste de apneia pode ser mantida até o resultado da gasometria se o paciente mantiver oxigenação e estabilidade hemodinâmica. Durante o teste, se acontecer movimento respiratório, hipotensão (pressão arterial sistólica [PAS] < 100 mmHg), hipoxemia (saturação periférica de oxigênio [SpO_2] < 85%/30 s) ou arritmia grave, o procedimento deve ser suspenso e o ventilador, reconectado. A gasometria deve ser coletada antes da reconexão e, caso a $PaCO_2$ seja superior a 55 mmHg na ausência de movimentos respiratórios, o teste é considerado positivo para o diagnóstico de ME.

Em virtude de relatos na literatura associando a administração de oxigênio por meio de cateter no nível da carina com complicações graves e até mesmo fatais (pneumotórax, pneumomediastino, hipoxemia refratária, colapso cardiovascular), recomendam-se alternativas, a administração de oxigênio por tubo T ou com válvula de CPAP ou manutenção do ventilador em modo CPAP. Este último requer atenção especial para a possibilidade de disparo do ventilador por artefatos (acúmulo de secreção, vazamentos do circuito e traqueias, oscilações ocasionadas pelos batimentos cardíacos e fístulas, entre outros) não ocasionado por esforço respiratório. A utilização de CPAP evita o colapso de grandes áreas pulmonares. Resultados de estudos recentes demonstraram a segurança da realização do teste de apneia em modo CPAP, que, com a utilização de ventilação protetora, resultou em maior uso dos pulmões e demais órgãos para transplante. Além disso, em previamente hipoxêmicos, o uso do CPAP pode auxiliar na manutenção da oxigenação durante todo o período de apneia. Assim, o modo CPAP é o método recomendado para a realização do teste de apneia. Na Tabela 4 estão os procedimentos para a realização do teste de apneia para o diagnóstico de ME.

TABELA 4 Metodologia para a execução do teste de apneia para o diagnóstico de morte encefálica

Pré-requisitos
Monitoramento cardíaco, oximetria, pressão arterial invasiva, temperatura.
PAS ≥ 100 mmHg ou PAM ≥ 65 mmHg.
Euvolemia.
Normocapnia ($PaCO_2$ de 35 a 45 mmHg).
Procedimentos
Proceder com pré-oxigenação com FIO_2 de 100% por 10 min.
Ajustar volume-minuto.
Coletar gasometria pré-teste (obter idealmente PaO_2 ≥ 200 mmHg e $PaCO_2$ entre 35 e 45 mmHg).
Colocar ventilador em modo CPAP ou desconectar do respirador e colocar válvula de CPAP a 10 L/min.
Se CPAP não disponível, desconectar o respirador e colocar cateter (Fluxo de O_2 de 6 L/min) ou tubo T (fluxo de O_2 de 12 L/min) e realizar manobras de recrutamento após o teste quando o pulmão é doente (PaO_2/FIO_2 < 300).
Observar se há movimento respiratório por 10 min e coletar nova gasometria.
Reconectar o paciente ao ventilador.
Se ocorrerem arritmias graves, PAS < 100 mmHg ou SpO_2 < 85% por mais de 30 s, coletar gasometria e interromper o teste, reiniciando ventilação mecânica.
Com a verificação de ausência de movimento respiratório com $PaCO_2$ > 55 mmHg, o teste de apneia é compatível com ME.

CPAP: pressão positiva contínua de vias aéreas; FIO_2: fração inspirada de oxigênio; ME: morte encefálica; O_2: oxigênio; $PaCO_2$: pressão parcial de gás carbônico; PaO_2: pressão parcial de oxigênio; PAS: pressão arterial sistólica; PAM: pressão arterial média; SpO_2: saturação periférica de oxigênio.
Fonte: Westphal et al., 2011.

EXAMES COMPLEMENTARES

No Brasil, a realização de exame complementar é obrigatório para diagnóstico de ME. São atualmente aceitos a angiografia cerebral, o Doppler transcraniano, a cintilografia cerebral e o eletroencefalograma (EEG). Metodologias além das citadas não têm ainda comprovação científica de efetividade na determinação de ME.

A escolha do exame complementar ideal para cada caso deve considerar dois fatores: a situação clínica e as disponibilidades locais, que devem ser registradas em prontuário. Nas ocasiões já relatadas de distúrbios metabólicos, hidroeletrolíticos, acidobásicos graves, de hipotermia e de fármacos depressores do SNC, os exames de fluxo, incluindo angiografia cerebral e doppler transcraniano e a cintilografia cerebral, são os mais indicados. O EEG nessas condições pode produzir resultados falsos positivos. Falso positivo pode também ocorrer nos exames de fluxo na presença de hipotensão, sendo obrigatória uma PAS ≥ 100/ PAM ≥ 65.

Nas situações em que há grandes aberturas da caixa craniana, como em crianças lactentes, especialmente com fontanelas abertas e/ou suturas patentes; na encefalopatia hipóxico-isquêmica ou após craniotomias descompressivas; o fluxo sanguíneo intracraniano pode persistir mesmo na presença de ME. Consequentemente, a angiografia cerebral e o doppler transcraniano podem ser utilizados com a ressalva de uma possibilidade aumentada para falso negativo (presença de fluxo residual na ausência inequívoca de atividade encefálica), sendo o EEG o exame mais adequado para determinação de ME, especialmente quando uma prova de fluxo inicial evidencia fluxo residual.

A cintilografia avalia tanto a perfusão quanto a atividade metabólica, apresenta maior sensibilidade que os demais exames de fluxo e também pode ser utilizada nesses casos. Coube às sociedades médicas específicas estabelecer os critérios diagnósticos, bem como a habilidade necessária do profissional para a realização do procedimento. Importante salientar que respectivos exames são complementares e obrigatórios, válidos desde que os critérios clínicos de ME tenham sido cumpridos.

Arteriografia cerebral

Avalia a presença de fluxo sanguíneo na porção intracraniana das artérias carótidas internas e vertebrais e é usada como referência para comparação com novos testes gráficos. As desvantagens da arteriografia são necessidades de transporte do doente para fora da UTI, de infusão de contraste potencialmente nefrotóxico e de punção arterial. Conforme as normas técnicas do Colégio Brasileiro de Radiologia, essa ausência de fluxo é definida por ausência de opacificação das artérias carótidas internas, no mínimo, acima da artéria oftálmica e da artéria basilar.

Doppler transcraniano

Avalia a presença de fluxo sanguíneo encefálico nas artérias carótidas internas intracranianas, cerebrais médias, vertebrais e basilar e exige um nível elevado de treinamento do examinador. As principais vantagens incluem a não invasibilidade, disponibilidade à beira do leito e ausência do uso de contraste. É verificada a ausência de fluxo sanguíneo intracraniano pela presença de fluxo diastólico reverberante e/ou pequenos picos sistólicos na fase inicial da sístole, na circulação cerebral anterior e posterior, bilateralmente, conforme estabelecido pelo Departamento Científico de Neurossonologia da Academia Brasileira de Neurologia. Esse exame não deve ser utilizado em crianças lactentes, com fontanelas abertas, quando pode resultar em falso -positivo (fluxo diastólico reverberante na ausência de sinais clínicos de ME).

Cintilografia e SPECT cerebral

Ausência de perfusão ou metabolismo encefálico, conforme as normas técnicas da Sociedade Brasileira de Medicina Nuclear.

Eletroencefalograma

Avalia a presença de atividade elétrica cerebral cortical e apresenta, como vantagens, o fato de ser realizado à beira do leito, sem necessidade de contraste e estar amplamente disponível. A principal desvantagem é que a presença de fatores confundidores, como distúrbios metabólicos graves, hipotermia e efeito de medicamentos depressores do SNC, principalmente barbitúricos (falsos positivos). As normas da Sociedade Brasileira de Neurofisiologia Clínica definem a inatividade elétrica como a ausência de atividade cerebral com potencial superior a 2 μV. Está contraindicado quando o paciente recebeu infusão contínua de barbitúrico.

CONCLUSÃO DA DETERMINAÇÃO DA MORTE ENCEFÁLICA

Os exames devem ser registrados no momento da sua realização em documento próprio (Termo de Declaração de Morte Encefálica – TDME) e no prontuário do paciente. A declaração de ME deve ser assinada por todos os médicos que participaram do processo diagnóstico. A Comissão Intra-Hospitalar de Transplantes (CIHDOTT), a Organização de Procura de Órgãos (OPO) ou a CET deverão ser obrigatoriamente comunicadas nos seguintes momentos:

1. No início do procedimento de determinação de ME (possível ME).
2. Após 1º exame clínico e teste de apneia compatíveis (constatação da provável ME).
3. Após o término da determinação com o 2º exame clínico e exame complementar (confirmação da ME).
4. O TDME deverá ser preenchido em duas vias:
   - A 1ª via deverá ser arquivada no prontuário do paciente, junto com o(s) laudo(s) de exame(s) complementar(es) utilizados na sua determinação.
   - A 2ª via ou cópia deverá ser encaminhada à CET, complementarmente à notificação da ME (Lei n. 9.434/1997, art. 13)
   - Nos casos de morte por causa externa, uma cópia adicional da TDME deverá ser necessariamente encaminhada ao Instituto Médico-Legal (IML).

A hora do óbito é definida como aquela em que foi completado o processo de ME. A comunicação à família deve ser feita pelos membros das OPO ou das Centrais de Transplante, a depender do estado. Os médicos que determinaram o diagnóstico de ME ou médicos assistentes ou seus substitutos deverão preencher a Declaração de Óbito. A data e hora da morte serão aquelas que correspondem

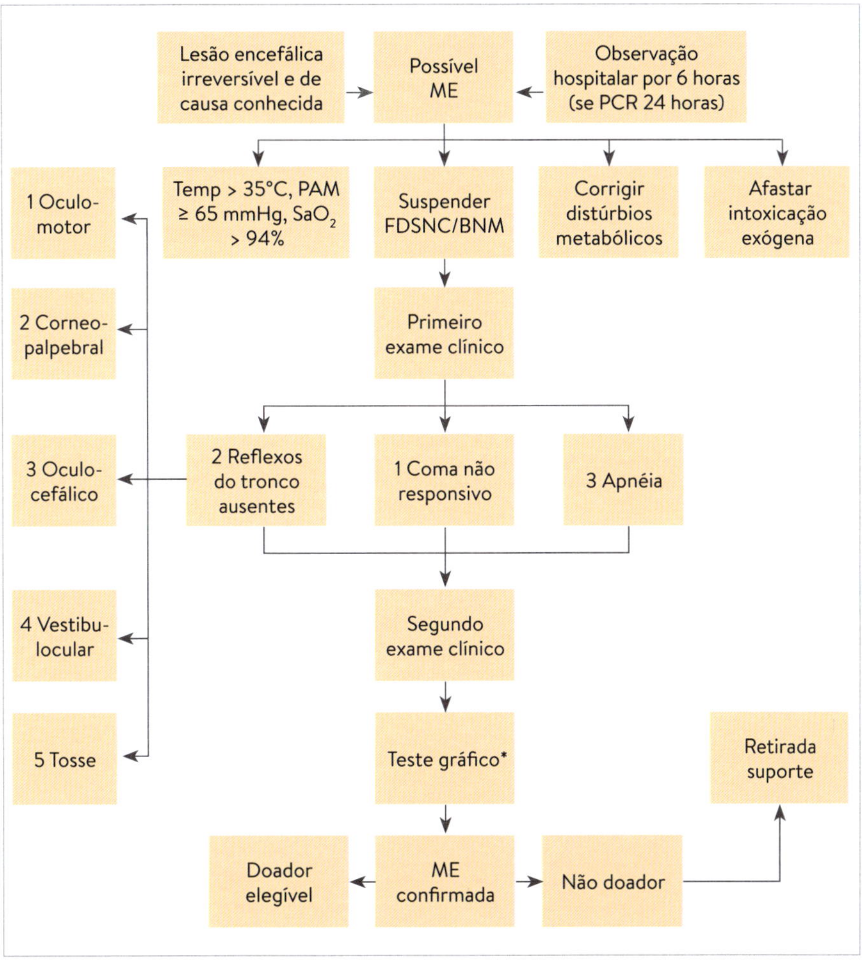

FIGURA 6 Protocolo de diagnóstico de morte encefálica conforme a Resolução CFM n. 2.173/2017. O diagrama resume os passos obrigatórios para determinação de morte encefálica, desde a confirmação da lesão encefálica irreversível até a conduta final, incluindo critérios clínicos, testes complementares e definição do status de doador

* O teste gráfico pode ser realizado após o primeiro ou segundo clínico. Com permissão do CDME-AMIB.

Fonte: adaptada da Metodologia sequencial adotada pelo CDME-AMIB segundo normas do Conselho Federal de Medicina.

ao momento da conclusão do último procedimento para determinação da ME. Nos casos de morte por causas externas (acidente, suicídio ou homicídio), confirmada ou suspeita, a Declaração de Óbito será de responsabilidade do médico legista, que deverá receber o relatório de encaminhamento médico e uma cópia do TDME.

Uma vez estabelecido o diagnóstico de ME, inicia-se uma etapa igualmente crucial: o manejo clínico do potencial doador, visando preservar a função dos órgãos até a efetivação da doação. Este será o tema do próximo capítulo.

BIBLIOGRAFIA

1. A definition of irreversible coma. Report of the Ad Hoc Committee of the Harvard Medical School to Examine the Definition of Brain Death. JAMA. 1968;205(6):337-40.
2. Araujo MLCM, Tatit M, Wichert-Ana L, Matushita C, Amorim BJ. Diretriz para confirmação de morte encefálica através da cintilografia de perfusão cerebral. SBMN; 2022.
3. Associação Brasileira de Transplantes de Órgãos. Dados gerais. Reg Bras Transplantes. 2008;14(2):9-45.
4. Bates D, Caronna JJ, Cartlidge NE, Knill-Jones RP, Levy DE, Shaw DA, et al. A prospective study of nontraumatic coma: methods and results in 310 patients. Ann Neurol. 1977;2(3):211-20.
5. Brasil. Ministério da Saúde. Diagnóstico de morte encefálica. [acesso em agosto de 2025]. Disponível em: https://www.gov.br/saude/pt-br/composicao/saes/snt/morte-encefalica
6. Burns E. Western civilizations: their history and their culture. New York: W.W. Norton & Company; 1978.
7. Conference of Royal Colleges and their Faculties in the United Kingdom. Diagnosis of brain death. BMJ. 1976;ii:1187-8.
8. Conselho Federal de Medicina. Resolução CFM n. 1.480, de 8 de agosto de 1997. Brasília: DOU; 1997.
9. Conselho Federal de Medicina. Resolução CFM n. 1.826, de 24 outubro de 2007. Brasília: DOU; 2007.
10. Conselho Federal de Medicina. Resolução CFM n. 2.173, de 23 de novembro de 2017. Brasília: DOU; 2017.
11. Drake B, Ashwal S, Schneider S. Determination of cerebral death in the pediatric intensive care unit. Pediatrics. 1986;78:107-12.
12. Earnest MP, Beresford HR, McIntyre HB. Testing for apnea in suspected brain death: methods used by 129 clinicians. Neurology. 1986;36:542-4.
13. Goudreau JL, Wijdicks EF, Emery SF. Complications during apnea testing in the determination of brain death: predisposing factors. Neurology. 2000;55:1045-8.
14. Governo do Estado da Bahia. Legislação de transplantes de órgãos. [acesso em agosto de 2025]. Disponível em: http://www.saude.ba.gov.br/transplantes/legislacao-sobre-transplantes/
15. Greer DM, Varelas PN, Haque S, Wijdicks EF. Variability of brain death determination guidelines in leading US neurologic institutions. Neurology. 2008;70(4):284-9.
16. Guidelines for the determination of death. Report of the medical consultants on the diagnosis of death to the President's Commission for the Study of Ethical Problems in Medicine and Biomedical and Behavioral Research. JAMA. 1981;246:2184-6.

17. Hoffenberg R. Christiaan Barnard: his first transplants and their impact on concepts of death. BMJ. 2001;323:1478-80.
18. Jain S, DeGeorgia M. Brain death-associated reflexes and automatisms. Neurocrit Care. 2005;3:122-6.
19. Kennedy MC, Moran JL, Fearnside M, Morris RG, Upton RN, Chivell W, et al. Drugs and brain death. Med J Aust. 1996;165:394-8.
20. Luccas F, Braga N, Silvado C. Recomendações técnicas para o registro do eletrencefalograma (EEG) na suspeita da morte encefálica. Arq Neuropsiquiatr. 1998;56(3-B):697-702.
21. Meinitzer A, Zink M, Marz W, Baumgartner A, Halwachs-Baumann G. Midazolam and its metabolites in brain death diagnosis. Int J Clin Pharmacol Ther. 2005;43:517-26.
22. Mollaret P, Goulon M. The depassed coma (preliminary memoir). Rev Neurol (Paris). 1959;101:3-15.
23. Morato EG. Morte encefálica: conceitos essenciais, diagnóstico e atualização. Rev Med Minas Gerais. 2009;19(3):227-36.
24. Newberg A, Alavi A, van Rhijn S, Cotter A, Reilly P. Radiologic diagnosis of brain death. JAMA. 2002;288:2121-2.
25. Pita F, Carmona C. Morte cerebral: do medo de ser enterrado vivo ao mito do dador vivo. Acta Médica Portuguesa. 2004;17:70-5.
26. Posner JB, Saper CB, Schiff N, Plum F. Plum and Posner's diagnosis of stupor and coma, 4. ed. Oxford University Press; 2007.
27. Ropper AH, Kehne SM, Wechsler L. Transcranial Doppler in brain death. Neurology. 1987;37:1733-5.
28. Runciman WB, Myburgh JA, Upton RN. Pharmacokinetics and pharmacodynamics in the critically ill. Baillieres Clin Anaesthesiol. 1990;4:271-303.
29. Santos MCCL. Conceito médico-forense de morte. Revista da Faculdade de Direito da Universidade de São Paulo. 1997;2:341-80.
30. Saposnik G, Bueri JA, Maurino J, Saizar R, Garretto NS. Spontaneous and reflex movements in brain death. Neurology. 2000;54:221-3.
31. Westphal GA, Caldeira Filho M, Fiorelli A, Vieira KD, Zaclikevis V, Bartz M, et al. Guidelines for maintenance of adult patients with brain death and potential for multiple organ donations. Transpl Proc. 2012;44(8):2260-7.
32. Westphal GA, Caldeira Filho M, Vieira KD, Zaclikevis VR, Bartz MCM; Wanzuita R, et al. Diretrizes para manutenção de múltiplos órgãos no potencial doador adulto falecido: Parte I. Aspectos gerais e suporte hemodinâmico. Rev Bras Ter Intensiva. 2011;23(3):255-68.
33. Westphal GA, Franke CA, Teixeira C. Manejo ventilatório no potencial doador falecido para doação múltipla de órgãos. In: Valiatti JL, Amaral JLG, Falcão LFR, organizadores. Ventilação mecânica: fundamentos e prática clínica, 2. ed. Rio de Janeiro: Guanabara Koogan; 2021. p. 1114-33.
34. Westphal GA, Garcia VD, Souza RL, Franke CA, Vieira KD, Birckholz VRZ, et al. Diretrizes para avaliação e validação do potencial doador de órgãos em morte encefálica. Rev Bras Ter Intensiva. 2016;28(3).
35. Westphal GA, Robinson CC, Cavalcanti AB, Gonçalves ARR, Guterres CM, Teixeira C, et al. Brazilian guidelines for the management of brain-dead potential organ donors. Rev Bras Ter Intensiva. 2021;33(1):1-11.
36. Westphal GA, Veiga VC, Franke CA. Determinação da morte encefálica no Brasil. Rev Bras Ter Intensiva. 2019;31(4):431-9.
37. Wijdicks EF. The diagnosis of brain death. N Engl J Med. 2001;344(16):1215-21.

2

Manejo em potencial doador de órgãos e tecidos

Jorge Luís dos Santos Valiatti
Luiza Mauad Elias de Oliveira
Neymar Elias de Oliveira

DESTAQUE DO TEMA

1. A integração UTI-anestesia é essencial: o manejo iniciado na terapia intensiva deve ser continuado e ajustado pelo anestesiologista no intraoperatório. A comunicação entre equipes e a manutenção das metas obtidas são determinantes para reduzir a perda de órgãos e otimizar a qualidade dos enxertos.
2. Metas hemodinâmicas precisas: garantir PAM ≥ 65 mmHg, diurese > 1 mL/kg/h e lactato em queda, utilizando fluidos guiados por parâmetros dinâmicos, vasopressina e noradrenalina conforme a resposta clínica.
3. Ventilação protetora e manejo pulmonar ativo: aplicar volume corrente 6 a 8 mL/kg de peso predito, PEEP 8 a 10 cmH_2O, *driving pressure* < 15 cmH_2O, PaO_2 > 100 mmHg.
4. Controle hormonal e metabólico direcionado: considerar corticoides e hormônio tireoidiano em situações selecionadas, corrigir hipernatremia (< 155 mEq/L), manter glicemia 140-180 mg/dL e equilibrar eletrólitos para estabilidade sistêmica.
5. Normotermia e suporte integrado até a retirada: manter temperatura central 36-37 °C, evitar hipotermia e garantir que todas as metas alcançadas na unidade de terapia intensiva (UTI) sejam preservadas no intraoperatório, prevenindo instabilidade hemodinâmica e perda de enxertos.

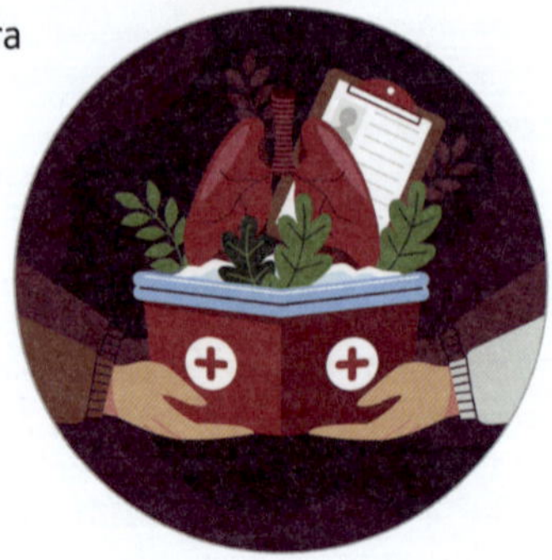

INTRODUÇÃO

A mortalidade de pacientes na lista de espera para transplante continua elevada. Algumas ações que objetivam aumentar as taxas de doação de órgãos na população são:

- Campanhas para o consentimento da doação.
- Identificação precoce de doadores em potencial.

Porém, órgãos de potenciais doadores falecidos são frequentemente recusados em decorrência da qualidade abaixo do ideal. Assim, o manejo adequado de potenciais doadores em morte encefálica para maximizar o número de órgãos oferecidos para doação é essencial para expandir o número de transplantes realizados. Esse manejo também visa garantir uma função "futura" ideal no receptor. Por fim, esse conjunto de atitudes podem ser encarados, do ponto de vista humanitário, como forma de profundo respeito ao doador e sua família.

O período entre o diagnóstico de morte cerebral e o encaminhamento para a sala de cirurgia para retirada dos órgãos doados pode ser longo. Esse período fornece a oportunidade de intervenções que podem preservar e até mesmo melhorar a função dos órgãos. Um pacote de cuidados de otimização do potencial doador pode, assim, ser proposto para a prática clínica. No entanto, a maior parte dessas condutas é baseada na compreensão atual da fisiopatologia do doador em morte encefálica e nas evidências limitadas derivadas predominantemente

IMPORTANTE

Pela falta de evidências robustas, foram publicadas em 2020/2021 as *Diretrizes brasileiras para o manejo de potenciais doadores de órgãos em morte encefálica*. O intuito é nortear o manejo clínico com o mínimo de homogeneidade nas condutas, buscando reduzir a taxa de parada cardíaca do potencial doador e melhorar a viabilidade do enxerto para o transplante. O objetivo final e mais desafiador, então, é contribuir para a atenuação da desproporção entre oferta e necessidade de órgãos para transplantes. Foram geradas 19 recomendações, sendo 7 fortes, 11 fracas e uma delas tratada como boa prática clínica e serão apresentadas no discorrer do texto. Um *checklist* foi desenvolvido com base nessas recomendações para auxiliar no monitoramento de metas clínicas e aplicação das condutas a beira do leito e será mostrado ao final deste texto.

de estudos baseados em desfechos fisiológicos e/ou resultados de curto prazo, em vez de resultados de longo prazo centrados no paciente do receptor. Isso torna o papel de intensivistas e anestesiologistas fundamental nesse processo!

De forma objetiva, uma visão geral prática e crítica de intervenções e medidas utilizadas para maximizar a chance de transplante bem-sucedido será descrita nos seguintes itens:

- Manejo hemodinâmico.
- Manejo ventilatório.
- Manejo endócrino e de eletrólitos.
- Manejo da temperatura.
- Manejo da anemia e coagulação.
- Manejo de infecções.
- Considerações perioperatórias para cirurgia de retirada de órgãos doados.

MANEJO HEMODINÂMICO

A instabilidade hemodinâmica é um grande desafio no manejo de doadores com morte encefálica. A lesão cerebral primária ativa o sistema nervoso simpático, elevando a pressão arterial, causando vasoconstrição pulmonar e danos endoteliais, o que pode danificar o músculo cardíaco e causar problemas respiratórios. Posteriormente, a vasoplegia predomina, tornando necessária a administração de fluidos e/ou vasopressores. A morte do tronco cerebral afeta os núcleos vagais, deixando apenas o sistema simpático na regulação da frequência cardíaca. Assim, após a herniação do tronco cerebral, a atropina intravenosa não aumenta a frequência cardíaca. Alterações endócrinas também podem contribuir para a depleção de fluidos ou vasoplegia. As alterações dinâmicas durante o processo de morte encefálica, que produzem principalmente a instabilidade hemodinâmica inicial, estão demonstradas na Figura 1.

Com base na fisiopatologia exposta, são importantes, para o manejo hemodinâmico:

- Monitorização.
- Suporte com vasopressores.
- Suporte com fluidos.

Monitorização

Assim como em qualquer choque, identificar a causa da instabilidade hemodinâmica (hipovolemia, débito cardíaco reduzido, vasoplegia) é crucial para a

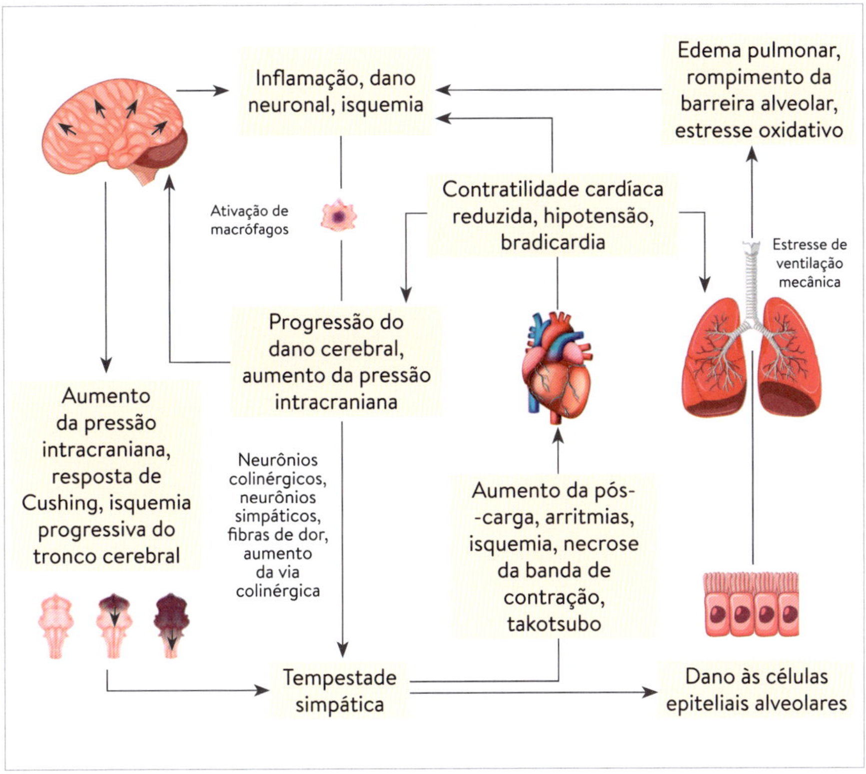

FIGURA 1 Visão geral da tempestade simpática e da cascata pró-inflamatória causada por lesão cerebral devastadora com isquemia do tronco cerebral. À medida que o dano cerebral progride e a pressão intracraniana aumenta até o ponto em que a perfusão cerebral é prejudicada, o dano isquêmico progressivo por todo o cérebro e tronco cerebral causará ativação hipotalâmica do sistema autônomo (a chamada tempestade autônoma), caracterizada por uma resposta sistêmica ao estresse com aumento nas catecolaminas circulantes. Repercussões hemodinâmicas: a ativação dos receptores alfa-1-adrenérgicos causa vasoconstrição e aumento da pressão arterial (primeira fase do reflexo de Cushing). Os altos níveis circulantes de catecolaminas podem levar ao aumento do consumo de oxigênio, arritmias e lesão cardíaca. Como resultado da ativação dos barorreceptores no arco aórtico e danos aos núcleos vasomotores do tronco cerebral com perda do tônus vascular periférico, a ativação parassimpática leva à hipotensão, redução da contratilidade cardíaca e bradicardia (segunda fase do reflexo de Cushing). Repercussões respiratórias: o aumento agudo da pressão intracraniana e a consequente liberação de catecolaminas e resposta inflamatória generalizada produzem um aumento transitório da pressão intravascular sistêmica que danifica as células epiteliais alveolares e aumenta a permeabilidade capilar pulmonar à proteína. O sistema respiratório fica, então, vulnerável a mais insultos inflamatórios (o chamado "segundo golpe") causados pelo estresse mecânico induzido pela ventilação mecânica, ativando um círculo vicioso em que a função respiratória pode piorar os danos do sistema nervoso central.

terapia correta. A monitorização recomendada, como em todos os estados de choque, deve incluir medidas invasivas de pressão arterial (PA-i), níveis de lactato, saturação venosa de oxigênio central ou mista ($SvcO_2$ ou SvO_2). Inicialmente, a ecocardiografia para avaliar a contratilidade miocárdica pode ser de grande valia.

ATENÇÃO

A ecocardiografia seriada pode tanto auxiliar na definição do fator fisiopatológico relacionado ao estado de choque quanto avaliar a recuperação potencial do miocárdio atordoado "neurogênico" e orientar a continuidade do suporte hemodinâmico em doadores potenciais.

O monitoramento invasivo com cateter de artéria pulmonar (PAC) ou técnicas de análise de forma do contorno da onda de pressão arterial (*pulse contour*), biorreactância, entre outras técnicas, podem diagnosticar e orientar o tratamento. Estabelecer metas universais de tratamento para todos os doadores é uma tarefa difícil, e as metas de pressão arterial média recomendadas de 60 a 70 mmHg não são baseadas em evidências de ensaios clínicos randomizados (ECR). No Monitoring Organ Donors to Improve Transplantation Results (MOnIToR), um ensaio clínico randomizado, o manejo hemodinâmico baseado na pressão arterial, variação da pressão de pulso e metas de índice cardíaco não foi superior à terapia convencional no aumento do número de órgãos transplantados por doador.

Suporte com vasopressores

Algumas diretrizes propõem a dopamina como a catecolamina de escolha, assim como um uso "moderado" de norepinefrina. Isso devido a preocupações "teóricas" de que a noradrenalina possa aumentar a permeabilidade capilar pulmonar, induzir vasoconstrição mesentérica ou coronariana excessivas ou aumentar a pós-carga do ventrículo esquerdo. Em um pequeno estudo prospectivo, no qual doadores cardíacos com morte cerebral foram desmamados da norepinefrina e trocados para dopamina e/ou vasopressina, a exposição à norepinefrina foi associada à redução da elastância sistólica final, à pior função do enxerto cardíaco e pior sobrevida em 1 ano nos receptores de transplante cardíaco. Um ECR com 264 doadores renais em morte cerebral randomizados para uso de dopamina em baixa dose (4 μg/kg/min) *versus* placebo encontrou que o pré-tratamento do doador com dopamina reduziu a necessidade de diálise em receptores após o transplante renal. No entanto, a sobrevida do enxerto em 5 anos não diferiu entre os braços controle e tratamento. Vale ressaltar que pacientes com norepinefrina > 0,4 µg/kg/min ou outros agentes adrenérgicos foram excluídos desse estudo e que 78,4% e 85,8% dos doadores receberam norepinefrina concomitante nos grupos dopamina e controle, respectivamente. Uma análise de regressão *post-hoc* desse estudo demonstrou que durações mais longas de administração de dopamina reduziram a necessidade de diálise e a falha do enxerto, com aumento máximo na eficácia ocorrendo em 7 horas de administração para ambos os resultados. Esses resultados ainda requerem uma validação prospectiva. Deve-se notar que, embora haja uma fisiopatologia específica reconhecida de vasoplegia no potencial doador, conforme já descrito, as metanálises não encontraram nenhum benefício da dopamina na prevenção ou mitigação de lesão renal aguda em outros estados vasoplégicos ou de choque em outros pacientes gravemente enfermos. Um estudo retrospectivo com 135 doadores de rim encontrou uma taxa de uso de catecolamina de 85,8% (dopamina 60%, noradrenalina 49%, dobutamina 11%, adrenalina 3%) e apenas a noradrenalina, e não a dopamina, foi associada a uma incidência reduzida de perda do enxerto.

A vasopressina tem vantagens teóricas e agora está sendo cada vez mais usada como terapia de primeira linha para atingir objetivos hemodinâmicos. Ela se liga aos receptores V1 acoplados à proteína G no músculo liso vascular periférico, o que aumenta os níveis de cálcio intracelular, levando à vasoconstrição. Além disso, neutraliza o efeito do *diabetes insipidus*, agindo nos receptores V2 no túbulo contornado distal do rim, resultando em reabsorção de água. A vasopressina tem sido associada ao aumento da recuperação de órgãos e menos recusa geral do enxerto devido à função deficiente. Aparentemente, várias combinações de vasopressores estão sendo usadas em doadores, e, na ausência de ECR comparando seus efeitos nos resultados do enxerto, a superioridade de um regime sobre o outro ainda não está estabelecida.

Suporte com fluidos

A hipovolemia é um achado frequente no potencial doador de órgãos, devido à profunda vasodilatação periférica e ao *diabetes insipidus* central (DIC), consequentes à simpatólise central relacionada à morte cerebral e à desregulação hormonal, respectivamente. As diretrizes de manejo de doadores enfatizam a importância da prevenção ou correção imediata da hipovolemia para manter a perfusão em órgãos potencialmente transplantáveis. As alterações fisiopatológicas relacionadas à morte cerebral tornam a avaliação clínica da volemia em doadores de órgãos ainda mais desafiadora, em comparação com pacientes gerais de UTI. O monitoramento apropriado é essencial para orientar a reposição de fluidos, mas as modalidades ideais de monitoramento, como citado anteriormente, permanecem indefinidas. A euvolemia, mesmo sendo um conceito mal definido, é o principal objetivo terapêutico, e as soluções cristaloides isotônicas são a escolha para reposição de volume no doador de órgãos. Na ausência de evidências de superioridade de um sobre o outro, solução salina a 0,9% ou solução de Ringer lactato são recomendadas. Coloides sintéticos à base de amido devem ser evitados devido aos seus efeitos adversos conhecidos em pacientes gravemente enfermos em geral e porque o hidroxietilamido foi associado a um aumento de 41% no risco de falha tardia do enxerto após transplante renal. Um desafio comumente vivenciado no manejo de volume no potencial doador de órgãos é o conflito entre as metas de tratamento para doação de rim e pulmão. Tradicionalmente, acreditava-se que a ressuscitação agressiva de fluidos resultava em melhores taxas de recuperação renal, enquanto uma estratégia conservadora de reposição de fluidos beneficiava a obtenção de pulmão. No entanto, em um estudo de coorte, uma estratégia de gerenciamento direcionada à proteção pulmão, com uma estratégia mais restritiva de fluidos, não teve efeito adverso na sobrevivência do enxerto renal em comparação com controles históricos.

Um resumo das orientações das *Diretrizes brasileiras para o manejo de potenciais doadores de órgãos em morte encefálica* relacionadas ao suporte hemodinâmico se encontra na Tabela 1.

MANEJO VENTILATÓRIO

A combinação de pressões hidrostáticas elevadas e danos capilares no leito vascular pulmonar desequilibra as forças de Starling através do endotélio, causando extravasamento de plasma para o interstício e espaço alveolar, resultando em edema pulmonar neurogênico. A lesão cerebral extensa também aumenta a vulnerabilidade dos pulmões a lesões mecânicas ou de isquemia-reperfusão, por aumento da expressão de mediadores inflamatórios, infiltração de neutrófilos e macrófagos ativados no espaço alveolar, peroxidação lipídica da membrana e hemorragia alveolar. Esse "duplo insulto", hemodinâmico e inflamatório, causa um quadro clínico semelhante ao da síndrome do desconforto respiratório agudo (SDRA). Isso pode não apenas impedir potencialmente a doação de pulmão, mas também colocar em risco a homeostase de outros órgãos. O manejo do potencial doador visa, portanto, manter a troca gasosa para proteger outros órgãos, ao mesmo tempo que se toma cuidado para preservar a estrutura pulmonar.

Os alvos respiratórios incluem um pH fisiológico (7,35 a 7,45), com o uso da fração mínima de oxigênio inspirado (FiO_2) necessária para atingir uma pressão parcial de oxigênio (PaO_2) acima de 100 mmHg, uma saturação de oxigênio

TABELA 1 Resumo das recomendações de suporte hemodinâmico

Recomendações	Nível de evidência	Grau de recomendação	Considerações práticas
Sugerimos realizar expansão volêmica inicial no PD com instabilidade hemodinâmica e evidências de hipovolemia de acordo com a avaliação da fluidorresponsividade	–	Boa prática clínica	Expansão volêmica inicial com 30 mL/kg de cristaloides. Avaliar o *status* de fluidorresponsividade para reposição adicional de fluidos. Usar preferencialmente parâmetros dinâmicos. Balanço hídrico neutro ou negativo após alcançar estabilidade hemodinâmica.
Sugerimos administrar noradrenalina ou dopamina para controle da pressão arterial no PD que permanece hipotenso após correção da volemia.	Muito baixo	Forte	Iniciar vasopressores adrenérgicos para obter uma PAM ≥ 65 mmHg. Dopamina é o vasopressor preferencial quando houver bradicardia. Considerar o potencial efeito arritmogênico da dopamina, o que implica risco de perda do PD por parada cardíaca.
Sugerimos não utilizar dopamina em dose baixa com objetivo de proteção renal em PD	Muito baixo	Fraco	Considerar o potencial efeito arritmogênico da dopamina, o que implica risco de perda do PD por parada cardíaca.

PAM: pressão arterial média; PD: potencial doador. Fonte: adaptada de Westphal et al., 2021.

(SpO_2) acima de 95% e uma pressão parcial de dióxido de carbono ($PaCO_2$) de 35 a 40 mmHg. Diretrizes anteriores recomendavam o uso de volumes correntes liberais [10 a 15 mL/kg de peso corporal predito (PBW)] com pressão expiratória final positiva (PEEP) de pelo menos 5 cmH_2O para tratar o edema pulmonar neurogênico. No entanto, a lesão pulmonar induzida por ventilador é comum em doadores de órgãos, e evidências experimentais mostram que a "ventilação protetora" atenua a gravidade da lesão pulmonar. Um ensaio clínico randomizado controlado multicêntrico em 12 UTI europeias mostrou que uma estratégia de "ventilação protetora" pulmonar praticamente dobrou o número de pulmões transplantados quando comparado a uma estratégia convencional. Em um outro ECR multicêntrico, um pacote de estratégia de ventilação protetora (usando 6-8 mL/kg de peso predito, PEEP igual a 8-10 cmH_2O, um circuito fechado para sucção traqueal, manobras de recrutamento alveolar após qualquer desconexão e o uso de pressão positiva contínua nas vias aéreas durante o teste de apneia) comparado à estratégia convencional, demonstrou aumento no número de pulmões elegíveis e transplantados, enquanto o número de outros órgãos transplantados não foi influenciado.

As diretrizes atuais recomendam "protocolos de baixa distensão" ou "estratégia protetora", usando volumes correntes mais baixos (6-8 mL/kg de peso predito), pressões de platô < 30 cmH_2O e medidas para recrutar pulmão atelectásico, uma abordagem semelhante ao tratamento de pacientes com lesão pulmonar aguda. Nos chamados doadores de pulmão com critérios estendidos, uma boa avaliação do pulmão combinada com o tratamento apropriado do doador ainda pode levar a resultados aceitáveis do receptor. Um estudo observacional em 13 centros italianos revelou que quase metade dos potenciais doadores de pulmão tinha uma relação $PaO_2/FiO_2 < 300$, tornando-os inelegíveis para doação de pulmão. Em tais pacientes, as configurações do ventilador continuaram inalteradas após o diagnóstico de morte cerebral, e estratégia alguma para prevenir a desclassificação pulmonar foi feita, sugerindo que o manejo respiratório pode ter sido subótimo.

Algumas diretrizes também recomendam a realização de broncoscopia em todos os potenciais doadores de pulmão para avaliar infecção e aspiração oculta e para limpeza terapêutica das vias aéreas de tampões mucosos e/ou coágulos sanguíneos. Isso se baseia amplamente em estudos de coorte históricos que demonstraram melhorias na oxigenação e no uso de doadores que não seriam candidatos à doação de pulmão. Essa orientação histórica requer validação com dados de ensaios randomizados mais robustos.

Um resumo das orientações das *Diretrizes brasileiras para o manejo de potenciais doadores de órgãos em morte encefálica* relacionadas ao suporte ventilatório se encontra na Tabela 2.

TABELA 2 Resumo das recomendações de suporte ventilatório

Recomendações	Nível de evidência	Grau de recomendação	Considerações práticas
Recomendamos utilizar estratégia ventilatória protetora em todos os PD	Baixo	Forte	VC entre 6 e 8 mL/kg de peso predito e PEEP de 8 a 10 cmH_2O. Ajustar FiO_2 e PEEP para obter SaO_2 > 90%. Realizar o teste de apneia com CPAP.
Sugerimos não utilizar MRA rotineiramente em PD	Muito baixo	Fraco	MRA pode ser considerada quando houver hipoxemia refratária em PD hemodinamicamente estáveis.

CPAP: *continuous positive airway pressure*; FiO_2: fração inspirada de oxigênio; MRA: manobra de recrutamento alveolar; PD: potencial doador; PEEP: pressão expiratória positiva final; SaO_2: saturação periférica de oxigênio; VC: volume corrente. Fonte: adaptada de Westphal et al., 2021.

MANEJO ENDÓCRINO E ELETRÓLITOS

O eixo hipotálamo-hipófise é vulnerável aos efeitos da isquemia e edema cerebral, em particular as estruturas da hipófise posterior e os núcleos supraópticos paraventriculares e hipotalâmicos. Assim, a endocrinopatia é comum em pacientes com lesão cerebral grave e após morte encefálica.

Diabetes insipidus central

O DIC é um sinal precoce de endocrinopatia e ocorre em 49-60% dos pacientes com morte cerebral, como resultado da depleção do hormônio antidiurético (ADH) secundária à insuficiência da hipófise posterior. É caracterizada por poliúria, hiperosmolalidade e hipernatremia. Outras causas de alto débito urinário e hipernatremia, como diurese osmótica secundária à hiperglicemia ou administração prévia de manitol, devem ser excluídas, e o diagnóstico de DIC, confirmado usando critérios clínicos estabelecidos, antes de iniciar o tratamento. A perda de água livre causada pelo *diabetes insipidus* pode levar a hipovolemia profunda, juntamente com hipocalemia, hipomagnesemia, hipocalcemia e hipofosfatemia. Isso pode ocorrer rapidamente, e a hipovolemia subsequente agrava a redução na pressão de perfusão sistêmica e no débito cardíaco já decorrentes da vasoplegia.

DIC deve ser tratado com desmopressina ou vasopressina, dependendo do estado clínico do paciente. A desmopressina (1-desamino-8-d-arginina vasopressina) é um análogo da vasopressina com maior afinidade pelo receptor V2. Tem ação antidiurética primária e é a escolha preferida para DIC na ausência de hipotensão. A dosagem é amplamente empírica. Pequenas doses minimizam a ação prolongada e o risco de hipervolemia e podem ser repetidas para obter o efeito clínico desejado. Na prática, recomenda-se uma dose inicial de 1 a 4 mcg, seguida de doses adicionais de 1 a 2 mcg a cada 6 horas tituladas para efeito desejado. A produção de urina, a osmolalidade e o sódio sérico devem ser monitorados de perto para evitar consequências deletérias, como retenção de fluidos e hiponatremia. A desmopressina também aumenta as concentrações de fator VIII e fator de von Willebrand. Isso geralmente ocorre em doses mais altas de 0,3 mcg/kg. Preocupações teóricas sobre potenciais efeitos trombóticos na sobrevivência do enxerto não são apoiadas por dados de ensaios clínicos.

A infusão de vasopressina é indicada quando a DIC ocorre em associação a hipotensão refratária à ressuscitação com fluidos; ela atua igualmente em todos os três receptores de vasopressina, portanto tem tanto ação pressórica quanto antidiurética. O uso de vasopressina está associado ao aumento das taxas de recuperação de órgãos, embora não se saiba se esse efeito está relacionado à reversão da hipotensão, ao tratamento da DIC ou a ambos.

Se for necessária uma correção adicional da hipernatremia, uma vez que o estado do volume esteja estabilizado, fluidos hipotônicos como dextrose a 5% podem ser considerados, tendo o cuidado de evitar a hiperglicemia. Manter o sódio sérico < 155 mEq/L durante o tratamento da DIC é recomendado porque alguns estudos relatam pior sobrevida do enxerto hepático com concentrações mais altas.

Reposição hormonal da tireoide

Alterações no eixo tireoidiano são frequentes após a morte encefálica, com níveis geralmente baixos da triiodotironina (T3) biologicamente ativa. Historicamente, os níveis baixos de T3 foram atribuídos à disfunção hipotálamo-hipófise após a morte cerebral. No entanto, vários estudos de doadores de órgãos com morte cerebral demonstraram função residual da hipófise na maioria dos pacientes, devido ao suprimento interno das carótidas, com níveis normais a elevados de TSH. Já os níveis de tiroxina (T4) em geral permanecem na faixa normal, e os níveis de T3 reverso inativo são de normais a elevados. Esse conjunto de dados aponta para uma doença não tireoidiana em vez de hipotireoidismo central, com aumento da inativação periférica do hormônio tireoidiano na presença de uma glândula tireoide funcional, como comumente ocorre em pacientes críticos das UTI (síndrome do paciente eutireoidiano).

O hipotireoidismo prolongado e/ou grave pode levar à disfunção miocárdica. Assim, foi aventado que os níveis baixos de T3 poderiam provocar instabilidade hemodinâmica no potencial doador. Porém, ainda não está claro se doenças não tireoidianas que ocorrem após a morte cerebral devam ser tratadas. Um grande estudo observacional incluindo dados de 63.593 doadores de órgãos com morte cerebral associou independentemente a substituição do hormônio tireoidiano a um número maior de órgãos obtidos. No entanto, uma relação causal não pode ser inferida devido ao desenho observacional. Além disso, esse benefício aparente não foi confirmado por um ECR realizado, onde não foi encontrado nenhum impacto na hemodinâmica do doador ou no número de órgãos obtidos. Deve-se destacar que o número relativamente baixo de pacientes com estabilidade hemodinâmica incluídos em ECR pode impedir uma conclusão nesse subgrupo de pacientes. Portanto, as diretrizes recomendaram apenas considerar a substituição do hormônio tireoidiano em doadores hemodinamicamente instáveis. Para esse propósito, foi usada a substituição de T4 e T3. As doses comumente usadas são relatadas na Tabela 3 com reposição por via endovenosa, indisponível em nossa prática corriqueira no Brasil.

TABELA 3 Regimes medicamentosos comumente usados para o manejo endócrino do doador de órgãos com morte cerebral

Hormônio/droga	Dose endovenosa
Tiroxina (T4)	20 μg *bolus* 10 μg/h manutenção
Triiodotironina (T3)	4 μg *bolus* 3 μg/h manutenção
Metilprednisolona	1.000 mg 1 x/dia, ou 15 mg/kg 1 x/dia, ou 250 mg *bolus* + 100 mg/8 horas manutenção
Hidrocortisona	50 mg *bolus* + 10 mg/h IV manutenção, ou 300 mg/d (ex.: 100 mg/8 horas)
Insulina regular	Infusão intravenosa contínua; ajuste a dose para predefinir glicemia-alvo

Tratamento com corticosteroides

O tratamento com corticosteroides em doadores de órgãos com morte cerebral tem sido defendido por dois motivos:

- Tratar a suposta falha do eixo hipotálamo-hipófise-adrenal (HPA), que potencialmente mediaria a instabilidade hemodinâmica. No entanto, assim como no eixo tireoidiano, o eixo HPA em geral não é deficiente após a morte cerebral. Além disso, em estudos observacionais, a instabilidade hemodinâmica do doador não foi associada à hipocortisolemia ou ausência de resposta à corticotropina das suprarrenais. No entanto, os corticosteroides podem melhorar a hemodinâmica por meio de seus efeitos vasopressores.
- Reduzir a inflamação que pode impactar negativamente a função do enxerto. A metilprednisolona reduz a resposta inflamatória sistêmica após um infarto no tronco cerebral, regulando complemento, citocinas, moléculas de adesão, fator de necrose tumoral, interleucina-6 e interleucina-8. Níveis elevados de interleucina-6 e interleucina-8 no doador foram associados à falha precoce do enxerto e menor sobrevivência do receptor. Estudos observacionais sugeriram aumento nas taxas de obtenção de órgãos e melhora na sobrevivência do enxerto e do receptor pela administração de corticosteroides. No entanto, faltam evidências de ECR de alta qualidade. Uma revisão sistemática revelou apenas um ECR mostrando benefício clínico, ou seja, redução da lesão de isquemia-reperfusão hepática e rejeição aguda, o que não foi confirmado por ECR subsequente. A grande heterogeneidade no desenho do estudo e terapias simultâneas, e a baixa qualidade da maioria dos ECR, impedem uma conclusão forte.

Na maioria dos estudos, altas doses de metilprednisolona foram administradas. Algumas diretrizes recomendam metilprednisolona em doses altas por via intravenosa: 1000 mg uma vez ao dia, 15 mg/kg uma vez ao dia ou um bolus de 250 mg seguido por uma infusão de 100 mg/h. Apesar de ser importante para a otimização de doadores, faltam dados randomizados de alta qualidade que justifiquem o uso rotineiro de metilprednisolona. Uma revisão de 11 ensaios randomizados não encontrou evidências de efeito significativo no uso de vasopressores, número de órgãos recuperados, rejeição ou disfunção do enxerto. Os estudos variaram em número de pacientes, desenho e terapias adjuvantes. Apenas quatro ensaios foram considerados de baixo risco de viés, e a qualidade geral da evidência foi julgada como moderada ou baixa. Uma revisão sistemática concluiu que tanto a administração quanto a restrição de corticosteroides são opções razoáveis.

Lesões cerebrais não resultam apenas em inflamação; genes citoprotetores, como a heme oxigenase-1, são regulados positivamente após a morte cerebral em modelos murinos. Assim, os benefícios da metilprednisolona podem depender do momento da administração durante a resposta inflamatória.

Teoricamente, a hiperglicemia induzida por corticosteroides ou agravada por corticosteroides poderia ter superado qualquer benefício potencial. Mais recentemente, doses mais baixas de hidrocortisona foram estudadas. Um estudo observacional relativamente pequeno encontrou melhor controle da glicemia por essa estratégia, sem benefício nos resultados centrados no paciente.

Em resumo, as indicações para tratamento com corticosteroides em doadores de órgãos com morte cerebral permanecem obscuras, mas podem ser consideradas em caso de instabilidade hemodinâmica.

IMPORTANTE

Corticoides devem ser administrados somente após a coleta de amostra para tipagem de tecido, pois podem reduzir a expressão do antígeno leucocitário humano (HLA).

Hiperglicemia

Assim como em pacientes gravemente enfermos, pacientes com morte cerebral em geral têm hiperglicemia devido à resistência à insulina e gliconeogênese não suprimida. A hiperglicemia tem sido associada à redução da função renal do doador e perda do aloenxerto do pâncreas. Além disso, a hiperglicemia grave pode:

- Induzir diurese osmótica, levando à depleção de fluidos e distúrbios eletrolíticos.
- Associar-se a um risco aumentado de infecções em pacientes gravemente enfermos.

A meta ideal de glicemia para potenciais doadores permanece indefinida devido à falta de ECR nessa população. As diretrizes recomendam tratar pelo menos a hiperglicemia grave (> 180 mg/dL). Um resumo das orientações das *Diretrizes brasileiras para o manejo de potenciais doadores de órgãos em morte encefálica* relacionadas ao suporte endócrino e eletrolítico se encontra na Tabela 4.

TABELA 4 Resumo das recomendações de suporte endócrino e eletrólitos

Recomendações	Nível de evidência	Grau de recomendação	Considerações práticas
Recomendamos associar AVP no PD em uso de noradrenalina ou dopamina	Baixo	Forte	Associar AVP (1 UI em *bolus* + 0,5-2,4 UI/h) à noradrenalina ou dopamina.
Recomendamos administrar AVP ou DDAVP para controle da poliúria no PD com *diabetes insipidus*	Baixo	Forte	AVP se houver necessidade de vasopressores. DDAVP (1-2 µg IV 2 a 4 horas) se não houver necessidade de vasopressores.
Sugerimos associar corticosteroides em dose baixa no PD em uso de noradrenalina ou dopamina	Baixo	Fraco	Associar hidrocortisona 300 mg IV/dia em PD com noradrenalina ou dopamina.
Sugerimos não administrar hormônios tireoidianos rotineiramente em PD	Muito baixo	Fraco	Não há benefícios hemodinâmicos. Pode ser considerado quando há necessidade de manutenções prolongadas.
Sugerimos realizar o controle glicêmico em PD	Muito baixo	Fraco	Administrar insulina para obter glicemia entre 140 e 180 mg/dL. Monitorizar a glicemia pelo menos a cada 6 horas.
Sugerimos manter o sódio sérico < 155 mEq/dL em PD	Muito baixo	Fraco	Corrigir o déficit de água com soluções hipotônicas. Corrigir hipovolemia.
Sugerimos manter o potássio sérico entre 3,5 e 5,5 mEq/L em PD	Muito baixo	Fraco	–
Sugerimos manter o magnésio sérico > 1,6 mEq/L em PD	Muito baixo	Fraco	–

AVP: arginina-vasopressina; DDAVP: 1-deamino-8-D-arginina-vasopressina; IV: intravenoso; PD: potencial doador. Fonte: adaptada de Westphal et al., 2021.

NUTRIÇÃO

Pela falta de estudos clínicos, a estratégia de alimentação ideal para doadores de órgãos com morte cerebral permanece obscura. As diretrizes recomendam continuar o suporte nutricional como se a morte cerebral não tivesse ocorrido. Já em relação à nutrição parenteral, parece prudente não iniciar a nutrição parenteral precoce em potenciais doadores. Isso se justifica pelos efeitos potencialmente deletérios da nutrição parenteral precoce em pacientes gravemente enfermos: aumentando o risco de infecções com prolongamento da falência de órgãos.

MANEJO DE TEMPERATURA

A desregulação da temperatura após a morte encefálica é inevitável, manifestando-se como redução progressiva da temperatura interna, a menos que a temperatura seja ativamente corrigida. A hipotermia deve-se a:

- Perda do controle hipotalâmico.
- Queda na taxa metabólica.
- Ausência de atividade muscular.
- Aumento da perda de calor devido à vasoplegia profunda.

A hipotermia pode ter consequências negativas porque pode ativar a coagulação intravascular e produzir danos aos órgãos. A contratilidade miocárdica reduz, e o coração se torna mais suscetível a arritmias. Independentemente dessa coagulopatia precoce, hipotensão e gravidade da lesão, a hipotermia, por si só, está associada à redução da doação de órgãos em pacientes com trauma. Além disso, temperatura corporal > 35°C é um critério necessário para pronunciar a morte cerebral na maioria das legislações sobre doação de órgãos.

Em caso de hipotermia, recomenda-se que o método de aferição seja "central" (timpânica, esofágica ou sanguínea). As medidas iniciais para atingir a meta de temperatura incluem cobertores térmicos que reduzem a perda passiva de calor, dispositivos de ar quente, infusões de fluidos aquecidos e, em condições extremas, dispositivos intravasculares. Em um ECR recente com 370 doadores de órgãos, incluindo predominantemente receptores de rins de doadores com critérios estendidos, a hipotermia leve no doador de órgãos (34 a 35°C) reduziu significativamente a necessidade de diálise precoce após o transplante renal em comparação com a normotermia (36,5 a 37,5°C). Porém, um estudo de coorte retrospectivo mais recente mostrou que a temperatura mais baixa do doador se associava a níveis mais baixos de creatinina sérica antes da obtenção, mas não conseguiu validar uma vantagem de sobrevivência do enxerto. Assim, a meta atual de manter a temperatura corporal > 35°C parece razoável, embora uma meta mais alta possa ser justificada na presença de instabilidade cardiovascular grave que exija altas doses de vasopressores ou inotrópicos.

MANEJO DA ANEMIA E COAGULAÇÃO

Anemia

ECR em pacientes gravemente enfermos demonstraram que estratégias restritivas de transfusão de hemácias são iguais ou não inferiores às estratégias liberais em relação à função e aos resultados dos órgãos. Embora algumas subpopulações possam se beneficiar de níveis mais elevados de hemoglobina, é recomendada uma meta de 7 g/dL em hemodinamicamente estáveis. Não está claro se a mesma meta pode ser estendida a doadores com morte cerebral, pois nenhum ECR abordou essa questão ou examinou o efeito da transfusão no fornecimento de oxigênio (DO_2) aos tecidos ou órgãos. Doadores com morte cerebral geralmente apresentam um consumo de oxigênio (VO_2) reduzido. Pelo menos em alguns centros, os limiares de hemoglobina para transfusões de hemácias parecem ser maiores que 7 g/dL. Em uma revisão retrospectiva no Vanderbilt University Medical Center, o nível mínimo de hemoglobina estava acima de 7 g/dL em 86,5% dos doadores que receberam transfusões de hemácias; em 15,8% estava até acima de 10 g/dL. Rins transplantados de doadores com morte cerebral que receberam uma ou mais transfusões de hemácias tiveram menor probabilidade de função tardia do enxerto. Atualmente, recomendações gerais sobre alvos de transfusão de hemácias em doadores com morte cerebral não podem ser feitas. Os médicos devem integrar sua decisão de transfundir a uma estratégia terapêutica global visando ao sistema cardiovascular e considerar transfusões de hemácias em casos de instabilidade hemodinâmica com sinais de hipóxia tecidual.

Coagulação

A morte cerebral está associada a uma resposta inflamatória sistêmica exacerbada, daí uma ativação conjunta da coagulação. Em particular, observam-se:

- Formação de fibrina aumentada.
- Hipofibrinólise.
- Ativação plaquetária aumentada.
- Desregulação profunda na produção do fator de von Willebrand (promove a fixação plaquetária à vasculatura danificada).

Esse estado protrombótico pode contribuir para a formação de microtrombos em órgãos transplantáveis e potencialmente uma deterioração de sua função. No entanto, nenhuma estratégia específica para evitar esses processos foi validada em ensaios clínicos. Em doadores com morte cerebral devido a lesão cerebral traumática, a incidência de coagulação intravascular disseminada (CID) pode ser de 15-25%, especialmente se o doador teve um sangramento geral e recebeu várias unidades de hemoderivados. Ainda assim, a CID no doador não é uma contraindicação para transplante, pois não afeta a função do enxerto em longo prazo ou mesmo precoce em transplantes de coração, pulmão e rim. Trombocitopenia grave pode complicar os procedimentos cirúrgicos de obtenção de órgãos, mas há incerteza quanto ao nível mínimo seguro de plaquetas para cirurgia. Além disso, um baixo nível de plaquetas em doadores sofrendo de PTI foi associado a menor sobrevida não ajustada de 5 anos do paciente e do enxerto em receptores de transplante de fígado, porém nenhum efeito em outros órgãos transplantados foi observado. Embora faltem boas evidências clínicas, um INR de < 1,5 e uma contagem de plaquetas de > 50.000/mm^3 foram propostas como metas terapêuticas, incluindo a transfusão de fatores de coagulação e/ou plaquetas para atingir essas metas antes da cirurgia. Não há dados conclusivos baseados em evidências sobre tromboprofilaxia em doadores de órgãos com morte cerebral. Devido ao estado protrombótico, pode ser razoável nos pacientes com coagulação e plaquetas normais a prescrição de profilaxia de trombose venosa profunda com heparina.

MANEJO DE INFECÇÕES

Infecções no doador são sempre preocupantes, pois podem complicar a doação de órgãos. A taxa real de transmissão inesperada de infecções do doador para o receptor ocorre em menos de 1% dos receptores de transplantes de órgãos sólidos. No entanto, as consequências podem ser devastadoras e, às vezes, até fatais. Embora a eficácia dos programas de triagem infecciosa de doadores pré-transplante não seja conhecida, eles são um elemento essencial na avaliação pré-transplante de doadores em potencial. A avaliação do doador deve envolver uma revisão do histórico médico e social incluindo:

- Infecções anteriores.
- Viagens.
- Contato com animais e outras exposições ambientais.
- Histórico sexual.
- Histórico de abuso de drogas intravenosas.

Os protocolos de triagem de infecções e seus diferentes elementos variam entre os diferentes centros e regiões geográficas. Um resumo dos testes de triagem comuns pode ser encontrado na Tabela 5.

TABELA 5 Triagem de rotina de infecções para potenciais doadores de órgãos

Avaliação clínica	Histórico médico e social: viagem, animais, ambiental, sexual, drogas EV. Exame físico. Radiografia de tórax. Laboratório de rotina: contagem de glóbulos brancos, PCR.
Culturas: bacterianas e fúngicas	Hemoculturas. Culturas de urina para doadores de rim. Lavagem broncoalveolar para doadores de pulmão.
Sorologia viral	Anticorpo CMV, HIV, HSV. HBV, HBsAg, anti-HBs, anti-HBc. Anticorpo HCV. Anticorpo VZV.
Outra sorologia	Anticorpo de *Toxoplasma*. Triagem de sífilis: RPR.
Rastreio da tuberculose	Proteína purificada ou interferon-gama.
Forte suspeita com base no histórico médico/social	NAT para HIV, HBV, HCV.
Forte suspeita com base na permanência em áreas endêmicas ou com exposição epidemiológica	Sorologia de *Strongyloides*, sorologia de *Ocidioidies*, sorologia de *Trypanosoma*, sorologia de *Blastomyces*, sorologia de HEV, antígeno de *Cryptococcus*, anticorpo de WNV, NAT de *Zika*.

CMV: citomegalovírus; CRP: proteína C reativa; HBV: vírus da hepatite C; HCV: vírus da hepatite C; HEV: vírus da hepatite E; HIV: vírus da imunodeficiência humana; HSV: vírus herpes-simples; NAT: teste de amplificação do ácido nucleico; RPR: reagina plasmática rápida; WNV: vírus do Nilo Ocidental; VZV: vírus varicela-zóster.

Na UTI, onde o doador em potencial em geral está localizado, a incidência de infecção (principalmente pneumonia ou infecções da corrente sanguínea relacionadas ao cateter) pode chegar a até 40%, sobretudo quando o tempo de internação é prolongado. Bacteriemia ou sepse não são contraindicações para doação, desde que antibióticos apropriados tenham sido administrados por pelo menos 48 horas antes da coleta, e na ausência de choque, falência de múltiplos órgãos ou resposta ruim ao tratamento com antibióticos. Algumas infecções, como infecções fúngicas ou bacteriemia, são diagnosticadas somente após o transplante; nesses casos, é importante comunicar-se bem com a organização coordenadora do transplante para permitir o tratamento do receptor. Meningite bacteriana no doador também não é uma contraindicação, após tratamento adequado por pelo menos 24 a 48 horas visando ao patógeno conhecido ou presumido, e tratamento do receptor com os mesmos antibióticos por 5 a 10 dias.

No entanto, a meningoencefalite devido a patógenos raros (incluindo *Mycobacterium*, vírus da coriomeningite linfocítica, vírus do Nilo Ocidental, raiva, *Cryptococcus, Coccidioides, Aspergillus* e *Balamuthia*) pode ser um desafio, e orientações específicas podem ser encontradas no site da Organ Procurement and Transplantation Network.

Quando um doador tem doença febril com etiologia pouco clara, sinais de meningite ou encefalite, ou déficits neurológicos focais ou globais de origem desconhecida, os órgãos não devem ser oferecidos para obtenção. Em áreas endêmicas, a transmissão do vírus *Zika* do doador para o receptor foi documentada, e talvez os doadores que viajaram recentemente para essas áreas devam ser examinados. Órgãos de doadores HIV positivos foram transplantados com sucesso para receptores HIV positivos, e essa é agora uma prática aceitável. Como novos agentes antivirais contra a hepatite C se tornaram disponíveis, o uso bem-sucedido de órgãos de doadores positivos para hepatite C foi relatado com bons resultados, desde que o receptor tenha sido tratado preemptivamente ou com base no monitoramento da carga viral.

Um resumo das orientações das *Diretrizes brasileiras para o manejo de potenciais doadores de órgãos em morte encefálica* relacionadas aos suportes diversos (nutrição, temperatura, anemia, coagulação e infecção se encontra na Tabela 6.

TABELA 6 Resumo das recomendações de aspectos diversos

Recomendações	Nível de evidência	Grau de recomendação	Considerações práticas
Sugerimos manter o suporte nutricional em PD, se bem tolerado	Muito baixo	Fraco	–
Recomendamos utilizar antibióticos no PD com infecção ou sepse	Baixo	Forte	Manter antibioticoterapia apropriada no doador por, no mínimo, 24 horas. Coletar culturas de todos os PD em diferentes sítios.
Sugerimos manter a temperatura corporal acima de 35°C no PD hemodinamicamente estável	Muito baixo	Fraco	Monitorizar a temperatura central. Prevenir e tratar hipotermia nos PD em uso de aminas vasoativas.
Sugerimos induzir hipotermia moderada (34 a 35°C) no PD sem instabilidade hemodinâmica	Baixo	Fraco	Monitorizar a temperatura central. Induzir hipotermia aplicando gelo externo no PD sem aminas vasoativas.

(continua)

TABELA 6 Resumo das recomendações de aspectos diversos (*continuação*)

Recomendações	Nível de evidência	Grau de recomendação	Considerações práticas
Sugerimos transfundir concentrados de hemácias no PD com hemoglobina < 7 g/dL	Muito baixo	Fraco	–
Sugerimos utilizar protocolos guiados por metas durante o manejo de PD	Muito baixo	Fraco	Monitorar o cuidado com *checklists* de metas clínicas.

PD: potencial doador. Fonte: adaptada de Westphal et al., 2021.

CONSIDERAÇÕES FINAIS

As mais recentes *Diretrizes brasileiras para o manejo de potenciais doadores de órgãos em morte encefálica* publicadas em 2020/2021 ofereceram duas ferramentas importantes para orientação de todo esse arsenal de condutas no potencial doador de órgãos com morte encefálica: um *checklist* e um organograma de condutas. É um anseio dos profissionais que construíram essas diretrizes que essas ferramentas sejam divulgadas e utilizadas na prática diária. Estão aqui representadas nas Figuras 2 e 3.

CONCLUSÕES

A morte cerebral induz uma resposta fisiopatológica impactante em vários sistemas orgânicos, especialmente os sistemas cardiovascular, respiratório e endócrino. Isso representa um grande desafio no manejo desses pacientes e consequente perda de órgãos potenciais para doação se não forem adequadamente tratados. De modo geral, o tratamento hemodinâmico e respiratório de doadores com morte cerebral não difere muito do tratamento do paciente gravemente doente, com foco na adequação entre oferta e demanda de substrato e evitando danos induzidos pela terapia, como lesão induzida por ventilação ou vasoconstrição excessiva. Terapias endócrinas específicas, como o uso de vasopressina ou análogos, reposição de hormônio tireoidiano e administração corticoides, são frequentemente indicadas. Infecções no potencial doador são um desafio especial, em particular devido ao risco de transmissão. As estratégias de tratamento mais importantes descritas na literatura estão resumidas neste capítulo. Infelizmente, a maioria dessas estratégias de tratamento em doadores com morte cerebral não se baseia em evidências de estudos clínicos randomizados que demonstrem um efeito nos resultados nos receptores. Assim, muitos dos elementos nos protocolos

Nome do paciente: ______________________________
Data e hora do primeiro exame clínico de ME: ___ /___ /______ ___ : ___
Data e hora atual: ___ /___ /______ ___ : ___

Metas a serem alcançadas	*Status*			Ações imediatas quando *status* = "Não"	Ação realizada?	
$SaO_2 \geq 90\%$?	☐ Sim	☐ Não	☐ NA/ND	Ajustar FiO_2 e/ou PEEP para $SaO_2 \geq 90\%$	☐ Sim	☐ Não
VT entre 6 e 8 mL/kg do peso predito?	☐ Sim	☐ Não	☐ NA/ND	Ajustar Vt para 6 a 8 mL/kg	☐ Sim	☐ Não
PEEP ≥ 8 cmH_2O?	☐ Sim	☐ Não	☐ NA/ND	Ajustar PEEP ≥ 8 cmH_2O	☐ Sim	☐ Não
PAM ≥ 65 mmHg e boa perfusão após o *bolus* de cristaloide?	☐ Sim	☐ Não	☐ NA/ND	Continuar infusão de fluidos enquanto estiver responsivo a volume (ex.: ΔPp ≥ 13% / ΔPAM ≥ 8%% / ΔVS ≥ 10%/PVC < 8 mmHg)	☐ Sim	☐ Não
PAM ≥ 65 mmHg e boa perfusão após adequar a volemia?	☐ Sim	☐ Não	☐ NA/ND	Manter/iniciar noradrenalina (dopamina se bradicardia)	☐ Sim	☐ Não
Vasopressina e hidrocortisona foram associadas após iniciar/manter noradrenalina/dopamina?	☐ Sim	☐ Não	☐ NA/ND	Associar vasopressina (1 UI em *bolus* + 0,5 2,4 UI/hora) e associar hidrocortisona 100 mg a cada 8 horas	☐ Sim	☐ Não
Diurese < 4 mL/kg/hora?	☐ Sim	☐ Não	☐ NA/ND	Avaliar necessidade de reposição volêmica	☐ Sim	☐ Não
Na^+ < 155mEq/L?	☐ Sim	☐ Não	☐ NA/ND	Iniciar/manter vasopressina ou desmopressina (IV)	☐ Sim	☐ Não
K^+ entre 3,5 e 5,5 mEq/L?	☐ Sim	☐ Não	☐ NA/ND	Corrigir e solicitar controle laboratorial em 6 horas	☐ Sim	☐ Não
Mg^{++} > 1,6 mEq/L?	☐ Sim	☐ Não	☐ NA/ND	Insulina IV para manter glicemia entre 140 e 180 mg/dL	☐ Sim	☐ Não
Glicemia capilar < 180 mg/dL?	☐ Sim	☐ Não	☐ NA/ND	Transfundir hemácias até Hb ≥ 7 g/dL	☐ Sim	☐ Não
Hemoglobina ≥ 7 g/dL?	☐ Sim	☐ Não	☐ NA/ND	Iniciar/manter antibioticoterapia	☐ Sim	☐ Não
Ausência de infecção?	☐ Sim	☐ Não	☐ NA/ND		☐ Sim	☐ Não
Temperatura corporal adequada?	☐ Sim	☐ Não	☐ NA/ND		☐ Sim	☐ Não
Sem vasopressor: meta 34 a 35°C após 2º teste clínico				Obter 34 a 35°C se estiver sem vasopressor		
Com vasopressor: > 35°C				Obter > 35°C se estiver com vasopressor		

Enfermeiro: ______________________ Intensivista: ______________________

FIGURA 2 Proposta de *checklist* baseado em evidências para manutenção à beira do leito de potenciais doadores em morte encefálica.
ΔPAM: variação da pressão arterial média; ΔPp: variação da pressão de pulso respiratória; ΔVS: variação do volume sistólico; FiO_2: fração inspirada de oxigênio; Hb: hemoglobina; K^+: potássio; ME: morte encefálica; Mg^{++}: magnésio; Na^+: sódio; NA/ND: não se aplica/não disponível; PAM: pressão arterial média; PEEP: pressão expiratória positiva final; PVC: pressão venosa central; SaO_2: saturação periférica de oxigênio; Vt: volume total.
Fonte: adaptada de Westphal et al., 2021.

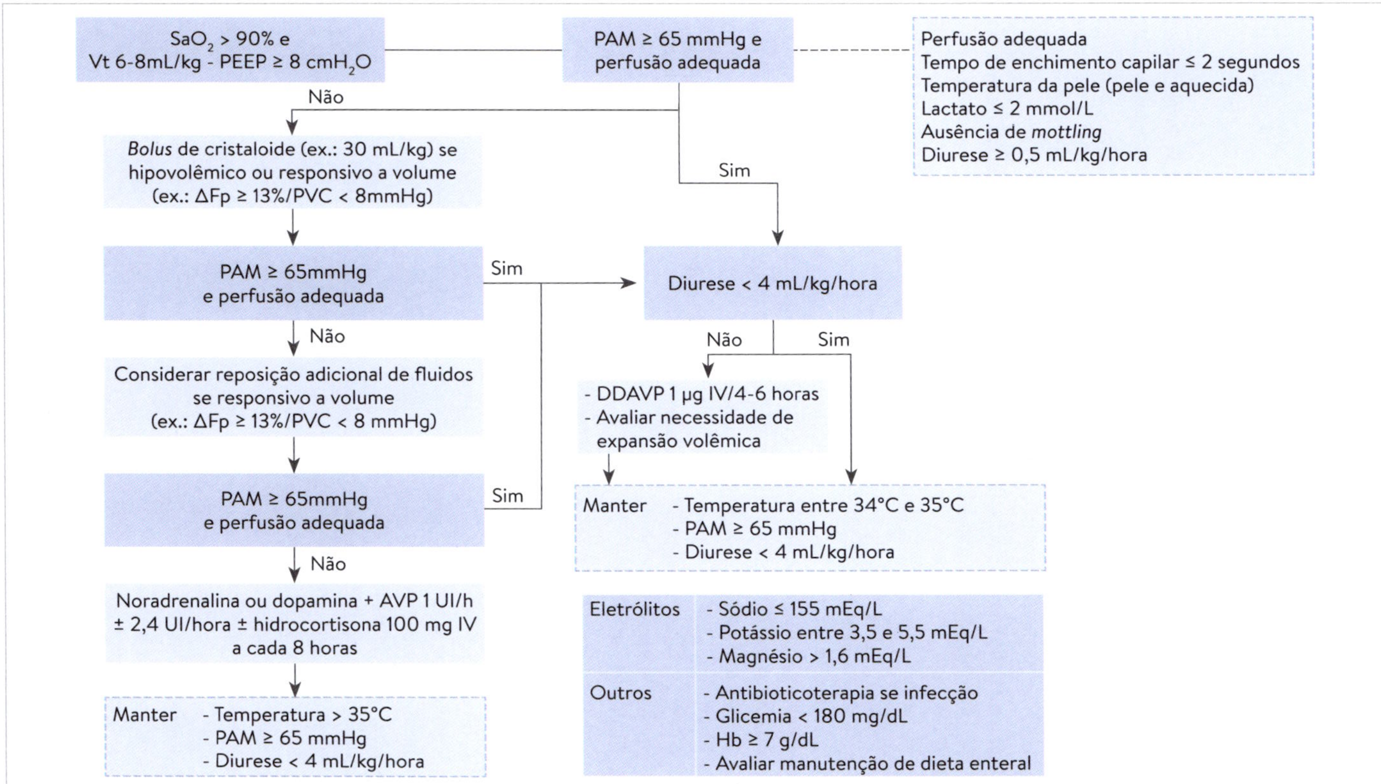

FIGURA 3 Fluxograma sugerido para guiar a manutenção clínica do potencial doador de órgãos em morte encefálica

ΔPp: variação da pressão de pulso respiratória; AVP: arginina-vasopressina; DDAVP: 1-deamino-8-D-arginina-vasopressina; IV: intravenoso; PAM: pressão arterial média; PVC: pressão venosa central; SaO_2: saturação periférica de oxigênio; Vt: volume total.

Adaptada de Westphal et al., 2021.

de manejo de doadores com morte cerebral são baseados em raciocínio fisiopatológico, observações epidemiológicas ou extrapolações de estratégias gerais de manejo de UTI.

BIBLIOGRAFIA

1. Al-Khafaji A, Elder M, Lebovitz DJ, Murugan R, Souter M, Stuart S, et al. Protocolized fluid therapy in brain-dead donors: the multicenter randomized MOnIToR trial. Intensive Care Med. 2015;41(3):418-26.
2. Bera KD, Shah A, English MR, Harvey D, Ploeg RJ. Optimisation of the organ donor and effects on transplanted organs: a narrative review on current practice and future directions. Anaesthesia. 2020;75(9):1191-204.
3. Bery A, Marklin G, Itoh A, Kreisel D, Takahashi T, Meyers BF, et al. Specialized donor care facility model and advances in management of thoracic organ donors. Ann Thorac Surg. 2022;113(6):1778-86.
4. Birtan D, Arslantas MK, Altun GT, Dincer PC, Gecegormez S, Demirel A, et al. Effect of vasoactive therapy used for brain-dead donors on graft survival after kidney transplantation. Transplant Proc. 2018;50(5):1289-91.
5. Brown MB, Abramowicz AE, Panzica PJ, Weber G. Anesthetic considerations of organ procurement after brain and cardiac death: a narrative review. Cureus. 2023;15(6):e40629.
6. D'Aragon F, Belley-Cote E, Agarwal A, Frenette AJ, Lamontagne F, Guyatt G, et al. Effect of corticosteroid administration on neurologically deceased organ donors and transplant recipients: a systematic review and meta-analysis. BMJ Open. 2017;7(6):e014436.
7. Dupuis S, Amiel JA, Desgroseilliers M, Williamson DR, Thiboutot Z, Serri K, et al. Corticosteroids in the management of brain-dead potential organ donors: a systematic review. Br J Anaesth. 2014;113(3):346-59.
8. Hahnenkamp K, Böhler K, Wolters H, Wiebe K, Schneider D, Schmidt HH. Organ-protective intensive care in organ donors. Dtsch Arztebl Int. 2016;113(33-34):552-8.
9. Joseph B, Khalil M, Pandit V, Kulvatunyou N, Zangbar B, Tang A, et al. Hypothermia in organ donation: a friend or foe? J Trauma Acute Care Surg. 2014;77(4):559-63.
10. Kotloff RM, Blosser S, Fulda GJ, Malinoski D, Ahya VN, Angel L, et al. Management of the potential organ donor in the ICU: Society of Critical Care Medicine/American College of Chest Physicians/Association of Organ Procurement Organizations Consensus Statement. Crit Care Med. 2015;43(6):1291-325.
11. Macdonald PS, Aneman A, Bhonagiri D, Jones D, O'Callaghan G, Silvester W, et al. A systematic review and meta-analysis of clinical trials of thyroid hormone administration to brain dead potential organ donors. Crit Care Med. 2012;40(5):1635-44.
12. Mascia L, Bosma K, Pasero D, Galli T, Cortese G, Donadio P, et al. Ventilatory and hemodynamic management of potential organ donors: an observational survey. Crit Care Med. 2006;34(2):321-7; quiz 328.
13. Mascia L, Pasero D, Slutsky AS, Arguis MJ, Berardino M, Grasso S, et al. Effect of a lung protective strategy for organ donors on eligibility and availability of lungs for transplantation: a randomized controlled trial. JAMA. 2010;304(23):2620-7.
14. Meyfroidt G, Gunst J, Martin-Loeches I, Smith M, Robba C, Taccone FS, et al. Management of the brain-dead donor in the ICU: general and specific therapy to improve transplantable organ quality. Intensive Care Med. 2019;45(3):343-53.

15. Miñambres E, Ballesteros MA, Rodrigo E, García-Miguélez A, Llorca J, Ruiz JC, et al. Aggressive lung donor management increases graft procurement without increasing renal graft loss after transplantation. Clin Transplant. 2013;27(1):52-9.
16. Minou AF, Dzyadzko AM, Shcherba AE, Rummo OO. The influence of pharmacological preconditioning with sevoflurane on incidence of early allograft dysfunction in liver transplant recipients. Anesthesiol Res Pract. 2012;2012:930487.
17. Niemann CU, Feiner J, Swain S, Bunting S, Friedman M, Crutchfield M, et al. Therapeutic hypothermia in deceased organ donors and kidney-graft function. N Engl J Med. 2015;373(5):405-14.
18. Novitzky D, Mi Z, Sun Q, Collins JF, Cooper DK. Thyroid hormone therapy in the management of 63,593 brain-dead organ donors: a retrospective analysis. Transplantation. 2014;98(10):1119-27.
19. Opdam HI. Hormonal Therapy in Organ Donors. Crit Care Clin. 2019;35(2):389-405.
20. Patel MS, Niemann CU, Sally MB, De La Cruz S, Zatarain J, Ewing T, et al. The impact of hydroxyethyl starch use in deceased organ donors on the development of delayed graft function in kidney transplant recipients: a propensity-adjusted analysis. Am J Transplant. 2015;15(8):2152-8.
21. Pinsard M, Ragot S, Mertes PM, Bleichner JP, Zitouni S, Cook F, et al. Interest of low-dose hydrocortisone therapy during brain-dead organ donor resuscitation: the CORTICOME study. Crit Care. 2014;18(4):R158.
22. Plurad DS, Bricker S, Falor A, Neville A, Bongard F, Putnam B. Donor hormone and vasopressor therapy: closing the gap in a transplant organ shortage. J Trauma Acute Care Surg. 2012;73(3):689-94.
23. Plurad DS, Bricker S, Neville A, Bongard F, Putnam B. Arginine vasopressin significantly increases the rate of successful organ procurement in potential donors. Am J Surg. 2012;204(6):856-60.
24. Schnuelle P, Gottmann U, Hoeger S, Boesebeck D, Lauchart W, Weiss C, et al. Effects of donor pretreatment with dopamine on graft function after kidney transplantation: a randomized controlled trial. JAMA. 2009;302(10):1067-75.
25. Schnuelle P, Mundt HM, Drüschler F, Schmitt WH, Yard BA, Krämer BK, et al. Impact of spontaneous donor hypothermia on graft outcomes after kidney transplantation. Am J Transplant. 2018;18(3):704-14.
26. Schnuelle P, Schmitt WH, Weiss C, Habicht A, Renders L, Zeier M, et al. Effects of dopamine donor pretreatment on graft survival after kidney transplantation: a randomized trial. Clin J Am Soc Nephrol. 2017;12(3):493-501.
27. Stoica SC, Satchithananda DK, White PA, Parameshwar J, Redington AN, Large SR. Noradrenaline use in the human donor and relationship with load-independent right ventricular contractility. Transplantation. 2004;78(8):1193-7.
28. Westphal GA, Robinson CC, Cavalcanti AB, Gonçalves ARR, Guterres CM, Teixeira C, et al. Brazilian guidelines for the management of brain-dead potential organ donors. Ann Intensive Care. 2020;10(1):169.
29. Westphal GA, Robinson CC, Cavalcanti AB, Gonçalves ARR, Guterres CM, Teixeira C, et al. Brazilian guidelines for the management of brain-dead potential organ donors. Rev Bras Ter Intensiva. 2021;33(1):1-11.

3

Anestesia em captação de órgãos

Ladyer da Gama Costa

DESTAQUE DO TEMA

1. A anestesia na doação de órgãos é essencial para preservar a qualidade dos enxertos (órgãos) e assegurar a segurança do procedimento cirúrgico.
2. Após a morte encefálica, ocorrem diversas alterações metabólicas e hormonais no doador que exigem manejo específico e direcionado.
3. A hipotermia é um desafio importante no manejo do doador. É preciso monitorar e controlar a temperatura corporal para manter a viabilidade dos órgãos.
4. O manejo cardiovascular e hídrico do doador é crucial para estabilizar a hemodinâmica e assegurar uma perfusão adequada dos órgãos a serem transplantados.
5. O controle glicêmico, a reposição hormonal e o tratamento da resposta inflamatória sistêmica são medidas cruciais para a otimização da função dos órgãos doados.

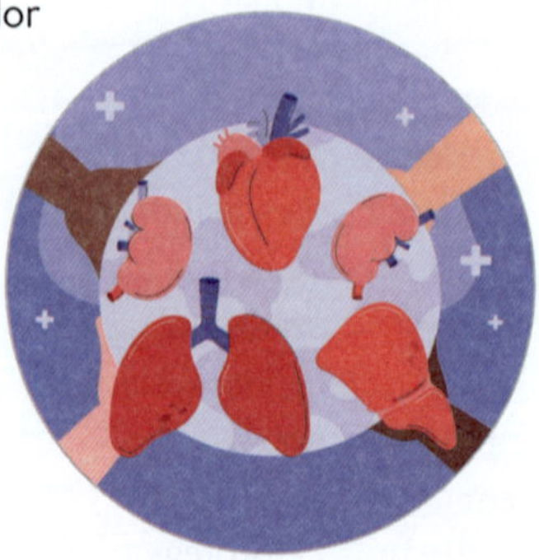

INTRODUÇÃO

A anestesia na captação de órgãos envolve o manejo cuidadoso e especializado de doadores com morte encefálica, visando preservar a viabilidade dos órgãos e garantir a segurança do procedimento. Na doação após morte circulatória, embora o paciente já tenha cessado as funções circulatórias, podem ser necessários cuidados específicos para otimizar a preservação dos órgãos durante a captação, conforme já discutido em outro capítulo. A disparidade entre o número de pacientes na fila de transplante e a disponibilidade de órgãos sólidos é significativa, e a otimização fisiológica do doador com morte encefálica, conduzida pelo anestesiologista, pode ser determinante para a qualidade e a quantidade dos órgãos doados. Dessa forma, é fundamental que os anestesiologistas garantam cuidados de excelência, seguindo rigorosamente os protocolos legais e éticos estabelecidos. Este capítulo abordará os principais aspectos das alterações fisiológicas em doadores com morte encefálica e as estratégias de manejo anestésico voltadas para a preservação da função orgânica até a realização da captação.

ALTERAÇÕES METABÓLICAS E HORMONAIS NO DOADOR COM MORTE ENCEFÁLICA

Após a morte encefálica (ME), ocorrem diversas alterações metabólicas e hormonais significativas no organismo do doador, as quais podem comprometer a viabilidade dos órgãos para transplante. A hipertensão intracraniana (HIC), frequentemente presente nesse contexto, leva à herniação do tronco encefálico através do forame magno, resultando em compressão arterial, isquemia e infarto encefálico secundário. Esse processo desencadeia uma intensa resposta inflamatória sistêmica, mediada pela liberação de citocinas e outros mediadores químicos pró-inflamatórios, que amplificam as alterações provocadas pelo insulto inicial. Entre as alterações fisiopatológicas mais críticas destaca-se a tempestade adrenérgica, caracterizada por uma liberação maciça e aguda de catecolaminas (como adrenalina e noradrenalina) na circulação sistêmica. Esse fenômeno tem duração média de 30 minutos a 6 horas e pode ocasionar instabilidade cardiovascular abrupta, manifestando-se inicialmente por hipertensão, seguida de hipotensão e arritmias cardíacas. Esse fenômeno exige intervenção imediata para estabilizar a hemodinâmica e proteger a função dos órgãos. Na maioria dos casos, o anestesiologista recebe o paciente após a ocorrência desse evento, porém deve permanecer atento às suas repercussões hemodinâmicas e metabólicas, que podem persistir. A gravidade dessas alterações está diretamente relacionada à rapidez de instalação da HIC, sendo que uma evolução súbita tende a gerar descompensações mais pronunciadas. Após a tempestade autonômica, com a cessação da atividade do sistema nervoso autônomo (SNA) simpático, ocorre vasodilatação significativa, acompanhada de queda da pressão arterial e da frequência cardíaca, que podem evoluir para falência cardíaca em até 72 horas se não tratados adequadamente.

A hipotensão arterial é a alteração fisiopatológica mais comum em pacientes com morte encefálica. A vasodilatação generalizada provoca um aumento expressivo da capacitância vascular, resultando em hipovolemia relativa. Além disso, fatores como perdas sanguíneas decorrentes do trauma inicial, reanimação volêmica inadequada, uso de agentes osmóticos para controle da hipertensão intracraniana e ocorrência de diabetes insípida contribuem para a instalação de hipovolemia absoluta (Figura 1).

Uma disfunção hipotalâmica significativa está frequentemente associada a esse evento, prejudicando a capacidade do organismo de manter a homeostase. A falência hipotalâmica compromete o controle térmico, resultando, na maioria dos casos, em hipotermia. A hipotermia é a alteração sistêmica mais prevalente em pacientes com morte encefálica, acometendo quase a totalidade dos casos, seguida pela hipotensão arterial. Diante desse cenário, o monitoramento rigoroso da temperatura corporal é essencial, uma vez que a manutenção inadequada da normotermia pode comprometer a viabilidade dos órgãos destinados à doação.

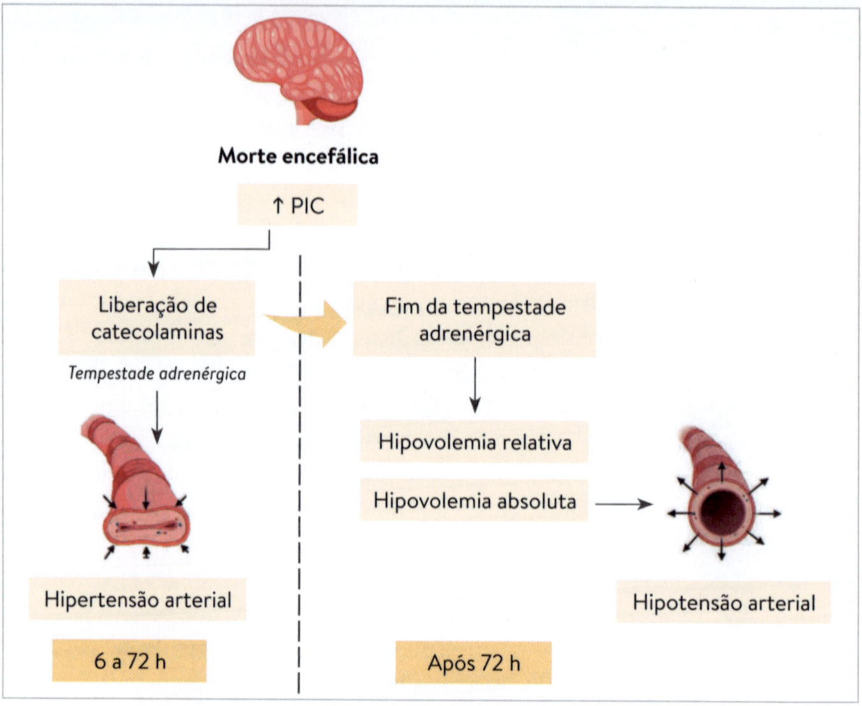

FIGURA 1 Alterações metabólicas provenientes da morte encefálica.

Além disso, a disfunção hipotalâmica compromete a liberação de hormônios hipofisários, resultando em insuficiência adrenal e tireoidiana, o que pode agravar ainda mais as disfunções metabólicas e hemodinâmicas do paciente.

A morte encefálica também pode precipitar resistência à insulina e hiperglicemia, em decorrência da resposta inflamatória sistêmica e do aumento do estresse metabólico. O controle rigoroso da glicemia é fundamental, uma vez que a hiperglicemia prolongada pode prejudicar a qualidade dos órgãos a serem transplantados, especialmente o fígado e os rins. Nesses casos, a utilização de insulina pode ser necessária para manter a homeostase glicêmica e otimizar a viabilidade dos enxertos.

Por fim, é fundamental considerar a resposta inflamatória sistêmica, que pode ser desencadeada pela secreção exagerada de citocinas pró-inflamatórias em alguns subgrupos de pacientes, destacando-se o fator de necrose tumoral alfa (TNF-α) e a interleucina-6 (IL-6). Essa ativação inflamatória pode causar lesões orgânicas e agravar a disfunção de múltiplos sistemas. O manejo desses desequilíbrios metabólicos e hormonais requer uma abordagem abrangente, incluindo terapias hormonais de reposição para corrigir insuficiências endócrinas, controle rigoroso de fluidos e eletrólitos para manter a estabilidade hemodinâmica e a perfusão adequada dos órgãos, além de intervenções farmacológicas direcionadas à atenuação da resposta inflamatória e preservação da função orgânica. Essas medidas são essenciais para preservar a estabilidade homeostática do doador e maximizar a qualidade dos órgãos a serem transplantados (Tabela 1).

TABELA 1 Alterações fisiológicas em pacientes doadores de órgãos com morte encefálica

Sistema fisiológico	Alterações fisiológicas em morte encefálica
Cardiovascular	Instabilidade hemodinâmica; tempestade adrenérgica; hipertensão seguida de hipotensão; arritmias cardíacas.
Endócrino	Disfunção hipotalâmica; insuficiência adrenal; redução dos níveis de hormônios tireoidianos (hipotireoidismo).
Termorregulador	Hipotermia decorrente da falência do controle hipotalâmico da temperatura corporal.
Metabólico	Hiperglicemia por resistência à insulina; distúrbios eletrolíticos (hiponatremia, hipocalemia).
Respiratório	Alterações na relação ventilação/perfusão; risco de edema pulmonar neurogênico.
Renal	Redução do fluxo sanguíneo renal; risco de lesão renal aguda.
Hematológico	Distúrbios da coagulação; possibilidade de coagulopatia.
Inflamatório	Ativação da resposta inflamatória sistêmica; secreção exacerbada de citocinas pró-inflamatórias.

Fonte: adaptado de Anderson et al., 2015.

A seguir, discutiremos os manejos clínicos de essencial importância para o anestesiologista no doador com morte encefálica.

MANEJO CARDIOVASCULAR E HÍDRICO

Considerando as alterações fisiológicas e suas consequências, é fundamental definir estratégias apropriadas e estabelecer alvos hemodinâmicos específicos para a condução do paciente doador, conforme discutido anteriormente. A manutenção de um estado volêmico adequado (euvolemia) é crucial para estabilizar a hemodinâmica nesses pacientes, uma vez que a hipovolemia – caracterizada pela redução do volume sanguíneo circulante – pode exacerbar a instabilidade hemodinâmica. Por outro lado, a sobrecarga volêmica (*fluid overload*) pode resultar em edema celular, que, ao aumentar a pressão intersticial e prejudicar o transporte de oxigênio e nutrientes, pode levar a lesão celular irreversível e comprometer a viabilidade dos órgãos destinados ao transplante. Portanto, o manejo hídrico deve ser cuidadosamente equilibrado para evitar tanto a hipovolemia quanto a hipervolemia, garantindo a perfusão adequada sem causar danos celulares.

Diversos fatores contribuem para a perda de volume nesses pacientes, incluindo deslocamentos de fluidos durante a cirurgia de captação de órgãos, perdas insensíveis por evaporação, hemorragias e a poliúria associada ao diabetes insípido, frequentemente observada em casos de morte encefálica. O manejo da reposição volêmica deve ser individualizado e considerar o órgão a ser transplantado, uma vez que o volume ideal varia conforme a sensibilidade de cada órgão à sobrecarga hídrica.

Por exemplo, enquanto uma administração moderada de fluidos pode ser segura e benéfica para a preservação de órgãos como fígado e rins, o excesso volêmico pode ser prejudicial para órgãos mais sensíveis, como pulmões e pâncreas. Em situações de hipotensão arterial, a reposição volêmica intraoperatória pode ser preferível ao uso isolado de vasopressores, dado que a vasoconstrição induzida por esses agentes pode comprometer a perfusão de órgãos vitais. Entretanto, a hipoperfusão prolongada também acarreta consequências deletérias para a função dos órgãos, ressaltando a importância de um equilíbrio entre a reposição de fluidos e o uso criterioso de vasopressores. Esse equilíbrio visa manter a pressão arterial em níveis adequados, assegurar a euvolemia e, assim, otimizar a viabilidade dos órgãos destinados à doação e ao transplante.

USO DE VASOPRESSORES E ALVOS HEMODINÂMICOS

O suporte hemodinâmico adequado é fundamental para a preservação da viabilidade dos órgãos em doadores com morte encefálica. Entre os agentes farmacológicos utilizados, destacam-se a dopamina, fenilefrina, epinefrina, norepinefrina e vasopressina. A escolha do vasopressor deve considerar os efeitos hemodinâmicos desejados, as características do doador e os potenciais efeitos adversos sobre os órgãos a serem transplantados.

A vasopressina é amplamente considerada o agente ideal em muitos casos, pois, além de atuar eficazmente no aumento da pressão arterial por meio da vasoconstrição mediada pelos receptores V1, também auxilia no manejo do diabetes insípido associado à morte encefálica, ao promover a reabsorção de água nos túbulos coletores via receptores V2. Estudos sugerem que a vasopressina pode aumentar a taxa de recuperação de órgãos tanto isoladamente quanto como parte da terapia de reposição hormonal (TRH) em doadores. A administração contínua em doses de 0,01 a 0,04 UI/min mostrou-se eficaz para minimizar as perdas volêmicas decorrentes da poliúria e melhorar a estabilidade hemodinâmica, sem provocar efeitos adversos significativos.

A dopamina, em doses baixas ($< 5\ \mu g \cdot kg^{-1} \cdot min^{-1}$), tem sido utilizada para melhorar a perfusão sanguínea nos leitos vasculares renal, mesentérico e coronário, potencialmente beneficiando a preservação dos órgãos. No entanto, não há evidências robustas que comprovem que tal estratégia resulte em melhora na sobrevida do enxerto ou em melhores desfechos clínicos pós-transplante. Em doses mais altas, a dopamina pode causar taquicardia e aumentar o consumo miocárdico de oxigênio, o que deve ser evitado.

Outros agentes, como norepinefrina e fenilefrina, são eficazes para restaurar a pressão arterial em casos de vasodilatação significativa. A norepinefrina, ao atuar predominantemente em receptores alfa-adrenérgicos, promove vasoconstrição potente e é frequentemente preferida para tratar a hipotensão grave. Contudo, deve-se ter cautela para evitar vasoconstrição excessiva que comprometa a perfusão dos órgãos. A epinefrina pode ser considerada em casos de disfunção miocárdica associada, mas seu potencial para induzir arritmias limita seu uso de primeira linha em muitos protocolos.

Alvos hemodinâmicos recomendados

O objetivo do manejo hemodinâmico é manter uma perfusão adequada dos órgãos sem provocar sobrecarga volêmica ou vasoconstrição excessiva. Os parâmetros recomendados incluem:

- Pressão arterial sistólica (PAS) ≥ 100 mmHg.
- Pressão arterial média (PAM) ≥ 70 mmHg.
- Frequência cardíaca (FC) entre 60 e 120 bpm.

A monitorização contínua desses parâmetros é essencial para ajustar a terapêutica conforme a resposta do paciente. Além disso, recomenda-se o uso de métodos avançados de monitorização hemodinâmica, como ecocardiografia à beira do leito ou monitorização do débito cardíaco, para guiar a reposição volêmica e a escolha do vasopressor mais adequado (Tabela 2).

TABELA 2 Alvos hemodinâmicos no manejo do doador com morte encefálica

Parâmetro	Alvo recomendado
Frequência cardíaca	60-120 batimentos por minuto
Pressão arterial sistólica (PAS)	≥ 100 mmHg
Pressão arterial média (PAM)	60-70 mmHg ou superior
Volemia	Manter normovolemia (euvolemia)
Débito urinário	1-3 mL/kg/h

Observações:

- A frequência cardíaca deve ser monitorada para evitar bradicardia grave ou taquicardia persistente, que podem prejudicar a perfusão orgânica.
- A PAM ≥ 70 mmHg é ideal para garantir perfusão adequada, especialmente para órgãos mais sensíveis, como os rins.
- A manutenção da euvolemia é essencial para prevenir tanto a hipoperfusão quanto a sobrecarga hídrica, que pode levar a edema celular e lesão irreversível.
- Um débito urinário adequado reflete a perfusão renal e auxilia no monitoramento da volemia e função renal.

MANEJO RESPIRATÓRIO

A morte encefálica pode desencadear uma série de alterações respiratórias que afetam diretamente a viabilidade pulmonar para transplante. Dentre essas complicações, destaca-se o edema pulmonar neurogênico, que ocorre em decorrência do aumento abrupto da resistência vascular sistêmica, resultando em redistribuição do volume sanguíneo para o sistema venoso e subsequente sobrecarga pulmonar. Além disso, a reposição volêmica excessiva com cristaloides pode agravar essa condição ao elevar a pressão hidrostática pulmonar, facilitando a extravasão de líquido para o interstício alveolar.

Durante a fase hipertensiva e hiperdinâmica inicial, a tempestade adrenérgica e a liberação maciça de catecolaminas levam à ativação inflamatória sistêmica com liberação de citocinas pró-inflamatórias. Esse processo inflamatório provoca lesão endotelial pulmonar e ruptura da barreira capilar, exacerbando o edema alveolar. Se não tratada, essa cascata de eventos pode evoluir para hipoxemia progressiva, apneia e, eventualmente, parada cardiorrespiratória.

Estratégias ventilatórias recomendadas

O uso de uma estratégia ventilatória protetora pulmonar é fundamental para minimizar a lesão pulmonar induzida pela ventilação mecânica e preservar a função respiratória do doador. As recomendações incluem:

- Volume corrente: 6-8 mL/kg de peso corporal ideal (PCI) para evitar volutrauma.
- Pressão expiratória positiva final (PEEP): 8-10 cmH_2O, especialmente importante se a captação pulmonar estiver planejada, para prevenir o colapso alveolar e melhorar a oxigenação.
- Fração inspirada de oxigênio (FiO_2): ajustada para manter uma saturação arterial de oxigênio (SpO_2) ≥ 95%, evitando hiperóxia desnecessária.
- Pressão de platô: < 30 cmH_2O, para minimizar o risco de barotrauma.

Considerações sobre equilíbrio ácido-base e manutenção volêmica

Embora alguns estudos sugiram que a alcalose respiratória possa beneficiar a oxigenação e a perfusão pulmonar, as evidências atuais não são suficientemente robustas para recomendar essa prática de forma rotineira. No entanto, caso a captação pulmonar esteja planejada, recomenda-se manter um balanço hídrico minimamente positivo para evitar tanto a hipovolemia quanto a sobrecarga hídrica que possa agravar o edema pulmonar.

OUTRAS INTERVENÇÕES E CUIDADOS

- A administração de terbutalina aerossolizada pode ser considerada para aumentar a depuração do líquido alveolar por meio da estimulação dos receptores beta-adrenérgicos, ajudando a reduzir o edema alveolar.
- A troca gasosa adequada e a boa oxigenação são os principais indicadores da qualidade funcional pulmonar. Entretanto, uma razão PaO_2/FiO_2 < 300 mmHg não deve ser considerada isoladamente como critério de exclusão para transplante pulmonar, visto que processos potencialmente reversíveis podem afetar essa relação.
- Atelectasia, secreções e edema alveolar são causas comuns de hipoxemia nesse contexto. A realização de uma broncoscopia pode ser útil para remover secreções e melhorar a ventilação regional.

- É essencial monitorar constantemente a mecânica respiratória e a gasometria arterial para ajustar a ventilação de forma dinâmica, conforme as necessidades do paciente e a resposta às intervenções.

TABELA 3 Pontos-chave

Prevenir volutrauma e barotrauma com ventilação protetora.
Otimizar a oxigenação sem causar hiperóxia.
Tratar causas reversíveis de hipoxemia antes de considerar a exclusão do pulmão para transplante.
Manter um balanço hídrico cuidadoso para evitar agravos respiratórios.

MANEJO MUSCULOESQUELÉTICO

Mesmo após o diagnóstico de morte encefálica, é importante que o anestesiologista esteja ciente de que movimentos somáticos podem ocorrer durante a cirurgia de captação de órgãos. Esses movimentos são mediados por reflexos medulares espinhais e podem ser desencadeados por estímulos nociceptivos, como a incisão cirúrgica, manipulação visceral ou tração de tecidos. Apesar de a morte encefálica representar a cessação irreversível de todas as funções cerebrais, a medula espinhal pode permanecer funcional e responsiva a estímulos periféricos, o que explica a persistência desses reflexos.

A ocorrência desses movimentos pode ter implicações clínicas relevantes, incluindo lesões inadvertidas de órgãos, dificuldades técnicas na extração dos enxertos e, em casos mais extremos, questionamentos quanto ao diagnóstico de morte encefálica por membros da equipe não familiarizados com essa fisiologia. Para prevenir essas complicações e otimizar as condições cirúrgicas, recomenda-se a administração de bloqueadores neuromusculares durante a captação dos órgãos. O uso desses agentes proporciona paralisia muscular esquelética, eliminando os reflexos medulares e facilitando a manipulação dos órgãos, além de evitar movimentos involuntários que possam prejudicar a integridade dos enxertos.

O relaxamento muscular também desempenha um papel importante na prevenção de respostas somáticas durante a cirurgia, garantindo um campo operatório estável e seguro. É fundamental ressaltar que a utilização de bloqueadores neuromusculares não tem relação com analgesia ou sedação, uma vez que pacientes em morte encefálica não possuem percepção consciente da dor. No entanto, a equipe deve monitorar a profundidade do bloqueio neuromuscular para ajustar as doses conforme a duração do procedimento e as necessidades cirúrgicas.

Por fim, é essencial que todos os membros da equipe estejam cientes da possibilidade de movimentos reflexos em pacientes com morte encefálica, para que esses fenômenos sejam prontamente reconhecidos e manejados adequadamente, evitando confusões diagnósticas e garantindo a segurança e eficácia da captação de órgãos.

MANEJO METABÓLICO

O manejo metabólico do doador com morte encefálica é fundamental para otimizar a viabilidade dos órgãos e melhorar os desfechos do transplante. Diversas evidências sugerem que o tratamento desses pacientes com uma combinação de hormônios, incluindo hormônio tireoidiano, glicocorticoides, vasopressina e insulina, está associado ao aumento das taxas de doação e pode melhorar tanto a sobrevida do enxerto quanto a sobrevida do receptor. Por esse motivo, muitos protocolos incluem essa terapia hormonal combinada como prática padrão, especialmente em doadores com fração de ejeção do ventrículo esquerdo reduzida, mas sua consideração é recomendada para todos os potenciais doadores.

O Fórum Canadense de Gerenciamento Médico para Otimizar o Potencial do Órgão do Doador propõe o seguinte esquema de reposição hormonal:

- Hormônio tireoidiano (T4): 20 µg em *bolus* intravenoso (IV), seguido de infusão contínua de 10 µg/h IV.
- Vasopressina: 1 U em *bolus* IV, seguido de infusão contínua de 2,4 U/h IV, com o objetivo de melhorar a hemodinâmica e tratar a poliúria associada ao diabetes insípido.
- Metilprednisolona: 15 mg/kg IV a cada 24 horas para reduzir a resposta inflamatória e estabilizar as membranas celulares.

Uso de corticosteroides

As evidências que respaldam o uso de corticosteroides em doadores com morte encefálica são mistas. Ensaios clínicos controlados randomizados que investigaram a utilização de corticosteroides geralmente os incluíram como parte de uma terapia combinada, demonstrando efeitos neutros isoladamente. No entanto, estudos observacionais indicaram que o uso de corticosteroides pode melhorar a hemodinâmica do doador, a oxigenação, as taxas de captação de órgãos, além da sobrevida do enxerto e do receptor.

Uma revisão retrospectiva comparando doses elevadas de metilprednisolona (15 mg/kg) com doses mais baixas de hidrocortisona (300 mg) não evidenciou diferença significativa na função pulmonar ou cardíaca do doador, nem nas taxas de transplante de órgãos. Entretanto, o tratamento com dose baixa foi associado a menor necessidade de insulina e melhor controle glicêmico.

Controle glicêmico

A hiperglicemia é comum em doadores com morte encefálica e pode ser exacerbada pela liberação endógena de catecolaminas, administração de corticosteroides e infusões contendo glicose. Níveis elevados de glicose no sangue estão relacionados a menores taxas de aceitação de órgãos e à redução da sobrevida do enxerto renal. O controle glicêmico rigoroso é, portanto, uma parte essencial do manejo metabólico.

As diretrizes variam, mas a maioria dos especialistas recomenda manter a glicemia abaixo de 150 mg/dL, embora não haja evidências conclusivas de diferença significativa nas taxas de transplante e sobrevida do enxerto entre níveis de glicemia mantidos entre 150 e 180 mg/dL. Contudo, é amplamente aceito que níveis séricos de glicose acima de 180 mg/dL devem ser evitados.

A administração de insulina está indicada para alcançar esses alvos glicêmicos e pode ser realizada com um *bolus* inicial de 0,1 U/kg IV, seguido de infusão contínua a uma taxa inicial de 0,1 U/kg/h, com ajustes baseados nos níveis de glicose capilar e resposta do paciente. Durante o uso de insulina, deve-se monitorar cuidadosamente a ocorrência de hipocalemia e hipoglicemia, complicações potencialmente perigosas que podem prejudicar a estabilidade do doador e a viabilidade dos órgãos.

CONTROLE DE TEMPERATURA

Após a morte encefálica, o organismo perde a capacidade de autorregulação térmica, tornando-se extremamente suscetível a variações de temperatura. Entre essas alterações, a hipotermia é a mais comum e representa um dos principais desafios no manejo do doador. Essa condição resulta de uma combinação de fatores, incluindo taxa metabólica reduzida, vasodilatação periférica e exposição ao ambiente cirúrgico. A hipotermia, se não tratada, pode comprometer a viabilidade dos órgãos, provocar coagulopatia e prejudicar a estabilidade hemodinâmica do doador.

Tradicionalmente, a manutenção da normotermia tem sido recomendada antes e durante a captação de órgãos, visando otimizar a perfusão e preservar a função dos enxertos. Para esse propósito, diversas estratégias podem ser empregadas. O aquecimento passivo, com o uso de cobertores térmicos, mantas aquecidas e aquecimento do ambiente cirúrgico, constitui uma medida inicial fundamental. Em casos de hipotermia moderada a grave, o aquecimento ativo torna-se necessário e pode incluir a infusão de soluções intravenosas aquecidas, ventilação com ar ou oxigênio aquecido e umidificado e o uso de dispositivos externos, como sistemas de circulação de ar forçado ou diatermia.

O monitoramento contínuo e preciso da temperatura corporal é essencial para garantir a eficácia das medidas implementadas. A utilização de sondas esofágicas ou retais é preferida, pois oferecem uma leitura mais acurada da temperatura central, permitindo ajustes terapêuticos mais eficazes.

Apesar da prática clínica consolidada em favor da normotermia, a literatura recente traz dados conflitantes sobre os benefícios da manutenção de uma temperatura corporal estritamente normal. Alguns estudos demonstraram que a hipotermia leve no doador pode estar associada a uma menor taxa de disfunção do enxerto renal no pós-transplante, sem diferenças significativas na mortalidade dos receptores quando comparada à normotermia. Esses achados sugerem que a manipulação da temperatura pode ter efeitos específicos dependendo do órgão a ser transplantado, embora ainda faltem evidências suficientes para alterar as recomendações padrão.

Diante dessas controvérsias, é fundamental manter um diálogo constante entre as equipes anestésica e cirúrgica para individualizar o manejo térmico com base no órgão alvo da captação, nas condições clínicas do doador e nos protocolos institucionais. O objetivo deve ser equilibrar a prevenção dos efeitos deletérios da hipotermia com a possibilidade de benefícios potenciais para determinados órgãos, sempre visando maximizar a viabilidade e a função dos enxertos.

MANEJO HEMATOLÓGICO

O manejo hematológico de doadores com morte encefálica na unidade de terapia intensiva (UTI) tem como principal objetivo otimizar a entrega de oxigênio aos órgãos a serem transplantados, assegurando a viabilidade e a função dos enxertos. A concentração ideal de hemoglobina (Hb) recomendada situa-se entre 9 e 10 g/dL, sendo aceitável manter níveis não inferiores a 7 g/dL na ausência de sangramento ativo ou hipoperfusão. Essa faixa busca equilibrar a adequada oxigenação tecidual sem expor o paciente aos riscos de transfusão desnecessária, como reações hemolíticas e sobrecarga volêmica.

A decisão de realizar transfusão de hemácias deve considerar a capacidade do doador de manter a perfusão e a oxigenação dos órgãos. Em situações em que a saturação de oxigênio venoso misto (SvO_2) esteja abaixo de 60%, especialmente em pacientes com aumento do consumo global de oxigênio e capacidade limitada de compensação, a transfusão pode ser indicada para melhorar a oferta de oxigênio. No entanto, o uso de hemotransfusão deve ser individualizado, ponderando os benefícios esperados com os riscos potenciais.

A transfusão de plaquetas e plasma fresco congelado deve ser reservada para casos de sangramento clinicamente significativo. Não há recomendação para transfundir com base apenas em valores laboratoriais de coagulação ou contagem de plaquetas sem evidência clínica de sangramento. Essa abordagem evita intervenções desnecessárias e potencialmente prejudiciais.

Apesar da escassez de evidências definitivas que determinem metas hemodinâmicas e hematológicas ideais em doadores com morte encefálica, a maioria das diretrizes internacionais sugere parâmetros semelhantes aos aqui apresentados, com foco na otimização do transporte de oxigênio e na preservação da função orgânica.

TABELA 4 Recomendações para o manejo do doador com morte encefálica

Hemodinâmica	Respiratório	Metabólica	Geral
Manter normovolemia	Estratégia de ventilação protetora	Glicemia < 180 mg/dL	Hemoglobina (Hb) > 7 g/dL
Pressão arterial média (PAM) ≥ 60-70 mmHg	Manter normocapnia	Normotermia	Tratar infecções suspeitas
Débito urinário ≥ 1 mL/kg/h	Cautela na administração de fluidos	Reposição hormonal conforme protocolo	SvO_2 ≥ 60%
	Aspiração de vias aéreas se necessário	pH entre 7,30 e 7,45	

Hb: hemoglobina; PAM: pressão arterial média; pH: potencial hidrogeniônico; SvO_2: saturação de oxigênio venoso misto.

CONCLUSÃO

A anestesia na captação de órgãos requer uma compreensão aprofundada das alterações fisiológicas decorrentes da morte encefálica. O anestesiologista tem a responsabilidade de conduzir o procedimento de forma a alcançar os alvos hemodinâmicos, metabólicos e térmicos estabelecidos, com o objetivo de maximizar a viabilidade dos órgãos para transplante. Para além do manejo clínico, é fundamental reconhecer a importância de uma abordagem multidisciplinar e de uma comunicação eficaz entre a equipe anestésica, a equipe cirúrgica e a família do doador, garantindo não apenas a otimização da qualidade dos órgãos, mas também a preservação da integridade ética de todo o processo.

Apesar dos avanços significativos nas tecnologias e nas estratégias de monitorização, ainda há necessidade contínua de pesquisa e inovação tecnológica para aprimorar a preservação dos órgãos e melhorar os desfechos dos transplantes. O desenvolvimento de novos protocolos e a incorporação de técnicas avançadas são essenciais para que se alcancem melhores resultados, tanto na sobrevida dos enxertos quanto na qualidade de vida dos receptores.

BIBLIOGRAFIA

1. Anderson TA, Bekker P, Vagefi PA. Considérations anesthésiques pour la chirurgie de prélèvement d'organes: une étude narrative. Canadian J Anesthesia. 2015;62(5):529-539.
2. Associação Brasileira de Transplante de órgãos. [Internet] [Acesso em maio de 2019]. Disponível em: www.abto.org.br
3. Baishideng Publishing Group. Disponível em: https://doi.org/10.5500/WJT.V11.I10.410
4. Kotoff RM, Blosser S, Fulda GJ, et al. Management of the potential organ donor in ICU: Society of Critical Care Medicine/American College of Chest Physicians/Association of Organ Procurement Organizations consensus statement. Criticismos Care Med. 2015;43(6):1291-325.
5. Lazzeri C, Bonizzoli M, Guetti C, Fulceri GE, Peris A. Hemodynamic management in brain dead donors. World Transplantation. 2021;11(10):410-420.
6. Miller RD. Miller's anesthesia, 9th ed. Philadelphia: Saunders; 2019.
7. Souter MJ, Eidbo E, Findlay JY, Lebovitz DJ, Moguilevitch M, Neidlinger NA, et al. Organ donor management. Part 1: Toward a consensus to guide anesthesia services during donation after brain death. Semin Cardiothoracic Vasc Anesthesia. 2018;22(2):211-222.
8. Sociedade de Anestesiologia do Estado de São Paulo; Cangiani LM, Carmona MJC, et al. (eds.) Tratado de anestesiologia SAESP. Rio de Janeiro: Atheneu; 2017.
9. Yáskara A, Carvalho C, Pedrosa H, Paiva R, Honório P, Leite MC, et al. Pathophysiological changes in brain death and nursing care: a literature review. In JBT J Bras Transpl. 2011;14.

4

Fundamentos de imunologia e imunossupressão: aspectos relevantes

Ricardo Esper Treml
Pedro Tanaka
Johannes Ehler

DESTAQUE DO TEMA

1. Modulação imune: reconhecer os riscos perioperatórios associados à desregulação imunológica, incluindo os efeitos de DAMPs e TLRs, e adotar estratégias para mitigar cascatas inflamatórias.
2. Manejo da rejeição: distinguir entre rejeições celular e humoral, empregando diagnósticos precisos e regimes imunossupressores individualizados para melhorar os resultados dos transplantes.
3. Terapia com corticosteroides: garantir o manejo perioperatório eficaz estratificando o risco de supressão do eixo HPA, ajustando doses de estresse e monitorando desequilíbrios hemodinâmicos e metabólicos.
4. Implicações adrenérgicas: compreender os efeitos pleiotrópicos dos corticosteroides nas vias adrenérgicas, equilibrando seus benefícios na modulação do tônus vascular com riscos como arritmias e retenção de líquidos.
5. Ao integrar esses princípios, os clínicos podem otimizar o cuidado de pacientes imunossuprimidos, melhorando os desfechos ao mesmo tempo que minimizam riscos. Essa abordagem abrangente e focada reforça a importância de unir imunologia e medicina perioperatória para promover maior segurança e recuperação dos pacientes.

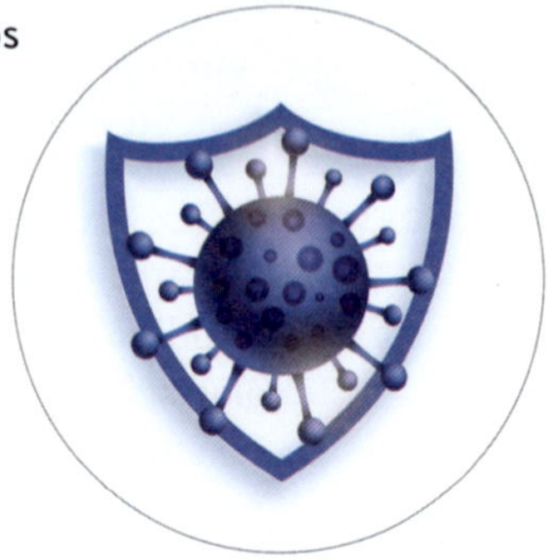

FUNDAMENTOS DO SISTEMA IMUNE E IMPLICAÇÕES PERIOPERATÓRIAS

A imunologia é um pilar fundamental para compreender o manejo perioperatório de pacientes imunossuprimidos e de populações clínicas específicas, incluindo aqueles submetidos a transplantes de órgãos. Embora o transplante seja um exemplo clássico da interface entre a imunologia e a prática clínica, é essencial uma perspectiva mais ampla sobre os mecanismos imunológicos antes de abordar suas implicações em pacientes transplantados.[1-4]

O sistema imunológico abrange respostas inata e adaptativa, fundamentais para a manutenção da homeostase e a resposta a lesões ou infecções. O trauma cirúrgico, por exemplo, desencadeia uma cascata de ativação imune que pode resultar em inflamação localizada ou sistêmica. Essa resposta inflamatória, apesar de protetora, pode se desregular, levando à síndrome da resposta inflamatória sistêmica (SIRS) ou à disfunção de múltiplos órgãos. Para o anestesiologista, compreender essas dinâmicas imunológicas é vital, já que o período perioperatório representa uma janela crítica na qual a modulação imunológica pode impactar profundamente os desfechos dos pacientes.[1,2,5]

Outra consideração crucial é a imunossupressão induzida por medicamentos, particularmente em pacientes que necessitam de terapia imunossupressora prolongada. Esses medicamentos são essenciais para tratar doenças autoimunes ou prevenir a rejeição de enxertos em receptores de transplantes, mas alteram simultaneamente a resposta imunológica do paciente, aumentando a suscetibilidade a infecções e complicando o manejo da inflamação sistêmica. A interação entre agentes imunossupressores e anestésicos também merece atenção, pois pode influenciar o metabolismo dos fármacos, sua eficácia ou a modulação imunológica.[1-4]

No contexto do transplante de órgãos, a disfunção imunológica é uma questão multifacetada. A necessidade de transplante frequentemente decorre de disfunção crônica de órgãos, comumente mediada por mecanismos imunológicos. Após o transplante, a resposta imunológica continua a desempenhar um papel central, governando a aceitação ou rejeição do enxerto e influenciando o desenvolvimento de novas disfunções em outros sistemas orgânicos. Por exemplo, a insuficiência renal é uma complicação comum em receptores de transplante hepático, habitualmente atribuída aos efeitos combinados de inflamação sistêmica, instabilidade hemodinâmica e terapia imunossupressora.[1-4]

Para o anestesiologista, compreender os fundamentos da imunidade inata e adaptativa é essencial, já que muitas condições perioperatórias, incluindo trauma cirúrgico, ativam vias imunológicas que podem predispor os pacientes a inflamações sistêmicas e complicações graves. A imunossupressão induzida por medicamentos é outro aspecto crítico na prática anestésica. Muitos pacientes submetidos a procedimentos cirúrgicos fazem uso de medicamentos imunossupressores. O impacto desses agentes na resposta imunológica e suas interações com anestésicos deve ser cuidadosamente considerado, pois o equilíbrio entre controle da inflamação e preservação da função imunológica é delicado.[1-4]

Portanto, o conhecimento sobre modulação imunológica, uso de imunossupressores e estratégias para prevenir complicações imunológicas é essencial para otimizar os desfechos clínicos nesses pacientes.

IMUNIDADE INATA, IMUNIDADE ADAPTATIVA E O SISTEMA DE APRESENTAÇÃO DE ANTÍGENOS: DAMP E RECEPTORES TOLL-*LIKE* (TLR)

Imunidade inata

A imunidade inata é a primeira linha de defesa contra patógenos e lesões. Ela é composta por barreiras físicas, células imunes e proteínas séricas que atuam rapidamente para reconhecer e neutralizar patógenos. Diferentemente da imunidade adaptativa, a imunidade inata não é específica para antígenos individuais e não gera memória imunológica. Ela depende de receptores germinativos que reconhecem padrões moleculares comuns a muitos patógenos, conhecidos como PAMP (padrões moleculares associados a patógenos). Os receptores de reconhecimento de padrões (PRR) são os principais sensores da imunidade inata, incluindo os TLR, localizados na superfície celular ou em compartimentos intracelulares. Esses receptores detectam PAMP e DAMP (padrões moleculares associados a danos), moléculas liberadas por células danificadas ou necróticas. A ativação dos PRR, especialmente dos TLR, inicia uma cascata inflamatória que resulta na liberação de citocinas pró-inflamatórias, como IL-1, IL-6 e TNF-α, amplificando a resposta imune e recrutando células adicionais para o local da lesão. No entanto, em alguns subgrupos de pacientes, uma resposta imune descontrolada pode ocorrer, resultando no desenvolvimento de SIRS.[3,7]

Imunidade adaptativa

A imunidade adaptativa é a segunda linha de defesa, respondendo mais lentamente, mas com alta especificidade e capacidade de gerar memória imunológica, proporcionando proteção duradoura contra reinfecções. É mediada por linfócitos T e B, que reconhecem antígenos de forma específica. Os linfócitos B produzem anticorpos que neutralizam patógenos e suas toxinas, enquanto os linfócitos T se dividem em dois subtipos principais: linfócitos T auxiliares (Th) e linfócitos T citotóxicos (Tc). As células Th auxiliam na ativação de outras células imunes e promovem a produção de anticorpos, enquanto os linfócitos Tc reconhecem e destroem células infectadas.[7]

SISTEMA DE APRESENTAÇÃO DE ANTÍGENOS VIA DAMP E RECEPTORES TOLL-*LIKE*

O reconhecimento de DAMP pelos TLR é um componente-chave da interface entre imunidade inata e adaptativa. DAMP são moléculas endógenas liberadas durante estresse celular, trauma ou necrose, sinalizando dano tecidual que pode ocorrer durante procedimentos cirúrgicos, traumas ou infecções. DAMP comuns incluem proteínas intracelulares como HMGB1 (c), ATP extracelular e DNA mitocondrial. Os TLR estão entre os principais receptores que reconhecem DAMP. Ao detectá-los, os TLR ativam vias de sinalização intracelular que resultam na produção de mediadores inflamatórios, como citocinas pró-inflamatórias. Esse processo é crucial para iniciar a resposta imune inata, recrutando células imunes adicionais para o local da lesão e preparando o sistema imune adaptativo para a apresentação de antígenos.[7]

- O TLR-4, por exemplo, é amplamente conhecido por reconhecer tanto o LPS (lipopolissacarídeo) de bactérias gram-negativas quanto os DAMP, como o HMGB1. A ativação do TLR-4 promove uma resposta inflamatória intensa, frequentemente associada à SIRS perioperatória.
- O TLR-9, por outro lado, reconhece DNA não metilado, um componente frequentemente associado a infecções virais e danos mitocondriais.

Essa ativação por meio dos TLR pode ter consequências significativas no cenário perioperatório, exacerbando respostas inflamatórias que, se descontroladas, podem levar à falência de múltiplos órgãos. Além disso, a apresentação de antígenos provenientes de tecidos danificados aos linfócitos T por células apresentadoras de antígenos (APC), como macrófagos e células dendríticas, promove uma resposta adaptativa mais robusta, perpetuando a cascata imunológica.

IMUNOLOGIA DO TRANSPLANTE E REJEIÇÃO

Cada indivíduo possui uma característica única de MHC, conhecido como antígeno leucocitário humano (HLA) nos seres humanos. Diferentemente, por exemplo, dos transplantes de células-tronco, no contexto de transplantes de órgãos sólidos (SOT), os antígenos HLA do receptor não podem ser completamente compatíveis com os do doador. No entanto, se eventos imunizantes ocorreram antes do transplante (como gravidez, transfusões de sangue ou contato com superfícies extracorpóreas durante a terapia ECMO), pode haver formação de anticorpos anti-HLA, fator considerado na alocação de órgãos. Apesar de conceitos válidos para reduzir disparidades antigênicas entre doador e receptor e do uso de imunossupressores modernos, a rejeição continua sendo o principal fator limitante para a sobrevivência em longo prazo após o SOT. Dependendo do mecanismo predominante do sistema imune adaptativo, a rejeição é classificada em rejeição celular aguda (ACR) e rejeição humoral aguda (AMR).[4,7]

A ACR é geralmente mais comum, embora sua incidência tenha diminuído com o uso de inibidores modernos de calcineurina (CNIs). Mediada por linfócitos T auxiliares (Th), a ACR envolve uma reação com os antígenos MHC do transplante, levando à liberação de citocinas pró-inflamatórias e, eventualmente, à destruição de células estranhas pelos linfócitos T citotóxicos e células NK do sistema imunológico inato. O diagnóstico deve ser confirmado por biópsia. Cor-

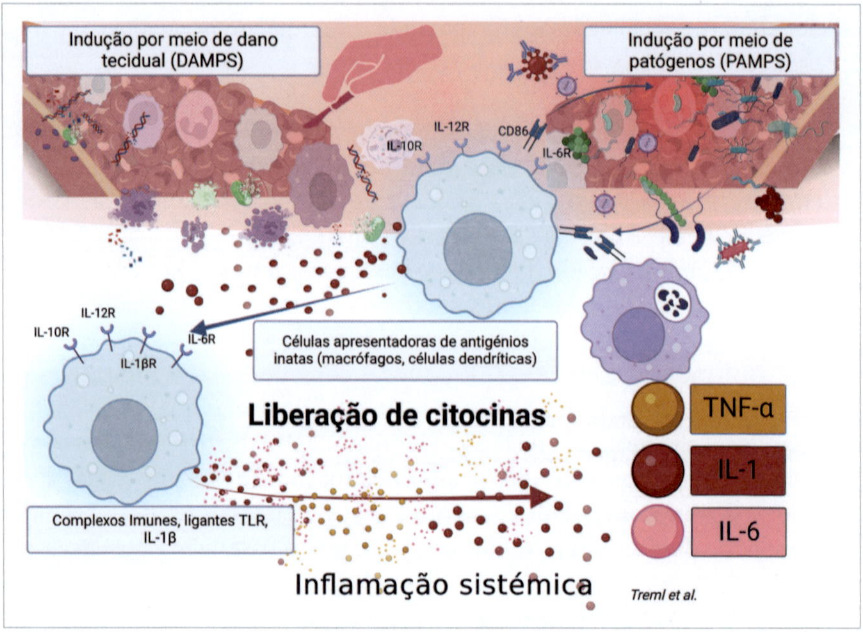

FIGURA 1 Padrões moleculares associados a danos (DAMP) e padrões moleculares associados a patógenos (PAMP). A ilustração destaca o papel das células apresentadoras de antígenos (APC), como macrófagos e células dendríticas, no reconhecimento de DAMP e PAMP via receptores *Toll-like*. Esse processo resulta na liberação de citocinas como TNF-α, IL-1 e IL-6, contribuindo para a inflamação sistêmica. Essa cascata destaca os mecanismos imunológicos relevantes para o manejo perioperatório e cuidados críticos.

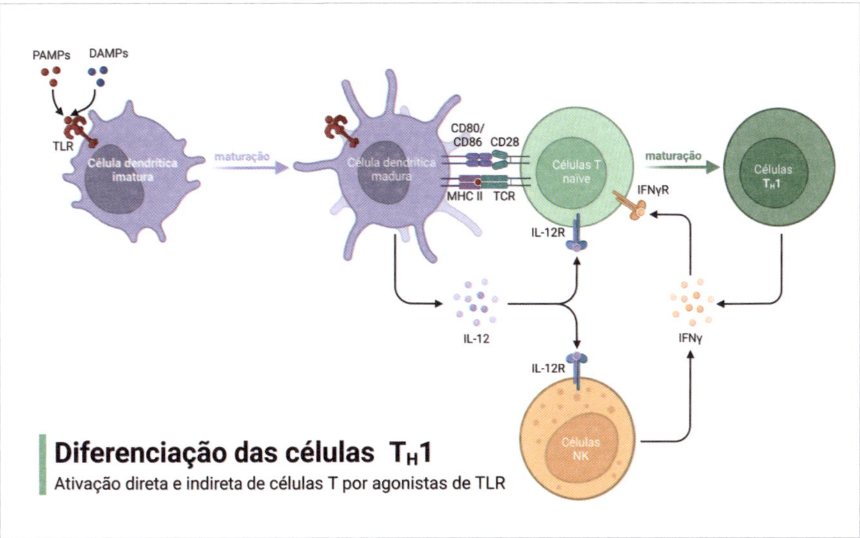

FIGURA 2 Esta imagem ilustra o processo de diferenciação das células TH1, que ocorre por meio de sinais fornecidos por células dendríticas maduras e a interação com citocinas como a IL-12. A resposta imune mediada por essas células é essencial para a defesa contra infecções intracelulares.

CD28: receptor coestimulatório; CD80/CD86: moléculas coestimulatórias; IFN-gama: interferon gamma; IL-12: interleucina-12; IL-12R: *interleukin-12 receptor*; MHC II: *major histocompatibility complex class II*; NK: *natural killer*; TCR: *T cell receptor*; TH1: células T auxiliares do tipo 1.

relatos histopatológicos incluem endotelite e infiltrados perivasculares. Sistemas de classificação específicos ajudam a estabelecer o diagnóstico e a gravidade para órgãos específicos (para pulmão e coração, pela International Society for Heart and Lung Transplantation (ISHLT); para fígado, pelo índice de atividade de rejeição Banff). O tratamento da ACR baseia-se na supressão intensificada da resposta das células T, geralmente com pulsoterapia com esteroides (500 mg de prednisona por 3 dias) e aumento do nível-alvo do CNI.[4,7]

O diagnóstico de AMR é menos claro e baseia-se na detecção de anticorpos anti-HLA específicos do doador (DSA) combinada com a piora da função do enxerto. Sua incidência pode ser subestimada devido ao desafio diagnóstico. A biópsia ainda não consolidou seu papel na prática clínica, embora existam características histopatológicas, como a detecção imuno-histoquímica do produto de clivagem do complemento C4d e infiltrados intravasculares. *Kits* comerciais de análise genética, como o Molecular Microscope®, parecem ter melhor correlação com a atividade de rejeição, mas ainda não são amplamente estabelecidos na prática clínica.[7] As medidas terapêuticas para AMR visam neutralizar anticorpos circulantes (imunoglobulinas intravenosas – IVIG), removê-los (plasmaférese, imunoadsorção), inibir sua produção por linfócitos B (agentes anti-B, como rituximabe e IVIG) e reduzir a ativação do complemento desencadeada por eles (IVIG).[4,7] É essencial compreender que ambos os tipos de rejeição podem ocorrer concomitantemente na prática clínica (rejeição mista), e uma maior gravidade de ACR pode desencadear AMR, destacando a importância das células T em ambos os processos.

CASOS DE REJEIÇÃO EM DIFERENTES TRANSPLANTES

Rejeição celular aguda (ACR) no transplante renal

A ACR é uma complicação comum, especialmente nos primeiros meses após o transplante renal. A resposta imune mediada por linfócitos T ataca os antígenos MHC do enxerto renal, levando a inflamação e danos teciduais. Os pacientes podem apresentar piora da função renal, refletida em níveis elevados de creatinina sérica. Biópsias renais revelam infiltração linfocítica e inflamação perivascular, e o tratamento envolve aumento da imunossupressão, geralmente com altas doses de corticosteroides e ajustes nos níveis de CNI.[4]

Rejeição humoral aguda (AMR) no transplante cardíaco

No transplante cardíaco, a AMR ocorre em decorrência da presença de DSA e pode se manifestar como insuficiência cardíaca aguda ou arritmias. Os achados em biópsias cardíacas podem não ser tão conclusivos quanto na ACR, mas a presença de C4d no endotélio vascular serve como indicador importante. O tratamento inclui IVIG, plasmaférese e, em casos graves, agentes direcionados a linfócitos B, como rituximabe.[4]

Rejeição mista no transplante hepático

Pacientes submetidos a transplante hepático podem apresentar rejeição mista, em que tanto ACR quanto AMR coexistem, envolvendo linfócitos T e anticorpos anti-HLA. Essa sobreposição pode intensificar a inflamação mediada por células T e desencadear uma resposta humoral. Clinicamente, isso pode se manifestar com disfunção hepática, elevação de enzimas hepáticas e sinais de rejeição em exames de imagem. Os achados de biópsia incluem infiltrados linfocíticos perivasculares e coloração positiva para C4d nos vasos. O tratamento exige intensificação da imunossupressão e terapias específicas para AMR, como IVIG e plasmaférese.[4]

Rejeição humoral aguda no transplante pulmonar

Receptores de transplante pulmonar podem desenvolver AMR, frequentemente apresentando piora da função pulmonar, aumento da dispneia e novos infiltrados em radiografias torácicas. Achados de biópsia pulmonar podem incluir infiltrados intravasculares e presença de C4d. O manejo inclui IVIG, rituximabe e, ocasionalmente, terapias adicionais como bortezomibe ou eculizumabe para interromper a cascata do complemento.[4]

IMUNOSSUPRESSÃO NO TRANSPLANTE

A imunossupressão é essencial para prevenir a rejeição em receptores de transplantes. Entretanto, não há um regime imunossupressor universal, e os protocolos variam dependendo do tipo de órgão transplantado e do centro de transplante. A maioria dos pacientes recebe uma combinação de dois ou três imunossupressores, iniciando com altas doses e reduzindo durante o primeiro ano.

Principais medicamentos imunossupressores

- Inibidores de calcineurina (CNIs): tacrolimo e ciclosporina A inibem a produção de interleucina-2, essencial para a ativação de linfócitos T. Exigem monitoramento terapêutico regular devido à estreita margem terapêutica e interações medicamentosas. Efeitos colaterais incluem nefrotoxicidade e neurotoxicidade, com síndrome de encefalopatia posterior reversível (PRES) sendo uma complicação neurológica rara.[4]
- Antimetabólitos: micofenolato (MPA) inibe a proliferação de linfócitos T e B, frequentemente utilizado em combinação com outros imunossupressores. Interações significativas incluem azóis, Paxlovid® e sinvastatina e requerem monitoramento terapêutico regular.[4]
- Inibidores de mTOR: sirolimo e everolimo reduzem a proliferação celular e são frequentemente combinados com CNIs para diminuir a toxicidade renal.[4]
- Timoglobulina: utilizada em pacientes com alto risco de rejeição. Esse agente imunossupressor, derivado de coelhos imunizados com células T humanas, promove depleção profunda de linfócitos T circulantes e modula outras populações celulares, como linfócitos B e células NK. A administração intraoperatória requer monitoramento rigoroso devido ao risco de SIRS.[4]
- Corticosteroides: como metilprednisolona ou prednisona, são usados sobretudo no período inicial pós-transplante e para tratar rejeições celulares agudas. Efeitos incluem redução transitória de linfócitos B e T, com recuperação em 24 horas, e maior risco de infecções oportunistas no uso prolongado.[4]

CONSIDERAÇÕES PERIOPERATÓRIAS PARA TERAPIA COM CORTICOSTEROIDES CRÔNICOS

A terapia crônica com corticosteroides é amplamente utilizada em receptores de transplantes e em pacientes com outras condições inflamatórias ou autoimunes. Esses medicamentos têm repercussões clínicas que vão além da imunologia, incluindo efeitos significativos sobre o sistema adrenérgico, o que enfatiza a necessidade de uma abordagem detalhada durante o manejo perioperatório.

RISCO DE SUPRESSÃO DO EIXO HIPOTÁLAMO-HIPÓFISE-ADRENAL (HPA)

Pacientes que fazem uso prolongado de corticosteroides correm risco de insuficiência adrenal secundária, particularmente durante períodos de estresse fisiológico, como cirurgias. A supressão da produção de glicocorticoides endógenos requer suplementação exógena para evitar crises adrenais em indivíduos de alto risco. No entanto, evidências emergentes indicam que doses de estresse podem não ser universalmente necessárias, sendo o tratamento adaptado ao perfil de risco do paciente.[8,9]

DIRETRIZES SIMPLIFICADAS PARA O MANEJO DE CORTICOSTEROIDES PERIOPERATÓRIOS[8]

- Baixo risco: pacientes que utilizam corticosteroides em dose baixa (< 5 mg/dia de prednisona por menos de 3 semanas) não necessitam de testes perioperatórios ou doses de estresse.
- Alto risco: pacientes em doses altas (≥ 20 mg/dia de prednisona por mais de 3 semanas) ou com sinais clínicos de síndrome de Cushing devem receber doses de estresse perioperatórias.
- Risco intermediário: nos casos de risco incerto, o julgamento clínico ou testes de estímulo com ACTH podem orientar a terapia.

Doses de estresse baseadas no nível de estresse cirúrgico

- Cirurgias superficiais (ex.: biópsia): continuar a dose usual diária.
- Cirurgias menores (ex.: reparo de hérnia inguinal): hidrocortisona 50 mg IV antes da incisão + 25 mg IV a cada 8 horas por 24 horas.
- Cirurgias moderadas (ex.: revascularização de membros inferiores): hidrocortisona 50 mg IV antes da incisão + 25 mg IV a cada 8 horas por 24 horas.

- Cirurgias maiores (ex.: cirurgia cardíaca): hidrocortisona 100 mg IV antes da incisão + 50 mg IV a cada 8 horas por 24 horas, com desmame gradual.

Efeitos pleiotrópicos dos corticosteroides no sistema adrenérgico

Os corticosteroides, especialmente os glicocorticoides, exercem efeitos significativos nos receptores adrenérgicos, influenciando a hemodinâmica perioperatória:[10,11]

- Receptores alfa-1 adrenérgicos: aumentam a sensibilidade e a expressão nos músculos lisos vasculares, promovendo maior tônus vascular e resistência periférica.
- Produção endotelial: suprimem a síntese de vasodilatadores, como prostaciclina e óxido nítrico, amplificando a contratilidade induzida por catecolaminas.
- Receptores beta-1 e beta-2 adrenérgicos: modulam sua densidade no tecido cardíaco, aumentando o débito cardíaco e a pressão arterial, mas também podem predispor a taquiarritmias.

Compreender esses mecanismos é crucial para o manejo de pacientes com choque vasodilatador ou instabilidade cardiovascular, destacando o uso criterioso de corticosteroides nessas situações.

Riscos e ajustes no uso de hidrocortisona perioperatória

A hidrocortisona é o agente preferido para doses de estresse devido ao equilíbrio entre seus efeitos glicocorticoides e mineralocorticoides.[8] Contudo:

- Doses altas (> 100 mg/dia): podem causar retenção hídrica e hipocalemia, exigindo monitoramento rigoroso e, quando necessário, substituição por metilprednisolona para melhor relação glicocorticoide/mineralocorticoide.
- Avaliação pós-operatória: pacientes devem ser reavaliados quanto à necessidade contínua de esteroides para promover a recuperação do eixo HPA e prevenir dependência crônica.

Principais riscos a monitorar[8]

- Crise adrenal: suspeitar diante de hipotensão inexplicada e vasoplegia, especialmente em pacientes de alto risco.
- Desequilíbrio eletrolítico: monitorar hipocalemia e retenção de líquidos devido aos efeitos mineralocorticoides.

- Recuperação do eixo HPA: reavaliar e reduzir gradualmente a dose de esteroides conforme indicado.

CONSIDERAÇÕES FINAIS

Compreender as dinâmicas intrincadas do sistema imunológico e suas implicações clínicas é essencial para anestesiologistas e intensivistas que manejam pacientes imunossuprimidos, especialmente receptores de transplantes. A interação entre imunidade inata e adaptativa, o papel da apresentação de antígenos e as consequências da ativação imunológica destacam a complexidade do cuidado perioperatório.

O trauma cirúrgico e as terapias imunossupressoras, como corticosteroides e inibidores de calcineurina, exigem uma abordagem personalizada para minimizar complicações como SIRS, rejeição e crise adrenal.

BIBLIOGRAFIA

1. Bartels K, Karhausen J, Clambey ET, Grenz A, Eltzschig HK. Perioperative organ injury. Anesthesiology. 2013;119(6):1474-89.
2. Margraf A, Ludwig N, Zarbock A, Rossaint J. Systemic inflammatory response syndrome after surgery: mechanisms and protection. Anesth Analg. 2020;131(6).
3. Ordikhani F, Pothula V, Sanchez-Tarjuelo R, Jordan S, Ochando J. Macrophages in organ transplantation. Front Immunol. 2020;11:582939.
4. Irlbeck ISDWM. Special features of intensive care treatment after solid organ transplantations. Anästh Intensivmed. 2024;65:435-45.
5. Thiele RH, Theodore DJ, Gan TJ. Outcome of organ dysfunction in the perioperative period. Anesth Analg. 2021;133(2):393-405.
6. Treml RE, Katayama HT, Caldonazo T, Pereira TS, Malbouisson LMS, Carmona MJC, et al. Perioperative organ dysfunction: a burden to be countered. Braz J Anesthesiol. 2024;74(2):844480.
7. Duneton C, Winterberg PD, Ford ML. Activation and regulation of alloreactive T cell immunity in solid organ transplantation. Nat Rev Nephrol. 2022;18(10):663-76.
8. Liu MM, Reidy AB, Saatee S, Collard CD. Perioperative steroid management: approaches based on current evidence. Anesthesiology. 2017;127(1):166-72.
9. Coutinho AE, Chapman KE. The anti-inflammatory and immunosuppressive effects of glucocorticoids, recent developments and mechanistic insights. Mol Cell Endocrinol. 2011;335(1):2-13.
10. Grünfeld JP, Eloy L. Glucocorticoids modulate vascular reactivity in the rat. Hypertension. 1987;10(6):608-18.
11. Hoen S, Mazoit JX, Asehnoune K, Brailly-Tabard S, Benhamou D, Moine P, et al. Hydrocortisone increases the sensitivity to alpha1-adrenoceptor stimulation in humans following hemorrhagic shock. Crit Care Med. 2005;33(12):2737-43.

SEÇÃO II

Monitorização em transplantes de órgãos

5

Monitorização cerebral e consciência

Daniel da Escóssia Melo Sousa

DESTAQUE DO TEMA

1. Monitorização de consciência intraoperatória é ponto crucial para a titulação fina de hipnóticos, devendo o índice de consciência ser interpretado em conjunto com variáveis dos monitores basais (hemodinâmica, ventilação, oxigenação), sobretudo em candidatos a transplante que frequentemente apresentam baixa reserva neuronal.
2. Visão além do eletroencefalograma (EEG) bruto e do índice de consciência: o uso do espectrograma para reconhecer assinaturas fármaco-dependentes e acompanhar as métricas espectrais (SEF-95 e SEF-50), identificando padrões fármaco-específicos que orientem ajustes precisos de dose ao longo do procedimento.
3. Prevenir supressão (*burst suppression*) intraoperatória reduz o risco de disfunção cognitiva e delírio; atentar para causas além de anestesia profunda tais como choque/hipotensão, acidose, hipoglicemia, hipotireoidismo e encefalopatia.
4. A otimização da oximetria cerebral deve envolver enfoque além da pressão arterial média, quedas ≥ 10-20% do basal e valores inferiores a 55% devem envolver manejos em correção de hipoxemia, débito cardíaco baixo, anemia, hipocapnia, anestesia excessiva, posicionamento/obstrução venosa e alterações de temperatura (hipo/hipertermia).

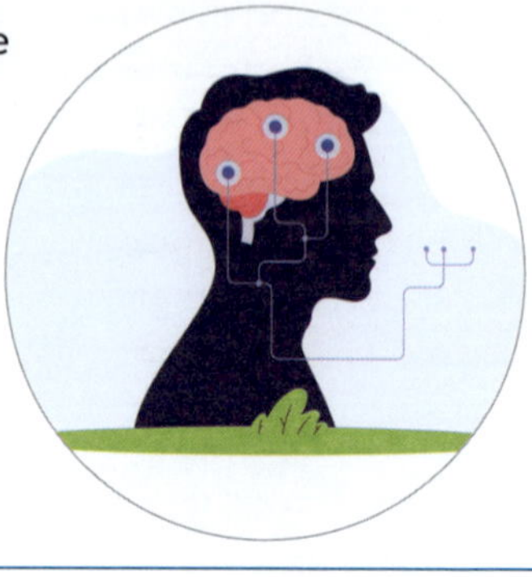

INTRODUÇÃO

Os transplantes de órgãos sólidos habitualmente são procedimentos de alta complexidade, em pacientes limítrofes, com múltiplas comorbidades, demandando técnicas de monitorizações multimodais, as quais abrangem diferentes sistemas. Nesse contexto, a monitorização do sistema nervoso, na forma da monitorização da profundidade anestésica baseada no eletroencefalograma (EEG) e oximetria cerebral, se mostra útil na prevenção de complicações intraoperatórias, bem como na otimização de desfechos no pós-operatório. Neste capítulo, exploraremos as bases teóricas e práticas da monitorização da profundidade anestésica e da oximetria cerebral, abordando os fundamentos, métodos disponíveis e suas respectivas aplicações nos diversos tipos de transplantes de órgãos sólidos.

FUNDAMENTOS E TÉCNICAS DE MONITORIZAÇÃO

Monitorização de profundidade anestésica

A anestesia geral é um estado farmacologicamente induzido, de caráter reversível, com componentes corticais (hipnose e amnésia) e subcorticais (antinocicepção, imobilidade e bloqueio autonômico).

A obtenção e manutenção de um plano de hipnose adequado são fundamentais durante a anestesia geral, pois subdoses podem levar a hipertensão, taquicardia, aumento do sangramento, movimentação, despertar e memória intraoperatória, enquanto superdoses podem levar a instabilidade hemodinâmica, retardo no despertar e disfunção cognitiva pós-operatória. Sinais clínicos indiretos como pressão arterial, frequência cardíaca, tônus muscular, movimentação, lacrimejamento e sudorese são incapazes de representar uma correlação acurada com o nível de consciência. Portanto, a monitorização da profundidade anestésica baseada em EEG é a forma mais precisa de acessar o componente de hipnose da anestesia geral.

O EEG bruto apresenta bandas de frequências, classificadas de acordo com a faixa de oscilação em gama, beta, alfa, teta e delta (Figura 1).

Do indivíduo desperto (consciente e orientado) para o submetido a anestesia geral (em plano adequado), ocorrem redução na frequência e aumento de amplitude das ondas progressivamente. Em casos de superdosagem, o EEG pode apresentar padrão de surto-supressão ou ausência de atividade (padrão isoelétrico) (Figura 2).

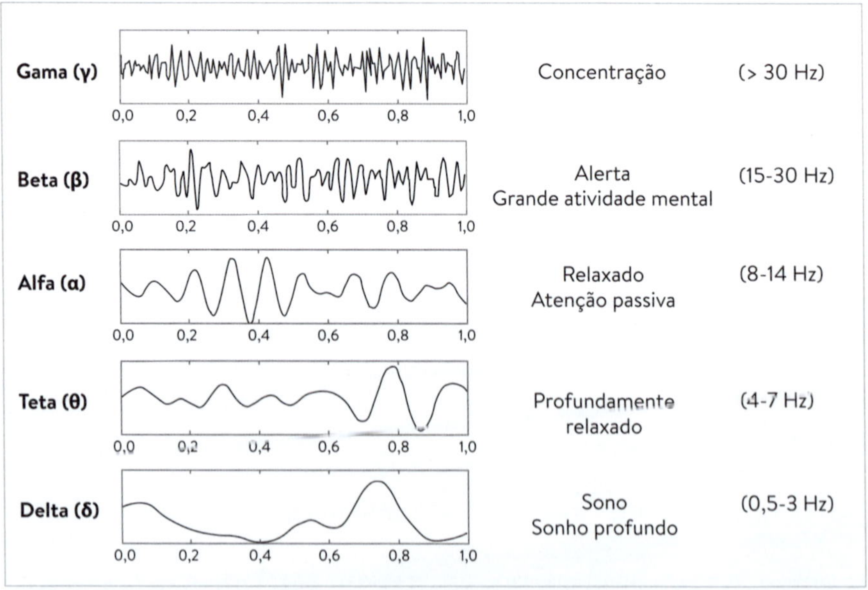

FIGURA 1 Ondas que compõem o eletroencefalograma bruto, mostradas separadamente, com seus respectivos significados clínicos e faixas de frequência. O eletroencefalograma bruto mostrado nos monitores de profundidade anestésica é o conjunto dessas ondas, com predominância de um ou mais ondas, a depender da situação clínica apresentada.

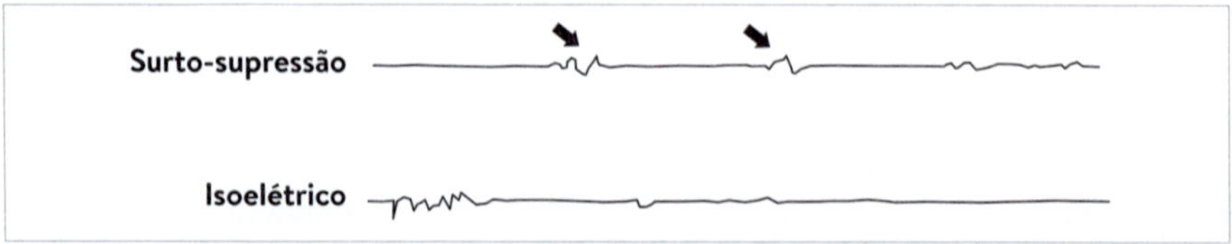

FIGURA 2 Padrões anômalos de eletroencefalograma bruto. No padrão surto-supressão, as setas indicam os períodos de surto (*burst*), intercalados por períodos de supressão (*supression*). No padrão isoelétrico, a linha do eletroencefalograma se apresenta retificada. No contexto intraoperatório, esses padrões podem significar: superdosagem de anestésicos, hipotensão grave, hipotermia profunda e lesões encefálicas graves (ex.: trauma), isoladamente ou combinados. O surto-supressão reativo ocorre quando o traçado se normaliza perante uma conduta, como redução das concentrações anestésicas; do contrário, chama-se de surto-supressão inflexível, de pior prognóstico.

Nos aparelhos disponíveis comercialmente, eletrodos de superfície, não invasivos, são posicionados na fronte do paciente, uni ou bilateralmente. Do EEG bruto, pelo algoritmo próprio de cada aparelho, outros parâmetros são derivados e/ou acrescentados. Os mais comuns aos diversos aparelhos são:

- Índice processado: espécie de "resumo" do grau de hipnose, ao sintetizar o significado clínico do EEG bruto em forma de número, caracterizando os diferentes estados (acordado, plano anestésico superficial, adequado ou profundo) de acordo com escalas numéricas preestabelecidas para cada aparelho (ex.: plano anestésico entre 40 e 60 para o BIS).
- Taxa de supressão (*supression rate* – SR): intervalo em que ocorre queda da voltagem (usualmente < 5 μV), compatíveis com padrões de surto-supressão e/ou isoeletricidade em função do tempo. Matematicamente é expressa como: taxa de supressão = (tempo de supressão/tempo de análise) x 100. O tempo de análise varia para cada aparelho. A taxa de supressão normal é igual a zero. Valores acima de zero podem indicar superdosagem de anestésicos, hipotensão severa, hipotermia profunda e lesões encefálicas graves (ex.: trauma), isoladamente ou combinados, acidose metabólica, choque e encefalopatia hepática devendo ser manejados, objetivando normalização.
- Eletromiografia (EMG): mensura atividade elétrica da musculatura da região frontal, que se correlaciona com a atividade do núcleo do nervo facial (VII par craniano), refletindo, portanto, a atividade de tronco cerebral. O valor da EMG pode ou não ser acoplado ao índice processado, a depender do aparelho. O aumento da EMG pode ocorrer por pressão dos eletrodos no campo operatório. Durante a fase de reversão da anestesia, o aumento da EMG indica o despertar do tronco cerebral, sendo um parâmetro auxiliar de avaliação. Não deve ser interpretado como nível de bloqueio neuromuscular. Seu valor de referência durante a anestesia geral adequada varia de acordo com o aparelho (BIS < 30 db, Conox entre 0 e 70 db).
- Espectrograma: decomposição do EEG bruto em seus constituintes, em um gráfico de eixo duplo (frequência e potência em função do tempo), formando um mapa em cores, que fornece diversos achados, como a "assinatura farmacológica" das drogas em uso, surto-supressões, desconexões de sensor, potência cerebral, superficializações de plano, despertar, entre outros (Figura 3).

A monitorização da profundidade anestésica não deve limitar-se à análise de uma única variável, como o valor do índice processado, mas sim integrar e correlacionar todos os dados disponíveis nos *layouts* dos aparelhos, tendo-se em mente que o EEG bruto é o parâmetro que representa a leitura quase instantânea, sendo os demais derivados dele. Além disso, é imprescindível o correto preparo da pele, para melhorar a impedância, de acordo com as recomendações de cada fabricante, tornando a leitura pelo sensor a mais acurada possível. A Figura 4 ilustra e sumariza os principais aparelhos utilizados na prática clínica no Brasil, com suas respectivas características.

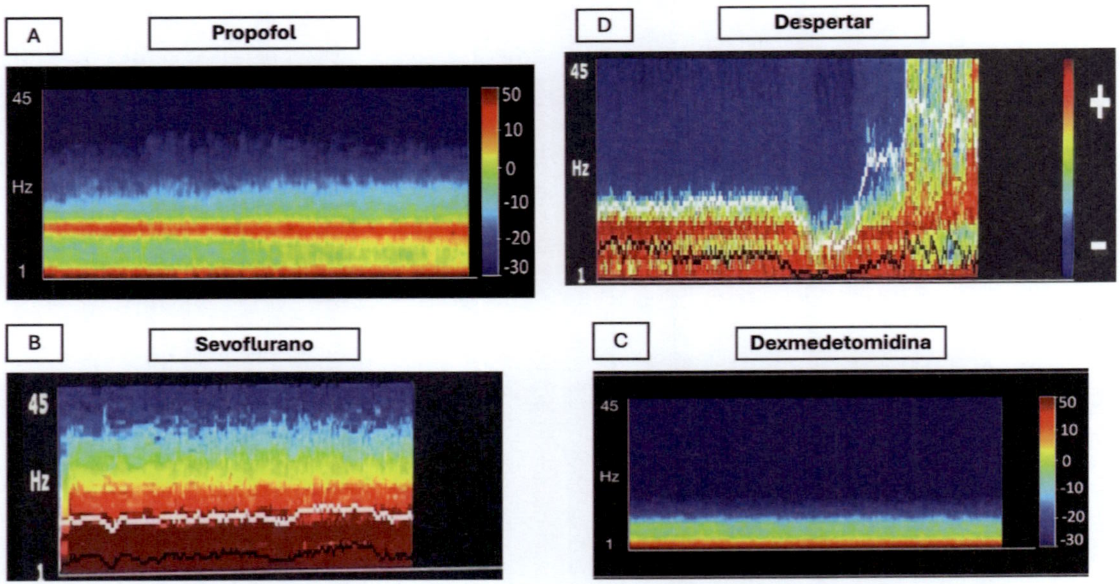

FIGURA 3 Diferentes padrões de espectrograma, determinando a "assinatura" farmacológica de cada agente. A: Propofol exibindo o padrão de preenchimento em alfa (8-12 Hz) e slow-delta (0,1-4 Hz). B: Sevoflurano exibindo padrão similar ao do propofol, com o adicional do preenchimento em teta (4-8 Hz), fenômeno conhecido como *fill in E*. C: Dexmedetomidina em sedação profunda, ausência de *spindles* e predominância de ondas *slow* e delta. D: Padrão despertar em anestesia venosa com propofol. No período final, observa-se padrão em "zíper", com incremento difuso de potência em β-γ e SEF-95 ascendente, compatíveis com despertar/*arousal* (provável contribuição de EMG). Espectrograma 2D do CONOX™ (Fresenius Kabi): eixo x = tempo; eixo y = frequência; cores = densidade de potência.

Fonte: arquivo pessoal.

Monitor	Índice	Limites Anestesia	Espectrograma	Taxa supressão	Taxa supressão total	Eletromiografia (EMG)	SEF 95%	Frequência média	Assimetria
BIS	BIS	40-60	Presente	Presente	Presente	Presente	Presente	Presente	Presente
SedLine	PSI	25-60	Presente	Presente	Ausente	Presente	Ausente	Ausente	Ausente
Conox	qNOX/q/CON	40-60	Presente	Presente	Ausente	Presente	Presente	Ausente	Ausente
Entropia	SE/RE	40-60	Ausente	Presente	Ausente	Ausente	Ausente	Ausente	Ausente

FIGURA 4 Diferentes monitores de profundidade anestésica disponíveis e mais comumente utilizados na prática clínica no Brasil: (A) BIS, (B) SedLine, (C) Conox e (D) entropia.

BIS: *bispectral index*; PSI: *patient safety index*; qCON: índice que avalia o estado de consciência do paciente; qNOX: índice que avalia probabilidade de resposta do paciente a estímulos nocivos; SE: entropia de estado; SR: entropia de resposta.

Monitorização da oximetria cerebral

Para a apropriada homeostase do sistema nervoso central, o acoplamento entre a oferta e o consumo de oxigênio deve ser mantido. O ato anestésico-cirúrgico, especialmente em pacientes críticos, pode levar a um desbalanço nessa relação, tornando o sistema nervoso central suscetível a lesões. Dentre as diversas técnicas de monitorização do sistema nervoso, a oximetria cerebral tem emergido como ferramenta valiosa, oferecendo um método não invasivo, contínuo, com alta resolução temporal e espacial. Utilizando o princípio da espectroscopia de infravermelho próximo (do inglês, *near-infrared spectroscopy*, NIRS), essa tecnologia mede a concentração relativa de oxi-hemoglobina e desoxi-hemoglobina, sem a necessidade de fluxo pulsátil, tendo boa correlação com métodos mais invasivos, como a saturação venosa do bulbo de jugular (Figura 5).

Os sensores são posicionados na região frontal do paciente bilateralmente, cerca de 3 cm da borda da sobrancelha para evitar o seio frontal, podendo inclusive ser posicionado em conjunto ao sensor de monitorização da profundidade anestésica, este ficando em posição mais baixa, próximo à borda da órbita. É recomendado determinar o valor basal, com o paciente respirando em ar ambiente por cerca de 2 a 3 minutos, sem suporte de oxigênio inicialmente. Não existem

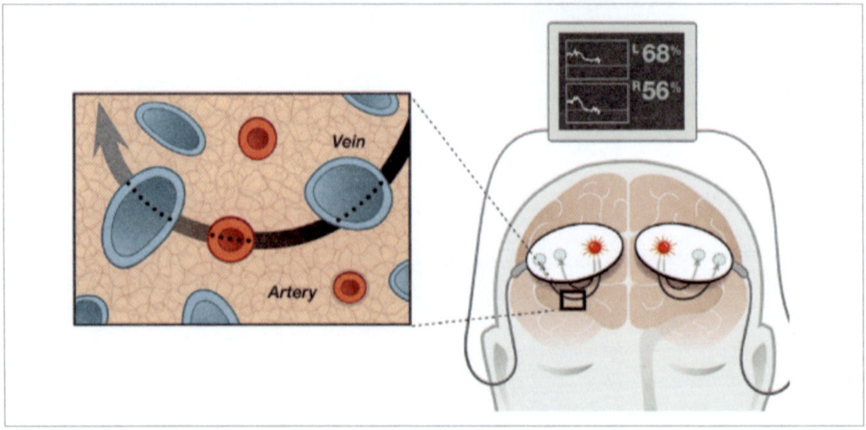

FIGURA 5 Princípio de funcionamento da oximetria cerebral via NIRS. A luz infravermelha é emitida através do crânio, com comprimentos de onda entre 700 e 900 nanômetros, sendo absorvida de forma diferente pela oxi-hemoglobina (HbO_2) e pela desoxi-hemoglobina (HbR). Portanto, a quantidade de luz absorvida varia de acordo com a proporção dessas formas de hemoglobina. Sensores detectam a luz que é refletida de volta. A diferença entre a luz emitida e a luz detectada é utilizada para calcular a concentração relativa de oxi-hemoglobina e HbR, fornecendo a medida da saturação de oxigênio regional (rSO_2), a qual reflete a oxigenação do sangue misto no tecido cerebral, combinando informações tanto do sangue arterial quanto do venoso.

valores absolutos de corte universalmente aceitos; de modo geral, para um indivíduo saudável, a rSO_2 situa-se entre 60-75%. Valores < 55% chamam atenção para alguma condição subjacente; entretanto, mais importante que o valor absoluto é a tendência de variação, considerando-se dessaturação importante queda > 20% dos valores basais. A variação da rSO_2 tem alta sensibilidade, com alta taxa de atualização (cerca de 2-5 segundos), se alterando de maneira precoce quando comparado a outros parâmetros clínicos e laboratoriais frequentemente utilizados (coloração, tempo de enchimento capilar, frequência cardíaca, lactato, acidose metabólica). A rSO_2 reflete um balanço entre a oferta e o consumo de oxigênio, sendo, portanto, um monitor de metabolismo, e indiretamente um monitor de perfusão. A Figura 6 destrincha os fatores relacionados à oximetria cerebral.

Em conjunto com a monitorização da profundidade anestésica baseada em EEG, fornece uma inferência sobre o acoplamento neurovascular (o oxímetro "visualiza" a chegada de oxigênio à célula, e o EEG, o seu metabolismo pela célula). Além do

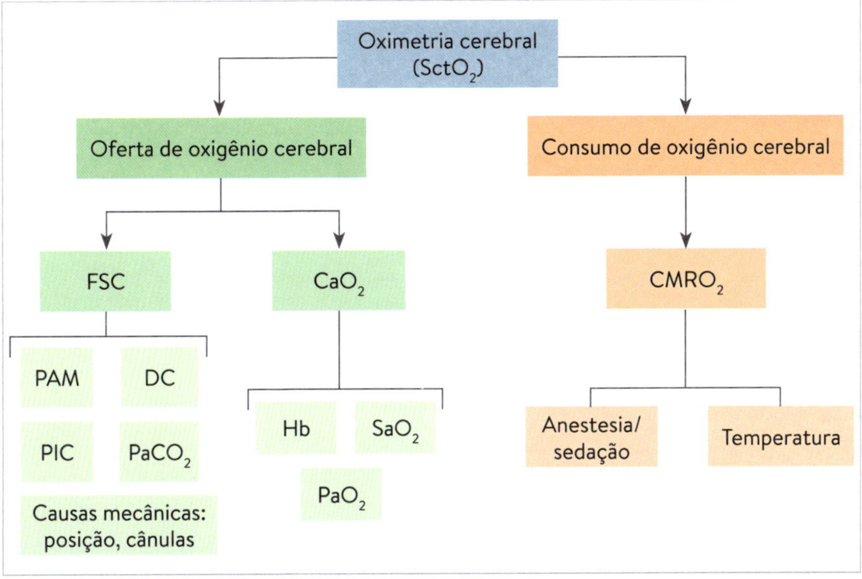

FIGURA 6 A oximetria cerebral ($SctO_2$) reflete um balanço entre a oferta e o consumo de oxigênio em nível regional. A oferta, por sua vez, depende do produto entre o fluxo sanguíneo cerebral (FSC) pelo conteúdo arterial de oxigênio (CaO_2). O FSC é influenciado pela pressão arterial média (PAM), débito cardíaco (DC), pressão intracraniana (PIC), pressão parcial de dióxido de carbono ($PaCO_2$) e causas mecânicas, como posicionamento da cabeça e cânulas no caso de circulação extracorpórea. O CaO_2, por sua vez, depende da hemoglobina (Hb), saturação arterial de oxigênio (SaO_2) e pressão parcial de oxigênio (PaO_2). O consumo de oxigênio cerebral, ou consumo metabólico regional ($CMRO_2$), relaciona-se com o grau de anestesia e sedação (com consequente redução da ansiedade e dor) e da temperatura corporal.

posicionamento craniano para avaliar o componente cerebral, o sensor pode ser utilizado em outros sítios, para avaliação somática, como lombar (perfusão renal e esplênica) e em membros (perfusão periférica). Portanto, sua indicação recai sobre pacientes críticos, situações de risco para hipoperfusão cerebral e/ou periférica, situações de risco para *delirium* e disfunção cognitiva perioperatória.

Algumas limitações do método incluem: alto custo dos sensores, interferência de leitura pela vasculatura extracraniana da face, perda da acurácia em hemoglobinopatias, hiperbilirrubinemia, uso de corantes intravasculares, hematoma subcutâneo e luz ambiente excessiva. Pelo fato de avaliar apenas a região do córtex frontal (feixe penetra cerca de 2,5 cm), não reflete as demais áreas corticais e subcorticais.

APLICAÇÕES DA MONITORIZAÇÃO CEREBRAL EM ANESTESIA PARA TRANSPLANTES

Diagnóstico de morte encefálica e doador de órgãos

Para um transplante ocorrer são necessárias pelo menos cinco etapas: 1) Identificação do potencial doador; 2) Avaliação do potencial doador; 3) Manutenção do potencial doador; 4) Entrevista familiar; 5) Captação, distribuição e a cirurgia propriamente dita. Na etapa 1, o diagnóstico de morte encefálica é firmado por meio de testes clínicos por dois médicos diferentes (sendo um especialista), testes complementares e teste de apneia. Os exames complementares devem documentar a ausência de atividade elétrica e/ou atividade metabólica e/ou ausência de fluxo sanguíneo cerebral. Para isso, diversos métodos validados podem ser utilizados isoladamente ou em conjunto, como angiografia cerebral, Doppler transcraniano, cintilografia cerebral, eletroencefalografia, angiotomografia cerebral, tomografia por emissão de pósitrons (PET-CT) e tomografia por emissão de xenônio, a depender da disponibilidade de cada instituição.

Os monitores de profundidade anestésica baseado no EEG (BIS, SedLine, Conox, Entropia) e de oximetria cerebral baseado no NIRS (INVOS, ForeSight), apesar de fornecerem dados interessantes referentes a eletrofisiologia e metabolismo-perfusão cerebral, respectivamente, no contexto de morte cerebral, ao sugerirem achados específicos (ex.: EEG isoelétrico, queda importante da rSO_2), devem ser usados apenas para avaliação inicial, de modo a nortearem a solicitação dos exames validados citados. Essa limitação ocorre pela própria análise parcial que esses sensores fornecem, já que avaliam apenas o córtex frontal e não a totalidade de estruturas corticais e subcorticais, o que acabam por apresentarem baixa especificidade para essa aplicação. Por isso, do ponto de vista legal, não estão incluídos na lista de exames complementares para o diagnóstico formal de morte encefálica.

Manejo intraoperatório: aspectos gerais e específicos

De modo geral, os monitores de profundidade anestésica permitem titulação do plano de hipnose durante as fases de indução, manutenção e despertar, caracterização da potência cerebral basal (ex.: ausência de formação de ondas alfa, indicando baixa reserva neuronal), insultos neurológicos (hipoperfusão, hipotermia, hipoglicemia, convulsão) e personalização da anestesia (especialmente em anestesia multimodal, através do espectrograma). Em conjunto com parâmetros clássicos de monitorização macro-hemodinâmica (pressão arterial média, pressão venosa central, pressão de oclusão da artéria pulmonar, débito cardíaco, variação da pressão de pulso e variação do volume sistólico) e micro-hemodinâmica (lactato, *base excess*, gradiente arteriovenoso de dióxido de carbono, saturação venosa central e mista), a oximetria baseada em NIRS, tanto em nível cerebral como somático, se insere como monitor adicional na adequação hemodinâmica. Além dos benefícios gerais, comuns à maioria das anestesias, dada a natureza peculiar dos transplantes, aplicações específicas recaem sobre

TABELA 1 Aplicações específicas da monitorização da profundidade anestésica baseada em eletroencefalograma e oximetria tissular baseada no NIRS, para cada uma das principais cirurgias de transplantes de órgãos sólidos e suas respectivas situações peculiares

	EEG	NIRS
Renal	Encefalopatia urêmica: convulsões, cognição alterada (potência cerebral reduzida), coma.	Cerebral: manutenção da perfusão cerebral em estados hipertensivos. Somático: avaliação da perfusão em rim transplantado.
Hepático	Encefalopatia hepática: cognição alterada (potência cerebral reduzida), coma e titulação de hipnose em metabolismo comprometido (ex.: fase anepática).	Cerebral: comprometimento da autorregulação e redução de rSO_2 no *clamp* caval. Somática: redução de rSO_2 no *clamp* caval, avaliação da perfusão do fígado transplantado e monitorar perfusão de membros.
Pulmonar	Hemodiluição na CEC/ECMO. Eventos: embolia gasosa, trombótica, aumento da taxa de supressão cerebral e baixa potência espectral.	VMP é fator de risco para dessaturação cerebral. Guiar perfusão quando CEC e ECMO. Monitorar a perfusão de membros.
Cardíaco	Hemodiluição na CEC/ECMO. Eventos: embolia gasosa, trombótica, aumento da taxa de supressão cerebral e baixa potência espectral.	Guiar perfusão quando CEC e ECMO. Guiar perfusão em parada total da circulação. Monitorar a perfusão de membros.

CEC: circulação extracorpórea; ECMO: membrana de circulação extracorpórea; EEG: eletroencefalograma; rSO_2: saturação de oxigênio regional; VMP: ventilação monopulmonar.

cada tipo de cirurgia em si. A Tabela 1 traz esse detalhamento, correlacionando o tipo de monitorização ao tipo de cirurgia.

Algoritmos e protocolos podem ser criados para grupos de cirurgias específicas, como cirurgias cardíacas e transplante hepático, traçando um plano de conduta passo a passo para adequação, diante de uma dessaturação cerebral (Figuras 7 e 8).

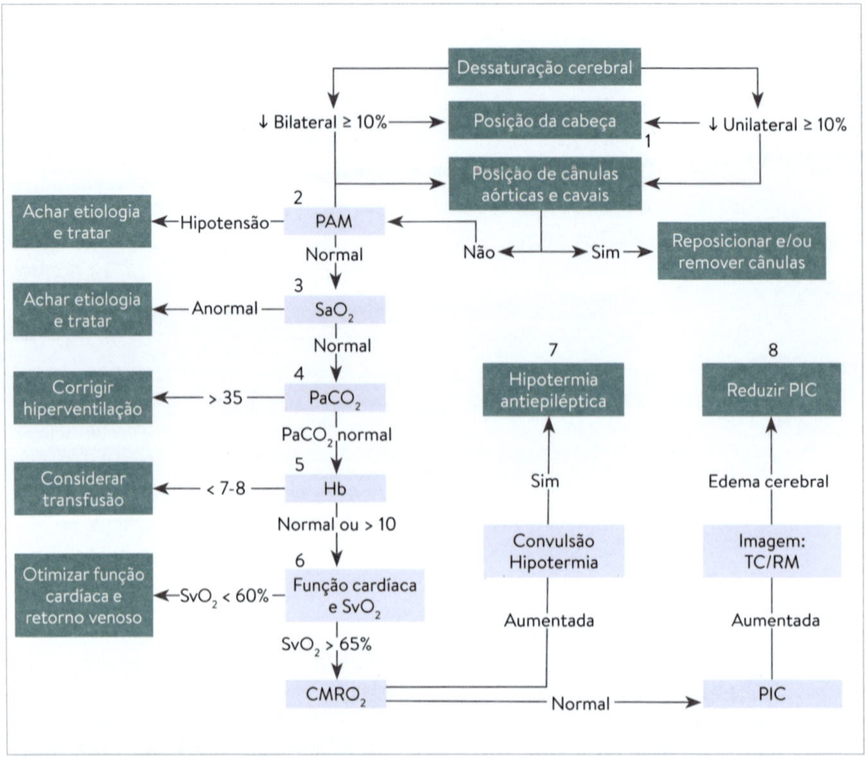

FIGURA 7 Abordagem fisiológica para a reversão de dessaturação cerebral em cirurgia cardíaca. Etapa 1: verificar a posição da cabeça e a posição das cânulas. Etapa 2: ajustar a pressão arterial para dentro de 20% dos valores basais. Etapa 3: aumentar a fração de oxigênio inspirado para corrigir valores baixos de saturação de oxigênio. Etapa 4: ajustar os parâmetros do ventilador para aumentar os níveis de dióxido de carbono. Etapa 5: transfusão. Etapa 6: melhorar a função cardíaca e o retorno venoso. Etapa 7: controle de temperatura. Etapa 8: considerar edema cerebral e aumento da pressão intracraniana.

Hb: hemoglobina; PAM: pressão arterial média; PIC: pressão intracraniana; RM: ressonância magnética; TC: tomografia computadorizada; $PaCO_2$: tensão arterial de dióxido de carbono; SaO_2: saturação arterial de oxigênio; SvO_2: saturação venosa mista de oxigênio.

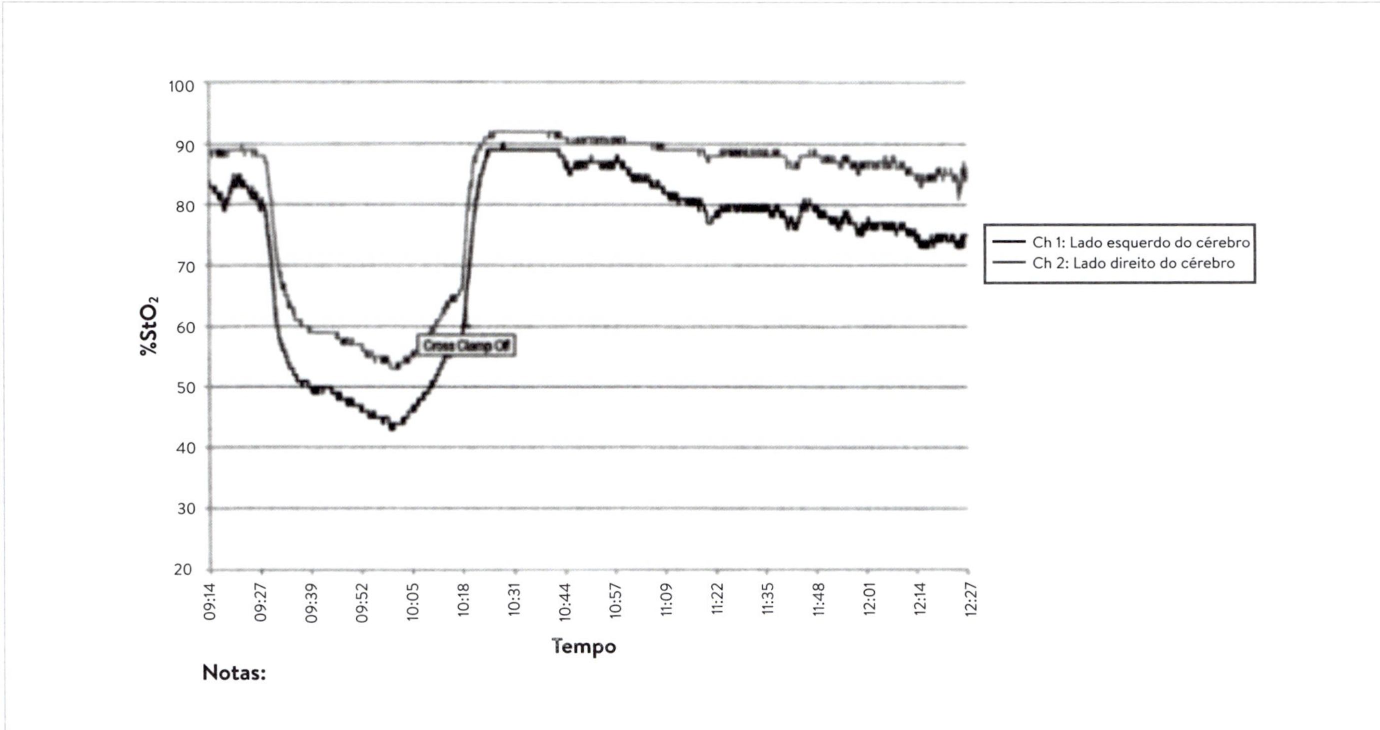

FIGURA 8 Aplicação da oximetria cerebral em transplante hepático. Diminuição abrupta da oximetria cerebral, bilateralmente, durante o clampeamento da veia cava inferior, com cessação após a liberação.

CONCLUSÃO

A integração dessas duas ferramentas oferece uma visão abrangente do estado cerebral do paciente durante o transplante, permitindo ajustes finos na anestesia e nas intervenções hemodinâmicas para preservar a função cerebral. Ao combinar dados funcionais (EEG) e perfusionais (oximetria), é possível minimizar riscos de lesão neurológica e otimizar o desfecho dos pacientes, assegurando uma recuperação mais segura e eficiente no período pós-operatório.

BIBLIOGRAFIA

1. Conselho Federal de Medicina. Resolução n. 2173, de 15 de dezembro de 2017. Define os critérios do diagnóstico de morte encefálica. Brasília: Diário Oficial da União, 2017.
2. Deschamps A, Hall R, Grocott H, Mazer CD, Choi PT, Turgeon AF, et al. Cerebral oximetry monitoring to maintain normal cerebral oxygen saturation during high-risk cardiac surgery: a randomized controlled feasibility trial. Anesthesiology. 2016;124(4):826-36.
3. Escudero D, Otero J, Muñiz G, Gonzalo JA, Calleja C, González A, et al. The Bispectral Index Scale: its use in the detection of brain death. Transplant Proc. 2005;37(9):3661-3.
4. Ghebremichael SJ, Hu H, Pustavoitau A, Hartvigson ML, Brillhart DB, Planinsic RM. Dramatic change in cerebral oximetry during liver transplantation. Proc (Bayl Univ Med Cent). 2018;31(2):185-6.
5. Hu T, Collin Y, Lapointe R, Carrier FM, Massicotte L, Fortier A, et al. Preliminary experience in combined somatic and cerebral oximetry monitoring in liver transplantation. J Cardiothorac Vasc Anesth. 2018;32(1):73-84.
6. Nunes RR, Fonseca NM, Simões CM, Rosa DM, Silva ED, Cavalcante SL, et al. Consenso brasileiro sobre monitoração da profundidade anestésica. Rev Bras Anestesiol. 2015;65:427-36.
7. Purdon PL, Sampson A, Pavone KJ, Brown EN. Clinical electroencephalography for anesthesiologists: Part I: Background and basic signatures. Anesthesiology. 2015;123(4):937-60.
8. Ryalino C, Sahinovic MM, Drost G, Absalom AR. Intraoperative monitoring of the central and peripheral nervous systems: a narrative review. Br J Anaesth. 2024;132(2):285-99.
9. Shao YR, Kahali P, Houle TT, Deng H, Colvin C, Dickerson BC, et al. Low frontal alpha power is associated with the propensity for burst suppression: an electroencephalogram phenotype for a "vulnerable brain". Anesth Analg. 2020;131(5):1529-39.

6

Monitorização hemodinâmica

Talison Silas Pereira
João Manoel Silva Junior
Vinicius Fernandes Sarmento
Anibal Basile Filho

DESTAQUE DO TEMA

1. Terapia guiada por metas (GDT): protocolos direcionados a metas de débito cardíaco (DC), volume sistólico (VS), pressão arterial média (PAM), parâmetros dinâmicos de fluido-responsividade e marcadores de hipoperfusão (lactato, $SvO_2/ScvO_2$) contribuem para a redução da hipotensão, otimização do uso de fluidos e fármacos vasoativos, além de protegerem a perfusão do enxerto.
2. Monitorização invasiva da pressão arterial (PAI): essencial para pacientes de alto risco. A leitura batimento a batimento permite a detecção precoce de episódios hipotensivos e o cálculo de índices dinâmicos de responsividade a fluidos. O local de punção importa: a artéria radial pode subestimar valores em casos de vasoconstrição severa, enquanto a femoral oferece melhor representação da hemodinâmica central em situações de choque.
3. Pressão venosa central (PVC): parâmetro estático com utilidade na análise de tendência e no reconhecimento de disfunção de ventrículo direito (VD) ou congestão. Não deve ser utilizada isoladamente para predizer resposta volêmica. Deve ser integrada à avaliação clínica, ecocardiográfica e a parâmetros dinâmicos de fluido-responsividade.

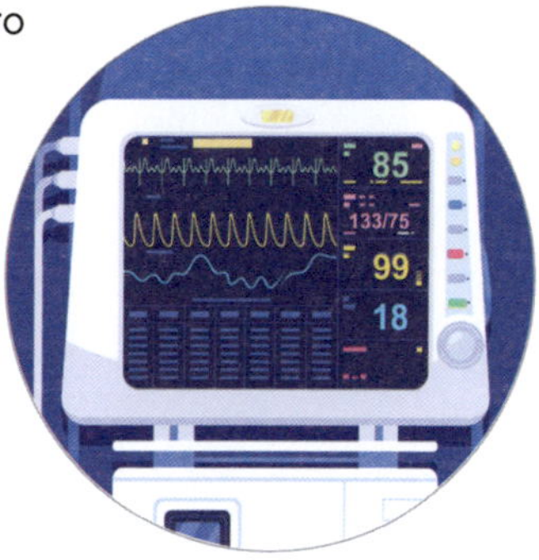

5. Cateter de artéria pulmonar (Swan-Ganz): útil em casos de perfis hemodinâmicos complexos. Permite mensuração da pressão na artéria pulmonar, pressão de oclusão da artéria pulmonar (POAP), DC por termodiluição transpulmonar, saturação venosa mista (SvO_2), além do cálculo das resistências vasculares sistêmica e pulmonar. Auxilia na identificação de hipertensão pulmonar, falência de VD e choque de padrão misto.
6. Análise de contorno de pulso não calibrada: utiliza a morfologia da onda arterial para estimar VS/DC. É especialmente útil na análise de tendências, mas pode perder precisão absoluta em contextos como vasoplegia, arritmias, presença de balão intra-aórtico ou traçado arterial radial inadequado. Em situações de instabilidade hemodinâmica, não se deve tomar decisões com base em valores absolutos.
7. Integração e individualização da monitorização: a chave da monitorização hemodinâmica é a combinação inteligente e individualizada dos diferentes métodos disponíveis, permitindo estratégias mais eficazes de avaliação da fluido-responsividade e manejo direcionado do choque.

INTRODUÇÃO

A monitorização hemodinâmica é pilar do cuidado anestésico em transplantes, nos quais variações rápidas de pré-carga, pós-carga e contratilidade (indução, clampeamentos/desclampeamentos, isquemia-reperfusão) são esperadas. O paciente cirúrgico de alto risco frequentemente evolui com desbalanço entre oferta e consumo de oxigênio (DO_2/VO_2) por sangramento, hipovolemia, depressão miocárdica e inflamação sistêmica. As consequências típicas da hipotensão e hipoperfusão tecidual incluem elevação do lactato arterial, queda da saturação venosa mista/central de oxigênio ($SvO_2/ScvO_2$), aumento do gradiente veno-arterial de CO_2 (ΔPCO_2; "*gap* de CO_2") e acidose metabólica, com repercussões como maior morbidade, lesão renal aguda, injúria miocárdica e falência do enxerto. Antecipar e tratar esses fenômenos exige monitorização individualizada e dirigida a metas. Por isso, adota-se a terapia hemodinâmica guiada por metas (*goal-directed hemodynamic therapy*, GDT): protocolos que utilizam pressão arterial média (PAM), débito cardíaco (DC), volume sistólico (VS), marcadores de fluido-responsividade (variação da pressão de pulso VPP; variação do volume sistólico (VVS) e marcadores de hipoperfusão (lactato, $SvO_2/ScvO_2$, ΔPCO_2) para reduzir a exposição à hipotensão, otimizar fluidos/vasoativos e proteger a perfusão do enxerto.

Este capítulo foca em métodos invasivos e minimamente invasivos aplicáveis ao transplante: pressão arterial invasiva (PAI), pressão venosa central (PVC), variáveis da circulação pulmonar (pressão da artéria pulmonar – PAP e pressão de oclusão da artéria pulmonar – POAP) e mensuração contínua de DC/VS por cateter de artéria pulmonar (Swan-Ganz; termodiluição pulmonar) e por análise de contorno de pulso – calibrada por termodiluição transpulmonar (TPTD) (p. ex., VolumeView®/EV1000®, PiCCO®) ou não calibrada (p. ex., FloTrac®/Acumen®, ProAQT®/PulsioFlex®). Por fim, a ecocardiografia transesofágica/transtorácica é central na prática e é discutida em capítulo próprio; deve, entretanto, ser integrada à monitorização hemodinâmica invasiva e minimamente invasiva para guiar, em tempo real, a fluido-responsividade e o manejo do choque orientados à proteção do enxerto.

INDICAÇÃO DA MONITORIZAÇÃO HEMODINÂMICA EM TRANSPLANTES

A escolha da monitorização hemodinâmica durante transplantes de órgãos sólidos deve ser guiada por dois eixos principais: o perfil clínico do receptor e a magnitude fisiológica da cirurgia. Pacientes candidatos a transplante, em geral,

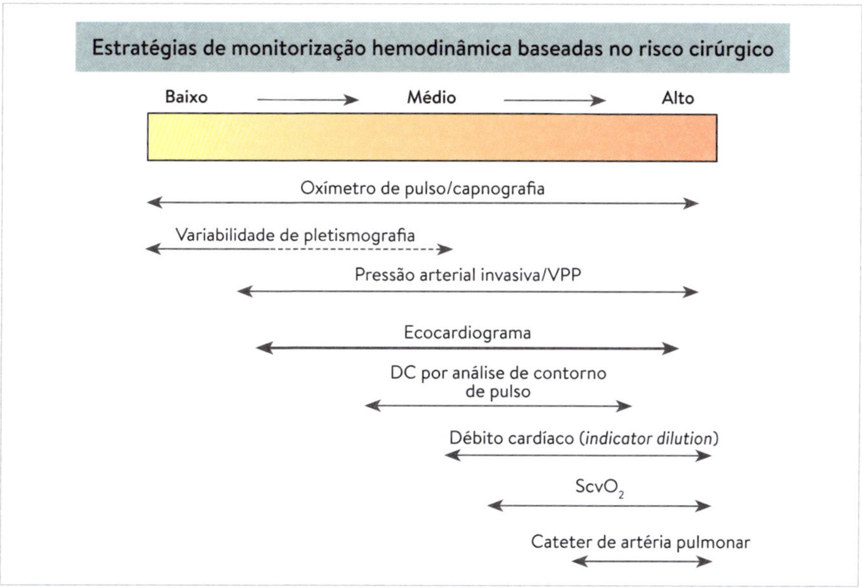

FIGURA 1 Estratégias de monitorização hemodinâmica baseadas no risco cirúrgico. A imagem ilustra a progressão dos métodos de acordo com a complexidade, desde técnicas não invasivas até dispositivos de alta acurácia, como o cateter de artéria pulmonar para pacientes de alto risco cirúrgico.

apresentam múltiplas comorbidades associadas à falência avançada do órgão a ser substituído, o que potencializa o risco de instabilidade hemodinâmica e o maior desbalanço entre oferta de oxigênio (DO_2) e consumo (VO_2). Paralelamente, o porte do procedimento que pode variar de um transplante renal tecnicamente controlado até uma cirurgia multivisceral altamente complexa determina a necessidade de maior granularidade na monitorização hemodinâmica. A monitorização hemodinâmica em transplantes deve ser estratificada conforme o risco cirúrgico e as características do receptor (Figura 1).

Nos transplantes renais e pancreáticos isolados, a monitorização invasiva pode ser limitada a uma linha arterial periférica (geralmente radial) associada à análise de contorno de pulso não calibrada, suficiente para acompanhar as variações pressóricas e orientar a reposição volêmica. Por outro lado, transplantes de maior porte, como o hepático, o cardíaco, o pulmonar e o multivisceral, impõem desafios que exigem monitorização avançada e multimodal. Nesses cenários, métodos calibrados, como a termodiluição transpulmonar ou o cateter de artéria pulmonar (Swan-Ganz), tornam-se ferramentas centrais. Eles permitem avaliar continuamente o débito cardíaco, as pressões de enchimento e as variáveis mistas de oxigenação (SvO_2), essenciais para a titulação precisa de fluidos, vasopressores e inotrópicos durante as fases de clampeamento e reperfusão. O ecocardiograma transesofágico (ETE), embora não seja universalmente disponível, representa recurso altamente útil em transplantes cardíacos, pulmonares e hepáticos. Ele permite avaliação em tempo real da função biventricular, detecção precoce de hipovolemia, trombos ou bolhas aéreas, além de guiar intervenções hemodinâmicas de forma imediata. Deve-se lembrar, contudo, que sua utilização encontra limitações em pacientes com varizes esofágicas ou sangramento digestivo recente. De modo geral, a lógica que norteia a indicação pode ser resumida: quanto maior a complexidade do transplante e mais instável o perfil do receptor, maior a necessidade de métodos invasivos e calibrados de monitorização.

PRESSÃO ARTERIAL INVASIVA (PAI), PRESSÃO VENOSA CENTRAL (PVC) E ÍNDICES DERIVADOS

Pressão arterial invasiva

A monitorização invasiva da pressão arterial (PAI) é mandatória nas cirurgias de transplante pela necessidade de leitura batimento a batimento durante fases fisiologicamente extremas (dissecção extensa, clampeamentos prolongados e reperfusão esplâncnica). Embora diretrizes usem pressão arterial média (PAM) como alvo inicial de reanimação, olhar apenas a PAM é reducionista: a forma de onda arterial contém informações diagnósticas sobre pré-carga/volume sistólico

(VS), tônus vascular, acoplamento ventrículo-arterial e valvopatias, o que muda a conduta no intraoperatório (Figura 2).

Pressão arterial invasiva e índices derivados

A monitorização invasiva da pressão arterial permite não apenas a leitura contínua da PAM, mas também a análise de seus componentes e índices derivados com valor prognóstico e terapêutico no transplante e em cenários críticos.

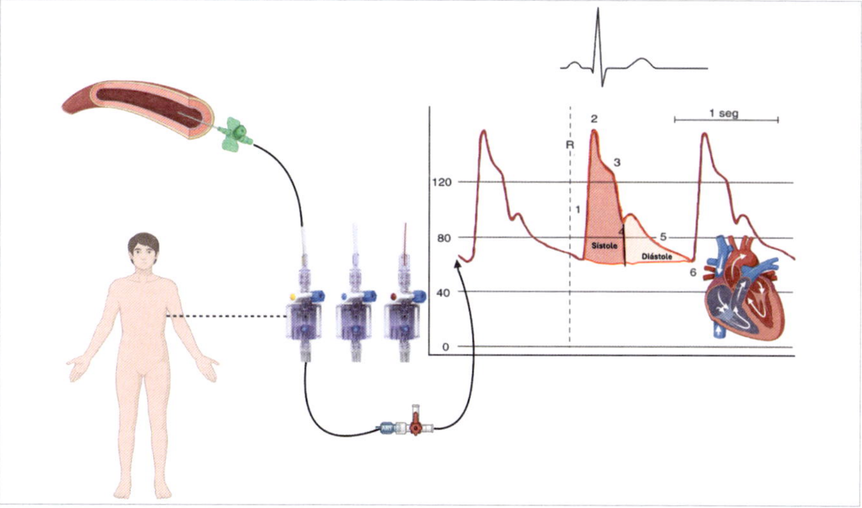

FIGURA 2 Representação esquemática de punção de artéria radial com conexão a transdutores de pressão devidamente nivelados à linha axilar média, permitindo o registro contínuo da pressão arterial invasiva. O traçado evidencia o formato característico da onda arterial, com suas principais deflexões numeradas. 1: Curva ascendente sistólica – corresponde ao início da ejeção ventricular esquerda. 2: Pico sistólico – ponto de maior pressão obtida durante a sístole. 3: Declínio sistólico – queda progressiva da pressão durante a fase final da ejeção ventricular. 4: Entalhe dicrótico – marca o fechamento da valva aórtica. 5: Descida diastólica – fase de escoamento da pressão arterial durante a diástole. 6: Pressão diastólica final – ponto de menor pressão antes do início do próximo ciclo.

Elaborada em BioRender por Pereira TS.

Pressão arterial sistólica

A pressão arterial sistólica (PAS) reflete o trabalho instantâneo do ventrículo esquerdo para gerar o volume sistólico frente à impedância aórtica. Quedas acentuadas (PAS < 90 mmHg ou redução ≥ 40 mmHg do basal) sugerem hipovolemia ou depressão contrátil. Associando a PAS à frequência cardíaca, obtemos o índice de choque (*shock index* – SI), calculado como:

SI = FC/PAS

Valores > 0,7-0,9 indicam instabilidade hemodinâmica, maior mortalidade e necessidade de intervenção precoce (fluido, vasopressor ou ambos), tendo sido proposto originalmente por Allgöwer e Burri (1967) no contexto de trauma hemorrágico. Hoje, o SI é aplicado amplamente em choque séptico, hemorrágico e perioperatório.

Pressão arterial diastólica

A pressão arterial diastólica (PAD) é determinada principalmente pelo tônus vascular e pela complacência arterial, desde que a válvula aórtica esteja competente. Valores < 50 mmHg comprometem a perfusão coronariana, sobretudo em taquicardia, além de prejudicar a perfusão de órgãos de alta demanda metabólica. A partir da PAD, deriva o índice de choque diastólico (*Diastolic Shock Index* - DSI):

DSI = FC/PAD

Descrito por Ospina-Tascón et al. (2014), valores > 2,2 associam-se a maior mortalidade no choque séptico e sustentam a introdução precoce de vasopressores em estados de vasoplegia (p. ex., pós-CEC, reperfusão esplâncnica).

Pressão de pulso

A pressão de pulso (PP) é obtida pela diferença entre PAS e PAD:

PP = PAS - PAD

Integra o volume sistólico e a complacência aórtica. Valores < 40 mmHg sugerem baixo volume sistólico, geralmente por hipovolemia ou disfunção contrátil. Por outro lado, hipotensão com PP preservada é típica de vasoplegia, como frequentemente observado durante a reperfusão intestinal.

A pressão arterial média (PAM) é o carro chefe em transplante de órgãos. A PAM de 65-70 mmHg é um ponto de partida seguro, porém deve ser individualizada: hipertensos crônicos, disfunção microcirculatória e reperfusão esplâncnica podem requerer metas mais altas, sempre ponderando a "pressão de contrapressão venosa" (p. ex., a PVC elevada reduz a pressão de perfusão renal/hepática efetiva). A literatura perioperatória liga a PAM < 55-60 mmHg, mesmo por curtos períodos, à lesão miocárdica e injúria renal aguda, reforçando a prevenção de hipotensão sustentada. Aqui, ganha relevância o conceito de pressão de perfusão sistêmica efetiva: Pperf = PAM – PVC, que reflete melhor a pressão de perfusão renal e hepática.

Variação da pressão de pulso

A variação da pressão de pulso (ΔPP ou VPP) é um dos índices dinâmicos mais estudados e validados para predição de responsividade volêmica em pacientes sob ventilação mecânica controlada. Diferentemente de medidas estáticas (como PVC ou pressão de oclusão da artéria pulmonar), a ΔPP reflete diretamente as interações cardiopulmonares durante o ciclo respiratório e traduz alterações cíclicas no volume sistólico (VS) do ventrículo esquerdo (VE).

A pressão de pulso (PP = PAS – PAD) é proporcional ao VS e inversamente relacionada à complacência arterial. Durante a inspiração em ventilação controlada, o aumento da pressão intratorácica reduz a pré-carga do ventrículo direito (VD) e aumenta sua pós-carga; após 3-5 batimentos, há queda transitória do VS do VE e, portanto, da PP. Na expiração, o efeito se inverte, com aumento da pré-carga e recuperação do VS. O ΔPP quantifica a amplitude dessas variações cíclicas (Figura 3).

Durante a inspiração, o aumento da pressão pleural comprime a veia cava superior e os capilares pulmonares, reduzindo a pré-carga e aumentando a pós-carga do ventrículo direito, com queda do débito do VD (DCd). Em paralelo, a compressão das veias pulmonares "ordenha" sangue ao ventrículo esquerdo, elevando transitoriamente o volume sistólico/pressão arterial. Após 3-5 batimen-

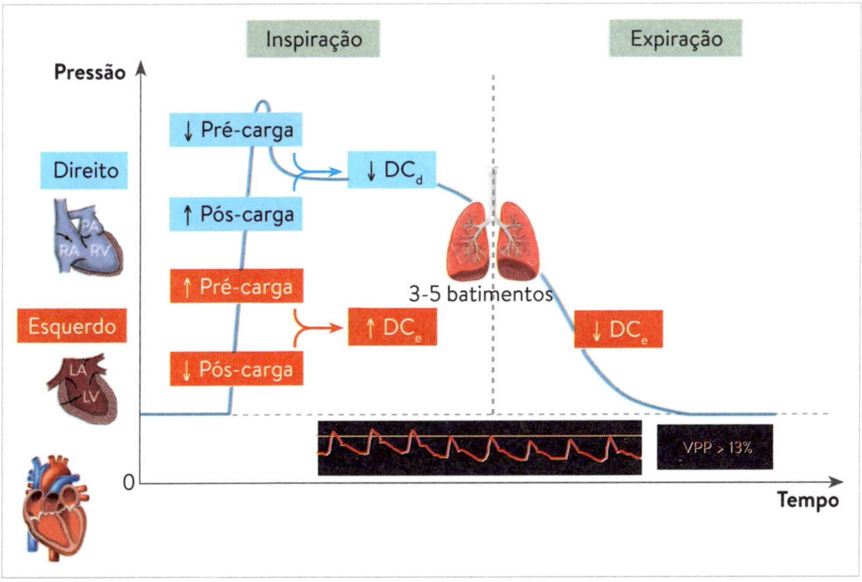

FIGURA 3 Interação cardiopulmonar e variação da pressão de pulso (ΔPP) durante ventilação mecânica controlada (VCV). DCd: débito cardíaco do ventrículo direito; DCe: débito cardíaco do ventrículo esquerdo.

tos, a menor entrega do VD alcança o VE, com redução do débito do VE (DCe), do volume sistólico e da pressão de pulso.

Na expiração, desfaz-se o colapso venoso/capilar e o fluxo direita-esquerda é restabelecido. Em hipovolemia (predomínio das zonas I-II de West), os vasos pulmonares permanecem mais compressíveis e a oscilação do volume sistólico é acentuada, resultando em ΔPP elevada; o traçado inferior exemplifica a variação respiratória marcada da pressão arterial com ΔPP > 13%, indicativa de responsividade a fluidos. Após expansão volêmica, os capilares tornam-se menos compressíveis (predomínio da zona III), o enchimento do VE na expiração é preservado e a amplitude da ΔPP diminui.

O ΔPP é calculado pela fórmula:

$$\Delta PP = \frac{PP_{MAX} - PP_{MIN}}{\frac{PP_{MAX} + PP_{MIN}}{2}} \times 100$$

Inicialmente, esse cálculo era feito manualmente, a partir da análise direta da curva arterial, o que demandava maior tempo e aumentava a variabilidade interobservador. Atualmente, a maioria dos monitores multiparamétricos com pressão arterial invasiva realiza automaticamente o cálculo da ΔPP, exibindo-o em tempo real no visor do paciente, o que ampliou sua aplicabilidade prática e confiabilidade (Figura 4). Estudos clássicos conduzidos por Michard et al. em pacientes sépticos demonstraram que valores de ΔPP > 13% predizem responsi-

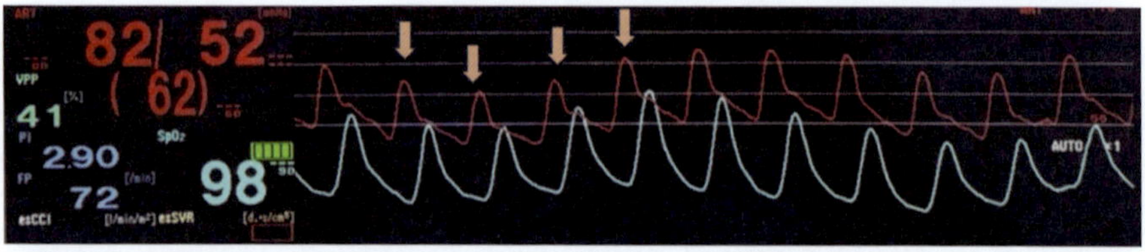

FIGURA 4 Monitor multiparamétrico com cálculo contínuo da variação da pressão de pulso (ΔPP). A imagem mostra a curva de pressão arterial invasiva (em vermelho), obtida por cateter arterial conectado a um monitor multiparamétrico. O valor contínuo da ΔPP é apresentado automaticamente pelo equipamento sob a forma de VPP (41%). As setas laranjas destacam a acentuada variabilidade respiratória da pressão de pulso, evidenciando a interação cardiopulmonar durante a ventilação mecânica controlada. Na parte inferior, observa-se a curva pletismográfica da oximetria de pulso (SpO_2, em azul), que acompanha a oscilação cíclica da pressão arterial. Essa variabilidade simultânea entre a onda arterial e a curva pletismográfica reforça a correlação entre ΔPP elevada e a condição de hipovolemia relativa, sugerindo responsividade a fluidos.

vidade a fluidos com alta acurácia, definida como aumento do débito cardíaco ≥ 15% após *bolus* volêmico de 500 mL. Metanálises subsequentes, incluindo a de Marik et al., confirmaram sua robustez, com área sob a curva ROC (AUROC) em torno de 0,94, desempenho superior à variação da pressão sistólica e aos índices estáticos de pré-carga.

Aplicabilidade clínica

A ΔPP é especialmente útil em cenários cirúrgicos abdominais, nos quais a reposição volêmica excessiva pode agravar edema visceral e comprometer o fechamento abdominal. Identifica responsividade de forma precoce e permite ajustar fluidos, evitando tanto hipoperfusão quanto sobrecarga. Na prática, ΔPP elevada (> 13%) sugere benefício da expansão volêmica; valores baixos (< 9%) indicam baixa probabilidade de resposta ao desafio de fluido. Entre 9 e 13%, a zona "cinzenta" demanda integração com outros parâmetros hemodinâmicos.

Limitações

Apesar da ampla validação em diferentes contextos clínicos, a ΔPP apresenta restrições fisiológicas e técnicas que devem ser reconhecidas para evitar interpretações equivocadas.

Condições associadas a falso-positivo (ΔPP artificialmente elevado):

- Respiração espontânea: oscilações imprevisíveis da pressão intratorácica podem simular variações excessivas do volume sistólico.
- Arritmias cardíacas: irregularidade dos intervalos diastólicos compromete o enchimento ventricular e gera variação cíclica não relacionada à pré-carga.
- Aumento da pressão intra-abdominal: reduz o retorno venoso e amplifica artificialmente a variação de pressão de pulso.
- Disfunção ventricular direita: elevação da pós-carga do ventrículo direito pode provocar flutuações exageradas no débito do ventrículo esquerdo.

Condições associadas a falso-negativo (ΔPP artificialmente reduzido):

- Ventilação com baixo volume corrente (< 8 mL/kg): as oscilações respiratórias não produzem variação suficiente no enchimento ventricular para gerar ΔPP significativo.
- Baixa complacência pulmonar (ex.: síndrome do desconforto respiratório agudo): a transmissão da pressão das vias aéreas para o sistema venoso central é limitada, atenuando a variação hemodinâmica.

- Frequência respiratória elevada em relação à frequência cardíaca (relação FC/RR < 3,6): encurta o tempo de interação cardiopulmonar e reduz a detecção de variações respiratórias.

Local de punção e gradientes periférico-centrais

Em pacientes submetidos a transplantes de órgãos sólidos, particularmente aqueles de alto risco, alguns centros de referência adotam a estratégia de duas linhas arteriais simultâneas: a radial, de fácil acesso e prática para coletas seriadas de gasometria, e a femoral, que melhor reflete a pressão central em cenários de instabilidade hemodinâmica e vasoplegia, porém essa conduta possui racional fisiológico, o qual discutiremos a seguir.

O fenômeno da discrepância radial-femoral tem sido amplamente investigado. Em condições de vasoplegia como no período pós-circulação extracorpórea ou após fases de reperfusão hepática, esplâncnica e pulmonar, a pressão radial frequentemente subestima valores centrais, levando a riscos de subtratamento se tomada isoladamente como referência. Em uma metanálise publicada por Naylor et al., que agregou dados de múltiplos ensaios clínicos e séries observacionais, demonstrou-se que o gradiente radial-femoral pode ser clinicamente significativo não apenas para pressão sistólica, mas também para pressão média (PAM), alcançando diferenças de até 10-15 mmHg em cenários críticos. Esse achado reforça a importância da linha femoral como guia terapêutico em pacientes instáveis, sobretudo durante clampeamentos e reperfusão. Esse dado confirma observações anteriores, já sugeridas por Lakhal et al., em estudo realizado em pacientes submetidos a transplante hepático ortotópico. Nesse trabalho, a pressão arterial femoral mostrou-se consistentemente superior como estimativa da pressão central quando comparada à arterial radial, particularmente em estados de baixo tônus vascular. Os autores destacaram que, nesses cenários, a dependência exclusiva da pressão radial poderia induzir erros terapêuticos importantes, como subestimação da necessidade de vasopressores.

Do ponto de vista fisiológico, sabe-se que a pressão sistólica (PAS) aumenta progressivamente quanto mais distal for o sítio de medição (pediosa > radial > femoral), resultado do fenômeno de reflexão de ondas. Já a PAM sofre menor variação entre os sítios arteriais, motivo pelo qual é tradicionalmente considerada mais confiável para decisões clínicas. Contudo, as evidências mais recentes apontam que, em estados de vasoplegia grave, até mesmo a PAM radial pode divergir significativamente da PAM femoral, reforçando a recomendação de priorizar a linha femoral como referência principal em transplantes de grande porte (Figura 5).

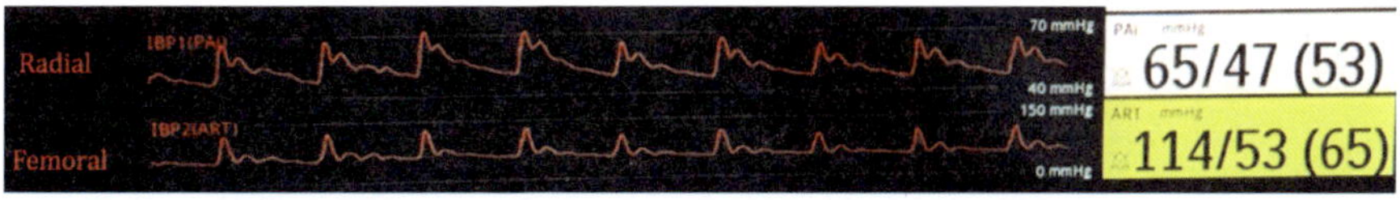

FIGURA 5 Monitorização da pressão arterial invasiva simultânea em paciente no pós-operatório imediato de transplante hepático, após reperfusão esplâncnica. A tela exibe duas curvas de pressão arterial: a superior corresponde à artéria radial (PAi: 65/47 mmHg, PAM = 53 mmHg), com traçado amortecido e valores subestimados; a inferior representa a artéria femoral (ART: 114/53 mmHg, PAM = 65 mmHg), com curva mais robusta e confiável para guiar condutas hemodinâmicas. A diferença ilustra a discrepância radial-femoral típica do estado de vasoplegia pós-circulação extracorpórea e reperfusão, reforçando a superioridade da leitura femoral para tomada de decisão intraoperatória.

Armadilhas técnicas: nivelamento, ressonância e amortecimento

A PAI exige transdutor nivelado ao átrio direito (linha axilar média) e zerado antes do uso. O conjunto cateter-tubulação-transdutor se comporta como um sistema de segunda ordem (massa-mola-amortecedor); por isso, ressonância (subamortecimento) e amortecimento excessivo podem distorcer especialmente PAS e PAD. Avalie a dinâmica pelo teste do *flush* e minimize extensões complacentes, bolhas e conexões desnecessárias. Vide a seguir as principais formas de armadilhas técnicas:

- Subamortecimento/hiper-ressonância: superestima a PAS e subestima a PAD (vários entalhes dicróticos, *overshoot*) (Figura 6).

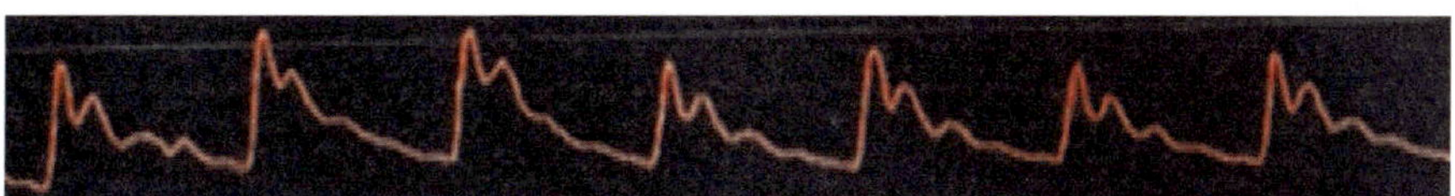

FIGURA 6 Traçado de onda arterial com subamortecimento: ascensão exagerada, picos sistólicos agudos e múltiplos entalhes dicróticos ("oscilações em escada").

- Superamortecimento: subestima a PAS e superestima a PAD (entalhe dicrótico apagado) (Figura 7).

A PAM é a menos afetada por esses artefatos e, portanto, é o alvo mais confiável quando a forma de onda está imperfeita. Correções práticas incluem encurtar/rigidificar o sistema, eliminar bolhas, coagulhos, revisar torneiras/curvaturas e reavaliar a dinâmica após o "*flush test*".

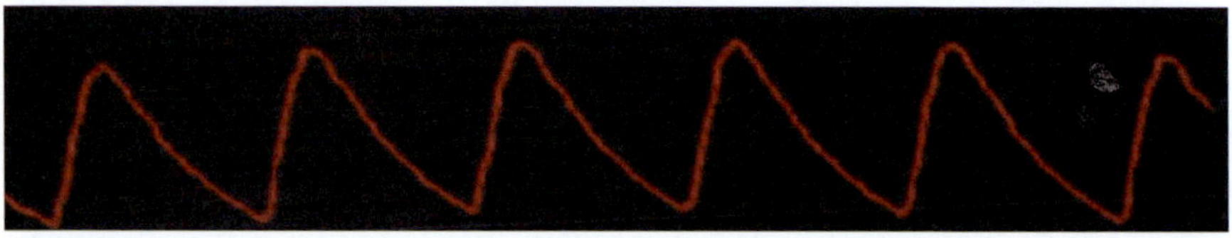

FIGURA 7 Traçado de onda arterial superamortecido: arredondado, sem entalhe dicrótico definido, com perda de detalhes da curva. Causas comuns: sistema de linha muito longo, tubos excessivamente complacentes, conexões frouxas, ressonância mecânica.

Pressão venosa central

A pressão venosa central (PVC) expressa a pressão no átrio direito/veia cava superior, resultante do equilíbrio entre retorno venoso e função do ventrículo direito. Deve ser aferida com o transdutor nivelado no eixo flebostático (linha axilar média ao nível do átrio direito), zerada apropriadamente e lida no fim da expiração. A morfologia da curva ondas a (contração atrial), c (abaulamento tricúspide no início da sístole), v (enchimento atrial com tricúspide fechada) e descidas x/y fornece pistas diagnósticas (p. ex., onda v proeminente na insuficiência tricúspide; descida y lenta no tamponamento), acrescentando informação para além do valor absoluto (Figura 8).

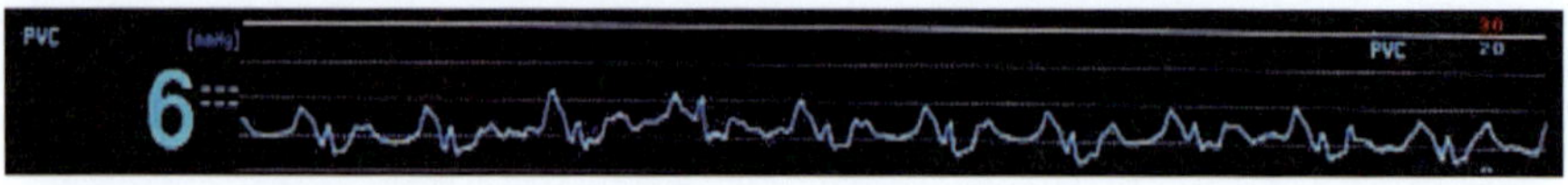

FIGURA 8 Curva de pressão venosa central (PVC) obtida por cateter venoso central em veia jugular interna direita. Monitor multiparamétrico exibindo PVC média de ~6 mmHg e traçado fásico com onda a (contração atrial), onda c (saliência tricúspide inicial) e onda v (enchimento atrial), além de descidas x e y bem definidas. A variação respiratória é pequena, e o contorno preservado afasta o amortecimento. Nestas condições, o valor observado situa-se em faixa baixa de PVC, útil como contexto de segurança (baixa contrapressão venosa), mas não define isoladamente responsividade a fluidos, que deve ser inferida por índices dinâmicos e/ou medida de débito cardíaco.

Pressão venosa central e responsividade a fluidos

Como variável estática de pré-carga, a PVC tem baixo poder discriminativo para prever responsividade a fluidos. Na revisão sistemática de Eskesen et al. (51 estudos; n = 1.148), o desempenho global foi fraco; ainda assim, os valores extremos preservam utilidade clínica, cerca de 2/3 dos pacientes com PVC < 8 mmHg responderam ao desafio volêmico, enquanto apenas 1/3 o fez quando a PVC > 12 mmHg. Pela abordagem da "zona cinzenta", a leitura prática é: PVC < 6 mmHg

– resposta a fluido provável; PVC > 15 mmHg – resposta improvável; entre 6 e 15 mmHg – inconclusivo, exigindo integração com índices dinâmicos (ΔPP, variação do volume sistólico, elevação passiva dos menbros) e/ou medidas de débito cardíaco antes de se indicar o desafio de flluidos.

Interpretação durante o desafio volêmico

À luz do modelo de Guyton, o retorno venoso depende do gradiente pressão média de enchimento sistêmico (Pms) – PVC. Em estudos de desafio volêmico, Cecconi et al. mostraram que, nos respondedores, o débito cardíaco aumenta com elevação mínima da PVC, preservando/ampliando o gradiente Pms–PVC; nos não respondedores, a elevação desproporcional da PVC neutraliza o gradiente e o DC pouco se modifica. Portanto, a variação da PVC deve ser interpretada em conjunto com o DC: um aumento modesto de PVC acompanhado de incremento do débito sugere boa tolerância a volume; elevação acentuada da PVC com DC inalterado indica baixa tolerância e risco de congestão.

Pressão venosa central como variável de segurança (não como meta universal)

A análise crítica de Monnet & Teboul ("*Ten answers to 10 questions*") propõe a PVC como limite de segurança durante testes de fluidoterapia, sobretudo para órgãos extratorácicos e não como alvo populacional. Estudos observacionais em sepse e insuficiência cardíaca associam PVC elevada a piores desfechos (maior risco de lesão renal aguda), coerente com a redução do gradiente de perfusão efetiva (PAM – PVC) por congestão venosa retrógada. Em prática, diante de uma PVC claramente elevada, a probabilidade de benefício líquido de fluidos reduz drasticamente, e estratégias alternativas (drogas vasoativas, ultrassom *point-of-care*, variáveis dinâmicas) devem ser priorizadas. Adicionalmente, Lakhal et al. sugerem que um incremento de PVC > 2 mmHg durante a elevação passiva das pernas pode refinar a interpretação da variação da pressão de pulso colhida na mesma manobra, acrescentando um "freio" de segurança quando índices dinâmicos estão em uso.

Como escolher o método de monitorização hemodinâmica

A decisão parte de converter sinais em variáveis acionáveis (sobretudo o DC). Há dois blocos: calibrados (invasivos) e não calibrados (minimamente invasivos e não invasivos) (Figura 9). Nos calibrados, uma referência externa por diluição de indicador reduz viés e ancora a medição à fisiologia do paciente, inclui: termodiluição pulmonar com cateter de artéria pulmonar (Swan-Ganz), que mede o DC de forma intermitente por *bolus* de solução salina fria (Stewart-Hamilton) e de forma contínua por filamento térmico (média móvel em minutos; não é

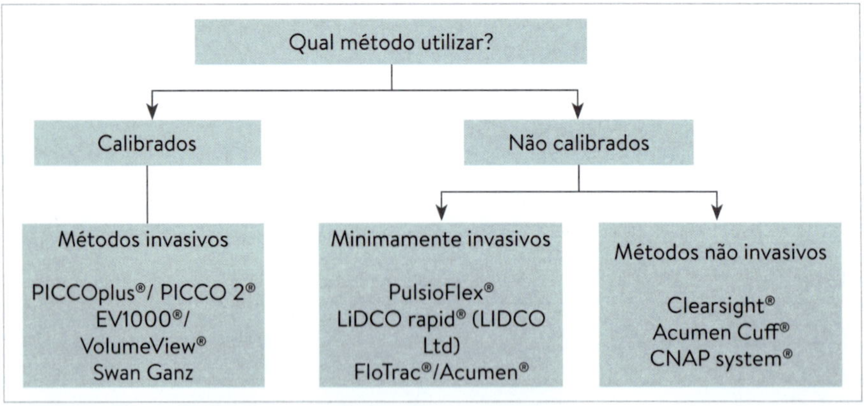

FIGURA 9 Métodos de monitorização hemodinâmica.

batimento a batimento); e a termodiluição transpulmonar (p. ex., PiCCO®, VolumeView®/EV1000®) ou a diluição de lítio (LiDCO®), nas quais o DC de referência calibra o algoritmo de análise de contorno de pulso para estimar VS/DC batimento a batimento. Já os não calibrados minimamente invasivos estimam o DC diretamente da morfologia da onda arterial, combinada a modelos populacionais e correções demográficas para inferir complacência instantânea; são práticos, mas a exatidão cai quando o tônus vascular muda abruptamente (ex.: vasoplegia), razão pela qual onde há grande variação de pré-/pós-carga/contratilidade privilegia-se técnica calibrada. Já os não invasivos como ClearSight®/CNAP®) inferem por *cuff* digital não invasivo com volume-*clamp*/fotopletismografia, que reconstroem pressão arterial batimento a batimento e inferem DC por modelos proprietários; mas tendem a ter uma acurácia reduzida em situações de instabilidade hemodinâmica e perfusão periférica reduzida.

Cateter de artéria pulmonar (Swan-Ganz)

O cateter de artéria pulmonar (CAP; Swan-Ganz) é um método calibrado e invasivo de monitorização hemodinâmica. Mantém papel relevante quando aplicado a pacientes de alto risco e em cirurgias de grande porte, em especial transplantes (hepático, cardíaco, pulmonar e multivisceral), falência de ventrículo direito (VD), hipertensão pulmonar (HP) e choque cardiogênico. Diferentemente dos sistemas baseados em análise de contorno de pulso, o CAP mede o débito cardíaco (DC) por termodiluição pulmonar: de modo intermitente, pela injeção de *bolus* de solução salina fria, com o cálculo pela equação de Stewart-Hamilton, e, em alguns modelos, de modo "contínuo" por filamento térmico que produz pulsos de calor detectados pelo termistor distal, gerando médias móveis em minutos (não batimento a batimento). Quando equipado com fibra óptica, permite SvO_2 (saturação venosa mista de oxigênio) contínua. A partir das pressões e do DC, calculam-se RVS (resistência vascular sistêmica) e RVP (resistência vascular pulmonar), úteis para fenotipar o choque e guiar terapia vasoativa.

Anatomia funcional

Os cateteres atuais são de, tipicamente, 7 Fr e ≈110 cm, multilúmen, com balonete distal (volume máximo 1,5 mL, diâmetro inflado ≈13 mm). O lúmen distal "amarelo" posiciona-se na artéria pulmonar e permite registrar a pressão da artéria pulmonar (PAP) e colher sangue para SvO_2; o lúmen proximal "azul", no átrio direito, mede a PVC (pressão venosa central; clinicamente sinônimo de PAD nesta seção = pressão atrial direita – não confundir com "pressão arterial diastólica) e serve para a injeção do indicador térmico; um lúmen "branco" pode ser usado para infusão. Completam o conjunto a porta do balonete (seringa de 1,5 mL com trava), o conector do termistor e, quando presentes, os conectores do filamento térmico e do módulo óptico. Marcadores de profundidade (linhas finas a cada 10 cm e espessa aos 50 cm) e bainha plástica estéril auxiliam o posicionamento e o eventual reposicionamento.

Acesso e inserção

A via preferencial é a veia jugular interna direita (VJI direita), por oferecer trajeto mais direto ao VD. Jugular interna esquerda, subclávias e femorais são alternativas; o acesso subclávio costuma associar menor risco infeccioso em relação à femoral/jugular, mas sangramentos podem ter desfechos mais graves e a visualização ultrassonográfica é mais desafiadora pela clavícula. Em condições estéreis, implanta-se bainha introdutora 8 a 8,5 Fr pela técnica de Seldinger guiada por ultrassom; fluoroscopia (Figura 10) ou ecocardiografia transesofágica podem auxiliar a progressão do CAP. Confirmado o acesso, introduz-se o CAP pela bainha. Se houver fibra óptica para SvO_2 contínua, recomenda-se calibração *in vitro* (fotodetector) antes de retirar o cateter da embalagem; em seguida, conectar monitor/transdutor e purgar os lúmens. Sem calibração *in vitro*, é possível calibrar *in vivo* após o posicionamento definitivo, colhendo amostra distal para SvO_2 laboratorial.

Progredindo o cateter de artéria pulmonar

A progressão é guiada pelos traçados de pressão; conecte o lúmen distal (amarelo) ao transdutor antes de iniciar. Após o CAP avançar ≥ 20 cm além da bainha, insufle o balonete com 1,5 mL de ar para favorecer a "flutuação" e redu-

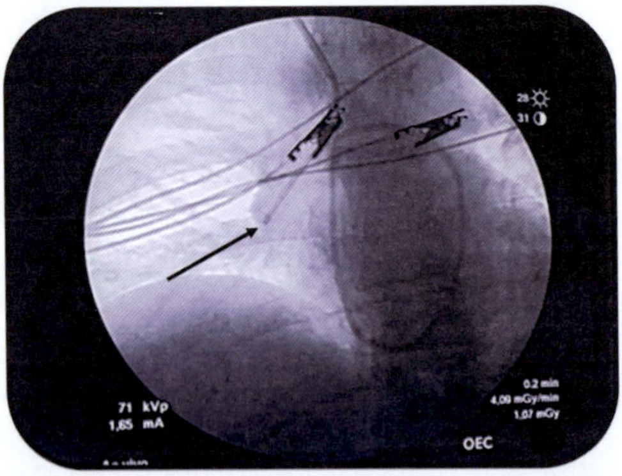

FIGURA 10 Fluoroscopia intraoperatória mostrando o cateter de artéria pulmonar (Swan-Ganz) encunhado: a seta aponta para a ponta, com balão insuflado em ramo segmentar da artéria pulmonar direita, próximo à cúpula diafragmática, em zona 3 de West – posição adequada para mensurar a POAP.

zir trauma valvar (tricúspide). Regra operacional: "balão insuflado para avançar; desinsuflado para recuar". As profundidades a seguir partem, salvo menção, da veia jugular interna direita.

Átrio direito (AD)

- Pressão venosa central (PVC)/pressão atrial direita (PAD): ≈ 0-5 mmHg.
- Profundidade típica do cateter: cerca de 20-25 cm.
- Morfologia: ondas a, c, v e descidas x, y bem definidas.
- Pontos práticos: traçado estável com balão insuflado; confirme zero/nivelamento no eixo flebostático.

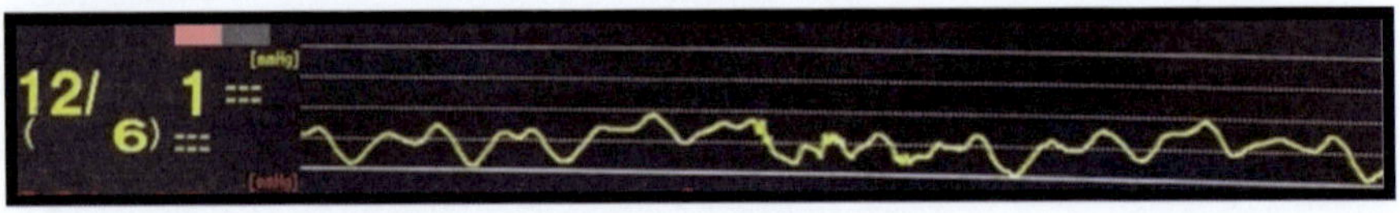

FIGURA 11 Átrio direito.

Ventrículo direito (VD)

- Pressão do ventrículo direito (PVD): ≈ 15-25/0-8 mmHg.
- Profundidade típica do cateter: cerca de 30-35 cm.
- Morfologia: onda mais larga e "pontuda"; diástole baixa (próxima de zero) com picos sistólicos altos.
- Pontos práticos: manter o balão insuflado para transpor a valva tricúspide sem traumatizar.

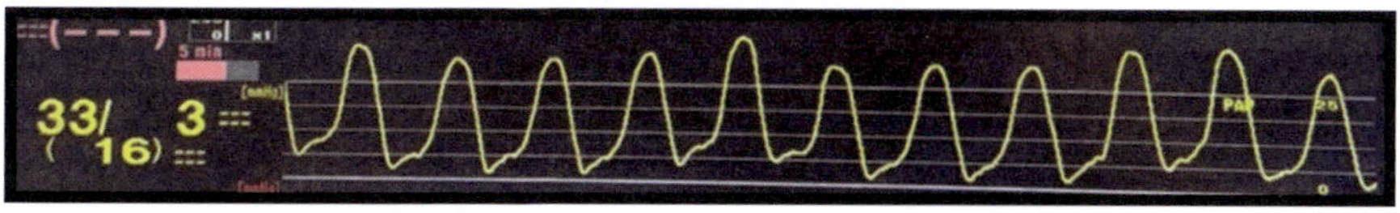

FIGURA 12 Ventrículo direito.

Artéria pulmonar (AP)

- Pressão da artéria pulmonar (PAP): ≈ 15-25/8-15 mmHg (sistólica variando de 15 a 25 mmHg; diastólica variando de 8 a 15 mmHg).
- Profundidade típica: ~ 40-45 cm.
- Morfologia: nó dicrótico visível; em relação ao VD, sistólica discretamente menor e diastólica mais alta.
- Pontos práticos: confirme amortecimento adequado; atenção a vasoplegia/hipertensão pulmonar que alteram amplitudes.

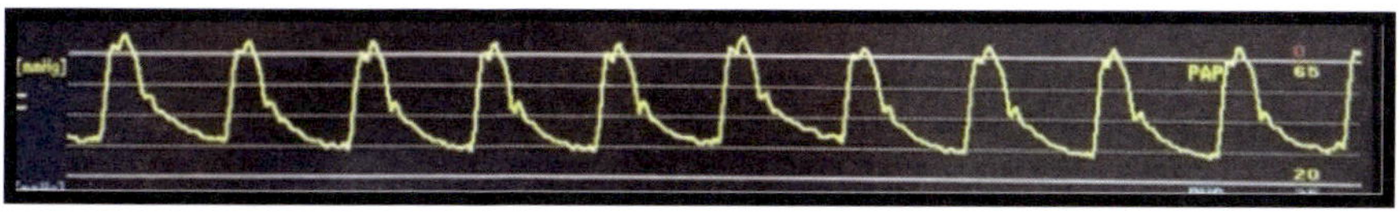

FIGURA 13 Artéria pulmonar.

Oclusão (cunha)

- Pressão de oclusão da artéria pulmonar (POAP): ≈ 6-12 mmHg (variando de 6 a 12 mmHg).
- Profundidade típica: ~ 50-55 cm (posicionado em um ramo segmentar com o balão insuflado).
- Morfologia: traçado *atrial-like* de baixa amplitude.
- Como medir: breve oclusão, preferencialmente ao final da expiração (especialmente em VM); desinsuflar imediatamente após a leitura, verificando o retorno do traçado de PAP.
- Interpretação: a POAP estima a pressão atrial esquerda e se correlaciona com a pressão diastólica final do ventrículo esquerdo (PDFVE).

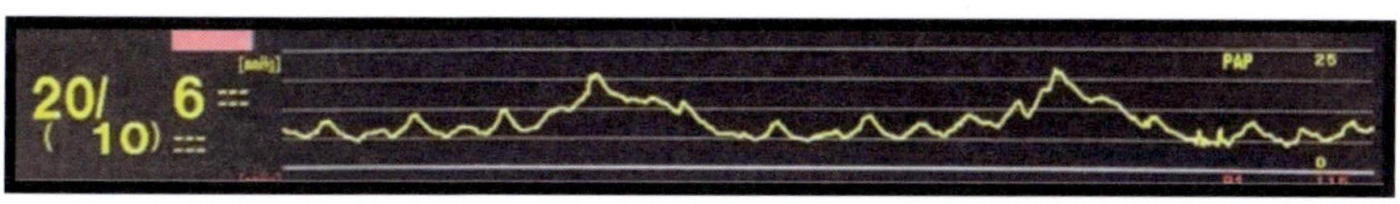

FIGURA 14 Oclusão (cunha).

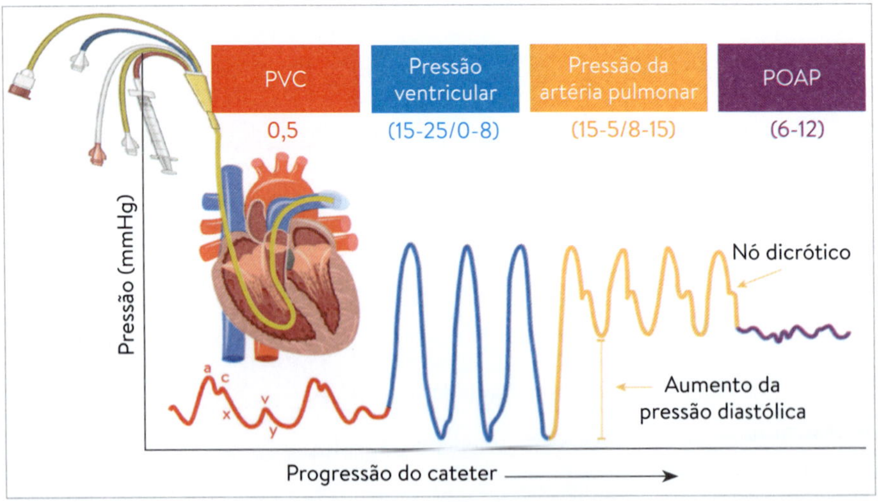

FIGURA 15 Imagem esquemática da correlação da progressão do cateter de artéria pulmonar (CAP) com as pressões intracavitárias direitas.

Manobras adjuvantes e medida da pressão de oclusão da artéria pulmonar

A realização do Trendelenburg (cabeceira baixa) favorece a passagem pela tricúspide; para transpor a valva pulmonar, elevar a cabeceira 15-20° e rodar o tronco à direita pode ajudar. A maioria dos cateteres flutua para a artéria pulmonar direita; para selecionar a esquerda, posicione o paciente em decúbito lateral direito. Em baixo débito, uma inspiração profunda (paciente espontâneo) pode aumentar transitoriamente o fluxo do VD e facilitar a flutuação. A POAP deve ser medida brevemente, idealmente ao final da expiração (sobretudo em ventilação mecânica) e confirmada pelo comportamento respiratório do traçado; quando possível, corrobore com amostra compatível com sangue venoso pulmonar. Desinsuflar imediatamente o balão após a medida para restabelecer a PAP e evitar isquemia distal. Nunca exceder 1,5 mL no balão e não manter oclusão prolongada; diante de resistência anômala à insuflação ou traçados inconsistentes, interromper, reavaliar o posicionamento e considerar fluoroscopia/ETE.

Medidas (diretas e indiretas) obtidas com o cateter de artéria pulmonar

Após seu posicionamento adequado e obtenção das curvas de sua progressão pelas câmaras cardíacas, o CAP fornecerá variáveis importantes para o manejo hemodinâmico. O CAP evoluiu de uma ferramenta que permitia medições ocasionais de débito cardíaco (DC), junto com pressões cardíacas direitas instantâneas para um dispositivo que pode fornecer leituras contínuas relacionadas ao DC, equilíbrio entre oferta e demanda de oxigênio, além do desempenho do VD. A Tabela 1 fornece uma visão abrangente dessas medidas.

TABELA 1 Medidas diretas e indiretas obtidas com o cateter de artéria pulmonar

Mensurações obtidas		Fórmula	Intervalo normal
Mensurações diretas	Pressão venosa central (PVC)		1-5 mmHg
	Pressão atrial direita (PAD)		1-5 mmHg
	Pressão do ventrículo direito (PVD)		Sistólica 15-25 mmHg; diastólica 0-8 mmHg
	Pressão da artéria pulmonar (PAP)		Sistólica 15-30 mmHg; diastólica 6-12 mmHg; PAPm 10-20 mmHg
	Pressão de oclusão da artéria pulmonar (POAP)		6-12 mmHg
	Saturação venosa mista (SvO_2)		65-80%
	Temperatura corporal central		36,5-37,5°C
	Débito cardíaco por termodiluição (DC)	Equação de Stewart--Hamilton	5-8 $L{\cdot}min^{-1}$
Mensurações indiretas	Débito cardíaco* (DC) por Fick (VO_2 estimado)	$[125 \times ASC]/[Hb \times 1{,}36 \times (SaO_2 - SvO_2)]$	4,0-8,0 $L{\cdot}min^{-1}$
	Pressão média da artéria pulmonar (PAPm)	(PASP + [2 × PADP]) / 3	10-20 mmHg
	Gradiente transpulmonar (GTP)	PAPm – POAP	< 13 mmHg
	Gradiente diastólico pulmonar (GDP)	PADP – POAP	< 7 mmHg
	Volume sistólico* (VS)	DC / FC × 1000	60-100 $mL{\cdot}bat^{-1}$
	Resistência vascular sistêmica* (RVS)	80 × (PAM – PAD) / DC	800-1.200 $dyn{\cdot}s{\cdot}cm^{-1}$
	Resistência vascular pulmonar* (RVP)	80 × (PAPm – POAP) / DC	< 250 $dyn{\cdot}s{\cdot}cm^{-1}$
	RVP (em *Wood units*)	(PAPm – POAP) / DC	< 2 WU
	Volume diastólico final do VD (VDFVD)	(DC / FC) / RVEF	60–100 mL/m^2
	Fração de ejeção do VD (RVEF/FEVD) por termodiluição	RVEF = 1 – (Tb2 – Tb0) / (Tb1 – Tb0)	40–60%

Valores como DC, VS, RVS e RVP podem ser indexados pela área de superfície corporal (ASC). ASC: área de superfície corporal; Hb: hemoglobina; PAPm: pressão média na artéria pulmonar; PADP/PASP: pressões diastólica/sistólica na artéria pulmonar; PAD: pressão atrial direita; SaO_2/SvO_2: saturações arterial/venosa mista; Tb0/Tb1/Tb2: temperaturas sanguíneas pré/pós-pulso térmico; WU: *Wood units* (1 WU = 80 $dyn{\cdot}s{\cdot}cm^{-5}$).

COMPLICAÇÕES

O cateterismo cardíaco direito, quando realizado em centros experientes, geralmente é um procedimento de baixo risco de complicações. No entanto, complicações graves podem ocorrer e esta é a principal razão pela qual o CAP perdeu o uso convencional. Estas podem ser consideradas complicações relacionadas à canulação, à inserção do cateter ou quando o cateter está *in situ* (Tabela 2).

TABELA 2 Complicações relacionadas ao cateter de artéria pulmonar

Categoria	Complicação
Canulação	Punção arterial
	Hemotórax; mais provável em acesso subclávio
	Pneumotórax; mais provável em acesso subclávio
	Pseudoaneurisma venoso
	Lesão de estruturas adjacentes Veia inominada, artéria mamária interna/torácica interna, ducto linfático direito
Inserção do cateter	Enrolamento/*looping* do CAP no VD
	Lesão valvar
	Perfuração miocárdica
	Embolia gasosa por ruptura do balão
	Arritmias atriais/ventriculares Inclui FA, BRD, BAVT
	Fratura do cateter com embolização distal
Cateter *in situ*	Eventos tromboembólicos
	Trombos murais no coração direito
	Infarto/hemorragia pulmonar pode ocorrer quando o balão é inflado por longo período ou há migração do cateter para os ramos distais. (Figura 16)
	Endocardite da valva pulmonar
	Ruptura da artéria pulmonar Risco ≈ 0,2%; mortalidade 30-70%

BAVT: bloqueio atrioventricular total; BRD: bloqueio de ramo direito; CAP: cateter de artéria pulmonar; FA: fibrilação atrial; VD: ventrículo direito.

Métodos minimamente invasivos por análise de contorno de pulso

A análise de contorno de pulso (ACP) estima VS e DC a partir da forma da onda arterial. Sistemas calibrados (p.ex., PiCCO® e VolumeView®/EV1000®) ancoram o algoritmo por termodiluição transpulmonar (TPTD) e, depois, fornecem VS/DC batimento a batimento; sistemas não calibrados (p. ex., FloTrac®/Acumen®)

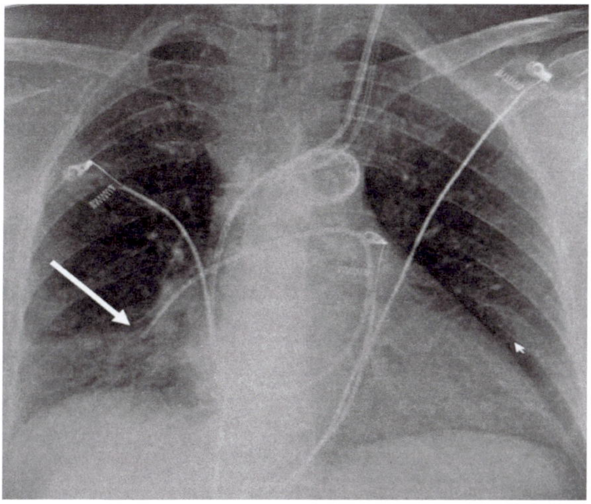

FIGURA 16 Radiografia de tórax no pós-operatório imediato mostrando cateter de artéria pulmonar (Swan-Ganz) introduzido pela veia jugular interna esquerda. A ponta projeta-se em ramo da artéria pulmonar direita (seta). Nota-se opacidade periférica em cunha com base pleural, compatível com infarto/hemorragia pulmonar relacionada ao cateter de artéria pulmonar (CAP). Conduta imediata: desinsuflar o balonete e recuar o cateter (2-3 cm), evitando novo encunhamento.

inferem VS/DC diretamente da onda usando modelos populacionais ajustados por características da própria onda e dados biométricos. Em transplantes, nos quais tônus vascular e volemia mudam rapidamente, calibrados tendem a oferecer maior robustez para valores absolutos; não calibrados são úteis para tendência (*trending*) quando a instabilidade é menor.

VolumeView®/EV1000® (Edwards) – análise de contorno de pulso calibrada por termodiluição transpulmonar

- Sinal de entrada: linha arterial femoral com termistor + veia central para *bolus* de solução salina fria (cálculo do DC por Stewart-Hamilton, que calibra o algoritmo de ACP).
- Variáveis volumétricas e pulmonares:
  - GEDV (*global end-diastolic volume* = volume telediastólico global) e ITBV (*intrathoracic blood volume*), marcadores de pré-carga volumétrica (ITBV $\approx$ 1,25 $\times$ GEDV).
  - EVLW/EVLWI (*extravascular lung water*, índice em mL/kg), que quantifica água extravascular pulmonar.
  - PVPI (*pulmonary vascular permeability index*), razão que qualifica o edema pulmonar como hidrostático (PVPI $\leq$ 3) ou com permeabilidade au-

mentada (PVPI > 3) como ocorre na síndrome do desconforto respiratório agudo.

- VVS/VPP (dinâmicas) para predição de responsividade a fluidos (válidas sob ventilação controlada, ritmo regular e PEEP estável).
- Operação: recalibração seriada (rotineiramente em cerca de 8 horas e sempre após mudanças clínicas relevantes).
- Aplicação em transplantes: indicado quando se deseja monitorar pré-carga (GEDV/ITBV) e edema/permeabilidade pulmonar (EVLW/PVPI) durante fases de isquemia-reperfusão e vasoplegia, orientando fluidos e estratégias ventilatórias.

FloTrac®/(Edwards) – ACP não calibrada

- Sinal de entrada: linha arterial sistêmica invasiva (radial ou femoral). O traçado de pressão arterial (*arterial pressure*) é amostrado a ≈ 100 Hz e processado em janelas móveis de cerca 20 s (≈ 2.000 pontos). Requer sistema bem ajustado (zero/nivelamento corretos, ausência de bolhas e amortecimento adequado).
- Algoritmo (definições explícitas):
  - VS = SD(AP) × μ.
  - AP = pressão arterial sistêmica registrada pela linha arterial.
  - SD (*standard deviation of arterial pressure*) = desvio-padrão da AP na janela de 20 s; resume a variabilidade pulsátil do traçado (forte relação com a pressão de pulso quando a linha está bem amortecida).
  - μ (adimensional) = fator de conversão recalculado continuamente para transformar variabilidade de pressão em volume sistólico (SV), compensando complacência e tônus arteriais. O cálculo de μ incorpora: PAM e biometria (sexo, idade, estatura/peso) – estimativa de complacência arterial; descritores morfológicos da onda: inclinação do *upstroke*/dP/dt, assimetria (*skewness*) e curtose (*kurtosis*; agudez do pico), que refletem mudanças dinâmicas do tônus.
- Uso, desempenho e limitações:
  - Propósito: monitorização de tendência (direção e magnitude das mudanças de VS/DC) com baixa invasividade e instalação rápida.
  - Condições de validade para VVS: ritmo sinusal, ventilação controlada, volume corrente/PEEP estáveis e ausência de esforço inspiratório.
  - Fontes de erro: RVS muito baixa (vasoplegia de transplantes/sepse), arritmias relevantes, balão intra-aórtico, traçado radial de má qualidade; o local arterial importa (em vasoconstrição intensa, a femoral costuma refletir melhor a hemodinâmica central).

- Implicação em transplantes: excelente para vigilância contínua; para decisões que requerem valores absolutos robustos (p. ex., titulação de fluido/droga vasoativa em instabilidade hemodinâmica com vasoplegia/arritmia), preferir métodos calibrados por TPTD (VolumeView®/PiCCO®) ou CAP.

ProAQT®/PulsioFlex® (Getinge) – ACP não calibrada (opção de calibração externa)

- Sinal de entrada. Linha arterial sistêmica (radial/femoral) conectada ao sensor ProAQT® (monitor PulsioFlex®).
- Algoritmo: análise de contorno de pulso baseada em modelo de impedância aórtica com autoajuste a partir de biometria (sexo, idade, altura/peso) e características da onda (inclui. *upstroke*/dP/dt, forma do pico). O algoritmo não é o mesmo do FloTrac® (não usa a forma explícita SV = SD(AP) × μ).
- Calibração: funciona sem calibração externa. Quando integrado a um sistema de TPTD (PiCCO®), pode receber calibração e operar como ACP calibrada (melhora valores absolutos de VS/DC).
- Uso/limitações: fornece VS/DC contínuos e índices dinâmicos (VVS, VS e IVS). Limitações: queda de acurácia em RVS muito baixa (vasoplegia), arritmias, balão intra-aórtico, traçado amortecido e quando radial é pouco representativa (preferir femoral em vasoconstrição severa).

HemoSphere® + Acumen HPI – ACP não calibrada com suporte preditivo

- Plataforma: HemoSphere® é o monitor que integra modos de ACP (FloTrac®/Acumen®) e módulos avançados; o HPI (*Hypotension Prediction Index)* é um índice preditor de hipotensão (0-100) derivado da morfologia da onda.
- HPI: valores ≥ 85 sustentados sinalizam alta probabilidade de ocorrer hipotensão (p. ex., PAM < 65 mmHg) nos próximos 15-20 minutos, funcionando como alerta antecipatório para intervenção.
- Painel de causa-raiz: quando o HPI sobe, o monitor exibe variáveis auxiliares para direcionar a conduta, entre elas:
  - Eadyn (elastância arterial dinâmica) = VVP/VVS.
  - Eadyn ≥ 0,9-1,0 – probabilidade maior de que um *bolus* de fluido aumente a PAM (árvore arterial "elástica" o bastante para converter ganho de VS em ganho de pressão).
  - Eadyn < 0,9 – vasoplegia provável; fluido isolado tende a não elevar PAM; favorece vasopressores/ajuste de pós-carga.
  - dP/dt (arterial): derivado da inclinação inicial da onda; interpretar em tendência, não como medida isolada de contratilidade.
- Aplicação em transplantes: útil nas fases em que a prevenção de hipotensão evita lesão do enxerto (p. ex., reperfusão hepática/renal). O HPI permite in-

tervenção proativa; a Eadyn ajuda a escolher o tratamento (fluido quando alta; vasopressor quando baixa). dP/dt em tendência auxilia o ajuste de inotrópicos diante de disfunção ventricular.

CONCLUSÃO

A crescente demanda por transplantes de órgãos sólidos no Brasil, somada à complexidade dos receptores, impõe uma monitorização hemodinâmica proativa e dirigida a metas. O carro-chefe é a individualização: selecionar o método (cateter de artéria pulmonar ou técnicas minimamente invasivas por análise de contorno de pulso) conforme o fenótipo hemodinâmico e a pergunta clínica. A estratégia deve prevenir hipotensão e hipoperfusão, integrando de forma coerente pressão arterial invasiva com parâmetros estáticos e índices dinâmicos em um painel operativo com gatilhos claros de intervenção, e promover atuação antecipada nas fases críticas do procedimento (indução, clampeamento e reperfusão). Nenhum monitor reduz mortalidade por si só: o benefício decorre da qualidade do traçado, recalibração quando indicada, interpretação competente e intervenção oportuna (fluido, vasopressor, inotrópico, ventilação). Em síntese, monitorização integrada + decisão ágil e contextualizada é o que protege o enxerto e melhora desfechos no transplante de órgãos.

BIBLIOGRAFIA

1. Messina A, Robba C, Calabrò L, et al. Effect of perioperative goal-directed therapy on outcomes in major surgery: a 20-year systematic review and meta-analysis. Crit Care. 2021;25(1):152.
2. Kandil ES, Sedra AH. Hemodynamic monitoring in liver transplantation: where do we stand? Curr Opin Organ Transplant. 2024;29(2):179-186.
3. Nirmalan M, Dark PM. Broader applications of arterial pressure waveform analysis. CEACCP. 2014;14(6):285-290.
4. Allgöwer M, Burri C. Schockindex. Dtsch Med Wochenschr. 1967;92(43):1947-1950.
5. Ospina-Tascón GA, Teboul JL, Hernandez G, et al. Diastolic shock index and clinical outcomes in patients with septic shock. Ann Intensive Care. 2020;10(1):41.
6. Marik PE, Cavallazzi R, Vasu T, Hirani A. Dynamic changes in arterial waveform-derived variables and fluid responsiveness in mechanically ventilated patients: a systematic review of the literature. Crit Care Med. 2009;37(9):2642-2647.
7. Michard F, Boussat S, Chemla D, Anguel N, Mercat A, Lecarpentier Y, et al. Relation between respiratory changes in arterial pulse pressure and fluid responsiveness in septic patients with acute circulatory failure. Am J Respir Crit Care Med. 2000;162(1):134-138.
8. Hasegawa D, Markwith A, Brea PA, Oren-Grinberg A, Benes J, Novack V, et al. Comparison of central and peripheral arterial blood pressure in high-risk surgical and critically ill patients: a systematic review and meta-analysis. Crit Care Explor. 2024;6:e1083.

9. Lee M, Weinberg L, Pearce B, Scurrah N, Story DA, Pillai P, et al. Agreement between radial and femoral arterial blood pressure measurements during orthotopic liver transplantation. Crit Care Resusc. 2015;17(2):101-107.
10. Arnal D, Garutti I, Perez-Pedregosa J, Olmedilla L, Tzenkov IG, Navarro N, et al. Central and peripheral arterial pressure monitoring in orthotopic liver transplantation. Anaesthesia. 2005;60(12):1233-1239.
11. Kim UR, Wang AT, Garvanovic SH, et al. Central versus peripheral invasive arterial blood pressure monitoring in liver transplant surgery. Cureus. 2022;14(12):e33095.
12. Caplan M, Chew MS, Hamzaoui O. Central venous pressure: current uses and prospects for an old parameter. Intensive Care Med. 2025;51:1363-1366.
13. Vincent JL, Pelosi P, Pearse R, Payen D, Perel A, Hoeft A, et al. Perioperative cardiovascular monitoring of high-risk patients: a consensus of 12. Crit Care. 2015;19(1):224.
14. Hasegawa D, Sato R, Duggal A, Schleicher M, Nishida K, Khanna AK, et al. Comparison of central and peripheral arterial blood pressure gradients in critically ill patients: a systematic review and meta-analysis. Crit Care Explor. 2024;6(6):e1096.
15. Lloyd-Donald P, Fujino M, Waldman B, Miles LF. Measurement and interpretation of central venous pressure: a narrative review. Anaesthesia. 2025.
16. Magder S. Invasive hemodynamic monitoring. Crit Care Clin. 2015;31(1):67-87.
17. Gilbert-Kawai N, Chen R, Patel S. Pulmonary artery catheterisation. BJA Educ. 2024; 24(12):447-457.
18. Saugel B, Kouz K, Scheeren TWL, Greiwe G, Hoppe P, Romagnoli S, de Backer D. Cardiac output estimation using pulse wave analysis: physiology, algorithms, and technologies: a narrative review. Br J Anaesth. 2021;126(1):67-76.

7

Ecocardiografia intraoperatória

Bruno Francisco de Freitas Tonelotto
Jose Leonardo Izquierdo Saurith

DESTAQUE DO TEMA

1. A ecocardiografia intraoperatória, especialmente a transesofágica (ETE), tornou-se pilar da anestesia em transplantes de coração, fígado e pulmão por oferecer imagens em tempo real que guiam decisões imediatas.
2. Ela complementa a monitorização clássica ao avaliar função ventricular, valvas, volume circulante e anatomia, antecipando complicações como falência do ventrículo direito (VD), tamponamento, embolia ou obstruções.
3. A ETE é indispensável para checar o enxerto pós-reperfusão e detectar disfunções contráteis, problemas valvares e estenoses de anastomoses; no fígado, ajuda a manejar variações hemodinâmicas intensas e diferenciar causas de choque; no pulmão, foca no VD e na falência primária do enxerto.
4. Protocolos padronizados e medidas quantitativas permitem terapia volêmica e vasoativa personalizada, integração com outros monitores e documentação reprodutível.
5. Quando aplicada com treinamento e protocolos, a ETE aumenta a segurança, a precisão diagnóstica e melhora desfechos em transplantes de alta complexidade.

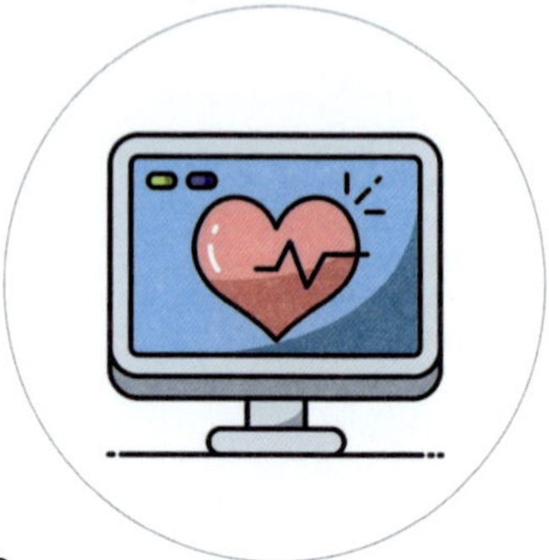

INTRODUÇÃO

A ecocardiografia intraoperatória consolidou-se como ferramenta fundamental na anestesia de pacientes submetidos a transplantes de órgãos sólidos, especialmente coração, fígado e pulmão. Sua capacidade de fornecer imagens em tempo real da função cardiovascular permite a avaliação imediata do estado hemodinâmico e anatômico, muitas vezes antecipando manifestações clínicas de complicações críticas. Essa característica dinâmica e não invasiva complementa a monitorização tradicional e se tornou um componente central da anestesia em procedimentos de alta complexidade.

O transplante de órgãos envolve pacientes com disfunção multiorgânica avançada, instabilidade hemodinâmica e risco elevado de complicações intraoperatórias. Nesse contexto, decisões rápidas e fundamentadas são essenciais. A ecocardiografia transesofágica (ETE), em particular, destaca-se pela capacidade de avaliar com precisão a função ventricular, as câmaras cardíacas, o volume circulante e as valvas cardíacas – mesmo em fases críticas da cirurgia, como clampeamento vascular ou reperfusão.

Inicialmente restrita a centros de cirurgia cardíaca, a ecocardiografia intraoperatória expandiu-se para os transplantes hepáticos e pulmonares, impulsionada pelo aprimoramento dos equipamentos, maior disponibilidade de formação estruturada e valorização da monitorização multimodal. Sua adoção generalizada reflete o reconhecimento de seu impacto prognóstico em pacientes críticos.

A atuação do anestesiologista no cenário intraoperatório tornou-se mais estratégica com a introdução da ecocardiografia, ampliando sua função de executor técnico para protagonista na tomada de decisões diagnósticas e terapêuticas. A interpretação em tempo real de achados ecocardiográficos permite o ajuste dirigido de agentes vasoativos, otimização volêmica, identificação de disfunção cardiovascular aguda e indicação de suporte circulatório.

No transplante cardíaco, a ecocardiografia é indispensável na avaliação imediata do enxerto, possibilitando a identificação precoce de disfunções contráteis, lesões valvares, compressões extracardíacas (ex.: tamponamento) e complicações técnicas das anastomoses. Em transplantes hepáticos, permite avaliação ventricular diante de intensas variações hemodinâmicas e detecção de eventos embólicos ou falência cardíaca aguda. Nos transplantes pulmonares, seu papel é crítico na avaliação do ventrículo direito (VD) e na identificação precoce da falência primária do enxerto.

Além de seu valor diagnóstico, a ecocardiografia intraoperatória contribui substancialmente para a segurança do paciente. Em contextos de parada cardiorrespiratória ou deterioração hemodinâmica súbita, pode elucidar causas reversíveis – como disfunção ventricular direita aguda, embolia pulmonar, obstrução dinâmica do trato de saída ou hipovolemia profunda –, permitindo intervenções imediatas e dirigidas.

Estima-se que mais de 85% dos anestesiologistas norte-americanos utilizem a ETE durante transplantes hepáticos, proporção ainda maior em transplantes cardíacos e pulmonares. Esse uso crescente é respaldado por diretrizes internacionais de sociedades como a American Society of Echocardiography (ASE), a Society of Cardiovascular Anesthesiologists (SCA) e a European Association of Cardiothoracic Anaesthesiology and Intensive Care (EACTAIC), que estabelecem padrões, promovem treinamento formal e incentivam a certificação em ecocardiografia perioperatória. Tais iniciativas fortalecem a segurança, a acurácia e a integração da imagem à tomada de decisão clínica.

Neste capítulo, exploramos de maneira sistemática o papel da ecocardiografia intraoperatória nos transplantes, com ênfase na aplicação clínica, protocolos de avaliação, parâmetros relevantes e interpretação dos principais achados.

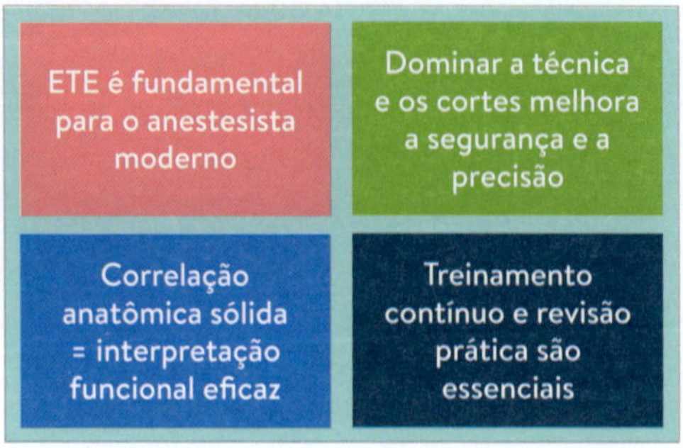

FIGURA 1 Principais aplicações da ecocardiografia no período intraoperatório. A imagem destaca seu papel no diagnóstico hemodinâmico, na avaliação anatômica e funcional cardíaca, no suporte à tomada de decisão terapêutica e no monitoramento da resposta a intervenções em tempo real.

FUNDAMENTOS DA ECOCARDIOGRAFIA INTRAOPERATÓRIA

A ecocardiografia intraoperatória constitui um método de imagem baseado em ultrassonografia que possibilita a visualização dinâmica das estruturas cardíacas e dos grandes vasos em tempo real. No contexto cirúrgico, a abordagem transesofágica (ETE) é a via preferencial, em razão de sua elevada resolução espacial, proximidade anatômica com o coração e viabilidade de aquisição contínua de imagens mesmo sob anestesia geral, com o paciente na posição supina. Embora a ecocardiografia transtorácica (ETT) possa ser empregada em transplantes não cardíacos, suas limitações relacionadas à janela acústica e à acessibilidade durante o ato cirúrgico reduzem sua aplicabilidade intraoperatória.

A ETE emprega uma sonda endoesofágica acoplada a um transdutor multiplanar, permitindo a obtenção de imagens bidimensionais, tridimensionais e modos Doppler (pulsado, contínuo e colorido). A sonda é introduzida no esôfago ou estômago, proporcionando cortes transversais e longitudinais das estruturas cardíacas. Essas imagens viabilizam a avaliação anatômica detalhada, a estimativa de pressões intracavitárias, o cálculo do débito cardíaco e a análise da contratilidade segmentar – parâmetros essenciais para o manejo hemodinâmico de precisão durante o transplante.

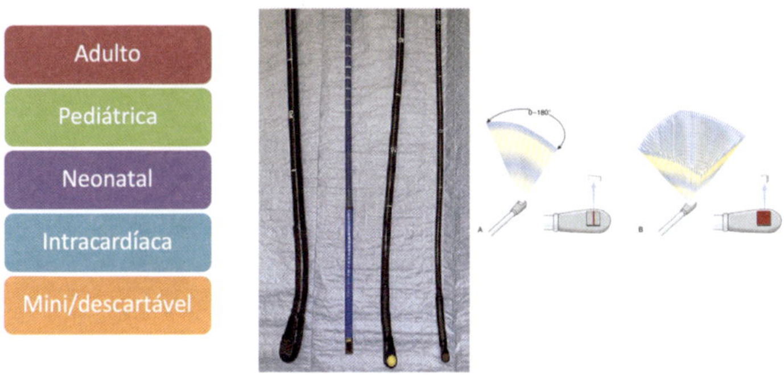

FIGURA 2 Tipos de sondas transesofágicas. Representação comparativa dos principais modelos de sondas transesofágicas utilizadas em ecocardiografia perioperatória. A imagem ilustra variações de calibre, flexibilidade e capacidades de aquisição (2D, 3D e modos Doppler), adequadas para diferentes perfis anatômicos e aplicações clínicas.

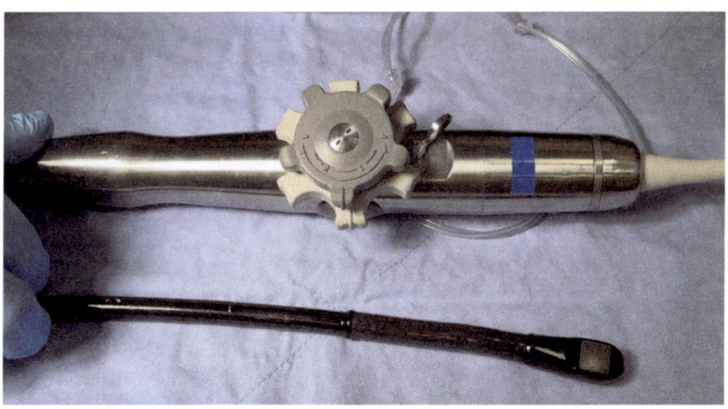

FIGURA 3 Imagem ilustrativa da sonda transesofágica utilizada em pacientes adultos, equipada com transdutor multiplanar para aquisição bidimensional, tridimensional e modos Doppler. O *design* anatômico e a flexibilidade da ponta distal permitem manobras precisas no esôfago para obtenção das principais janelas ecocardiográficas intraoperatórias.

O domínio das janelas ecocardiográficas básicas é indispensável para a realização eficaz da ETE no intraoperatório. As principais projeções incluem visão transgástrica (eixos curto e longo), visão medioesofágica (eixos longo, curto, bicaval e quatro câmaras), visão alta esofágica (para avaliação da aorta ascendente e do arco aórtico) e a janela de vias de saída. Cada uma dessas janelas oferece informações anatômicas e funcionais específicas sobre válvulas cardíacas, câmaras e fluxos intracardíacos, compondo uma análise abrangente do sistema cardiovascular. A familiaridade com a anatomia ecocardiográfica e a padronização na aquisição das imagens são elementos essenciais para uma interpretação acurada e reprodutível.

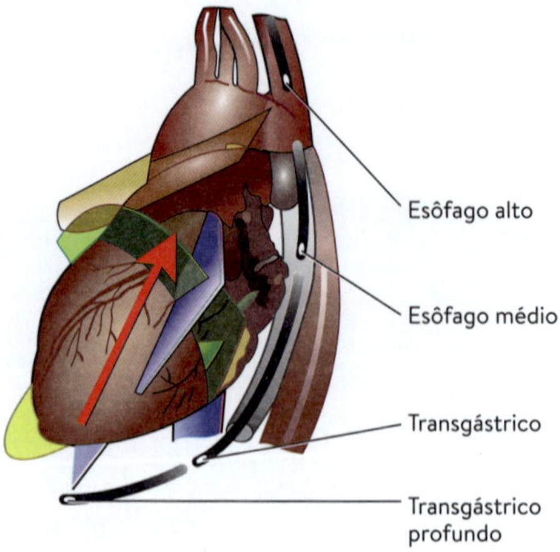

FIGURA 4 Representação esquemática das diferentes alturas da sonda transesofágica no esôfago, utilizadas para aquisição das janelas ecocardiográficas padrão. A nomenclatura – esofágica alta, média e transgástrica – orienta a localização anatômica e a padronização das imagens durante o exame intraoperatório.

A ecocardiografia intraoperatória transcende a avaliação estática das estruturas cardíacas, permitindo monitorização contínua e dinâmica ao longo do procedimento cirúrgico. Alterações na contratilidade miocárdica, na complacência ventricular e nos fluxos transvalvares e o surgimento de complicações são prontamente detectáveis em tempo real. Essa característica de retroalimentação imediata é especialmente valiosa em transplantes de órgãos sólidos, nos quais variações hemodinâmicas abruptas são comuns e frequentemente imprevisíveis.

A interpretação acurada dos achados ecocardiográficos requer domínio avançado da fisiologia cardiovascular. Mudanças nas pressões de enchimento, função sistólica e acoplamento ventriculoarterial devem ser analisadas à luz de variações induzidas por modificações intraoperatórias na pré-carga, pós-carga e contratilidade. A ETE permite que o anestesiologista avalie essas variáveis em tempo real, otimizando a reposição volêmica, o ajuste de agentes vasoativos e a indicação de suporte circulatório mecânico com base em parâmetros fisiológicos objetivos.

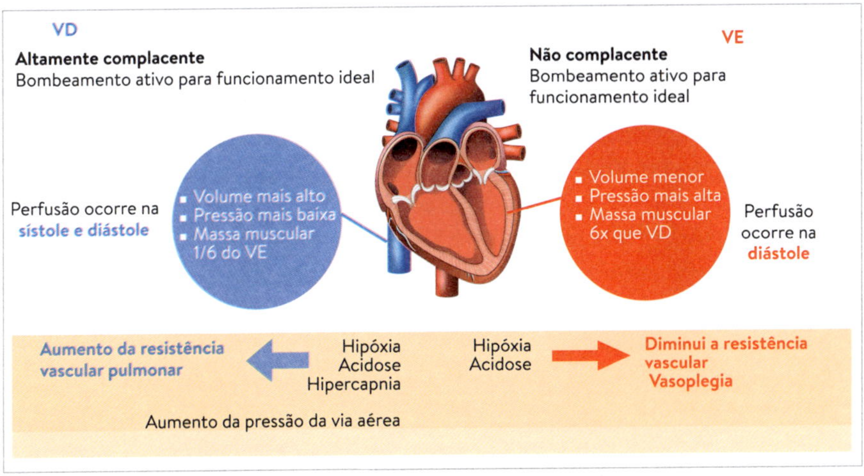

FIGURA 5 Integração funcional entre os ventrículos direito e esquerdo.

Outro componente essencial da ecocardiografia intraoperatória é o domínio técnico no manuseio da sonda e dos sistemas de imagem. A introdução segura da sonda, a identificação acurada dos planos anatômicos, o ajuste adequado dos parâmetros de aquisição (ganho, profundidade, foco, modos Doppler) e a interpretação precisa das imagens exigem formação especializada. Programas de capacitação estruturada – como os promovidos pela ASE (American Society of Echocardiography) e pela EACTAIC (European Association of Cardiothoracic Anaesthesiology and Intensive Care) – são fortemente recomendados para anestesiologistas que utilizam a ecocardiografia como ferramenta diagnóstica e terapêutica intraoperatória.

A integração da ecocardiografia com outras modalidades de monitorização incluindo cateteres de artéria pulmonar, análise do contorno de pulso, termodiluição transpulmonar e oximetria cerebral amplia a acurácia diagnóstica. A correlação entre achados ecocardiográficos e dados invasivos ou clínicos fornece uma compreensão fisiológica abrangente e orienta intervenções com maior precisão e segurança.

Entretanto, a ecocardiografia intraoperatória possui limitações inerentes. Artefatos de imagem, mau posicionamento da sonda ou alterações anatômicas esofágicas podem comprometer a qualidade diagnóstica. Além disso, interpretações equivocadas podem induzir condutas inadequadas. Assim, o uso seguro e eficaz da ecocardiografia exige não apenas competência técnica, mas também julgamento clínico apurado e colaboração interdisciplinar com cirurgiões e intensivistas.

PAPEL DA ETE NOS DIFERENTES TIPOS DE TRANSPLANTE

A aplicação da ETE no cenário de transplantes varia conforme o órgão a ser transplantado e as comorbidades cardiovasculares do receptor. No transplante cardíaco, a ETE é considerada uma ferramenta essencial e amplamente incorporada à prática clínica. Em transplantes hepáticos e pulmonares, sua adoção tem crescido progressivamente, com benefícios bem estabelecidos na monitorização hemodinâmica, na avaliação da função cardíaca e na detecção precoce de complicações intraoperatórias. Embora seja menos utilizada em transplantes renais e pancreáticos, a ETE pode ser valiosa em pacientes com risco cardiovascular elevado.

Durante o transplante cardíaco, a ETE é empregada rotineiramente em todas as fases do procedimento. Na fase *pré-bypass*, permite a avaliação detalhada da função ventricular do receptor, bem como a identificação de trombos intracavitários, derrames pericárdicos e valvopatias não previamente diagnosticadas. Após o implante do enxerto e a reperfusão, torna-se indispensável para avaliar a contratilidade global e segmentar, a função do VD – frequentemente comprometido por hipertensão pulmonar residual –, além de detectar disfunções valvares, estenoses ou obstruções anastomóticas, sinais de tamponamento cardíaco e distorções anatômicas relevantes. Essa avaliação precoce orienta intervenções imediatas e tem impacto direto no prognóstico pós-operatório.

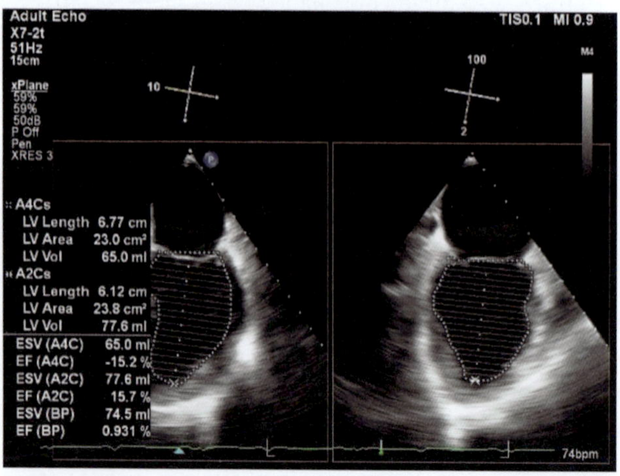

FIGURA 6 Cálculo da fração de ejeção do ventrículo esquerdo pelo método de Simpson. Avaliação da fração de ejeção do coração explantado utilizando o método de Simpson biplanar com auxílio do recurso *xPlane*, que permite a obtenção simultânea das projeções apicais de quatro e duas câmaras no mesmo ciclo cardíaco. Essa abordagem reduz a variabilidade interobservador e minimiza vieses relacionados à disparidade temporal entre as imagens.

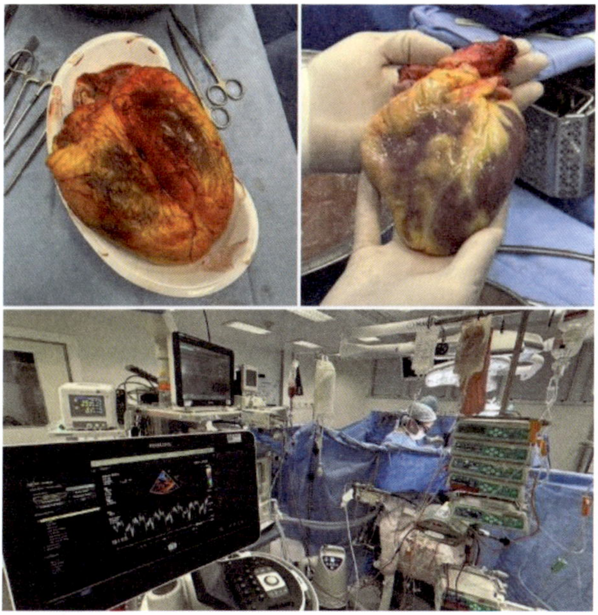

FIGURA 7 Avaliação ecocardiográfica sequencial durante transplante cardíaco. Imagem superior esquerda: coração explantado (receptor), com função ventricular reduzida. Imagem superior direita: enxerto cardíaco recém-implantado (doador), após reperfusão. Imagem inferior: análise da função diastólica do enxerto, por ecocardiografia transesofágica. A comparação sequencial permite avaliar a resposta funcional imediata do enxerto e orientar intervenções precoces.

Durante o transplante hepático, a ETE desempenha papel crucial na avaliação da função cardíaca diante das intensas variações hemodinâmicas, sobretudo durante a fase de reperfusão hepática. Pacientes com cirrose frequentemente apresentam miocardiopatia hepática, disfunção diastólica, hipertensão pulmonar e um perfil de circulação hiperdinâmica. A ETE possibilita o reconhecimento dessas alterações em tempo real, orientando a seleção de agentes vasoativos, a estratégia de reposição volêmica e o planejamento de suporte circulatório. Além disso, é útil na detecção de eventos embólicos, como embolia gasosa ou trombose do enxerto, bem como na distinção entre causas de hipotensão refratária, como disfunção ventricular aguda ou tamponamento cardíaco.

No contexto do transplante pulmonar, a ETE é especialmente valiosa na monitorização da função do VD, tendo em vista que muitos receptores apresentam hipertensão pulmonar crônica e remodelamento cardíaco significativo. A função do VD deve ser cuidadosamente avaliada antes e depois da implantação do enxerto, sendo a ETE o principal método para esse monitoramento em tempo real. Além disso, a técnica permite a análise da perfusão pulmonar, do fluxo através das anastomoses vasculares e a identificação precoce de complicações críticas, como falência primária do enxerto ou elevação aguda da pós-carga ventricular direita.

Em todos os tipos de transplante, a avaliação valvar se beneficia significativamente da ETE. Regurgitações não previamente diagnosticadas, obstruções dinâmicas do trato de saída do ventrículo esquerdo (VE), disfunções de próteses valvares (em reoperações ou retransplantes) e interações entre válvulas nativas e enxertos podem ser detectadas e quantificadas com alta acurácia. Essa capacidade diagnóstica é fundamental para guiar condutas intraoperatórias e prevenir reintervenções cirúrgicas.

A ETE também permite a avaliação precisa da resposta à reposição volêmica. A análise da variação respiratória do fluxo transvalvar mitral ou da veia cava superior, associada à observação do colapso de câmaras cardíacas e da contratilidade miocárdica, fornece dados essenciais para individualizar a terapia com fluidos. Esse aspecto é particularmente relevante em pacientes com função cardíaca limítrofe ou risco de congestão pulmonar. Em transplantes hepáticos e pulmonares, o uso criterioso da ETE pode evitar sobrecarga hídrica e edema do enxerto.

Embora não seja rotineiramente empregada em transplantes renais ou pancreáticos, a ETE pode ser indicada em situações específicas, como em pacientes

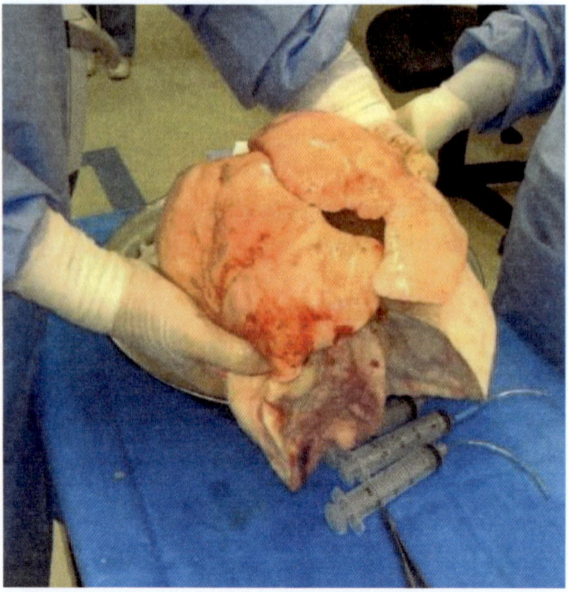

FIGURA 8 Implante pulmonar – enxerto pulmonar (pulmão transplantado).

com cardiomiopatia dialítica, disfunção ventricular grave ou hipertensão pulmonar descompensada. Nesses contextos, a monitorização hemodinâmica baseada em imagem fornece maior segurança anestésica e permite intervenções precoces diante de instabilidades intraoperatórias.

A ecocardiografia intraoperatória ultrapassa a mera obtenção de imagens anatômicas; ela constitui uma ferramenta diagnóstica e terapêutica em tempo real. Sua incorporação qualificada ao manejo anestésico impacta positivamente na segurança do paciente e nos desfechos cirúrgicos. A habilidade do anestesiologista em interpretar criticamente os achados ecocardiográficos e integrá-los ao contexto clínico é determinante na anestesia perioperatória em transplantes.

PROTOCOLOS DE AVALIAÇÃO

A padronização do exame ecocardiográfico intraoperatório é fundamental para garantir uma avaliação sistemática, reprodutível e abrangente do sistema cardiovascular. No contexto dos transplantes, em que o tempo é restrito e as decisões são imediatas, a adoção de protocolos estruturados de aquisição e interpretação de imagens é essencial para que o anestesiologista identifique rapidamente alterações relevantes e conduza intervenções com segurança.

Dentre os protocolos mais amplamente utilizados, destaca-se o protocolo básico de ETE recomendado pela SCA e pela ASE, que contempla 20 cortes padronizados do coração, abrangendo válvulas, câmaras, septos, pericárdio e grandes vasos. Em transplantes cardíacos, esse protocolo costuma ser expandido para incluir janelas específicas voltadas à avaliação das anastomoses vasculares, da função biventricular pós-implante e da presença de trombos ou disfunções valvares. O registro sistemático dessas imagens possui valor não apenas assistencial, mas também documental e didático.

Em cenários de instabilidade hemodinâmica aguda, podem ser usados protocolos focados de rápida execução, como o FATE (*focus-assessed transthoracic echocardiography*), adaptado para ETE, ou o protocolo FAST (*focused assessed* TEE), priorizando vistas médio esofágicas (quatro câmaras, eixo longo, bicaval) e transgástrica (eixo curto). Esses cortes são suficientes para avaliação global da função ventricular, contratilidade, volume intracavitário e detecção de derrame pericárdico, úteis em situações emergenciais.

Além das imagens anatômicas, a obtenção de medidas funcionais quantitativas é indispensável. As principais incluem: fração de ejeção do VE (visual ou método de Simpson), área valvar (planimetria ou equações Doppler), análise da função diastólica (padrão de enchimento mitral, relação E/e'), estimativa de pressões de enchimento e cálculo do débito cardíaco (pelo Doppler ou integral tempo-velocidade). Esses parâmetros são fundamentais para distinguir causas

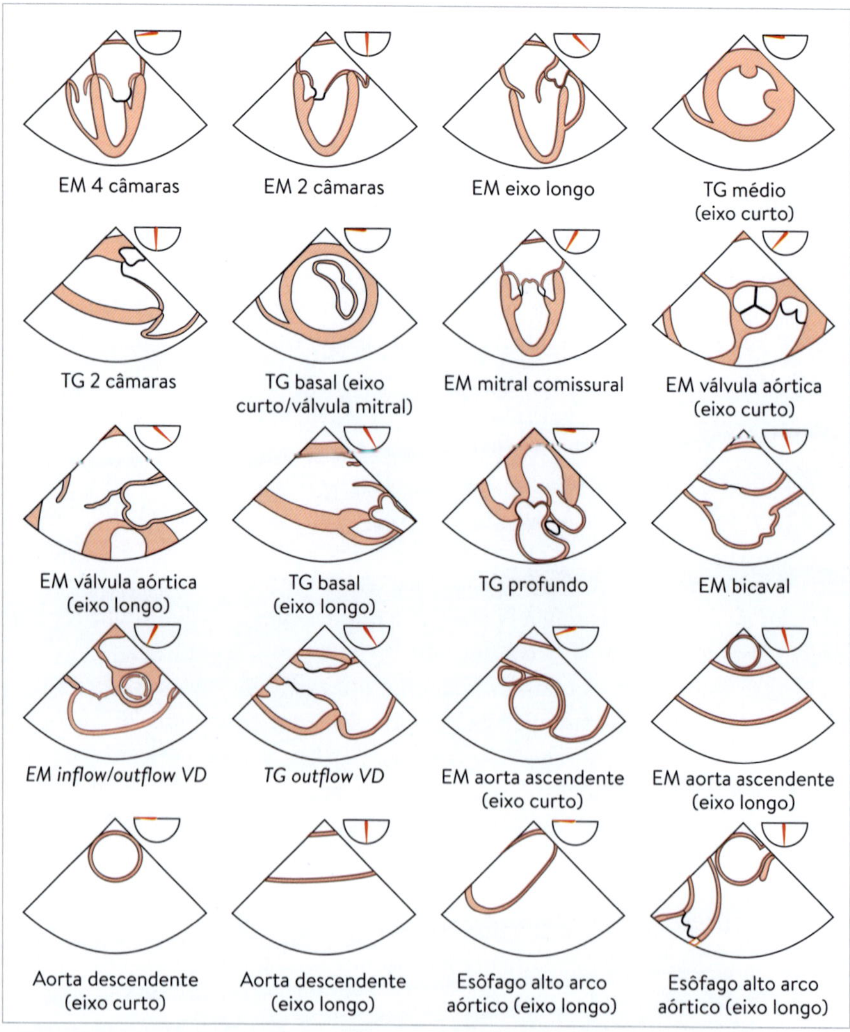

FIGURA 9 Vinte cortes padronizados da ecocardiografia transesofágica intraoperatória conforme a Society of Cardiovascular Anesthesiologists (SCA)/American Society of Echocardiography (ASE).

de hipotensão intraoperatória, como hipovolemia, disfunção miocárdica ou obstruções mecânicas.

A avaliação da volemia e da resposta à reposição volêmica pode ser conduzida pela análise da variação respiratória do diâmetro da veia cava superior, do fluxo de enchimento ventricular, da presença de colapso de câmaras e da contratilidade biventricular. Quando combinadas à monitorização invasiva da pressão arterial e da pressão venosa central (PVC), essas informações possibilitam uma reposição hídrica personalizada. Ressalte-se, contudo, que as medidas baseadas na veia cava superior não substituem a mensuração direta da PVC, dada a variabilidade fisiológica dessas estimativas.

Em transplantes hepáticos e pulmonares, recomenda-se que os protocolos incluam avaliação da pressão sistólica da artéria pulmonar (PSAP), obtida por meio da velocidade da regurgitação tricúspide e da estimativa da pressão atrial direita (PAD). Essa métrica é essencial para prever sobrecarga de pós-carga do VD e antecipar a necessidade de suporte inotrópico ou vasodilatação pulmonar. A monitorização sequencial da função do VD, sobretudo na fase pós-reperfusão, também deve ser integrada ao protocolo.

No transplante cardíaco, a análise do fluxo nas anastomoses da aorta e da artéria pulmonar deve ser rotina. A presença de turbulência, aceleração de fluxo ou gradientes elevados pode indicar estenose ou obstrução técnica, demandando revisão cirúrgica imediata. A avaliação da válvula tricúspide é igualmente crucial, especialmente em enxertos implantados por técnica bicaval, nos quais disfunções podem decorrer de distorções anatômicas.

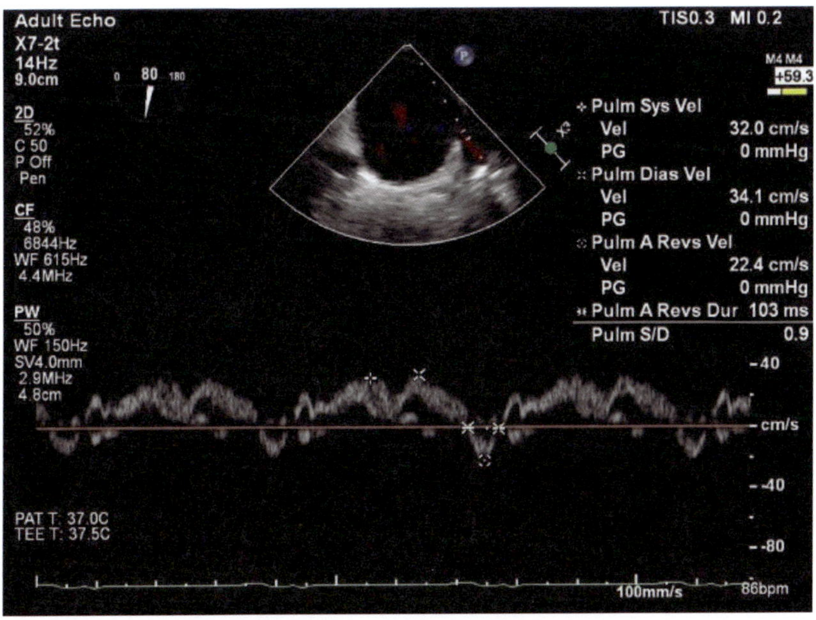

FIGURA 10 Avaliação Doppler do fluxo da veia pulmonar após transplante pulmonar. Imagem obtida por ecocardiografia transesofágica demonstrando o padrão de fluxo venoso pulmonar no pós-implante. A análise espectral permite inferência sobre o gradiente diastólico atrial, função diastólica do VE e integridade das anastomoses venosas, sendo útil na detecção precoce de disfunções do enxerto.

Recomenda-se que o anestesiologista use *checklists* ecocardiográficos adaptados ao tipo de transplante, contendo campos específicos para registros rápidos e sistemáticos. Esses instrumentos auxiliam na documentação estruturada do exame, aumentam a segurança na condução anestésica e favorecem o raciocínio clínico orientado por imagem. A padronização na aquisição e interpretação dos achados ecocardiográficos representa um avanço significativo na qualidade da assistência prestada ao paciente transplantado, promovendo maior reprodutibilidade e eficiência na tomada de decisão intraoperatória.

PARÂMETROS E MEDIDAS IMPORTANTES

A interpretação ecocardiográfica intraoperatória ultrapassa a análise qualitativa das imagens, incorporando a mensuração de parâmetros que permitem avaliação objetiva da função cardiovascular. Em transplantes de órgãos sólidos, esses dados são fundamentais para orientar intervenções precisas – desde a otimização do volume intravascular até a decisão pelo uso de suporte inotrópico ou vasodilatador. A acurácia dessas mensurações depende tanto do domínio técnico do operador quanto da compreensão aprofundada da fisiopatologia específica ao tipo de transplante realizado.

A avaliação da função sistólica do VE é uma das primeiras etapas do exame ecocardiográfico. Embora possa ser estimada visualmente pela análise da contração global e segmentar em vistas medioesofágicas e transgástricas, idealmente deve ser quantificada. A fração de ejeção do VE (FEVE) pode ser calculada pelo método de Simpson biplanar ou pela fórmula derivada do volume sistólico (área do trato de saída do VE x integral velocidade-tempo [VTI] do Doppler pulsado). Valores de FEVE < 40% durante o transplante indicam disfunção significativa, com implicações prognósticas e terapêuticas imediatas.

A função diastólica do VE, muitas vezes subestimada, assume relevância particular em pacientes com miocardiopatias restritivas ou cirrose hepática. A avaliação deve incluir o padrão de enchimento mitral (ondas E e A), a relação E/A, a relação E/e' obtida nas velocidades do anel mitral lateral e septal e o tempo de desaceleração da onda E. Relações E/e' superiores a 14 sugerem elevação da pressão de enchimento ventricular, o que demanda maior cautela na administração de fluidos e pode indicar benefício com agentes vasodilatadores.

A avaliação da função do VD é particularmente crítica em transplantes hepáticos, pulmonares e no período pós-implante cardíaco, devendo ser monitorada com rigor durante todo o procedimento. Parâmetros quantitativos, como a área fracional de encurtamento do VD (FAC > 35%), a excursão sistólica do plano do anel tricúspide (TAPSE > 17 mm) e a velocidade sistólica do anel tricúspide pelo Doppler tecidual (S' > 9,5 cm/s) são amplamente utilizados para estimar a contratilidade do VD. A morfologia do septo interventricular – incluindo colapso ou desvio – oferece dados adicionais importantes, permitindo inferência sobre desequilíbrios pressóricos entre o VD e o VE, especialmente relevantes em contextos de hipertensão pulmonar ou sobrecarga de volume aguda.

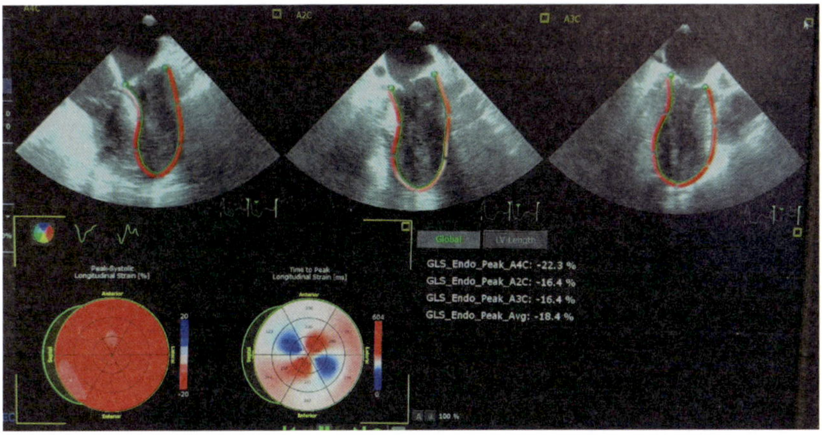

FIGURA 11 Avaliação da função ventricular esquerda por strain miocárdico longitudinal global. Imagem representativa da análise de deformação miocárdica (*strain*) do VE, realizada por ecocardiografia transesofágica. A técnica permite quantificação da função sistólica de forma mais sensível que a fração de ejeção, sendo particularmente útil em pacientes com disfunção subclínica ou em contexto de sobrecarga hemodinâmica perioperatória.

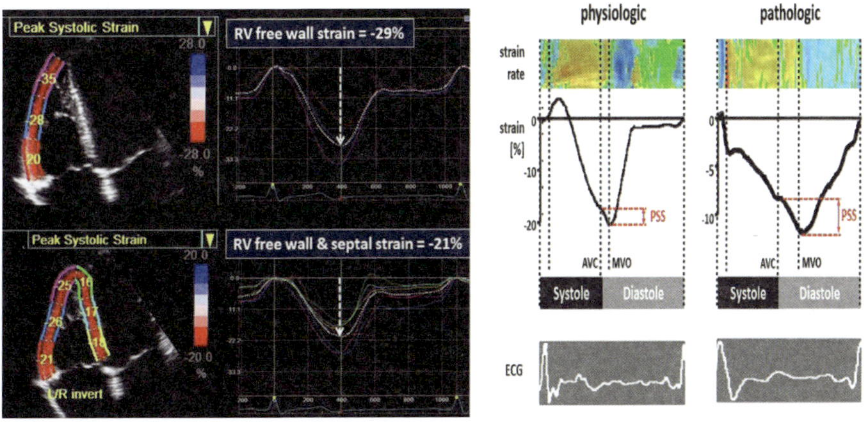

FIGURA 12 Avaliação da função ventricular direita por *strain* miocárdico longitudinal. Imagem demonstrando a análise de deformação miocárdica do VD (*strain* longitudinal), realizada por ecocardiografia transesofágica. Essa técnica permite avaliação sensível da contratilidade do VD, sendo particularmente útil na detecção precoce de disfunção em pacientes com hipertensão pulmonar, sobrecarga de pressão ou após implante de enxerto pulmonar ou cardíaco.

A estimativa da PSAP é obtida a partir da velocidade máxima do jato de regurgitação tricúspide, à qual se soma a estimativa da PAD, frequentemente inferida pelo grau de colapso respiratório da veia cava superior. Em pacientes com hipertensão pulmonar previamente diagnosticada, essa medida permite monitorar a resposta hemodinâmica ao transplante e quantificar a sobrecarga de pós-carga imposta ao VD. Tais informações são fundamentais para o ajuste da estratégia ventilatória, da reposição volêmica e do suporte vasomotor intraoperatório.

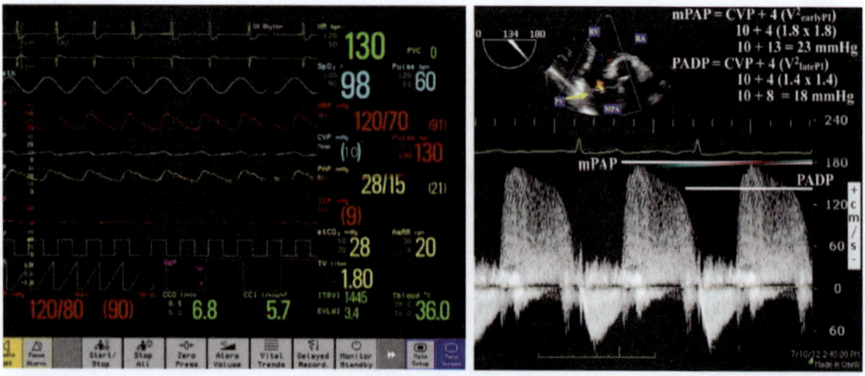

FIGURA 13 Estimativa da pressão sistólica da artéria pulmonar: ecocardiografia *versus* Swan-Ganz. Comparação entre a pressão sistólica da artéria pulmonar estimada pela velocidade do refluxo tricúspide obtida por ecocardiografia (imagem à direita) e a medida invasiva direta com cateter de Swan-Ganz (imagem à esquerda). A concordância entre os métodos reforça a utilidade da ecocardiografia transesofágica como ferramenta não invasiva na monitorização hemodinâmica perioperatória.

O volume sistólico e o débito cardíaco podem ser calculados pela fórmula: área do trato de saída do VE multiplicada pela integral velocidade-tempo (VTI). A área é estimada por meio da equação da área de um círculo ($\pi \times D^2 / 4$), em que D representa o diâmetro do trato de saída. Esses parâmetros são fundamentais para avaliar a resposta à reposição volêmica, orientar o uso de agentes inotrópicos e documentar a função do enxerto cardíaco. Em transplantes hepáticos, a comparação do débito cardíaco antes e depois da reperfusão oferece dados relevantes sobre o impacto fisiológico do enxerto na hemodinâmica do receptor.

As pressões de enchimento ventricular podem ser inferidas por meio da análise combinada do Doppler transmitral e do Doppler tecidual mitral. Além da relação E/e', alterações como pseudonormalização do padrão de enchimento ou predominância da onda A podem indicar disfunção diastólica. Embora esses parâmetros ecocardiográficos não substituam as medições diretas obtidas por cateterismo, são altamente úteis na tomada de decisão intraoperatória, sobretudo quando integrados a dados clínicos e hemodinâmicos complementares.

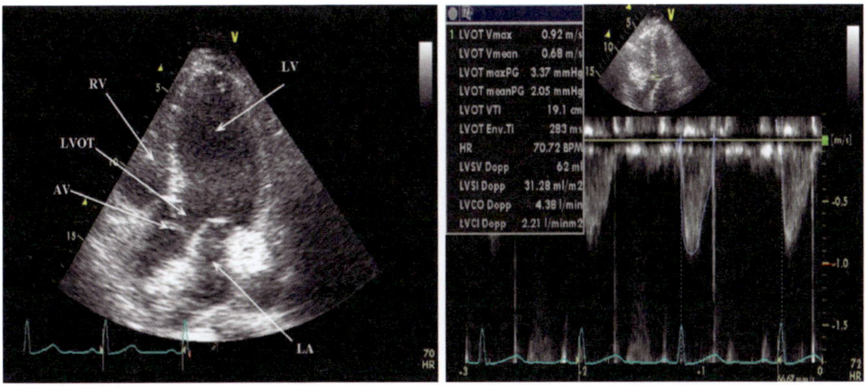

FIGURA 14 Avaliação da VTI do trato de saída do VE por ecocardiografia transtorácica. Imagem obtida por ecocardiografia transtorácica demonstrando a aquisição da VTI no trato de saída do VE. Esse parâmetro é utilizado no cálculo do volume sistólico e do débito cardíaco, sendo um marcador dinâmico relevante para guiar o manejo hemodinâmico intraoperatório.

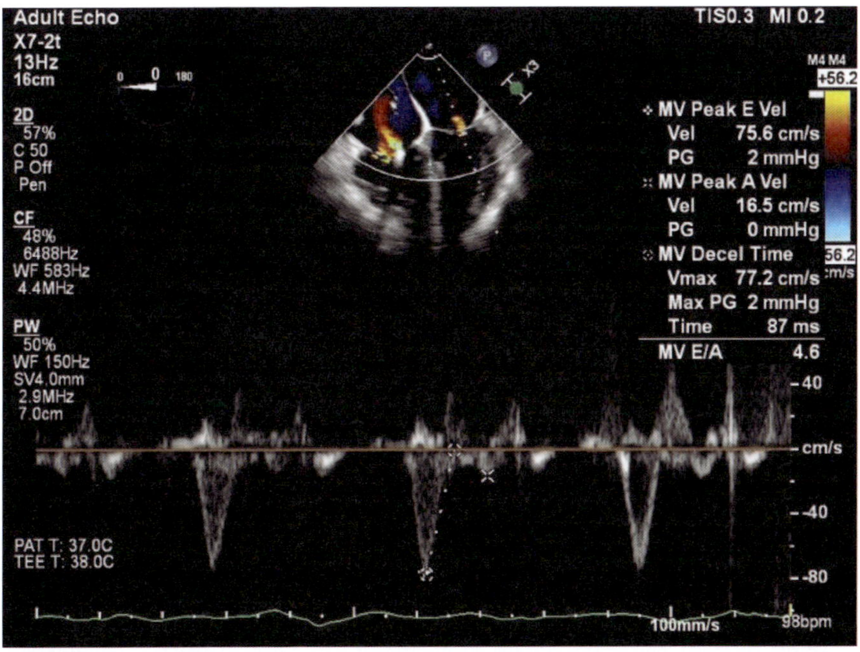

FIGURA 15 Avaliação da função diastólica do VE pelo doppler transmitral. Imagem demonstrando o padrão de enchimento mitral com ondas E e A, utilizado para inferência da função diastólica do VE. A relação E/A é uma variável sensível na classificação dos padrões de relaxamento e pode indicar disfunção diastólica, especialmente em pacientes com miocardiopatias ou sobrecarga hemodinâmica perioperatória.

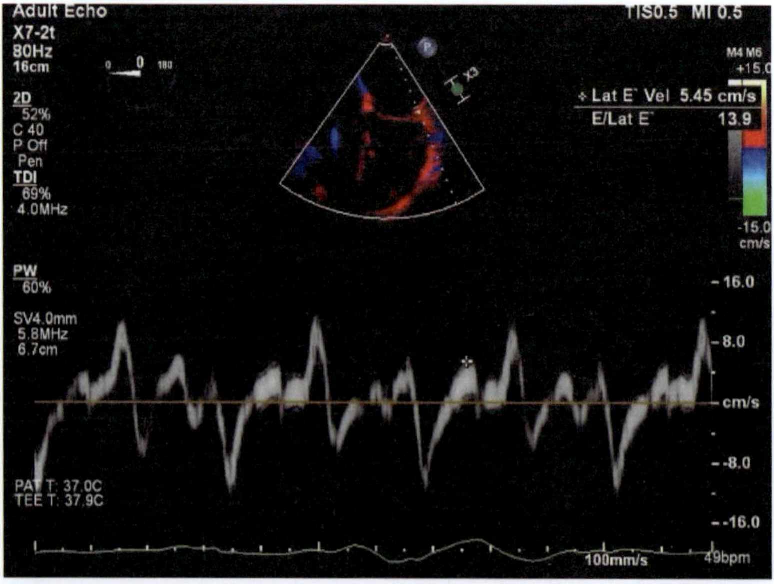

FIGURA 16 Avaliação da pressão de enchimento do VE por doppler tecidual. Imagem ilustrando a obtenção da onda E' do anel mitral lateral por Doppler tecidual e o cálculo da relação E/e'. Esse parâmetro é utilizado para estimar indiretamente a pressão diastólica do VE, sendo útil na identificação de disfunção diastólica e na orientação da terapia volêmica em pacientes transplantados.

A avaliação valvar deve ser conduzida de forma criteriosa, com atenção especial às válvulas mitral, aórtica e tricúspide. Regurgitações não previamente diagnosticadas – como a insuficiência tricúspide funcional em pacientes com hipertensão pulmonar – podem ter repercussões significativas sobre o manejo hemodinâmico intraoperatório. A quantificação do grau de insuficiência, por meio de parâmetros como *jet ratio*, área da *vena contracta* ou método de PISA (*proximal isovelocity surface area*), aliada à análise morfológica detalhada das valvas, é essencial para embasar decisões quanto à necessidade de intervenção cirúrgica adicional ou ajuste do suporte circulatório.

Por fim, a monitorização seriada de parâmetros ecocardiográficos ao longo do procedimento cirúrgico permite a detecção precoce de deteriorações progressivas da função ventricular, surgimento de novas disfunções valvares, resposta inadequada à terapia volêmica ou sinais iniciais de tamponamento cardíaco. A ecocardiografia intraoperatória, nesse contexto, configura-se como uma ferramenta dinâmica de vigilância fisiológica, acompanhando em tempo real a evolução do paciente e complementando de forma robusta a avaliação clínica contínua realizada pelo anestesiologista.

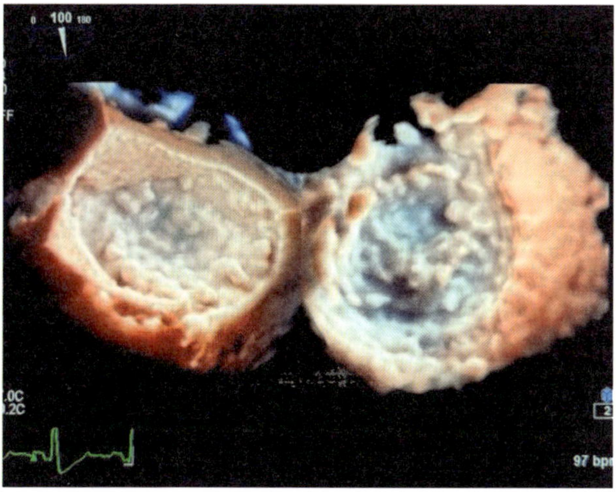

FIGURA 17 Avaliação da válvula mitral por ecocardiografia transesofágica tridimensional com glass view. Imagens obtidas por ecocardiografia transesofágica 3D utilizando o modo *glass view*, que confere transparência às estruturas e permite visualização anatômica detalhada. À direita: visão da válvula mitral a partir do átrio esquerdo (*en face*). À esquerda: perspectiva ventricular da válvula mitral, evidenciando folhetos, comissuras e anatomia subvalvar.

CASOS CLÍNICOS ILUSTRATIVOS

A aplicação da ETE no intraoperatório de transplantes permite decisões clínicas rápidas e fundamentadas em imagem, com impacto direto sobre os desfechos do paciente. Nesta seção, são apresentados três casos clínicos que ilustram a relevância da ETE no manejo hemodinâmico individualizado, na formulação de diagnósticos diferenciais e na avaliação funcional do enxerto, evidenciando seu papel central na anestesia de alta complexidade.

Caso 1: transplante cardíaco e disfunção de ventrículo direito pós-reperfusão

Paciente masculino, 56 anos, portador de cardiomiopatia dilatada isquêmica com FEVE de 20% e hipertensão pulmonar moderada (PSAP estimada em 55 mmHg), foi submetido a transplante cardíaco ortotópico. Durante o desmame da circulação extracorpórea, evoluiu com hipotensão persistente e hipoxemia refratária. A ETE revelou função sistólica preservada do VE do enxerto, mas com dilatação significativa do VD, hipocinesia difusa e desvio septal para a esquerda – achados compatíveis com disfunção aguda do VD secundária à sobrecarga de pós-carga. Foi instituído suporte com milrinona e óxido nítrico inalatório, com rápida reversão da instabilidade hemodinâmica. A intervenção precoce guiada pela ETE evitou a necessidade de oxigenação por membrana extracorpórea (ECMO).

Caso 2: transplante hepático e tamponamento cardíaco oculto

Paciente masculino, 48 anos, com cirrose hepática de etiologia metabólica (NASH), submetido a transplante hepático ortotópico. Imediatamente após a reperfusão do enxerto, apresentou queda abrupta da pressão arterial média para 40 mmHg, associada ao aumento da PVC e da pressão de oclusão da artéria pulmonar. Apesar de reposição volêmica adequada e uso de agentes vasopressores, persistiu instabilidade hemodinâmica. A ETE evidenciou derrame pericárdico volumoso com sinais clássicos de tamponamento cardíaco: colapso diastólico do átrio direito e do VD, restrição ao enchimento ventricular e variação respiratória acentuada do fluxo transmitral. Foi realizada pericardiocentese guiada por imagem, com melhora clínica imediata. Este caso ilustra a importância da ETE na diferenciação de causas de choque intraoperatório e na condução de intervenções direcionadas.

Caso 3: transplante pulmonar unilateral e avaliação da função do VD

Paciente masculino, 62 anos, portador de doença pulmonar obstrutiva crônica (DPOC) avançada e hipertensão pulmonar leve, foi submetido a transplante pulmonar esquerdo. Após a reperfusão do enxerto, observaram-se elevação progressiva da pressão pulmonar e sinais clínicos de disfunção do VD. A ETE revelou dilatação progressiva do VD, redução da TAPSE de 12 mm e desvio septal para a esquerda, achados compatíveis com sobrecarga aguda de pós-carga. Com base nesses dados, foi instituído suporte com dobutamina e ajustes na ventilação mecânica com o objetivo de reduzir a pós-carga do VD. A resposta clínica foi favorável, sem necessidade de suporte extracorpóreo (ECMO), evidenciando a importância da monitorização contínua da função ventricular direita por ETE no transplante pulmonar.

Os exemplos apresentados reforçam o papel da ecocardiografia intraoperatória como ferramenta diagnóstica em tempo real, permitindo intervenções direcionadas antes da instalação de deterioração clínica avançada. Sua capacidade de diferenciar causas de hipotensão – como hipovolemia, disfunção ventricular, tamponamento cardíaco, embolia pulmonar ou distorções anatômicas – é particularmente valiosa no contexto dos transplantes, em que a fisiologia é dinâmica e a margem para erro terapêutico é estreita.

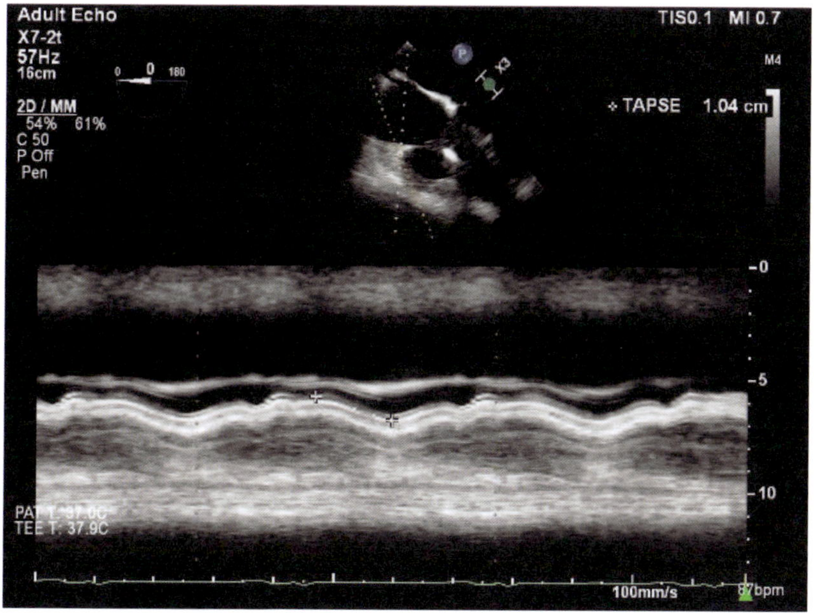

FIGURA 18 Imagem demonstrando a mensuração da TAPSE por ecocardiografia. Esse parâmetro, obtido na projeção de quatro câmaras com modo M, reflete a contratilidade longitudinal do VD e é amplamente utilizado na avaliação funcional do VD, sobretudo em cenários de hipertensão pulmonar ou pós-transplante.

Além de seu valor diagnóstico, a ETE permite o monitoramento da resposta terapêutica, como a melhora da contratilidade após introdução de inotrópicos, a redução das pressões de enchimento com o uso de diuréticos, ou a correção de anormalidades anatômicas após revisão cirúrgica. O uso da ETE como ferramenta de monitorização contínua – e não apenas como exame pontual – amplia de forma significativa seu impacto clínico.

Destaca-se ainda a importância da documentação sistemática dos achados ecocardiográficos em cada transplante. A gravação das imagens, o registro de medições e a elaboração de relatórios objetivos contribuem não apenas para o cuidado clínico imediato, mas também para fins de ensino, auditoria de qualidade e pesquisa científica. Dessa forma, a ecocardiografia intraoperatória consolida-se como instrumento essencial na anestesia de transplantes de alta complexidade.

DESAFIOS E LIMITAÇÕES

Apesar de sua crescente adoção e comprovado valor clínico, a ETE no contexto dos transplantes ainda enfrenta desafios significativos que podem limitar sua aplicabilidade ou comprometer sua eficácia. Esses obstáculos abrangem aspectos técnicos, logísticos e culturais, além de limitações anatômicas do paciente e complexidades inerentes à interpretação de achados em cenários fisiológicos alterados.

Um dos principais entraves é o domínio técnico do exame. A introdução e manipulação da sonda requerem destreza manual e conhecimento anatômico detalhado. A identificação precisa das janelas ecocardiográficas, o ajuste dos parâmetros de imagem e a obtenção de medições confiáveis exigem treinamento formal estruturado e prática supervisionada. A curva de aprendizado é longa, e a ausência de capacitação adequada pode resultar em má interpretação dos achados ou na omissão de alterações relevantes, com impacto direto na tomada de decisão intraoperatória.

A interpretação ecocardiográfica em transplantes também é particularmente desafiadora, dada a presença frequente de alterações anatômicas – como hipertrofia miocárdica, disfunção biventricular, hipertensão pulmonar ou reconstruções cirúrgicas prévias – que dificultam a análise funcional das câmaras cardíacas e válvulas. Além disso, a instabilidade hemodinâmica típica dos momentos de reperfusão ou clampeamentos vasculares requer leitura contextualizada e dinâmica dos achados.

Do ponto de vista logístico, a indisponibilidade de equipamentos apropriados pode limitar o uso sistemático da ETE. Nem todas as salas cirúrgicas dispõem de ETE pronta para uso, e a esterilização, manutenção e armazenamento adequados das sondas demandam estrutura institucional robusta. Mesmo anestesiologistas habilitados podem ser impedidos de utilizar o recurso devido à ausência de suporte técnico-operacional.

Adicionalmente, barreiras institucionais e culturais persistem em diversos centros. A percepção de que a ecocardiografia intraoperatória é responsabilidade exclusiva de cardiologistas ou ecocardiografistas pode gerar resistência à atuação do anestesiologista ecocardiografista. A consolidação de uma cultura colaborativa, em que o anestesiologista atue como membro ativo da equipe decisória com autonomia na utilização da ETE, é fundamental para o êxito de sua integração aos transplantes.

Do ponto de vista do paciente, existem contraindicações específicas ao uso da sonda transesofágica, como varizes esofágicas, estenoses, antecedentes de cirurgia esofágica, lesões da mucosa ou sangramento digestivo recente. Nesses casos, alternativas como a ETT ou métodos invasivos de monitorização devem ser considerados, embora apresentem limitações diagnósticas importantes.

Embora rara, a ocorrência de complicações relacionadas à ETE – como trauma esofágico, sangramento ou perfuração – deve ser considerada. O uso em pacientes sob sedação profunda e intubação orotraqueal reduz o risco de eventos adversos, mas não o elimina completamente. A vigilância contínua e o uso criterioso da técnica são, portanto, indispensáveis para garantir segurança e eficácia.

A Tabela 1 traz uma listagem estruturada das principais contraindicações ao uso da ecocardiografia transesofágica, organizadas por grau de risco. As contraindicações absolutas incluem condições que representam risco imediato à integridade esofágica, enquanto as relativas requerem avaliação individualizada com base no risco-benefício.

TABELA 1 Contraindicações relativas e absolutas à ecocardiografia transesofágica

Contraindicações absolutas
Perfuração da víscera.
Estenose esofágica.
Tumor esofágico.
Laceração esofágica.
Divertículo esofágico.
Úlcera gastrintestinal alta ativa.
Contraindicações relativas
História de radiação para pescoço e mediastino.
História de gastrintestinal superior.
Cirurgia recente de gastrointestinal superior.
Esôfago de Barrett.
História de disfagia.
Restrição de mobilidade do pescoço (artrite cervical, doença da articulação atlantoaxial).
Hérnia hiatal sintomática.
Coagulopatia, trombocitopenia.
Esofagite ativa.

A ausência de certificação formal em ecocardiografia por parte de muitos anestesiologistas representa um fator limitante para sua atuação plena em diversas instituições. Embora existam programas internacionais de capacitação e certificação – como os oferecidos pela ASE, SCA e EACTAIC –, ainda é reduzido o número de profissionais formalmente qualificados no Brasil. A valorização institucional da formação em ecocardiografia, com estímulo à qualificação profissional e sua incorporação nos programas de residência médica, é fundamental para superar essa barreira educacional.

Por fim, destaca-se o desafio da integração da ecocardiografia ao raciocínio clínico. O exame não substitui a avaliação global do paciente. A interpretação dos achados ecocardiográficos deve ser contextualizada com dados clínicos, laboratoriais e da monitorização invasiva, evitando-se decisões precipitadas baseadas em observações isoladas. A ETE deve ser encarada como ferramenta poderosa de apoio à decisão clínica, e não como um fim em si mesma. O equilíbrio entre a interpretação objetiva dos dados e o julgamento clínico individualizado é a marca da excelência na anestesia para transplantes de alta complexidade.

FUTURO DA ECOCARDIOGRAFIA NO TRANSPLANTE

A ecocardiografia intraoperatória segue em evolução acelerada, impulsionada por inovações tecnológicas, pela incorporação da inteligência artificial (IA) e pelo reconhecimento crescente de seu valor clínico. No contexto dos transplantes, essas inovações prometem transformar profundamente a forma como os anestesiologistas monitoram e tomam decisões intraoperatórias, oferecendo maior precisão, segurança e personalização no cuidado ao paciente.

Entre as principais tendências, destaca-se a ecocardiografia tridimensional (3D), que permite reconstruções volumétricas em tempo real com fidelidade anatômica superior. Ao contrário das imagens bidimensionais, o modo 3D oferece visualização espacial das válvulas, septos e câmaras cardíacas, sendo particularmente útil na análise de válvulas bioprotéticas recém-implantadas, anatomias complexas e anastomoses vasculares. No transplante cardíaco, o 3D tende a se consolidar como padrão para avaliação pós-implante do enxerto.

A integração da IA aos sistemas de ecocardiografia representa outro marco. Algoritmos de *machine learning* já são capazes de reconhecer estruturas anatômicas, automatizar medições e até sugerir diagnósticos com alta acurácia. Essa automação reduz a variabilidade interobservador, acelera a aquisição de dados e facilita o uso da ecocardiografia por anestesiologistas em formação. A expectativa é que, em um futuro próximo, sistemas de IA estejam integrados às estações de trabalho no centro cirúrgico, oferecendo suporte à decisão em tempo real.

Avanços paralelos ocorrem na miniaturização de equipamentos. Dispositivos de ecocardiografia *point-of-care*, compactos e de alta resolução, têm ganhado espaço em ambientes intraoperatórios, especialmente em transplantes hepáticos e pulmonares realizados em hospitais com múltiplas salas cirúrgicas. A democratização do acesso à imagem cardíaca de qualidade favorece a ampliação do uso da ecocardiografia como ferramenta essencial da anestesia moderna.

A integração multimodal da monitorização representa outra evolução promissora. Combinar a ecocardiografia com métodos invasivos e não invasivos – como débito cardíaco contínuo, oximetria cerebral, pressão de perfusão orgânica e indicadores metabólicos – permite uma avaliação mais abrangente do paciente transplantado. Nesse cenário, a ecocardiografia atua como elo entre a fisiologia real e os dados quantitativos, orientando intervenções com base em parâmetros visuais e mensuráveis.

No campo da educação médica, a ecocardiografia tem papel crescente. Simuladores com realidade aumentada e plataformas digitais com bancos de imagens reais têm sido incorporados a programas de residência e formação continuada. Esses recursos permitem treinamento em cenários simulados de transplante – incluindo avaliação do enxerto, falência do VD e tamponamento cardíaco –, promovendo aprendizado acelerado e padronização das condutas.

Do ponto de vista institucional, espera-se uma valorização formal da ecocardiografia como competência essencial do anestesiologista atuante em transplantes. A criação de programas de certificação locais, o incentivo à formação avançada em centros de referência e a exigência de competências mínimas para procedimentos de alta complexidade devem contribuir para a consolidação dessa prática no Brasil, alinhando-se às diretrizes internacionais.

A produção científica nessa área também tende a crescer. A ecocardiografia deve ser cada vez mais utilizada como ferramenta de pesquisa em transplantes, por meio de estudos prospectivos, registros multicêntricos e investigações sobre desfechos baseados em imagem. A padronização de protocolos de aquisição e a definição de marcadores ecocardiográficos prognósticos são metas em desenvolvimento.

Em síntese, o futuro da ecocardiografia intraoperatória é promissor, convergente com os avanços da medicina perioperatória. Embora a tecnologia continue a evoluir, será o julgamento clínico do anestesiologista – sua capacidade de integrar dados complexos e agir com precisão – que garantirá o uso inteligente, seguro e eficaz dessa ferramenta. A ecocardiografia em transplantes deixa de ser um diferencial para tornar-se um pilar indispensável do cuidado ao paciente de alta complexidade.

CONCLUSÃO

A ETE intraoperatória consolidou-se como ferramenta essencial na anestesia para transplantes, promovendo segurança, precisão diagnóstica e suporte à tomada de decisões em tempo real. Sua capacidade de fornecer informações anatômicas e hemodinâmicas dinâmicas permite ao anestesiologista detectar precocemente disfunções do enxerto, orientar o manejo anestésico e responder de forma ágil a instabilidades clínicas intraoperatórias.

Nos transplantes cardíacos, a ETE é indispensável na avaliação do enxerto após a reperfusão, permitindo o diagnóstico de disfunções contráteis, falhas técnicas nas anastomoses e tamponamento cardíaco. Em transplantes hepáticos e pulmonares, a ecocardiografia contribui de maneira decisiva para o manejo da função biventricular, detecção de hipertensão pulmonar, eventos embólicos, sobrecarga volêmica e falência aguda do VD, além de auxiliar na diferenciação de causas de choque intraoperatório.

Apesar de seus benefícios amplamente reconhecidos, o uso da ETE ainda enfrenta desafios. A técnica requer formação especializada, domínio técnico e capacidade de integração com dados clínicos e de monitorização fisiológica para interpretação adequada. As limitações anatômicas e logísticas também precisam ser consideradas. No entanto, o futuro é promissor, com tendências claras de automação, integração multimodal e valorização crescente da competência ecocardiográfica como parte da prática anestésica avançada.

A incorporação definitiva da ecocardiografia intraoperatória nos protocolos de transplante dependerá da capacitação sistemática dos anestesiologistas, do suporte institucional à implementação da técnica e da consolidação de protocolos clínicos que integrem a imagem como pilar central da decisão terapêutica. Quando bem aplicada, a ETE transforma a anestesia para transplantes em uma prática mais objetiva, segura e personalizada, impactando diretamente a morbimortalidade e a qualidade do cuidado prestado ao paciente de alta complexidade.

BIBLIOGRAFIA

1. Allen WL, Fritz AV, Martin AK. 3D transesophageal echocardiography and pseudo pulmonary artery stenosis in lung transplantation. Mayo Clinic Proceedings. 2023;98(12):1753-4.
2. Argalious MY, Halvorson S, Seif J, Khanna S, Wang M, Cywinski JB. Assessment of superior vena cava diameter and collapsibility index in liver transplantation: a prospective observational study. Braz J Anesthesiol. 2024;74(6):844563.
3. Beaubien-Souligny W, Benkreira A, Robillard P, et al. Clinical significance of extravascular lung water assessed with lung ultrasound and transpulmonary thermodilution after lung transplantation. Transpl Int. 2018;31(4):428-36.
4. Beraud AS, Milano CA, Rogers JG, et al. Use of intraoperative transesophageal echocardiography in cardiac transplantation. J Cardiothorac Vasc Anesth. 2012;26(3):526-32.
5. Bezinover D, Zerillo J, Chadha RM, Wagener G, Blasi A, Johnson T, et al. Use of Transesophageal echocardiography for liver transplantation: a global comparison of practice from the ILTS, SATA, and LICAGE. Transplantation. 2024;108(7):1570-83.
6. Boudart C, Assam O, Veliziotis I, Vander Kuylen M, Perrin L. Takotsubo syndrome-induced cardiogenic shock in lung transplantation: importance of early diagnosis and ECMO implantation. Am J Case Rep. 2024;25:e944942.
7. Carrier FM, Vincelette C, Trottier H, Carr A, Chaudhury P, Dajani K, et al. Perioperative clinical practice in liver transplantation: a cross-sectional survey. Can J Anaesth. 2023;70(7):1155-66.
8. Cholley B, Vieillard-Baron A, Mebazaa A. Echocardiography in the ICU: time for widespread use! Intensive Care Med. 2006;32(1):9-10.
9. Cowger J, Pagani FD, Haft JW, et al. Right ventricular failure in patients with left ventricular assist devices: insights and outcomes. Circ Heart Fail. 2014;7(5):785-93.

10. Crouch CE, Ko JS, Hendrickse A, Kumar SS, Little M, Chae MS, et al. Exploring anesthesiology management of living donor liver transplantation: survey from the Society for the Advancement of Transplant Anesthesia and the Korean Society for Transplantation Anesthesiologists. Clin Transplant. 2024;38(10):e15428.
11. Dunkman WJ, Manning MW, Williams DA. Patterns of use in transesophageal echocardiography for liver transplantation: a systematic review. Semin Cardiothorac Vasc Anesth. 2022;26(4):274-81.
12. Dunkman WJ, Williams DA, Manning MW. Bleeding complications from transesophageal echocardiography for liver transplantation: a systematic review. Semin Cardiothorac Vasc Anesth. 2022;26(4):304-9.
13. European Association of Cardiovascular Imaging (EACVI) and European Association of Cardiothoracic Anaesthesiology and Intensive Care (EACTAIC). Consensus Statement on Perioperative Echocardiography in High-Risk Surgical Patients. 2022.
14. González-Suárez S, Corbett M, Hernández-Martínez A. Impact of graft reperfusion on cardiac function assessed by transesophageal echocardiography during liver transplantation: an observational retrospective study. J Clin Monit Comput. 2024;38(2):301-11.
15. Gouvêa G, Feiner J, Joshi S, Diaz R, Manso JEF, Assad AR, et al. Evaluation of right ventricular function during liver transplantation with transesophageal echocardiography. PLoS One. 2022;17(10):e0275301.
16. Grell R, Paul J, Gupta K, Chawla N, Deshpande R, De Marchi L, et al. Perioperative point--of-care ultrasound utilization in abdominal organ transplantation. Part I: Preoperative and intraoperative care. Clin Transplant. 2025;39(4):e70153.
17. Hahn RT, Abraham T, Adams MS, Bruce CJ, Glas KE, Lang RM, et al. Guidelines for performing a comprehensive transesophageal echocardiographic examination: recommendations from the American Society of Echocardiography and the Society of Cardiovascular Anesthesiologists. J Am Soc Echocardiogr. 2013;26(9):921-64.
18. Hansebout C, Desai TV, Dhir A. Utility of transesophageal echocardiography during orthotopic liver transplantation: a narrative review. Ann Card Anaesth. 2023;26(4):367-79.
19. Hemamalini P, Paramasivan S, Dutta P, Attawar S. The role of transesophageal echocardiography in evaluation and management of hypoxia following lung transplantation. Ann Card Anaesth. 2022;25(3):356-8.
20. Kim HJ, Shin SW, Park S, Kim HY. A review of anesthesia for lung transplantation. J Chest Surg. 2022;55(4):293-300.
21. Lahm T, Douglas IS, Archer SL, et al. Assessment and management of pulmonary hypertension in critically ill patients: a scientific statement from the American Heart Association. Circulation. 2018;137(20):e637-e652.
22. Miles LF, Couture EJ, Potes C, Makar T, Fernando MC, Hungenahally A, et al. Preliminary experience with continuous right ventricular pressure and transesophageal echocardiography monitoring in orthotopic liver transplantation. PLoS One. 2022;17(2):e0263386.
23. Nicoara A, Skubas N, Ad N, Finley A, Hahn RT, Mahmood F, et al. Guidelines for the use of transesophageal echocardiography in the operating room: a report from the American Society of Echocardiography and the Society of Cardiovascular Anesthesiologists. Anesth Analg. 2020;130(5):1121-37.
24. Schumann R, Mandell MS. Monitoring and hemodynamic management in liver transplantation: Current practices and future trends. Liver Transpl. 2011;17(6):630-40.
25. Swaminathan M, Nicoara A. Role of perioperative transesophageal echocardiography in liver transplantation. Liver Transpl. 2017;23(8):1040-50.

26. Tigano S, Casolaro G, Bianchini A, Bernardi E, Laici C, Ramahi L, et al. hemodynamic monitoring during liver transplantation for patients on perioperative extracorporeal membrane oxygenation (ECMO) support: a narrative review. Medicina (Kaunas). 2025;61(4):768.
27. Vandenbriele C, Brouckaert J, Hans G, Tchana-Sato V, Vandendriessche K, Gunst J, et al. The role of transesophageal echocardiography in guiding heart donation after circulatory death. Clin Transplant. 2022;36(9):e14783.
28. Vetrugno L, Bove T, Orso D, et al. Point-of-care echocardiography: a practical guide for intensivists and anesthesiologists. Rev Bras Anestesiol. 2019;69(6):553-65.
29. Vieillard-Baron A, Naeije R, Haddad F, Bogaard HJ, Bull TM, Fletcher N, et al. Diagnostic workup, etiologies and management of acute right ventricle failure: a state-of-the-art paper. Intensive Care Med. 2018;44(6):774-90.

8

Monitorização da coagulação

Roberta Figueiredo Vieira
Anne Twardowsky Di Donato

DESTAQUE DO TEMA

1. A indicação da transfusão é sempre clínica. Os monitores da coagulação auxiliam na determinação do tipo e da quantidade do hemocomponente ou hemoderivado.
2. Os testes de coagulação convencionais se baseiam no antigo modelo da coagulação plasmática e são limitados no contexto da hemorragia por avaliar apenas o plasma pobre em plaquetas.
3. Os testes viscoelásticos (TEG® ou ROTEM®) avaliam as propriedades viscoelásticas do sangue, ajudando a otimizar o uso de hemocomponentes. Entretanto, não há valores de referência validados como gatilhos transfusionais.

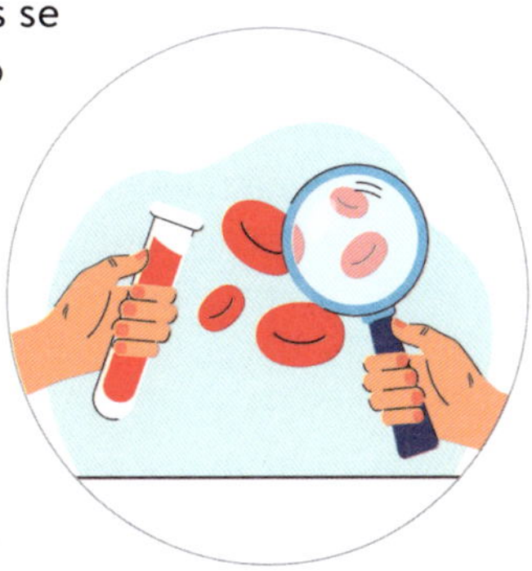

INTRODUÇÃO

Os transplantes de órgãos são procedimentos cirúrgicos de grande porte, em que a hemorragia grave e a instabilidade hemodinâmica são eventos frequentes. A utilização de hemocomponentes e hemoderivados é comum, seja indicado pela doença de base do paciente e/ou pela própria intervenção cirúrgica. Os testes de coagulação convencionais *point-of-care* ou os testes viscoelásticos (TVE) auxiliam na avaliação da hemostasia e guiam a terapia transfusional perioperatória. A elaboração e a implementação de um algoritmo transfusional institucional, baseado nos TVE, incorporando gatilhos e metas predefinidos, são recomendadas pelas sociedades médicas, uma vez que permitem a transfusão de forma individualizada. Se o TVE não estiver disponível, o algoritmo transfusional deve incorporar gatilhos predefinidos com base nos testes de coagulação convencionais.

Os parâmetros fisiológicos que interferem na hemostasia, como pH e eletrólitos, são rapidamente obtidos em analisadores de gasometria e eletrólitos *point-of-care*, disponíveis na maioria das unidades de terapia intensiva e centros cirúrgicos. Entretanto, a avaliação da hemostasia é desafiadora pela menor disponibilidade de monitores de coagulação *point-of-care* nesses cenários. Vale ressaltar que a indicação da transfusão é sempre clínica, e os monitores de coagulação auxiliam na determinação do tipo e quantidade do hemocomponente ou hemoderivado indicado.

TESTES CONVENCIONAIS

Os testes de coagulação convencionais, como o tempo de protrombina (TP), o tempo parcial de protrombina ativada (TPPa) e o tempo de trombina (TT), não foram idealizados para visualizar o processo de formação e estabilidade do coágulo, mas para avaliar a resposta à anticoagulação. Além disso, esses testes exigem preparo da amostra sanguínea, o que retarda a liberação dos resultados, em média 30 a 90 minutos. Essa demora limita a aplicabilidade desses testes no contexto da hemorragia aguda, principalmente com a necessidade de análises repetidas. Embora os testes de coagulação *point-of-care*, como CoaguChek® (F. Hoffmann-La Roche AG, Roche Diagnostics, Suíça), sejam uma alternativa, estes não têm acurácia adequada no contexto de hemorragia e são preferidos como monitores do efeito dos antagonistas da vitamina K, como a varfarina.

Os testes de coagulação convencionais se baseiam no antigo modelo da coagulação plasmática, composto pelas vias extrínseca, intrínseca e comum (Figura 1). Essas cascatas de coagulação são uma série de reações enzimáticas, em que fatores de coagulação e cofatores como o cálcio interagem e, ao final do processo, formam trombina em quantidade suficiente para converter fibrinogênio em fibrina, e assim produzir um coágulo estável, após a ação do fator XIII. O TP reflete a via extrínseca, o TPPa retrata a via intrínseca, e o TT avalia a função do fibrinogênio, que também pode ser quantificado através do método de Clauss.

Os testes de coagulação convencionais são realizados em amostra de sangue citratado. A amostra é centrifugada, e o sobrenadante, que é o plasma pobre em plaquetas, é aquecido a 37°C. O reagente de cada teste é adicionado ao plasma aquecido: fator tecidual no TP, e caolin ou celite no TPPa. Os cofatores das reações

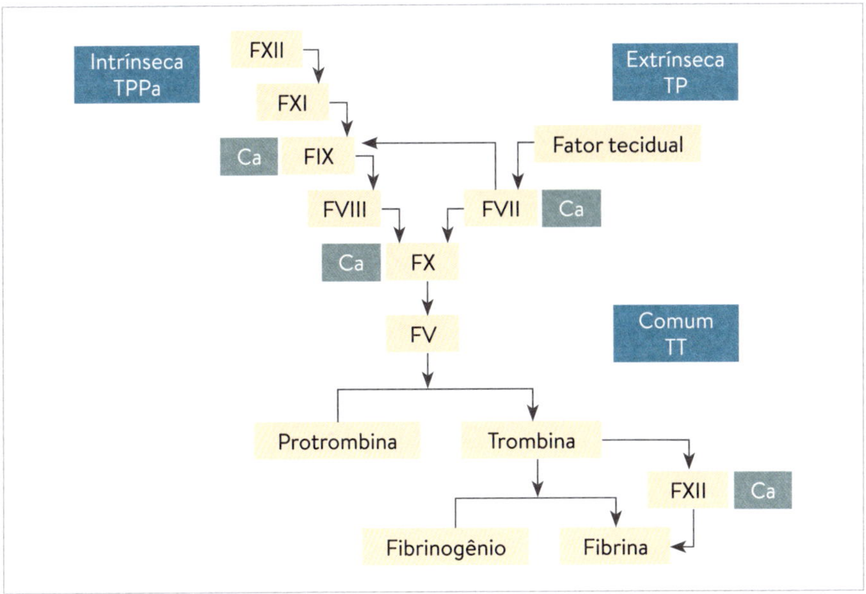

FIGURA 1 Modelo das cascatas da coagulação e os testes de coagulação convencional que as avaliam.

TP: tempo de protrombina; TT: tempo de trombina; TPPa: tempo parcial de protrombina ativada.

Adaptada de Kamal et al., 2007.

enzimáticas, como fosfolipídeo e cálcio, também são adicionados à mistura. Só após a adição de cálcio, reversor do citrato, que o tempo até a formação do coágulo é mensurado. O coágulo é detectado através do aumento da impedância, na detecção mecânica ou pela redução da passagem da luz através da amostra, na detecção óptica.

O tubo com anticoagulante (tubo azul) contém citrato de trissódio a 3,2%. O citrato se liga ao cálcio da amostra e assim impede a ativação da cascata da coagulação. O volume de sangue adicionado deve obedecer ao limite indicado no tubo, para preservar a proporção entre sangue e citrato da amostra. Nos casos em que há menos sangue que o definido, há proporcionalmente mais citrato na amostra, que não será completamente antagonizado pela dose padronizada de cálcio do teste. O resultado será um exame com resultado falso-positivo, ou seja, em que o tempo para a formação do coágulo estará falsamente aumentado.

A utilidade dos testes convencionais na avaliação do sangramento agudo é limitada. Nesses testes, a análise do plasma aquecido impede a determinação dos efeitos da hipotermia e ignora a influência da função plaquetária na hemostasia. O coagulograma convencional expressa unicamente a função das proteínas da coagulação, sem considerar a ação das proteínas que atuam na anticoagulação, como as proteínas C e S. Aliás, essas proteínas integram mecanismos compensatórios fisiológicos e não são avaliadas por nenhum teste laboratorial. Vale ressaltar que os testes convencionais não são sensíveis para detectar redução dos fatores de coagulação; só exibem alteração do resultado quando há menos de 20% desses fatores na amostra. Os testes convencionais também não avaliam a estabilidade do coágulo nem fornecem informação sobre o sistema fibrinolítico. Tais limitações devem ser consideradas no manejo da hemostasia baseado nesses testes.

TESTES VISCOELÁSTICOS

Ao contrário dos testes convencionais, os TVE (ROTEM® ou TEG®) são realizados no sangue total e na temperatura do paciente e, através de rotação mecânica, conseguem detectar a dinâmica da formação de um coágulo sanguíneo, com resultados entre 15 e 20 minutos.

A tromboelastografia (TEG®) foi o primeiro método criado para avaliar as propriedades viscoelásticas do sangue total. Desenvolvido em 1948 por Helmut Hartet, na Universidade de Heidelberg, Alemanha, inicialmente o TEG® foi utilizado pelo hematologista Von Kaulla para identificar distúrbios da coagulação em pacientes urêmicos. Porém, sua aplicação ganhou importância na década de 1960, com a realização dos primeiros transplantes de fígado pelo cirurgião Thomas Starzl.

O TEG® consiste na colocação de uma amostra de 360 uL de sangue total do paciente em uma pequena cuba cilíndrica que sofre rotações, oscilando 4°45′ em ciclos de 5 segundos. Ela é acoplada no aparelho, permitindo que um pino conectado a um transdutor eletromecânico fique submerso no sangue e monitore a movimentação do sangue. Conforme a coagulação ocorre, o aumento na força rotacional é detectado pelo pino e convertido em sinal elétrico, que é então interpretado e ilustrado em um gráfico da força do coágulo pelo tempo. Já o ROTEM® segue os mesmos princípios do TEG®, com pequenas diferenças técnicas, descritas na Tabela 1: a rotação é realizada pelo pino e não pela cuba cilíndrica, oscilando 4°75′ em ciclos de 6 segundos; o sinal do pino submerso no sangue é transmitido por um sistema de detecção óptica, e não por um cabo de torção (Figura 2). Além disso, o ROTEM® pode analisar até quatro amostras diferentes simultaneamente, enquanto o TEG® tradicional analisa até duas amostras. O TEG® é muito sensível às interferências vibratórias e requer o uso de pipeta manual, enquanto no ROTEM® a pipeta é automática, o que reduz erros na manipulação. Atualmente, alguns monitores dispensam o uso da pipeta, através do uso de cartuchos preenchidos com reagentes, facilitando o uso desses testes nos serviços de emergência.

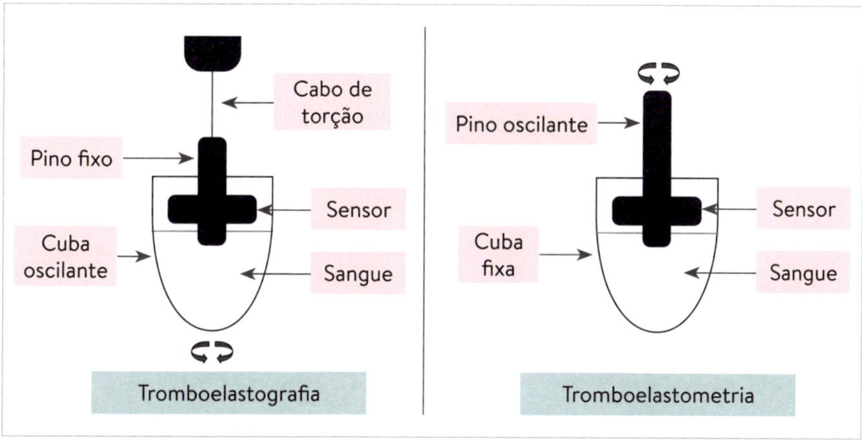

FIGURA 2 Representação esquemática do tromboelastograma (TEG®) e tromboelastometria (ROTEM®): no TEG®, o pino está suspenso por um cabo de torção e inserido na cuba oscilante. À medida que as fibras de fibrina se formam na cuba, o movimento é impedido e transmitido através do pino e do cabo de torção para formar um traçado. No ROTEM®, a cuba é fixa e o pino gira. Enquanto não há formação do coágulo, o movimento é livre (linha reta). Quando a coagulação começa, há restrição ao movimento do pino, o que vai ser expresso pelo traçado do exame.

Adaptada de Samos et al., 2021.

TABELA 1 Diferenças operacionais entre TEG® e ROTEM®

Características	TEG®	ROTEM®
Pipeta	Manual	Automática
Movimentação da cuba	Móvel	Fixa
Pino	Fixo	Móvel
Ângulo da rotação	4°45/5 seg	4°75/6 seg
Detecção	Transdução do pino	Impedância da rotação
Material da cuba	Polímero acrílico	Polimetilmetacrilato

Fonte: Whiting e DiNardo, 2014.

Ambos os aparelhos avaliam diferentes parâmetros em todos os estágios da hemostasia, como formação, manutenção e lise do coágulo, de acordo com o modelo celular da coagulação. Os parâmetros avaliados pelo TEG®/ROTEM® incluem o tempo para a formação do coágulo (tempo R/CT), a velocidade de formação do coágulo (ângulo alfa), a força do coágulo (MA [amplitude máxima]/ MCF [firmeza máxima do coágulo]) e a lise do coágulo (LY30 e LY60/ML [máxima lise]). Esses parâmetros refletem a presença dos fatores de coagulação, plaquetas, fibrinogênio e sistema fibrinolítico. Os principais parâmetros avaliados pelo TEG® e ROTEM®, assim como o seu significado, estão listados na Tabela 2 e ilustrados na Figura 3.

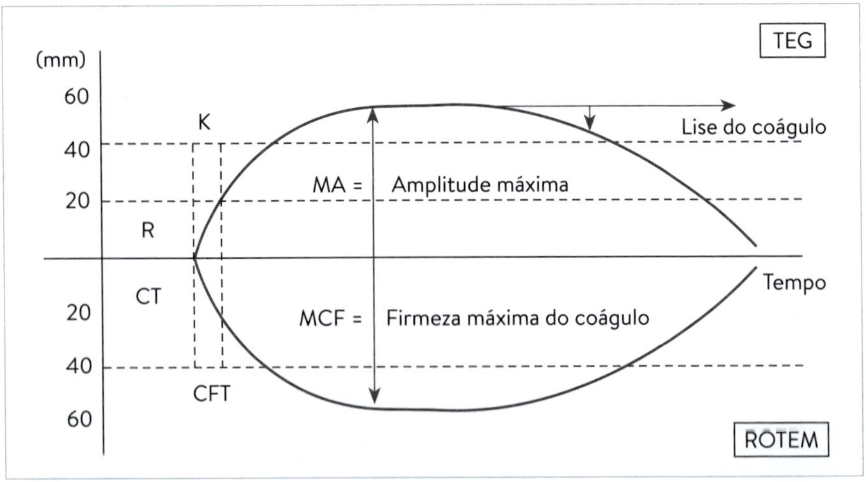

FIGURA 3 Resultado gráfico do TEG® e ROTEM®: parâmetros analisados no TEG (acima) e no ROTEM (abaixo).

CFT: tempo de formação do coágulo; CT: tempo de coagulação; K: tempo de cinética; R: tempo de reação.

Adaptada de Hernandez Conte et al., 2017.

TABELA 2 Parâmetros analisados pelo TEG® e ROTEM®

Parâmetros		Interpretação	Correlação fisiológica com a hemostasia
TEG®	ROTEM®		
Tempo de reação (R – min)	Tempo de coagulação (CT – segundos)	Tempo para o traço atingir uma amplitude de 2 mm	Tempo para a geração de trombina Ação dos fatores da coagulação Influenciado por anticoagulantes
Tempo de cinética (K – min)	Tempo de formação do coágulo (CFT – segundos)	Tempo para a amplitude do coágulo atingir de 2 a 20 mm	Ativação e polimerização da fibrina Velocidade da propagação do coágulo
Ângulo α (graus)	Ângulo α (graus)	Ângulo que tangencia o ponto de início da coagulação (R ou CT) até a inclinação da curva em formação	Ativação e polimerização da fibrina Velocidade da propagação do coágulo
–	Amplitude em 10 min (A10 – mm)	Amplitude após 10 minutos do CT	Contribuição do fibrinogênio e das plaquetas para a resistência do coágulo

(continua)

TABELA 2 Parâmetros analisados pelo TEG® e ROTEM® (*continuação*)

Parâmetros		Interpretação	Correlação fisiológica com a hemostasia
TEG®	ROTEM®		
Amplitude máxima (MA - mm)	Firmeza máxima do coágulo (MCF - mm)	Amplitude ou força máxima do coágulo	Contribuição do fibrinogênio e das plaquetas para a resistência do coágulo
Lise 30 (LY 30 - %)	Índice de lise em 30 min (LY 30 - %)	TEG: redução percentual na área sob a curva TEG 30 minutos após a MA ROTEM: Percentagem de coágulo restante (comparado com MCF) 30 minutos após CT	Fibrinólise
Lise 60 (LY 60 - %)	–	TEG: redução percentual na área sob a curva TEG 60 minutos após a MA	Fibrinólise
–	Máxima lise (ML - %)	Grau de fibrinólise em relação ao MCF	Fibrinólise

Fonte: Selby, 2020.

Com a aplicação dos diferentes ativadores e inibidores da coagulação, obtêm-se diferentes tipos de análises, descritas na Tabela 3. As análises são interpretadas em conjunto, preferencialmente como parte de um algoritmo para orientar a tomada da decisão transfusional. O TEG® e ROTEM® apresentam diferentes tipos de análises, que não podem ser examinadas de forma intercambiável entre os dois monitores, pela utilização de diferentes reagentes, em diferentes doses.[9-11]

Interpretação dos testes viscoelásticos

Há diferentes algoritmos baseados em TEG® e ROTEM® em variados cenários clínicos, como cirurgia cardíaca, trauma, transplante hepático e hemorragia puerperal. O fibrinogênio é o primeiro fator a decair a valores críticos após um sangramento grave. Portanto, é o primeiro a ser avaliado através do A10 no FIBTEM e A10 no EXTEM no ROTEM®. No TEG®, a avaliação é através da avaliação da MA e do FF (fibrinogênio funcional). No ROTEM®, se o A10 do EXTEM estiver normal, indica que a contagem do fibrinogênio e plaquetas estão normais. Se o A10 do EXTEM estiver abaixo do normal, indica que há déficit de fibrinogênio e/ou plaquetas, e apenas através da análise do A10 do FIBTEM conseguimos determinar que elemento está faltando para a hemostasia adequa-

TABELA 3 Análises dos testes viscoelásticos e os ativadores adicionados

ROTEM®			TEG®		
Teste	**Ativador**	**Descrição**	**Teste**	**Ativador**	**Descrição**
NATEM	Ausente	Análise do sangue puro	Na-TEG	Ausente	Análise do sangue puro
EXTEM	Fator tecidual	Avalia a via extrínseca Método mais rápido, mostra o início da formação do coágulo em 70 segundos	Rapid TEG	Caolin + fator tecidual	Avalia via intrínseca e extrínseca
INTEM	Ácido elágico	Avalia a via intrínseca Avalia a ação da heparina quando comparado com o HEPTEM	Kaolin TEG	Caolin	Avalia a via intrínseca
HEPTEM	Ácido elágico + heparinase	A heparinase degrada a heparina presente na amostra. Quando o CT do HEPTEM está normal e o CT do INTEM está alargado, significa que há resíduo de heparina na amostra do INTEM. O motivo do sangramento é efeito residual da heparina. Se o CT do HEPTEM for alargado como o INTEM, pensa-se em deficiência de fatores de coagulação	Kaolin TEG heparinase (HTEG)	Caolin + heparinase	Avalia a ação residual da heparina
FIBTEM	Fator tecidual (EXTEM) + citocalasina D	Avalia a polimerização da fibrina após a inibição da agregação plaquetária pela citocalasina D O coágulo formado é dependente do fibrinogênio	Fibrinogênio Funcional FF	Kaolin + Inibidor GPIIb/IIIa	Avalia a polimerização da fibrina após inibição plaquetária e determina o Fibrinogênio
APTEM	Fator tecidual (EXTEM) + aprotinina	A aprotinina inibe a fibrinólise. Caso haja correção da ML no APTEM em relação ao EXTEM, caracteriza-se a hiperfibrinólise	—	—	—

GPIIb/IIa: glicoproteína IIb/IIa.
Fonte: Selby, 2020; Conte et al., 2017.

da. O FIBTEM avalia apenas o fibrinogênio, uma vez que a citocalasina D subtrai o componente plaquetário do coágulo. Quando o A10 do EXTEM estiver abaixo do normal e o A10 do FIBTEM/FF estiver normal, significa que há déficit de plaquetas. Porém, quando o A10 do EXTEM estiver abaixo do normal e o A10 do FIBTEM/FF estiver reduzido, há déficit de fibrinogênio.

Após confirmar que a dosagem de fibrinogênio está normal, o próximo passo é avaliar o tempo de coagulação (CT no ROTEM®/R no TEG®), que reflete a quantidade dos fatores de coagulação da amostra. Vale ressaltar que, embora o CT seja o primeiro parâmetro disponível, deve-se aguardar e analisar primeiro o fibrinogênio (A10 – EXTEM/FIBTEM), pois, quando há deficiência desse fator, há prolongamento do CT. O tratamento da hipofibrinogenemia corrige o prolongamento do CT, sem a necessidade de reposição adicional de fatores de coagulação. O próximo passo é avaliar a lise do coágulo (ML/LY30 ou LY60), que expressa a contração fisiológica do coágulo, mas que, quando aumentada, representa uma intensificação da atividade do sistema fibrinolítico. Entretanto, os TVE têm baixa sensibilidade para detectar hiperfibrinólise, o que significa que o sangramento pode ter um componente de hiperfibrinólise e o teste apresentar ML/LY30 ou LY60 normal.

Nas cirurgias em que os pacientes recebem heparina, como na cirurgia cardíaca, quando há dúvida sobre heparinização residual como uma possível causa de sangramento, deve-se analisar o INTEM ou o Kaolin TEG. O CT/R apresentará aumento acima de 240s, e a adição da heparinase no HEPTEM ou HTEG normalizará o resultado. Entretanto, se a protamina tiver sido administrada, é importante lembrar que doses excessivas podem causar aumento no CT/R. Para descartar esse efeito anticoagulante da protamina, a relação CT_{IN}/CT_{HEP} deve ser analisada. Valores ≥ 1,25 indicam ação da heparina, com possibilidade de reversão pela protamina. Valores abaixo de 1,25 estão relacionados à ação da protamina, necessitando de plasma ou fator VII recombinante para reversão. No APTEM, antifibrinolíticos (inibidores da plasmina) são adicionados à amostra e, se houver melhora na amplitude do coágulo em relação ao EXTEM, identifica-se hiperfibrinólise.

Uma limitação dos TVE é a ausência de um valor de corte transfusional. Os valores de referência do ROTEM® representam o intervalo de confiança de 95% da população dos voluntários estudados, e não valores relacionados à hemostasia adequada. Os pacientes e os cenários clínicos interferem nos valores considerados normais, ou seja, o CT considerado normal para uma gestante com hemorragia pós-parto não é semelhante ao de um receptor de transplante hepático. Diferentes algoritmos são sugeridos para os diversos cenários clínicos de sangramento grave, mas o único algoritmo transfusional perioperatório recomendado por um consenso de especialistas é o da Sociedade de Anestesiologistas Cardiovasculares

(SCA), evidenciado na Figura 4. Cada instituição deve estabelecer o seu algoritmo transfusional baseado na população específica a ser manejada.

Outra limitação dos TVE é não detectar a função das plaquetas, o que é relevante no cenário da cirurgia cardíaca. Os monitores *point-of-care* da função plaquetária completam o ponto-cego dos monitores viscoelásticos, mas ainda não estão disponíveis na maioria das instituições. A contribuição da atividade plaquetária na formação do coágulo é feita de forma indireta, através da comparação dos valores do MCF/MA entre o EXTEM e FIBTEM no ROTEM® ou entre o RAPID TEG e FF no TEG®. Porém, apesar de as plaquetas serem as grandes responsáveis pelo MCF/MA, esse parâmetro não permite distinção entre alterações na função ou na quantidade plaquetária. Dessa forma, os TVE não conseguem avaliar a atividade plaquetária em pacientes utilizando ácido acetilsalicílico ou

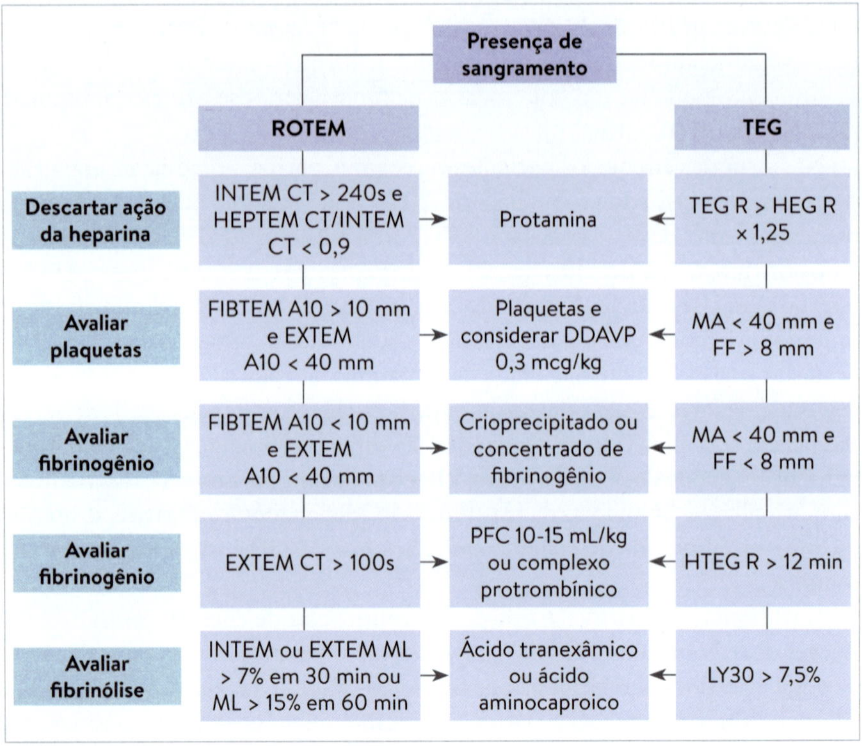

FIGURA 4 Algoritmo baseado no TEG® e ROTEM® sugerido pela Sociedade de Anestesiologistas Cardiovasculares.

A10: amplitude em 10 minutos; CT: tempo de coagulação; DDAVP: 1-desamino-8D-arginina vasopressina ou acetato de desmopressina; FF: fibrinogênio funcional; PFC: plasma fresco congelado; HTEG: TEG heparinase; R: tempo de reação; MA: amplitude máxima; ML: máxima lise. Fonte: Raphael et al., 2019.

inibidores do P2Y12. Além disso, nos testes que avaliam o fibrinogênio, a adição de citocalasina D ou abciximabe (inibidor glicoproteína [GP]IIB/IIIA) inibe a agregação plaquetária, mas de forma incompleta, especialmente com o uso de abciximabe (TEG). Entretanto, novos métodos foram desenvolvidos para fazer o mapeamento plaquetário em pacientes que usam antiagregantes plaquetários com ROTEM® ou TEG®.

RESUMO FINAL

As cirurgias de transplantes de órgãos cursam com alteração da hemostasia, provocada pela disfunção orgânica basal do paciente, como insuficiência renal e hepática ou pela intervenção cirúrgica, como o uso da circulação extracorpórea. A monitorização da coagulação, principalmente com TVE, é crucial no perioperatório, pois avalia a hemostasia de forma abrangente e dinâmica, permitindo intervenções mais direcionadas e personalizadas. A implementação de algoritmo transfusional institucional baseado nos testes viscoelásticos ou convencionais, na ausência dos primeiros, melhora a decisão transfusional, tornando-a mais racional e individualizada, melhorando desfechos clínicos.

BIBLIOGRAFIA

1. Kietaibl S, Ahmed A, Afshari A, Albaladejo P, Aldecoa C, Barauskas G, et al. Management of severe peri-operative bleeding: Guidelines from the European Society of Anaesthesiology and Intensive Care: Second update 2022. Eur J Anaesthesiol. 2023;40(4):226-304.
2. Sahli SD, Rössler J, Tscholl DW, Studt J-D, Spahn DR, Kaserer A. Point-of-care diagnostics in coagulation management. Sensors (Basel). 2020;20(15):4254.
3. Kamal AH, Tefferi A, Pruthial RK. How to interpret and pursue an abnormal prothrombin time, activated partial thromboplastin time and bleeding time in adults. Mayo Clin Proc. 2007;82(7):864-73.
4. Winter WE, Flax SD, Harris NS. Coagulation testing in the core laboratory. Lab Med. 2017;48(4):295-313.
5. Meybohm P, Zacharowski K, Weber CF. Point-of-care coagulation management in intensive care medicine. Crit Care. 2013;17(2):218.
6. Hartert H. Blood clotting studies with Thrombus stressography; a new investigation procedure. Klin Wochenschr. 1948;26(37-38):577-83.
7. Samoš M, Škorňová I, Bolek T, Stančiaková L, Korpallová B, Galajda P, et al. Viscoelastic hemostatic assays and platelet function testing in patients with atherosclerotic vascular diseases. Diagnostics (Basel). 2021;11(1):143.
8. Whiting D, DiNardo JA. TEG and ROTEM: Technology and clinical applications. Am J Hematol. 2014;89(2):228-32.
9. Selby R. "TEG talk": expanding clinical roles for thromboelastography and rotational thromboelastometry. Hematology Am Soc Hematol Educ Program. 2020;2020(1):67-75.

10. Görlinger K, Pérez-Ferrer A, Dirkmann D, Saner F, Maegele M, Calatayud ÁAP, et al. The role of evidence-based algorithms for rotational thromboelastometry-guided bleeding management. Korean J Anesthesiol. 2019;72(4):297-322.
11. Hernandez Conte A, Perotti D, Farac L. Thromboelastrography (TEG) Is still relevant in the 21st century as a point-of-care test for monitoring coagulation status in the cardiac surgical suite. Semin Cardiothorac Vasc Anesth. 2017;21(3):212-6.
12. Drotarova M, Zolkova J, Belakova KM, Brunclikova M, Skornova I, Stasko J, et al. Basic Principles of Rotational Thromboelastometry (ROTEM®) and the Role of ROTEM-Guided Fibrinogen Replacement Therapy in the Management of Coagulopathies. Diagnostics (Basel). 2023;13(20):3219.
13. Raphael J, Mazer CD, Subramani S, Schroeder A, Abdalla M, Ferreira R, et al. Society of Cardiovascular Anesthesiologists clinical practice improvement advisory for management of perioperative bleeding and hemostasis in cardiac surgery patients. J Cardiothorac Vasc Anesth. 2019;33(11):2887-99.
14. Erdoes G, Koster A, Levy JH. Viscoelastic coagulation testing: use and current limitations in perioperative decision-making. Anesthesiology. 2021;135:342-9.

SEÇÃO III

Transplante pulmonar

9

Anestesia em transplante pulmonar

Ricardo Esper Treml
Pedro Tanaka
João Manoel Silva Junior

DESTAQUE DO TEMA

1. Importância da especialização e protocolos padronizados: o sucesso do transplante pulmonar depende de sua realização em centros especializados, que seguem protocolos padronizados e são focados na segurança e nos melhores desfechos clínicos para o paciente.
2. Abordagem multidisciplinar: a colaboração entre diferentes especialidades médicas é essencial para a preparação, execução e recuperação do transplante de pulmão, garantindo que todos os aspectos, desde a avaliação pré-operatória até a analgesia pós-operatória, sejam cuidadosamente gerenciados.
3. Ventilação protetora: a utilização de estratégias de ventilação protetora com baixos volumes correntes e pressão positiva ao final da expiração (PEEP) é crucial para prevenir lesões pulmonares durante o transplante e melhorar os desfechos pós-operatórios.
4. Monitoramento hemodinâmico e terapia guiada por metas: o uso de monitoramento invasivo, como a ecocardiografia transesofágica e a cateterização da artéria pulmonar, aliado à terapia guiada por metas, é fundamental para a manutenção da estabilidade hemodinâmica e a otimização do cuidado perioperatório.

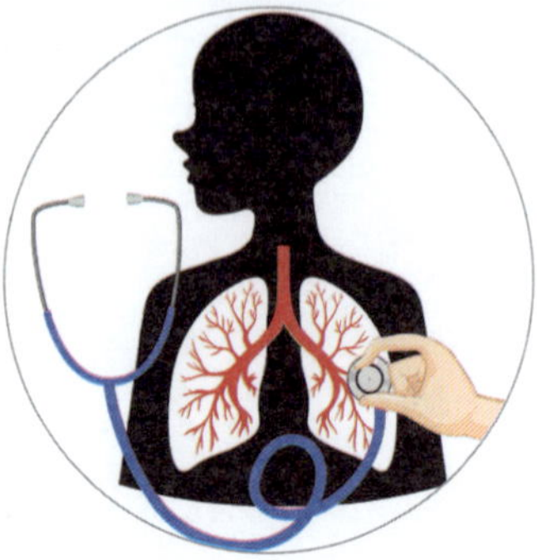

5. Manejo individualizado da analgesia pós-operatória: técnicas de analgesia, como a anestesia epidural torácica e o bloqueio do plano do eretor da espinha, são eficazes no controle da dor e na redução de complicações, sendo essenciais para uma recuperação mais rápida e segura dos pacientes transplantados.

INTRODUÇÃO

O transplante pulmonar é considerado o tratamento definitivo para diversas doenças pulmonares em estágio terminal e deve ser realizado exclusivamente em centros especializados, que possuam experiência consolidada e protocolos internos padronizados, visando a otimização dos desfechos clínicos e a redução da morbidade e mortalidade perioperatória.[1] A adoção dessas diretrizes é essencial para garantir segurança ao paciente e está entre as recomendações do Consenso Internacional sobre Anestesia e Cuidados Intensivos no Transplante de Pulmão.[2] A disfunção orgânica é caracterizada pela incapacidade de um órgão em desempenhar suas funções de forma reversível ou irreversível, resultando em alterações da homeostase que requerem intervenções clínicas ou suporte de vida para manter sua fisiologia normal.[3] O transplante pulmonar representa a única alternativa terapêutica eficaz para a disfunção pulmonar irreversível, independentemente da etiologia subjacente. No entanto, em decorrência da alta complexidade do procedimento, sua execução exige preparo minucioso e precisão absoluta por parte de uma equipe multidisciplinar altamente treinada, o que ressalta a importância da educação médica contínua e do aprimoramento técnico no contexto das cirurgias de alta complexidade. Além disso, a realização do transplante pulmonar em centros de referência com expertise na condução perioperatória e no manejo de complicações pós-transplante é fundamental para garantir os melhores resultados clínicos.

As doenças mais frequentemente tratadas com transplante pulmonar incluem pneumonia intersticial idiopática, doença pulmonar obstrutiva crônica (DPOC) e fibrose cística. O manejo do transplante pulmonar envolve a compreensão da relação entre um espectro amplo de doenças infecciosas, obstrutivas, restritivas e vasculares, exigindo abordagens individualizadas que englobam avaliação pré-operatória criteriosa, monitoramento e manejo intraoperatório preciso, controle adequado da dor no pós-operatório e suporte intensivo na fase inicial da recuperação. Dentre os desafios do manejo anestésico, destaca-se a necessidade de consideração dos riscos específicos da doença pulmonar preexistente do paciente, assim como de comorbidades e disfunções orgânicas associadas, que podem se agravar no período perioperatório, aumentando a morbidade e mortalidade relacionadas ao procedimento. A escolha das estratégias anestésicas deve ser individualizada, levando em conta o impacto da ventilação mecânica, a interação cardiopulmonar e a necessidade de suporte circulatório e ventilatório avançado, incluindo a utilização de oxigenação por membrana extracorpórea (ECMO) intraoperatória em casos selecionados. Dessa forma, um planejamento detalhado e a atuação de uma equipe multidisciplinar experiente são essenciais para otimizar os desfechos e garantir a segurança do paciente.[3] Portanto, neste capítulo, apresentamos um resumo das considerações sobre anestesia em transplantes pulmonares.

CONSIDERAÇÕES PRÉ-OPERATÓRIAS

Uma avaliação multidisciplinar, incluindo equipe cirúrgica, anestesiologistas e intensivistas, identifica condições clínicas e riscos modificáveis, implementando estratégias para minimizar complicações perioperatórias e o desenvolvimento de outras disfunções orgânicas para além da pulmonar. No período perioperatório, a fase pré-operatória corresponde à etapa preemptiva e de planejamento do manejo anestésico, com o objetivo de avaliar o estado clínico e laboratorial basal do paciente. Esse processo visa otimizar comorbidades preexistentes, identificar alterações clínicas e diagnosticar novas disfunções orgânicas, permitindo um preparo adequado para o manejo intra e pós-operatório de forma individualizada. Consequentemente, essa abordagem contribui para a mitigação de riscos e a melhoria dos desfechos clínicos, sendo etapa fundamental durante todo o período perioperatório.

Avaliação respiratória

Avaliar as doenças respiratórias existentes, o manejo atual e o estado clínico recente do paciente é crucial, já que sua condição pode ter progredido desde a listagem. A DPOC, a fibrose cística (FC) e a fibrose pulmonar idiopática (FPI) apresentam distintas características fisiopatológicas que impactam significativamente o manejo anestésico no transplante pulmonar. A DPOC é marcada por destruição alveolar e hiperinsuflação dinâmica, resultando em maior risco de aprisionamento aéreo e hipercapnia intraoperatória. A FC, uma doença genética causada por disfunção no canal CFTR, leva a infecções recorrentes e bronquiectasias extensas, exigindo otimização agressiva da higiene brônquica e controle da colonização bacteriana, que pode envolver agentes multirresistentes, aumentando o risco de infecções perioperatórias. Já a FPI, caracterizada por deposição excessiva de matriz extracelular e remodelamento pulmonar progressivo, apresenta uma tendência aumentada à inflamação local e sistêmica por causa do desbalanço de proteases,[4] contribuindo para rigidez pulmonar extrema e maior risco de instabilidade hemodinâmica. Essas diferenças exigem estratégias anestésicas individualizadas, considerando desde a ventilação protetora até o suporte hemodinâmico e a otimização do equilíbrio ácido-base para garantir a estabilidade perioperatória. A tomografia computadorizada do tórax oferece dados detalhados sobre anormalidades pulmonares, essenciais para a técnica de isolamento pulmonar. A espirometria, a gasometria arterial (avaliando hipoxemia prévia $PaO_2 < 60$ mmHg) e a capacidade de difusão pulmonar para monóxido de carbono (DLCO) fornecem informações sobre a gravidade e o tipo de defeito ventilatório e anormalidades na troca gasosa, sendo preditores de hipoxemia durante ventilação monopulmonar. O principal preditor de hipoxemia durante a ventilação monopulmonar (OLV) é a PaO_2 prévia e durante a ventilação com dois pulmões, especialmente o valor da PaO_2 intraoperatória na posição lateral antes do início da OLV. Esse parâmetro fornece uma estimativa da reserva ventilatória do paciente, permitindo antecipar a probabilidade de hipoxemia durante a OLV e ajustar precocemente as estratégias ventilatórias e de oxigenação para prevenir complicações associadas.[5] A cintilografia de ventilação-perfusão ajuda a determinar qual pulmão transplantar em um transplante unilateral.[1,2,6-8] A avaliação da via aérea é essencial na anestesia, especialmente em procedimentos torácicos que exigem ventilação monopulmonar. O escore de Arné é uma ferramenta validada para predizer a dificuldade na intubação, considerando fatores como mobilidade cervical, abertura oral, Mallampati, projeção mandibular e história de intubação difícil. Pacientes com via aérea difícil conhecida ou escores superiores a 11 apresentam risco aumentado de falha na intubação e complicações associadas. Nesses casos, é fundamental um planejamento adequado da abordagem da via aérea, com estratégia preferencial para intubação em vigília (*awake*) guiada por fibrobroncoscopia. Após a intubação segura, o uso do Easy Blocker® permite a realização da ventilação monopulmonar de maneira eficiente, reduzindo o risco de deslocamento do tubo e otimizando a exposição cirúrgica.[9]

Avaliação cardiovascular, estado funcional e pré-reabilitação

A avaliação cardiovascular detalhada é imprescindível em cirurgias de alto risco, especialmente em pacientes com hipoxemia crônica prévia decorrente de disfunção pulmonar e comprometimento da hematose. A interação cardiopulmonar desempenha um papel essencial na manutenção da perfusão tecidual adequada, garantindo o fornecimento otimizado de oxigênio e substratos metabólicos aos tecidos. Além da hipoxemia crônica preexistente, fatores como disfunção ventricular, alterações na complacência pulmonar, variações na pressão intratorácica e desequilíbrios na regulação autonômica podem comprometer essa interação, predispondo à hipoperfusão e às suas consequências sistêmicas. Dessa forma, tanto a avaliação funcional quanto a análise morfológica do sistema cardiovascular são mandatórias para a identificação precoce de disfunções e a adoção de estratégias terapêuticas direcionadas. A doença arterial coronariana (DAC) sem isquemia ou disfunção orgânica é uma contraindicação relativa ao transplante pulmonar. A DAC moderada afeta até 30% dos candidatos acima de 50 anos. Em decorrência dos baixos valores preditivos pré-teste em populações de baixo risco e/ou à incapacidade de realização do teste ergométrico, seja por limitada capacidade funcional ou restrição respiratória, a angiografia coronariana de rotina é frequentemente empregada. Pacientes com DAC grave, mas passível de revascularização, têm desfechos aceitáveis, porém deve ser feita a individualização para decisão otimização terapêutica peritransplante. A fibrilação atrial pós-transplante é considerada uma disfunção orgânica cardíaca e está associada a um maior tempo de internação, sem evidências claras para profilaxia farmacológica específica.[6,7] Na prática anestesiológica, tanto na Europa quanto nos Estados Unidos, o uso de biomarcadores como a troponina e o BNP (peptídeo natriurético tipo B) é considerado essencial na avaliação pré-operatória de pacientes com risco cardiovascular aumentado, especialmente em cirurgias não cardíacas de risco intermediário a alto. As diretrizes da Sociedade Europeia de Cardiologia (ESC) recomendam a dosagem de troponina cardíaca de alta sensibilidade (hs-cTnT ou hs-cTnI) antes da cirurgia e novamente 24 a 48 horas após o procedimento em pacientes com doença cardiovascular conhecida ou fatores de risco cardiovascular significativos. A elevação da troponina no período perioperatório está fortemente associada a um aumento do risco de complicações cardíacas, como infarto do miocárdio perioperatório. As diretrizes europeias sugerem a utilização do BNP ou NT-proBN como ferramenta para identificar pacientes em risco aumentado de complicações cardiovasculares, especialmente quando o valor de corte é acima de 20-30 pg/mL para BNP ou 125 pg/mL para NT-proBNP. Valores elevados de BNP/NT-proBNP estão associados a um aumento significativo do risco de complicações cardiovasculares no pós-operatório, também sendo o biomarcador com maior associação ou fator preditor de mortalidade.[10] O estado funcional é um indicador prognóstico importante e da interação cardiopulmonar. A distância percorrida em seis minutos (6MWD) prevê resultados e é incluída no cálculo do LAS (escore de alocação pulmonar). Programas de reabilitação pulmonar melhoram a capacidade de exercício e a qualidade de vida antes e após o transplante. Estudos mostram que a reabilitação pulmonar pré-transplante melhora a 6MWD e a qualidade de vida relatada pelos pacientes.[6,8]

HIPERTENSÃO PULMONAR (HP)

A HP, tanto primária quanto secundária, é um fator associado à disfunção ventricular direita e desenvolvimento de hipoxemia durante intraoperatório durante o transplante e aumenta o risco de disfunção primária do enxerto (DPE) e outras novas disfunções orgânicas decorrentes de hipoperfusão e hipoxemia. A hipóxia crônica atua como um potente estímulo para a ativação do fator induzido por hipóxia (HIF), um regulador transcricional chave na resposta celular à baixa disponibilidade de oxigênio. A ativação do HIF leva ao aumento da expressão de fatores de crescimento angiogênicos, como o fator de crescimento endotelial vascular (VEGF), promovendo proliferação celular e remodelamento vascular pulmonar. Esse processo resulta em espessamento da camada média, aumento da resistência vascular pulmonar e, consequentemente, no desenvolvimento de hipertensão pulmonar, um fator determinante para sobrecarga ventricular direita e disfunção cardíaca progressiva. É essencial identificar sinais de falência ventricular direita aguda (Tabela 1) e iniciar suporte hemodinâmico e ventilatório adequados para evitar descompensação durante certos tempos operatórios como clampeamento da artéria pulmonar. Achados ecocardiográficos de dilatação e hipocinesia do ventrículo direito indicam a necessidade de intervenção imediata farmacológica como uso de inotrópicos ou mecânica incluindo suporte extracorpóreo planejado precoce como uso de CEC ou ECMO.[6,7] Pacientes com sinais prévios de sobrecarga do ventrículo direito apresentam maior risco de descompensação cardiovascular e hipoxemia durante o intraoperatório, especialmente em contextos de instabilidade hemodinâmica e comprometimento da interação cardiopulmonar. Nesses casos, a utilização preemptiva de ECMO pode ser uma estratégia benéfica, reduzindo a sobrecarga ventricular direita, melhorando a oxigenação e prevenindo colapsos hemodinâmicos intraoperatórios.[11]

TABELA 1 Sinais ecocardiográficos de falência ventricular direita aguda

Parâmetro	Sinal indicativo de falência aguda	Valor de referência
Diâmetro do ventrículo direito (VD)	Aumento abrupto do diâmetro diastólico do VD	< 30 mm
Relação VD/VE	Relação VD/VE > 1,0	< 0,6
Movimento septal	Desvio septal paradoxal	Sem desvio (normal)
Excursão sistólica (TAPSE)	TAPSE < 16 mm	> 16 mm
Velocidade S' do VD	Redução significativa da onda S'	> 10 cm/s
Regurgitação tricúspide	Regurgitação tricúspide nova ou agravada	Ausente ou leve
Pressão sistólica da artéria pulmonar	Elevação súbita da pressão pulmonar	< 30 mmHg
Presença de derrame pericárdico	Derrame significativo	Ausente ou pequeno
Índice de Performance Miocárdica do Ventrículo Direito (RIMP)	Aumento do RIMP (índice de miocárdio do VD)	< 0,40

S': velocidade da onda S' medida pelo Doppler tecidual no anel tricúspide; TAPSE: excursão sistólica do plano anular tricúspide; VD: ventrículo direito; VD: ventrículo esquerdo.

DISFUNÇÃO RENAL

A disfunção renal, sendo ela aguda ou aguda sobre crônica, no período perioperatório está associada a maior morbidade e mortalidade. A lesão renal aguda afeta mais de 50% dos receptores, com 6% necessitando de terapia de substituição renal (hemodiálise).[6,7] As causas perioperatórias incluem hipotensão, baixo débito cardíaco, hipóxia e medicamentos nefrotóxicos. Fatores de risco incluem doença renal crônica, IMC elevado, diabetes, etnia e internação em UTI ou ECMO pré-operatória.[6,7]

NUTRIÇÃO, SARCOPENIA E OBESIDADE

A desnutrição e a sarcopenia em doenças pulmonares terminais estão fortemente associadas a piores desfechos clínicos. O baixo peso corporal é um fator de risco significativo para aumento da mortalidade e a utilização de um índice nutricional prognóstico pode auxiliar na identificação de pacientes em maior vulnerabilidade. As intervenções nutricionais incluem avaliação especializada por nutricionistas, suplementação oral e, em alguns casos, suplementação nutricional individualizada para otimização do estado metabólico. A sarcopenia e a fragilidade prévia resultam de um processo inflamatório crônico, caracterizado pelo aumento da expressão de citocinas pró-inflamatórias, como o TNF-alfa, que induzem a caquexia, um achado comum nesses pacientes e fortemente relacionado a maior mortalidade. A obesidade grave é uma contraindicação absoluta para o transplante, enquanto a obesidade moderada é uma contraindicação relativa decorrente do aumento do risco de morte e DPE.[6,8]

CONTRAINDICAÇÕES ABSOLUTAS AO TRANSPLANTE PULMONAR

O principal determinante para um desfecho clínico favorável, com menor taxa de morbidade e mortalidade, é a adequada e criteriosa indicação cirúrgica. No contexto do transplante pulmonar, o anestesiologista deve estar plenamente ciente das contraindicações absolutas, uma vez que a realização do procedimento em pacientes inelegíveis pode resultar em desfechos catastróficos. Além do impacto clínico negativo, essa situação pode gerar estresse significativo no ambiente de trabalho e frustração entre as equipes multidisciplinares envolvidas no cuidado perioperatório. As contraindicações absolutas para o transplante pulmonar incluem uma série de condições que comprometem significativamente o prognóstico e a viabilidade do procedimento. Entre elas, destacam-se a presença de malignidade recente, disfunção grave de outro sistema orgânico essencial, condição médica aguda instável e coagulopatia severa. Além disso, infecções crônicas não controladas, especialmente aquelas resistentes a múltiplas drogas ou casos de tuberculose ativa, representam barreiras significativas à indicação cirúrgica. O índice de massa corporal (IMC) superior a 35 kg/m^2, deformidades graves da parede torácica ou da coluna vertebral, bem como o abuso de álcool ou drogas, também são fatores excludentes. Condições psiquiátricas ou psicológicas que comprometam a adesão ao tratamento, a não adesão prévia à terapia médica, a ausência de suporte familiar ou social adequado e um potencial limitado de reabilitação são aspectos determinantes que contraindicam o procedimento, pois impactam diretamente na recuperação e na sobrevida do paciente após o transplante.[6,8]

CONSIDERAÇÕES SOBRE TRANSPLANTE PULMONAR E TÉCNICAS CIRÚRGICAS

Tipos de transplante pulmonar

A escolha entre transplante pulmonar unilateral ou bilateral é feita na fase de avaliação. O transplante unilateral é mais simples e eficiente no uso de órgãos, sendo indicado para pacientes com DPOC e doenças intersticiais pulmonares. Já o transplante bilateral é necessário para pacientes com doenças pulmonares supurativas ou hipertensão pulmonar grave. Atualmente, o transplante bilateral é preferido em decorrência da evidência de melhor sobrevida.[2,6,8] No transplante pulmonar bilateral, utilizam-se incisão em toracosternotomia anterolateral (*clamshell*) ou toracotomia anterior bilateral com o paciente em posição supina. O transplante de pulmão único é realizado por meio de uma toracotomia lateral com o paciente em decúbito lateral (atenção para os efeitos na ventilação monopulmonar do posicionamento do paciente entre posição supina e decúbito lateral; essas diferenças serão detalhadas mais à frente na Tabela 2). A profilaxia antimicrobiana e os imunossupressores são administrados antes da incisão da pele, idealmente 30 minutos antes da incisão para que a concentração plasmática ou o tempo do antimicrobiano acima da concentração inibitória mínima seja efetiva e em momentos específicos durante a cirurgia, conforme o protocolo institucional.[2,6,8]

Manejo intraoperatório

O manejo intraoperatório no transplante pulmonar é fundamentado em estratégias que visam otimizar a perfusão e a oxigenação tecidual, prevenindo tanto a DPE quanto o desenvolvimento de novas disfunções orgânicas no perío-

TABELA 2 Comparação entre posição supina e decúbito lateral para ventilação monopulmonar

Posicionamento	Vantagens	Desvantagens
Posição supina	Facilita o acesso cirúrgico a ambos os pulmões e é mais confortável para a equipe cirúrgica.	Pode resultar em menos eficiência na ventilação do pulmão dependente, aumentando o risco de atelectasia.
Decúbito lateral	Melhora a ventilação e oxigenação do pulmão dependente em decorrência da maior perfusão.	O pulmão não dependente pode colapsar mais facilmente, mas isso é desejável em muitas cirurgias torácicas.

Na ventilação monopulmonar, a posição em decúbito lateral é preferida em relação à posição supina porque melhora a correspondência entre ventilação e perfusão. Nesta posição, o pulmão dependente, que recebe a maior parte da perfusão, também pode ser ventilado, resultando em uma melhor oxigenação e menor risco de hipoxemia. Além disso, a posição lateral reduz o *shunt* pulmonar, pois o pulmão ventilado recebe mais fluxo sanguíneo, o que melhora a troca gasosa e a eficiência da ventilação.

do pós-operatório. A preservação do equilíbrio hemodinâmico, a adequada ventilação pulmonar e a minimização da produção de radicais livres são essenciais para garantir a viabilidade do enxerto e reduzir complicações sistêmicas.

Tempo da indução anestésica

A sincronização adequada da indução da anestesia é essencial para reduzir o tempo de isquemia do enxerto e evitar prolongar desnecessariamente o tempo de anestesia pré-implantação no receptor. O tempo de isquemia do enxerto é o intervalo entre o pinçamento da aorta no doador e a reperfusão do enxerto no receptor. Tempos de isquemia superiores a 5,5 horas estão associados a um aumento na incidência de DPE. A previsão da chegada dos pulmões do doador determina o momento de levar o paciente à sala de cirurgia. Em casos simples, recomenda-se reservar 1 hora para a anestesia e outra hora para a cirurgia pré-implantação. A aceitação dos pulmões do doador para transplante deve ocorrer antes da indução da anestesia no receptor.[2,6,8] Os pacientes candidatos ao transplante pulmonar são extremamente vulneráveis e podem sofrer hipotensão ou até parada cardíaca durante a indução da anestesia. A equipe cirúrgica completa, incluindo cirurgião e perfusionista, deve estar disponível durante essa fase crítica. Não há recomendações específicas quanto aos medicamentos anestésicos; no entanto, os fármacos hipnóticos e opioides devem ser administrados lentamente para evitar quedas abruptas de pressão arterial. A ventilação agressiva com máscara também pode causar hipotensão severa, e tanto a hipóxia quanto a hipercarbia devem ser evitadas, pois podem aumentar a resistência vascular pulmonar e precipitar falência do ventrículo direito.[2,6,8]

Via aérea e ventilação

A capacidade de realizar ventilação monopulmonar (OLV, *one-lung ventilation*) e isolamento pulmonar é indispensável, sendo geralmente mais fácil com um tubo traqueal de duplo lúmen à esquerda (Figura 1). Em pacientes com via área difícil é preconizada a utilização de tubo entotraqueal comum com uso de bloqueadores seletivos da via aérea como o Easy Blocker® ou Cook®. A posição do tubo deve ser verificada com broncoscopia e qualquer obstrução por muco deve ser removida. Após a correta colocação do tubo, deve-se realizar um teste de OLV. Pacientes com DPOC podem se beneficiar de OLV com frequência ventilatória baixa (≤ 12 bpm, para evitar auto-PEEP) e volume corrente padrão (4-5 mL kg^{-1}); pacientes com doença pulmonar restritiva podem se beneficiar de frequência ventilatória mais alta (12-16 bpm) e volume corrente menor (3-4 mL kg^{-1}).[2,6,8]

No passado, estratégias de ventilação mecânica com volumes correntes de 10 a 15 mL por quilograma (mL/kg) eram comumente utilizadas tanto no intraoperatório quanto em pacientes criticamente enfermos. Acreditava-se que esses altos

Ventilação monopulmonar
Medidas protetivas durante a ventilação monopulmonar

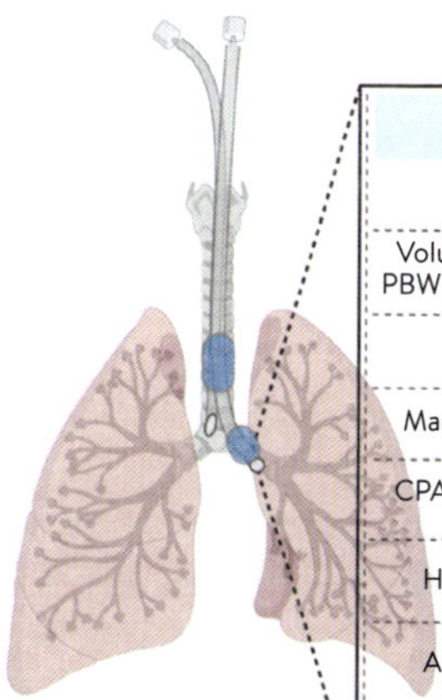

Intervenção	Objetivo	Áreas de incerteza
FiO_2 < 1,0	Atelectrauma ↓	Valor crítico FiO_2 < 0,8?
Volume corrente < 6 mL/kg PBW ou P pico/platô/*driving* ↓	Volutrauma/barotrauma ↓	Volume corrente ideal?
PEEP ≥ 5 cmH_2O	Oxigenação ↑	Melhor PEEP?
Manobra de recrutamento	Oxigenação ↑	Rotina?
CPAP pulmão não ventilado	Oxigenação ↑	Difícil durante VATS
Hipercapnia permissiva	Lesão pulmonar aguda ↓	Valor crítico?
Anestésicos inalatórios	Lesão pulmonar aguda ↓ Inflamação	Exposição ocupacional?

FIGURA 1 Exemplo das intervenções e objetivos protetivos durante a ventilação monopulmonar.

CPAP: pressão positiva contínua nas vias aéreas (*continuous positive airway pressure*); PEEP: pressão positiva ao final da expiração; P: pressão; FiO_2: fração inspirada de oxigênio; VATS: videotoracoscopia. Fonte: imagem criada por Ricardo Esper Treml usando Biorender, licença acadêmica privada.

volumes correntes eram necessários para prevenir a hipoxemia e a atelectasia. No entanto, evidências crescentes provenientes de estudos experimentais e clínicos demonstram de forma consistente que a aplicação de volumes correntes elevados durante a ventilação mecânica pode não apenas agravar lesões pulmonares prévias, mas também ocasionar dano em tecido pulmonar previamente íntegro, caracterizando o barotrauma. O uso de volumes correntes elevados pode resultar em sobredistensão alveolar, desencadeando um processo inflamatório local, disfunção da barreira alveolocapilar e contribuindo para a lesão pulmonar induzida pelo ventilador (VILI – *ventilator-induced lung injury*), exacerbando o quadro clínico e impactando negativamente os desfechos dos pacientes.

A ventilação mecânica protetora dos pulmões refere-se ao uso de baixos volumes correntes e pressão positiva no final da expiração (PEEP). O estudo ARMA (ou estudo de volume corrente), um ensaio clínico randomizado relatado em 2000 pela rede de pesquisa do National Heart, Lung, and Blood Institute (NHLBI) sobre a síndrome do desconforto respiratório agudo (SDRA), forneceu evidências fundamentais para a estratégia de ventilação protetora nos pulmões em pacientes com SDRA. Nesse estudo, os investigadores compararam a ventilação com baixos volumes correntes (6 mL/kg de peso corporal previsto) a estratégias convencionais de ventilação (volumes correntes de 12 mL/kg de peso corporal previsto), limitando a pressão de platô máxima permitida a 30 cmH_2O, enquanto a ventilação convencional permitia uma pressão de platô de até 50 cmH_2O. A estratégia de baixos volumes correntes foi associada à redução da mortalidade em 30 dias (31% *versus* 39,8%, $p = 0{,}007$).[12]

O momento da ventilação protetora é importante para pacientes que já apresentam SDRA. Pacientes com SDRA que receberam ventilação protetora desde o início da lesão pulmonar apresentaram menor mortalidade em comparação com aqueles que inicialmente receberam volumes correntes mais elevados e, posteriormente, foram submetidos à estratégia protetora. Cada aumento de 1 mL/kg de peso corporal previsto no volume corrente inicial foi associado a um aumento de 23% no risco de mortalidade na unidade de terapia intensiva.[12,13]

Ainda existem questões abertas sobre a importância de limitar a pressão de platô a menos de 30 cmH_2O, limitar o volume corrente a 6 mL/kg de peso corporal previsto, a configuração ideal da pressão positiva no final da expiração e o papel das manobras de recrutamento dentro das estratégias de ventilação protetora para pacientes com SDRA e principalmente durante o transplante pulmonar. No entanto, os benefícios da ventilação protetora parecem se estender mesmo a pacientes sem lesão pulmonar prévia, mas que apresentam risco aumentado para o desenvolvimento da SDRA como aqueles submetidos ao transplante pulmonar. Evidências demonstram que a utilização de volumes correntes elevados está associada a uma maior incidência de VILI, contribuindo para a disfunção do enxerto e a progressão para SDRA. Estudos indicam que pacientes inicialmente sem SDRA, mas que possuíam fatores de risco, apresentaram maior incidência da síndrome quando expostos a volumes correntes mais elevados no intra e pós-operatório imediato. Dessa forma, a adoção de estratégias ventilatórias protetoras, com volumes correntes reduzidos e pressão de platô controlada, é fundamental para mitigar o impacto da ventilação mecânica sobre a função pulmonar, prevenindo a disfunção primária do enxerto e complicações respiratórias no período pós-transplante.[12]

A DPE compartilha notáveis semelhanças fisiopatológicas e histológicas com a síndrome do desconforto SDRA. Ambas as condições são caracterizadas por um processo inflamatório pulmonar intenso, mediado por lesão endotelial e epitelial, aumento da permeabilidade vascular e acúmulo de edema alveolar rico em proteínas.[14] No nível histopatológico, observa-se a presença de dano alveolar difuso, com deposição de membranas hialinas, infiltração neutrofílica e congestão capilar, fenômenos típicos da ARDS. Além disso, a ativação exacerbada da cascata inflamatória na DPE, com liberação de citocinas pró-inflamatórias como IL-6 e TNF-alfa, contribui para a disfunção pulmonar precoce, semelhante ao observado na ARDS secundária a insultos sistêmicos. Essas semelhanças justificam a adoção de estratégias ventilatórias protetoras e abordagens terapêuticas comuns no manejo de ambas as condições. No contexto da gestão de doadores para transplante, um estudo comparou volumes correntes baixos (6 mL/kg de peso corporal previsto) contra uma estratégia de ventilação padrão (volumes correntes de 10-12 mL/kg de peso corporal previsto) e mostrou uma proporção significativamente maior de pulmões de doadores do grupo de volumes correntes baixos que puderam ser utilizados para transplante pulmonar com menor evidência de padrão inflamatório (54% *versus* 27%, P = 0,004). Com base nessas evidências, as estratégias de ventilação protetora devem permanecer o método preferido de ventilação mecânica para a maioria dos pacientes criticamente enfermos, com ou sem a presença de SDRA.[8,12]

Os princípios da ventilação mecânica protetora com baixo volume corrente foram recentemente estendidos até mesmo para períodos breves de ventilação mecânica, como exigido durante a anestesia geral em procedimentos cirúrgicos. Evidências crescentes mostram que, em pacientes anestesiados sem SDRA, a ventilação protetora pode reduzir o risco de complicações pulmonares e da própria síndrome. O estudo IMPROVE, um ensaio clínico randomizado de ventilação intraoperatória protetora dos pulmões, forneceu evidências convincentes de que a ventilação protetora beneficia pacientes cirúrgicos com risco intermediário a alto de complicações pulmonares. O estudo demonstrou taxas mais baixas de complicações pulmonares e extrapulmonares nos sete dias após a cirurgia em pacientes que receberam ventilação protetora intraoperatória (volume corrente = 6-8 mL/kg de peso corporal previsto, pressão positiva no final da expiração = 6-8 cmH_2O e manobras de recrutamento de 30 segundos a 30 cmH_2O a cada 30 minutos) em comparação com ventilação convencional (volume corrente = 10-12 mL/kg de peso corporal previsto, sem pressão positiva no final da expiração e sem manobras de recrutamento).[8,12]

Uma metanálise recente de ensaios clínicos randomizados avaliou o efeito da ventilação protetora intraoperatória com volumes correntes mais baixos nos desfechos clínicos em pacientes submetidos à cirurgia. Essa metanálise de 19 ensaios clínicos randomizados mostrou que pacientes anestesiados que receberam ventilação com volumes correntes mais baixos durante a cirurgia apresentaram menores riscos de lesão pulmonar e infecção pulmonar em comparação com aqueles que receberam ventilação convencional com volumes correntes mais elevados.[12] A fração inspirada de oxigênio (FiO_2) deve ser mantida no nível mínimo necessário para garantir uma saturação periférica de oxigênio (SpO_2) superior a 90%, evitando a produção excessiva de radicais livres de oxigênio e o risco de lesão pulmonar. Evidências demonstram que a manutenção de FiO_2 superior a 0,4 durante a fase de reperfusão está associada a um aumento significativo no risco de DPE. Além disso, a cada incremento de 10% na FiO_2, há um aumento proporcional no risco de DPE (OR 1,1; IC 1,0-1,2; p = 0,01).[15]

Em conclusão, a ventilação protetora, com o uso de volumes correntes baixos e a aplicação da PEEP individualizada, destaca-se como uma estratégia crucial tanto no manejo intraoperatório quanto em pacientes criticamente enfermos, especialmente em cenários de transplante pulmonar. A PEEP desempenha um papel crucial na ventilação monopulmonar ao manter os alvéolos abertos no pulmão ventilado, prevenindo o colapso alveolar e melhorando a oxigenação. No entanto, a aplicação de PEEP deve ser cuidadosamente ajustada, pois pode impactar a hemodinâmica. A PEEP elevada pode aumentar a pressão intratorácica, diminuindo o retorno venoso ao coração e, consequentemente, reduzindo o débito cardíaco. Além disso, pode aumentar a resistência vascular pulmonar, potencialmente exacerbando o desvio de sangue (*shunt*) para o pulmão não ventilado, o que pode piorar a oxigenação global. Portanto, é essencial equilibrar os benefícios pulmonares da PEEP com seus efeitos hemodinâmicos para otimizar a ventilação e a perfusão durante a ventilação monopulmonar.

Evidências robustas demonstram que a adoção de tais práticas não apenas reduz a mortalidade e a ocorrência de lesões pulmonares em pacientes com SDRA, mas também previne complicações pulmonares em pacientes sem a síndrome, porém sob risco. Esses princípios de ventilação, comprovados em estudos como o ARMA e o IMPROVE,[16] devem ser priorizados para melhorar os desfechos clínicos e a viabilidade dos pulmões transplantados, reforçando a importância de uma abordagem ventilatória cautelosa e personalizada.[13,17]

SEVOFLUORANO NO TRANSPLANTE PULMONAR: POTENCIAL PROTETOR E EVIDÊNCIAS ATUAIS

O sevofluorano, um dos anestésicos voláteis mais utilizados na prática anestésica moderna, tem demonstrado efeitos condicionantes e protetores no contexto do transplante pulmonar, especialmente na redução da lesão de isquemia-reperfusão (IRI), um dos principais fatores associados ao desenvolvimento de disfunção primária do enxerto (PGD). Estudos pré-clínicos sugerem que tanto o pré-condicionamento (administração do agente volátil antes da isquemia) quanto o pós-condicionamento (uso no período de reperfusão) são capazes de melhorar significativamente a oxigenação do enxerto, reduzir o edema pulmonar e modular a resposta inflamatória sistêmica. Esses efeitos parecem estar relacionados à atenuação da liberação de citocinas pró-inflamatórias como IL-1β, IL-6 e TNF-α, além da inibição da apoptose celular por meio da redução da liberação de citocromo c e da clivagem da caspase-3.[14]

Apesar dos achados promissores em modelos experimentais, a aplicabilidade clínica do sevofluorano na proteção pulmonar no transplante humano ainda é controversa, em decorrência da ausência de ensaios clínicos robustos que comprovem seus benefícios em larga escala. No entanto, alguns centros já começaram a incorporar a anestesia inalatória como estratégia em protocolos clínicos de transplante pulmonar, buscando avaliar seu impacto na preservação da função pulmonar pós-transplante. Até o momento, não há publicações conclusivas sobre os resultados desses estudos clínicos, tornando essencial a continuidade das investigações para esclarecer o real papel do sevofluorano na melhora dos desfechos pulmonares após o transplante.

MONITORIZAÇÃO INVASIVA E HEMODINÂMICA

Para o transplante pulmonar, além do monitoramento padrão utilizado em grandes cirurgias, são indicados monitorização hemodinâmica avançada como a ecocardiografia transesofágica e outros métodos de monitorização hemodinâmica invasiva por termodiluição. A ecocardiografia transesofágica fornece informações valiosas sobre a função do ventrículo direito e esquerdo, estado de volume, tônus vascular, presença de ar intravascular e patência das veias pulmonares. Medidas iniciais do tamanho e função do ventrículo direito e da gravidade da regurgitação tricúspide devem ser registradas para comparações posteriores.[2,6,8]

A monitorização hemodinâmica e o controle térmico são aspectos fundamentais no manejo intraoperatório do transplante pulmonar, visando a estabilidade cardiovascular e a otimização da perfusão tecidual. Todos os pacientes devem utilizar desfibriladores externos, aquecedores de fluidos e cobertores térmicos para prevenir hipotermia, uma complicação associada a distúrbios da coagulação e maior morbidade e mortalidade perioperatória. Em relação ao acesso vascular, o cateter venoso central é estabelecido preferencialmente após a indução anestésica, exceto em casos de alto risco. A veia jugular interna direita deve ser evitada, pois pode ser necessária para a implantação de ECMO veno-venoso (VV) de emergência ou preemptivo, caso ocorra disfunção respiratória grave no intraoperatório.[2,6,8] A inserção do cateter arterial é essencial para a monitorização contínua da pressão arterial e para coletas seriadas de gasometria arterial, permitindo ajustes rápidos na ventilação mecânica e suporte hemodinâmico. Já o cateter venoso central possibilita a administração de drogas vasoativas, controle da volemia e monitorização da pressão venosa central (PVC), que, embora historicamente utilizada como indicador de *status* volêmico, hoje possui preditores mais sensíveis e específicos para detecção de hipovolemia na prática clínica. O cateter de artéria pulmonar (Swan-Ganz) pode ser uma ferramenta valiosa na monitorização da pressão arterial pulmonar, débito cardíaco e resistência vascular pulmonar, auxiliando na tomada de decisão durante a manipulação pulmonar e o suporte circulatório extracorpóreo. No entanto, sua utilização deve ser individualizada, pois a interpretação dos dados adquiridos exige correlação clínica adequada. Estudos observacionais, como o *SUPPORT trial*, sugeriram que o uso rotineiro do cateter de artéria pulmonar pode estar associado a maior mortalidade e maior utilização de recursos, levantando questionamentos sobre sua indicação indiscriminada.[18] Dessa forma, sua utilização deve ser criteriosa e embasada na necessidade clínica específica de cada paciente.

Em cirurgias pulmonares, a gestão precisa do volume de fluidos é crucial para garantir a estabilidade hemodinâmica do paciente e melhorar os resultados pós-operatórios. Estudos têm demonstrado que o uso de variáveis dinâmicas como a variação do volume sistólico (SVV) e a variação da pressão de pulso (PPV) na terapia dirigida por metas pode otimizar a administração de fluidos, evitando tanto a sobrecarga quanto a hipovolemia. Essa abordagem personalizada, baseada em respostas hemodinâmicas contínuas, tem se mostrado eficaz na redução de complicações e na promoção de uma recuperação mais rápida e segura para os pacientes.[19] Tanto a sobrecarga de fluidos quanto as ações restritivas extremas estão associadas a piores desfechos clínicos em cirurgias torácicas. Nesse contexto, destaca-se o uso da terapia guiada por metas, conhecida como *Goal-Directed Therapy* (GDT), que visa otimizar a administração de tratamentos, como fluidos intravenosos, medicamentos e suporte hemodinâmico, de forma personalizada com base em metas fisiológicas específicas para cada paciente. Em particular, a *Goal-Directed Fluid Therapy* (GDFT), aplicada no perioperatório de cirurgias torácicas, tem demonstrado eficácia na redução de complicações pós-operatórias, como complicações pulmonares e deiscência anastomótica. Evidências de uma metanálise envolvendo 1.318 pacientes mostram que essa abordagem está associada a uma menor incidência dessas complicações, evidenciando sua importância na melhoria dos resultados clínicos.[20]

USO DE SUPORTE CIRCULATÓRIO EXTRACORPÓREO (CEC) E OXIGENAÇÃO POR MEMBRANA EXTRACORPÓREA (ECMO)

O uso do CEC varia conforme a indicação e a preferência do centro de referência. Em alguns locais, a maioria dos transplantes é feita sem circulação extracorpórea (CEC) (*off-pump*), exceto em casos de hipertensão pulmonar grave, disfunção ventricular direita prévia severa e mais de três fatores preditores prévios de hipoxemia durante ventilação monopulmonar ou quando o paciente já está em ECMO. Em outros centros, os transplantes são realizados com CEC (*on-pump*). O CEC pode envolver *bypass* cardiopulmonar (CPB) ou ECMO venoarterial (VA). Após a cirurgia, se necessário, utiliza-se ECMO venovenosa (VV) ou venoarterial (VA).[2,6,8] O uso rotineiro de ECMO intraoperatório em transplante pulmonar bilateral demonstrou excelente função primária do enxerto, baixas taxas de DPE e desfechos favoráveis a médio prazo, com a menor incidência de DPE já relatada na literatura.[11]

Procedimento *off-pump*

No transplante *off-pump*, o pulmão menos funcional é removido primeiro. Após a dissecção e heparinização leve, a artéria pulmonar é clampeada para avaliar a hemodinâmica, principalmente função ventricular direita e viabilidade de ventilação. Hipotensão grave pode requerer CEC. Durante a dissecção, progressiva hipotensão, acidose ou hipóxia podem também exigir CEC, iniciado de forma "semiurgente". Antes da reperfusão do primeiro pulmão, realiza-se broncoscopia para verificar a anastomose brônquica e limpar vias aéreas. A reperfusão pode causar edema e hipotensão, exigindo comunicação eficiente entre a equipe e vigilância contínua. O clampeamento da artéria pulmonar deve ser liberado gradualmente. O anestesista deve estar preparado com infusões de drogas vasoativas e inotrópicas, fluidos (terapia guiada por metas) e hemoderivados (tromboelastograma). Embolia gasosa pode causar instabilidade hemodinâmica e arritmias. Após a reperfusão do primeiro pulmão, testa-se a ventilação do aloenxerto. As configurações incluem volume corrente de até 6 mL/kg e PEEP individualizada (comprometimento entre oxigenação e hemodinâmica). Hipertensão pulmonar, hipóxia, acidose ou hipotensão podem requerer CEC. A patência das veias pulmonares é verificada com a ecocardiografia transesofágica para evitar torções que necessitem de revisão cirúrgica.[6,8]

Procedimento *on-pump*

Na cirurgia com CEC, inicia-se a CEC quando os hilos pulmonares estão expostos e a artéria pulmonar pode ser clampeada. A CEC requer heparinização completa (ACT > 480 s). Na ECMO VA, o ACT alvo é de 160-200 s. A ECMO não possui reservatório, necessitando de atenção para evitar a entrada de ar no circuito. Durante a CEC, a retração cirúrgica pode prejudicar a drenagem venosa, causando hipotensão. A resposta comum é administrar fluidos, o que pode sobrecarregar o volume intravascular e prejudicar o aloenxerto. Boa comunicação é crucial para mitigar esse problema. Breves períodos de baixo fluxo devem ser tolerados. A reperfusão na CEC requer desarejamento cuidadoso do aloenxerto. O fluxo sanguíneo controlado ajuda a mitigar problemas de reperfusão. Após a reperfusão, a ventilação com pressão positiva intermitente deve ser retomada em configurações de repouso para evitar lesões. Após a reperfusão do segundo pulmão, inicia-se a ventilação de dois pulmões e descontinua-se a CEC. Se as funções cardíaca e respiratória estiverem satisfatórias, administra-se protamina lentamente.[6,8]

TRANSFUSÕES EM TRANSPLANTE PULMONAR: RELEVÂNCIA DA TROMBOELASTOGRAFIA

Estudos indicam que o uso de transfusões de hemácias e hemoderivados em pacientes submetidos a transplante pulmonar está associado a um aumento das complicações pós-operatórias, como rejeição do enxerto e DPE. Além disso, a necessidade de transfusões tem sido correlacionada a piores desfechos a longo prazo, incluindo uma menor sobrevida dos pacientes. Nesse contexto, a tromboelastografia (TEG) tem emergido como uma ferramenta essencial para guiar a terapia transfusional, permitindo uma abordagem mais individualizada e precisa. Ao fornecer uma avaliação dinâmica e abrangente da coagulação sanguínea, a TEG possibilita a otimização da administração de hemoderivados, minimizando transfusões desnecessárias e, consequentemente, possivelmente melhorando os resultados clínicos dos pacientes transplantados. Além disso, a implementação do *Patient Blood Management* em transplantes pulmonares contribui para melhores desfechos clínicos e reduz a incidência de transfusões.[21,22]

ANALGESIA PERIOPERATÓRIA

Nos receptores de transplante de pulmão, a dor pode variar conforme o tipo de incisão cirúrgica utilizada. Outros fatores que contribuem para a dor incluem a retração prolongada das costelas, o alongamento dos músculos intercostais, a manipulação dos pulmões e da pleura, a inserção de drenos torácicos de grande calibre, a utilização de tubos endotraqueais e nasogástricos, manobras de enfermagem, cateteres urinários, acesso venoso central, além de fatores específicos do paciente. Níveis elevados de ansiedade, transtornos psiquiátricos, uso prolongado de analgésicos e/ou sedativos, e debilitação grave podem alterar a percepção da dor e aumentar a tolerância aos analgésicos bem como necessidade elevada de opioides.[23]

Analgesia inadequada está associada a alterações hemodinâmicas, imunológicas, metabólicas e hemostáticas, além da ativação dos sistemas autonômico e de resposta ao estresse. Essas complicações podem resultar em isquemia miocárdica ou arritmias, aumento da resistência vascular pulmonar e redução do fluxo sanguíneo renal e esplâncnico, o que, em última análise, prolonga o tempo de permanência na UTI ou aumenta o risco de outras disfunções orgânicas.[23]

Dor intensa e precoce no pós-operatório é um preditor primário de dor crônica pós-cirúrgica (DCPC). A DCPC ocorre em 18% dos receptores de transplante de pulmão, com maior incidência em incisões tipo *clamshell* em comparação à esternotomia (21% *vs.* 6%). Quase 50% dos receptores de transplante de pulmão relatam DCPC, com 58% experimentando pelo menos dor moderada.[23]

Um estudo retrospectivo sobre transplante de pulmão bilateral via incisão tipo *clamshell* identificou três trajetórias de dor aguda: 72,8% dos pacientes tiveram dor bem controlada, 10% apresentaram dor descontrolada precoce e 17,3% tiveram dor descontrolada tardia. Este último grupo era composto por pacientes mais jovens e em pior estado de saúde. Outro estudo retrospectivo revelou que, apesar das pontuações de dor mais altas (Escala Visual Analógica e Escala Numérica da Dor), a toracotomia levou a menor hemorragia pós-operatória, tempo reduzido de ventilação mecânica e de permanência na UTI em comparação com incisões tipo *clamshell* e esternotomia. As pontuações de dor foram semelhantes entre as incisões tipo *clamshell* e esternotomia. Thomas et al. relataram menor uso de opioides na alta em pacientes submetidos a incisões minimamente invasivas em comparação com incisões tradicionais em receptores de transplante de pulmão.[23]

Alcançar alívio ideal da dor após transplante pulmonar é frequentemente difícil, pois tanto os analgésicos sistêmicos quanto as técnicas regionais têm vantagens e desvantagens específicas. A dor não controlada impede tosses fortes repetidas e dificulta excursões respiratórias e a expansão do enxerto, aumentando significativamente o risco de complicações pulmonares.

ANALGESIA MULTIMODAL

Os pacientes submetidos ao transplante de pulmão enfrentam restrições significativas quanto ao uso de analgésicos e têm baixa tolerância a efeitos colaterais, como sedação e depressão respiratória. Não há estudos específicos que abordem o uso da analgesia multimodal (AMM) nessa população.

Makkad et al. destacam estratégias de AMM para melhor controle da dor pós-operatória e redução do uso de opioides, ajudando a prevenir DCPC. Recomendações importantes incluem a anestesia peridural torácica (APT) para dor da toracotomia, o bloqueio paravertebral torácico (TPVB) como uma alternativa com menos efeitos colaterais e o uso de bloqueios de plano fascial e analgésicos não opioides em uma abordagem AMM personalizada.[23]

Protocolos ERAS (*enhanced recovery after surgery* ou recuperação otimizada após cirurgia) que integram AMM perioperatória e bloqueios regionais para cirurgia torácica demonstraram reduções significativas no uso de narcóticos no pós-operatório, complicações cardiopulmonares e no tempo de internação.[23]

ANALGESIA EPIDURAL TORÁCICA

A APT é um método aceito no manejo da dor após toracotomia unilateral ou bilateral e, na prática clínica, tem se mostrado uma opção viável se respeitado os intervalos preconizados de cessão do uso de anticoagulantes para execução do procedimento, bem como retirada de eventuais cateteres epidurais.[24] A combinação de anestésico local epidural e opioide está associada a uma redução significativa nos escores de dor e/ou na necessidade de analgesia suplementar em comparação com a analgesia parenteral com opioides. Embora os benefícios das técnicas epidurais na redução da morbidade respiratória e na proteção contra a resposta ao estresse cirúrgico devam ser ponderados contra o risco de sangramento epidural e compressão medular, um bloqueio sensorial torácico bem-sucedido proporciona controle satisfatório da dor e evita a sedação excessiva associada aos opiáceos sistêmicos.[25]

Um estudo recente avaliou a eficácia da analgesia torácica peridural em pacientes submetidos a transplante pulmonar via esternotomia. Dos 39 pacientes incluídos, 19 receberam APT. Os pacientes com APT apresentaram uma menor permanência na UTI (5,5 *vs.* 11 dias) e um tempo de intubação reduzido (2 *vs.* 3,8 dias) em comparação com aqueles sem APT. Após ajustes por idade, sexo, IMC, tipo de incisão e uso pré-operatório de opioides, observou-se que o grupo

APT utilizou menos opioides nos dias 1 e 3 pós-operatórios. O estudo concluiu que a APT está associada a melhores desfechos em termos de tempo de UTI e ventilação mecânica, com tendência a menor uso de opioides, embora essa última não tenha sido estatisticamente significativa.[25]

ANTICOAGULANTES E ANESTESIA TORÁCICA PERIDURAL NO TRANSPLANTE PULMONAR

O transplante torácico frequentemente envolve sangramentos, heparinização para suporte com circulação extracorpórea (CEC/ECMO) e instabilidade hemodinâmica. O uso de técnicas neuraxiais e regionais profundas em transplantes torácicos é controverso em decorrência do risco de sangramento, formação de hematomas espinais/epidurais ou profundos e suas graves consequências. Como alternativa, os bloqueios de plano fascial estão ganhando popularidade por causa de sua simplicidade e do menor risco percebido de complicações.

Um estudo retrospectivo realizado em um único centro analisou a utilização de anticoagulantes em receptores de transplante pulmonar e a interação com a APT. Entre 203 pacientes que passaram pelo transplante, 118 (58,1%) tinham indicação para anticoagulação, sendo que 68,9% foram tratados com anticoagulantes orais diretos (DOACs). A APT foi aplicada com sucesso em 67% dos pacientes até o primeiro dia pós-operatório. Complicações significativas incluíram 14 eventos de sangramento maior cirúrgico em 13 pacientes sem envolvimento epidural, dos quais 3 estavam recebendo DOACs. O estudo concluiu que, embora a anticoagulação seja comum e necessária para condições intraoperatórias ou pós-operatórias como arritmias atriais e tromboembolismo venoso, a APT pode ser utilizada com monitoramento rigoroso e ajuste dos anticoagulantes para minimizar riscos de sangramento, mostrando-se eficaz no controle da dor e na recuperação pós-operatória.[26] Equilibrar os benefícios da analgesia peridural torácica (APT) após o transplante de pulmão com o risco de sangramento, incluindo hematoma epidural, é crucial, especialmente porque alguns receptores podem precisar de heparinização inesperada para CEC ou ECMO.[23]

A necessidade de equilibrar os benefícios da APT após o transplante de pulmão com o risco de hemorragia, incluindo a possibilidade de hematoma epidural, é fundamental, especialmente porque alguns pacientes podem necessitar de heparinização inesperada para suporte com CEC ou ECMO.

Embora o risco exato seja difícil de determinar, já foram registrados casos de hematomas epidurais após punção epidural seguida de heparinização sistêmica. Mesmo assim, a incidência geral de hematomas epidurais associados ao APT é baixa, com risco estimado variando de 1 em 150.000 a 1 em 1.500, apesar da alta frequência de anticoagulação para CPB. A taxa global de complicações relacionadas ao APT é estimada em 10,5%, sendo a dor localizada no local da inserção epidural (9,05%) a complicação mais comum, presente em mais de 80% dos casos. Outras complicações incluem falha do procedimento (0,9%), analgesia inadequada (8,8%), injeção intratecal, migração ou mau funcionamento do cateter (12,7%), lesão da medula espinhal, cefaleia pós-punção dural (1,6%), punção com sangue (4,4%) e infecções. Até o momento, não há relatos de danos neurológicos graves ou paralisia permanente decorrentes de sangramentos neuraxiais em transplantes de pulmão.[23]

ANALGESIA PARAVERTEBRAL TORÁCICA

Os bloqueios paravertebrais torácicos (TPVBs, *thoracic paravertebral block*) são benéficos para transplante unilateral de pulmão, pois preservam a função pulmonar, uma vez que podem ser realizados unilateralmente, mantendo os nervos intercostais e músculos do lado contralateral intactos.

Uma revisão Cochrane mostrou que a analgesia paravertebral torácica (TPVA, *thoracic paravertebral analgesia*) é tão eficaz quanto a APT no controle da dor aguda após toracotomia, apresentando eficácia analgésica semelhante, mas com menor risco de hipotensão, náusea, vômito, prurido e retenção urinária. Não foram observadas diferenças significativas em termos de mortalidade em 30 dias, grandes complicações ou tempo de permanência na UTI. Em outro estudo, receptores de transplante pulmonar com TPVB com cateter implantado cirurgicamente foram extubados mais rapidamente, apresentaram menores taxas de reintubação, necessitaram de menos opioides e não apresentaram complicações relacionadas ao cateter em comparação com aqueles tratados com APT ou opioides sistêmicos. Em um ensaio observacional prospectivo, a TPVA contínua gerenciou eficazmente a dor pós-operatória em transplantes unilaterais ou bilaterais de pulmão, sem eventos adversos. As pontuações máximas de dor diminuíram ao longo de 5 dias, e o tempo mediano para extubação foi de 543 minutos após a colocação do cateter.[23]

BLOQUEIO DO PLANO DO ERETOR DA ESPINHA COMO ALTERNATIVA

Um estudo recente avaliou o bloqueio do plano do eretor da espinha (ESP, *erector spinae plane*) como alternativa à anestesia torácica peridural no manejo da dor pós-toracotomia em transplante pulmonar unilateral. O ESP foi realizado após a cirurgia com o paciente ainda sob anestesia geral, usando bupivacaína e ropivacaína para analgesia contínua. No período pós-operatório houve uma melhora significativa nos escores de dor e não foram observados efeitos hemodinâmicos adversos relacionados ao bloqueio. A analgesia controlada pelo paciente foi descontinuada 12 horas após a extubação, necessitando de uma dose mínima de opioides. Este relato de caso sugere que o bloqueio ESP pode ser uma opção eficaz e segura até para pacientes anticoagulados,[27] oferecendo vantagens práticas como simplicidade técnica e menor risco de complicações em comparação com a APT.[28] Entretanto, estudos randomizados ou de síntese são necessários para que o ESP pode ser incluído de rotina em protocolos anestesiológicos de transplante pulmonar.

BLOQUEIO DO NERVO INTERCOSTAL E CRIOABLAÇÃO

Em pacientes submetidos à toracotomia, a crioablação do nervo intercostal (ICNB – *intercostal nerve block*) oferece melhor alívio da dor e reduz o uso de opioides em comparação com o bloqueio tradicional do nervo intercostal (ICNB), embora não seja superior à APT.[23] Três estudos retrospectivos investigaram o uso da ICNB em transplantes de pulmão. Gerber et al. não encontraram diferenças significativas no tempo de ventilação, na permanência na UTI ou no tempo de internação hospitalar entre ICNB, cateteres TPVB ou opioides sistêmicos em mais de 200 pacientes submetidos a transplante bilateral de pulmão. No entanto, a ICNB reduziu a necessidade de traqueostomia e a incidência de pneumonia pós-operatória. Koons et al. relataram que, em 102 pacientes transplantados, a ICNB reduziu significativamente as pontuações de dor e o uso de opioides, com melhora nas taxas de sobrevida em 30 dias e 1 ano em comparação com os cuidados padrão. Em um estudo com 72 pacientes submetidos a transplante pulmonar duplo, a ICNB proporcionou analgesia equivalente à APT com maior segurança, tornando-se a opção preferida em decorrência de sua aplicabilidade mais ampla e menor risco associado.[23]

Vários fatores determinam a qualidade da assistência pós-operatória, e é difícil estabelecer uma relação clara entre analgesia pós-operatória "adequada" ou "de alta qualidade" e melhor desfecho. No entanto, um regime analgésico perimedular individualizado pode certamente contribuir para uma maior cooperação com manobras físicas, evitar limitações nocivas à expansão do enxerto e possivelmente diminuir a morbidade geral.

CONSIDERAÇÕES FINAIS

O transplante de pulmão é uma intervenção terapêutica complexa e de alta relevância, especialmente para pacientes com doenças pulmonares em estágio terminal, em que outras opções de tratamento não são mais eficazes. A execução desse procedimento em centros especializados, com uma equipe multidisciplinar bem treinada e protocolos padronizados, é crucial para melhorar os desfechos clínicos e reduzir as complicações perioperatórias.

A preparação meticulosa e a abordagem personalizada são fundamentais em todas as etapas do transplante, desde a avaliação pré-operatória até o manejo intraoperatório e o cuidado pós-operatório. A seleção adequada dos pacientes, a consideração cuidadosa das contraindicações absolutas e o manejo preciso das complicações associadas são aspectos centrais que determinam o sucesso do procedimento e a sobrevivência a longo prazo dos pacientes.

Além disso, a ventilação protetora, o monitoramento hemodinâmico invasivo, a terapia guiada por metas e o manejo individualizado da analgesia pós-operatória destacam-se como estratégias essenciais para otimizar os resultados. Estudos recentes reforçam a importância de uma abordagem integrada, em que o cuidado personalizado e a adoção de práticas baseadas em evidências são fundamentais para melhorar a qualidade de vida dos pacientes e garantir a viabilidade dos órgãos transplantados.

Portanto, este capítulo sublinha a necessidade de um preparo rigoroso, conhecimento técnico profundo e uma abordagem multidisciplinar coordenada para garantir que o transplante de pulmão seja realizado com a maior segurança possível, proporcionando aos pacientes a melhor chance de uma recuperação bem-sucedida e uma melhoria significativa na qualidade de vida.

BIBLIOGRAFIA

1. Nguyen AT, Brzezinski M, Chen J, Nguyen NV, Dinh LV, Kukreja J. Lung transplant programs in developing countries: challenges, solutions, and outcomes. Curr Op Organ Transplantation. 2020;25(3):299-304.
2. Marczin N, de Waal EEC, Hopkins PMA, Mulligan MS, Simon A, Shaw AD, et al: International consensus recommendations for anesthetic and intensive care management of lung transplantation. An EACTAIC, SCA, ISHLT, ESOT, ESTS, and AST approved document. J Heart Lung Transpl. 2021;40(11):1327-1348.
3. Treml RE, Katayama HT, Caldonazo T, Pereira TS, Malbouisson LMS, Carmona MJC, et al. Perioperative organ dysfunction: a burden to be countered. Braz J Anesthesiol. 2024;74(2):844480.
4. Bigalke A, Neu C, Esper Treml R, Coldewey SM, Kiehntopf M. Fragments of alpha-1-antitrypsin in patients with severe COVID-19 and bacterial pulmonary sepsis. Clin Chem Lab Med. 2022.
5. Slinger P, Suissa S, Triolet W. Predicting arterial oxygenation during one-lung anaesthesia. Can J Anaesth. 1992;39(10):1030-1035.
6. Murray AW, Boisen ML, Fritz A, Renew JR, Martin AK. Anesthetic considerations in lung transplantation: past, present and future. J Thoracic Dis. 2021;13(11):6550-6563.
7. Martin AK, Yalamuri SM, Wilkey BJ, Kolarczyk L, Fritz AV, Jayaraman A, et al. The impact of anesthetic management on perioperative outcomes in lung transplantation. J Cardioth Vasc Anesthesia. 2020;34(6):1669-1680.

8. Buckwell E, Vickery B, Sidebotham D. Anaesthesia for lung transplantation. BJA Education. 2020;20(11):368-376.
9. Arné J, Descoins P, Fusciardi J, Ingrand P, Ferrier B, Boudigues D, et al. Preoperative assessment for difficult intubation in general and ENT surgery: predictive value of a clinical multivariate risk index. Br J Anaesth. 1998;80(2):140-146.
10. Halvorsen S, Mehilli J, Cassese S, Hall TS, Abdelhamid M, Barbato E, et al. 2022 ESC Guidelines on cardiovascular assessment and management of patients undergoing non--cardiac surgery: Developed by the task force for cardiovascular assessment and management of patients undergoing non-cardiac surgery of the European Society of Cardiology (ESC) endorsed by the European Society of Anaesthesiology and Intensive Care (ESAIC). Eur Heart J. 2022;43(39):3826-3924.
11. Hoetzenecker K, Benazzo A, Stork T, Sinn K, Schwarz S, Schweiger T, et al. Bilateral lung transplantation on intraoperative extracorporeal membrane oxygenator: an observational study. J Thorac Cardiovasc Surg. 2020;160(1):320-327.e321.
12. Barnes L, Reed RM, Parekh KR, Bhama JK, Pena T, Rajagopal S, et a. Mechanical ventilation for the lung transplant recipient. Curr Pulmonol Rep. 2015;4(2):88-96.
13. Brower RG, Matthay MA, Morris A, Schoenfeld D, Thompson BT, Wheeler A. Ventilation with lower tidal volumes as compared with traditional tidal volumes for acute lung injury and the acute respiratory distress syndrome. N Engl J Med. 2000;342(18):1301-1308.
14. Ohsumi A, Marseu K, Slinger P, McRae K, Kim H, Guan Z, et al. Sevoflurane attenuates ischemia-reperfusion injury in a rat lung transplantation model. Ann Thorac Surg. 2017;103(5):1578-1586.
15. Hunt ML, Cantu E. Primary graft dysfunction after lung transplantation. Curr Opin Organ Transplant. 2023;28(3):180-186.
16. Futier E, Constantin JM, Paugam-Burtz C, Pascal J, Eurin M, Neuschwander A, et al. A trial of intraoperative low-tidal-volume ventilation in abdominal surgery. N Engl J Med. 2013;369(5):428-437.
17. Futier E, Constantin J-M, Paugam-Burtz C, Pascal J, Eurin M, Neuschwander A, et al. A trial of intraoperative low-tidal-volume ventilation in abdominal surgery. N Engl J Med. 2013;369(5):428-437.
18. Connors AF Jr., Speroff T, Dawson NV, Thomas C, Harrell FE Jr., Wagner D, et al. The effectiveness of right heart catheterization in the initial care of critically ill patients. SUPPORT Investigators. JAMA. 1996;276(11):889-897.
19. Zhang Z, Lu B, Sheng X, Jin N. Accuracy of stroke volume variation in predicting fluid responsiveness: a systematic review and meta-analysis. J Anesth. 2011;25(6):904-916.
20. Li X, Zhang Q, Zhu Y, Yang Y, Xu W, Zhao Y, et al. Effect of perioperative goal-directed fluid therapy on postoperative complications after thoracic surgery with one-lung ventilation: a systematic review and meta-analysis. World J Surg Oncol. 2023;21(1):297.
21. Klapper JA, Hicks AC, Ledbetter L, Poisson J, Hartwig MG, Hashmi N, et al. Blood product transfusion and lung transplant outcomes: a systematic review. Clin Transplantation. 2021;35(10):e14404.
22. Karrar S, Filius A, Langmuur SJJ, Mahtab EAF, Hoek R, Hoeks SE, et al. Effect of rotational thromboelastometry-guided bleeding management in bilateral lung transplantation. JHLT Open. 2024;3.
23. Lobo C, Tufegdzic B. Postoperative pain management after thoracic transplantations. Curr Opin Anaesthesiol. 2024;37(5):493-503.

24. Gogarten W, Vandermeulen E, Van Aken H, Kozek S, Llau JV, Samama CM. Regional anaesthesia and antithrombotic agents: recommendations of the European Society of Anaesthesiology. Eur J Anaesthesiol. 2010;27(12):999-1015.
25. Bowles C, Keeyapaj W, Brodt J, Dhillon G, Woo YJ, Hiesinger W, et al. Thoracic epidural analgesia improves outcomes after lung transplant. J Heart Lung Transpl. 2021;40(4):S355.
26. Kao CC, Wang T, Parulekar AD. Need for anticoagulation and use of direct oral anticoagulants in lung transplant recipients. J Thromb Thrombolysis. 2021;52(1):232-238.
27. Mudarth M, Satyapriya V, Coffman J, DeSocio P, Lawrence A, Schwartz S, et al. Continuous erector spinae plane block for analgesia after thoracotomy for lung transplantation in an anticoagulated patient. Case Rep Anesthesiol. 2021;2021:6664712.
28. Kelava M, Anthony D, Elsharkawy H. Continuous erector spinae block for postoperative analgesia after thoracotomy in a lung transplant recipient. J Cardioth Vasc Anesthesia. 2018;32(5):e9-e11.

SEÇÃO IV

Transplante cardíaco

10

Anestesia em transplante cardíaco

Ricardo Barreira Uchoa
Priscila Ferreira de Lima e Souza
Lucas Nepomuceno Barros
Débora Dal Pai

DESTAQUE DO TEMA

1. O transplante cardíaco (TxC) é a principal opção terapêutica para pacientes com insuficiência cardíaca avançada refratária ao tratamento clínico e ao suporte circulatório mecânico.
2. A avaliação pré-anestésica deve abranger a função ventricular, a resistência vascular pulmonar e o suporte inotrópico em uso, farmacológico ou mecânico, permitindo a antecipação e o manejo adequado de instabilidades hemodinâmicas, especialmente durante o desmame da circulação extracorpórea (CEC).
3. A disfunção ventricular direita é a complicação hemodinâmica mais frequente no intra e no pós-operatório do TxC.
4. A síndrome vasoplégica (SV) é uma complicação grave e comum no TxC, caracterizada por hipotensão refratária apesar de função cardíaca preservada. Sua fisiopatologia envolve uma resposta inflamatória exacerbada à CEC e a desregulação da via cGMP-NO, resultando em perda do tônus vascular.

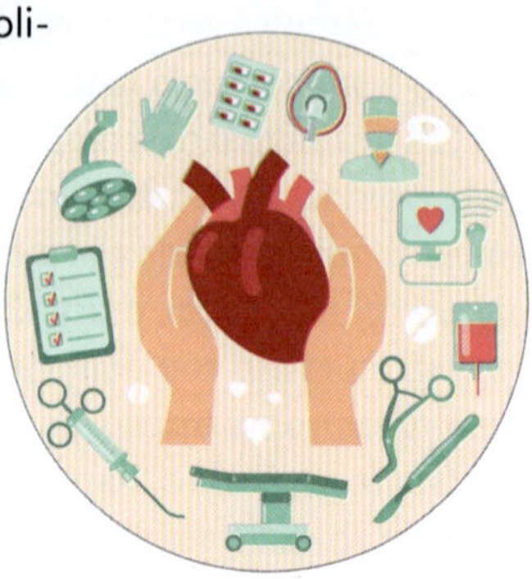

5. A coagulopatia requer uma abordagem multimodal, combinando o uso de antifibrinolíticos, monitorização viscoelástica e protocolos transfusionais baseados em metas, visando reduzir o sangramento e a necessidade de transfusões alogênicas.

6. O manejo anestésico do paciente transplantado cardíaco deve considerar a denervação do enxerto, que limita as respostas autonômicas reflexas e altera a farmacodinâmica dos agentes vasoativos, tornando os vasopressores de ação direta a opção preferencial em relação aos indiretos.

INTRODUÇÃO

O TxC é o tratamento de escolha para muitos pacientes com insuficiência cardíaca (IC) em estágio terminal e permanentemente sintomáticos, a despeito da terapia médica ideal, que inclui tratamento farmacológico otimizado e uso de dispositivos de ressincronização cardíaca, com ou sem cardiodesfibrilador implantável associado.

A avaliação da gravidade da IC e o momento adequado para intervenções terapêuticas avançadas requerem o uso de classificações específicas. A classificação da New York Heart Association (NYHA) é amplamente usada para determinar o grau de limitação funcional em pacientes com IC, baseando-se nos sintomas apresentados durante atividades físicas habituais. Simples e prática, a escala NYHA ajuda a correlacionar a intensidade dos sintomas com o prognóstico da doença, orientando ajustes terapêuticos e estratégias de manejo. Por outro lado, a classificação Interagency Registry for Mechanically Assisted Circulatory Support (INTERMACS) oferece uma avaliação mais detalhada da IC avançada, especialmente para pacientes candidatos a dispositivos de assistência circulatória mecânica (DACM) ou TxC.

Dividida em sete perfis, a escala INTERMACS permite estratificar o risco e a urgência de intervenção, auxiliando na tomada de decisão quanto à necessidade de suporte hemodinâmico ou inclusão na lista de transplante, avaliando objetivamente a condição clínica do paciente e a necessidade de inotrópicos ou suporte circulatório mecânico e definindo a urgência terapêutica – sendo melhor quando se trata de pacientes com IC avançada, candidatos a dispositivos ou transplante (Tabela 1).

A despeito da terapia farmacológica, alguns pacientes persistem em estados de má perfusão por falência de bomba cardíaca, necessitando de ACM (Tabela 2). Embora existam barreiras para a sobrevivência em longo prazo, a evolução no processo de seleção de receptores e doadores, bem como os avanços em imunossupressão e no manejo de infecções oportunistas, têm contribuído para a melhora expressiva nos resultados ao longo das últimas décadas.

TABELA 1 Classificação INTERMACS da insuficiência cardíaca

Categorias/perfis	
Perfil 1	Choque cardiogênico persistente, necessitando de suporte hemodinâmico ou mecânico urgente. Refratariedade ao aumento progressivo de inotrópicos.
Perfil 2	Dependência de inotrópicos com deterioração progressiva. Disfunções orgânicas em evolução, apesar do aumento do suporte inotrópico.
Perfil 3	Estável hemodinamicamente, com uso contínuo de inotrópicos, sem deterioração aguda, porém dependente dessa terapia para manutenção da perfusão.
Perfil 4	Sintomas diários aos mínimos esforços ou mesmo em repouso, sem uso de inotrópicos. Limitação funcional significativa na rotina diária.
Perfil 5	Confortável no repouso e em esforços mínimos, mas incapaz de realizar atividades um pouco mais intensas sem apresentar sintomas.
Perfil 6	Sintomas leves a moderados durante atividades diárias, sendo capaz de realizar esforços um pouco mais intensos, mas com limitação nos primeiros minutos.
Perfil 7	IC crônica estável (NYHA II), assintomático no repouso e atividades habituais, com dispneia apenas em esforços extra-habituais.

IC: insuficiência cardíaca; INTERMACS: Interagency Registry for Mechanically Assisted Circulatory Support; NYHA: New York Heart Association.

Em 2023, o Brasil registrou 424 TxC, representando um crescimento de 18% em relação ao ano anterior, com uma taxa de 2,1 transplantes por milhão de habitantes. Embora esse avanço seja significativo, o país ainda está abaixo da média global. De acordo com a International Society for Heart and Lung Transplantation (ISHLT), mais de 5.000 transplantes cardíacos são realizados anualmente em todo o mundo, enquanto cerca de 50 mil pacientes aguardam um novo coração. Esses números destacam a necessidade de aprimorar a infraestrutura e as políticas de doação de órgãos no Brasil, a fim de ampliar o acesso ao transplante e reduzir o tempo de espera na fila. As indicações e contraindicações para o TxC devem ser criteriosamente avaliadas e são discutidas em protocolos específicos (Tabelas 2 e 3).

AVALIAÇÃO PRÉ-ANESTÉSICA

A avaliação pré-anestésica no TxC é voltada para a etiologia da IC, caracterização da função ventricular, da hemodinâmica pulmonar e da adaptação circulatória do receptor ao novo enxerto. Ao checar o ecocardiograma atente-se à fração de ejeção do ventrículo esquerdo (FEVE), à análise dos diâmetros ventriculares e aos padrões de enchimento diastólico. Quanto ao cateterismo cardíaco direito, parâmetros hemodinâmicos, como pressões do átrio direito (AD), pres-

TABELA 2 Indicações de transplante cardíaco

Classe de recomendação/ nível de evidência	Indicação
I/C	IC avançada na dependência de drogas inotrópicas e/ou suporte circulatório mecânico.
I/C	IC avançada classe funcional III persistente e IV com tratamento otimizado na presença de outros fatores de mau prognóstico.
I/B	IC avançada e VO_2 de pico ≤ 12 mL/kg/minuto em pacientes em uso de betabloqueadores.
I/C	IC avançada e VO_2 de pico ≤ 14 mL/kg/minuto em pacientes intolerantes a betabloqueadores.
I/C	Arritmias ventriculares sintomáticas e refratárias ao manejo com fármacos, dispositivos elétricos e procedimentos de ablação.
IIa/B	IC refratária e VO_2 de pico ≤ 50% do previsto em pacientes < 50 anos e mulheres.
IIa/C	Doença isquêmica com angina refratária sem possibilidade de revascularização.
IIb/B	IC refratária e VO_2 de pico ajustado para massa magra ≤ 19 mL/kg/min em pacientes com índice de massa corporal > 30.
IIb/B	IC refratária e equivalente ventilatório de gás carbônico (relação VE/VCO_2) > 35 particularmente se VO_2 de pico ≤ 14 mL/kg/min e/ou teste cardiopulmonar submáximo (RER < 1,05).
III/C	Disfunção sistólica isolada.
III/C	Prognóstico adverso estimado apenas por escores prognósticos ou VO_2 de pico isoladamente.
III/C	IC classe funcional NYHA III-IV sem otimização terapêutica.
I/C	IC avançada e cardiomiopatia restritiva.
IIa/C	Tumores cardíacos com potencial de cura com o explante do coração.
IIa/B	Amiloidose cardíaca relacionada a mutações da transtirretina (ATTR) sem perspectiva de resposta a tratamentos específicos, associado ao transplante de fígado.
IIb/C	IC secundária a amiloidose AL com contraindicação para terapias específicas pelo envolvimento extracardíaco, seguido de transplante de medula.
IIb/C	IC refratária em pacientes com infecções crônicas por HBV ou HCV, na ausência de sinais clínicos, radiológicos de cirrose, hipertensão portal ou carcinoma hepatocelular.
IIb/C	IC refratária em pacientes HIV-positivos sem história de infecções oportunistas, clinicamente estáveis, em uso de terapia antirretroviral combinada com carga viral indetectável e contagem de CD4 > 200 células/μL.

Fonte: adaptada da Diretriz Brasileira de Transplante Cardíaco da Sociedade Brasileira de Cardiologia.

TABELA 3 Potenciais contraindicações para transplante cardíaco

Situação clínica	Considerações
Idade > 70 anos	Pacientes selecionados podem ser considerados para transplante.
Comorbidades com baixa expectativa de vida	–
Infecção sistêmica ativa	–
Índice de massa corporal > 35 kg/m^2	–
Doença cerebrovascular grave sintomática	–
Doença vascular periférica grave sem possibilidade de revascularização e/ou reabilitação	–
Doença hepática ou pulmonar avançadas	Em candidatos apropriados e centros habilitados, transplante de múltiplos órgãos pode ser considerado.
Doença psiquiátrica grave, dependência química e/ou baixo suporte social ou baixa adesão ao tratamento e recomendações vigentes	Avaliação cautelosa de especialistas é sugerida em pacientes com história recente de abuso de substâncias (últimos 2 anos), incluindo álcool. Documentação de baixa adesão ao tratamento medicamentoso em múltiplas ocasiões deve ser considerada contraindicação para transplante.
Diabetes *mellitus* com lesões graves em órgão-alvo e/ou controle glicêmico inadequado (HbA1c > 7,5%)	–
Incompatibilidade ABO	–
Embolia pulmonar < 3 semanas	O risco é maior em caso de infarto pulmonar e/ou hipertensão pulmonar.
Hipertensão pulmonar fixa	Persistência de resistência vascular pulmonar > 5 unidades Wood, apesar de testes de vasorreatividade pulmonar e descompressão cardíaca com dispositivos de assistência ventricular mecânica, indica risco cirúrgico elevado e deve ser considerada no risco global do receptor.
Neoplasia com risco de recorrência elevado ou incerto	Colaboração com o oncologista é fundamental para estratificar o risco e definir o tempo em remissão necessário para que o transplante seja considerado.
Perda de função renal intrínseca e irreversível apesar de tratamento clínico otimizado (taxa de filtração glomerular estimada < 30 mL/min/1,73m^2)	Em candidatos selecionados e centros habilitados, transplante combinado de coração e rim pode ser considerado.
Síndromes demenciais ou retardo mental graves	–
Tabagismo ativo	O período de abstinência sugerido é de 6 meses, pela associação com desfechos desfavoráveis no pós-transplante, devendo ser individualizado conforme opções do centro transplantador e gravidade do caso.

Fonte: adaptada da Diretriz Brasileira de Transplante Cardíaco da Sociedade Brasileira de Cardiologia.

são arterial pulmonar média (PAPm), débito cardíaco (DC) e resistência vascular pulmonar (RVP), devem ser checados. Em pacientes que necessitaram tratar hipertensão pulmonar pré-transplante para se tornarem elegíveis, avalie atentamente o tratamento utilizado. O uso de inibidores da fosfodiesterase tipo 5, como sildenafila e tadalafila, deve ser pesquisado devido à sua interação farmacológica com o uso de nitratos, ocasionando vasodilatação sistêmica e hipotensão significativa sem uma redução proporcional da RVP, comprometendo a perfusão coronariana e a função do enxerto. Atente-se ainda ao PRA (*panel-reactive antibody*) do receptor e à possível necessidade de terapia de indução imunossupressora.

Pacientes com dispositivo de assistência circulatória mecânica pré-TxC tornam o procedimento ainda mais complexo: prolonga os tempos cirúrgicos e de isquemia, aumenta a incidência de sangramento, amplia a demanda transfusional e eleva a probabilidade de disfunção primária do enxerto (DPE) grave, sobretudo com a utilização de doadores marginais.

A presença desses dispositivos também aumenta significativamente os riscos de sensibilização e rejeição aguda no TxC, o que pode elevar a mortalidade precoce pós-operatória. Pacientes que utilizaram DACM de fluxo contínuo como ponte para transplante têm pelo menos três vezes mais risco de vasoplegia perioperatória, reduzindo significativamente a sobrevida pós-operatória.

As considerações anestésicas nesse cenário extremamente complexo incluem otimizar as configurações do dispositivo de assistência circulatória antes da indução, colocação de pás adesivas de desfibrilação, garantir acesso intravenoso de grande calibre e suporte da função cardíaca direita. Os hemoderivados devem estar imediatamente disponíveis em caso de lesão vascular durante a esternotomia. O risco aumentado de coagulopatia se deve a fatores como anticoagulação pré-operatória, aderências pós-cirúrgicas e tempo cirúrgico prolongado. A quantidade de transfusão pode ser significativamente reduzida com um protocolo multimodal que inclui o uso de antifibrinolíticos, testes de coagulação *point-of-care* e titulação de concentrados de fatores de coagulação.

Desequilíbrios eletrolíticos, particularmente hiperpotassemia e hipomagnesemia, precisam ser corrigidos para evitar arritmias intraoperatórias e otimizar a função do enxerto. Distúrbios ácido-base refletem a perfusão tecidual inadequada e devem ser manejados para garantir uma melhor adaptação hemodinâmica no período pós-operatório imediato, principalmente no que se refere à sua implicação na RVP.

Pacientes com IC terminal frequentemente apresentam distúrbios da coagulação devido ao uso crônico de anticoagulantes e antiagregantes plaquetários, além de disfunção hepática associada à congestão crônica. A avaliação pré-operatória inclui hemograma completo, tempo de protrombina (TP), tempo de tromboplastina parcial ativado (TTPa), fibrinogênio e testes viscoelásticos como tromboelastografia (TEG) ou tromboelastometria rotacional (ROTEM).

A suspensão ou ajuste de anticoagulantes deve ser planejada com antecedência, considerando o risco trombótico versus o risco de sangramento intraoperatório. Em pacientes com disfunção hepática significativa, a administração de concentrados de fibrinogênio, plasma fresco congelado (PFC) ou fatores de coagulação pode ser necessária para a correção da coagulopatia.

É necessário revisar a farmacoterapia em uso para planejar o manejo intraoperatório. A manutenção de betabloqueadores pode ser benéfica para evitar hiperatividade simpática na indução anestésica, enquanto diuréticos devem ser ajustados para evitar hipovolemia. Inotrópicos devem ser mantidos ou ter sua dose aumentada até a indução anestésica em pacientes com baixo DC.

O jejum pré-operatório leva ao aumento do estresse metabólico e causa resistência à insulina. Logo, o uso de líquido claro rico em carboidratos por via oral até 2 horas antes da indução anestésica consiste em uma solução simples, segura e de baixo custo para evitar o jejum prolongado no pré-operatório de cirurgia cardíaca. Pacientes no pré-operatório de TxC com instabilidade hemodinâmica em uso de drogas vasoativas e diabéticos ou com outras causas de esvaziamento gástrico lentificado precisam ser avaliados criteriosamente quanto à segurança na inclusão dos protocolos de jejum abreviado. Existe a preocupação com a melhoria dos desfechos metabólicos, porém faltam evidências científicas consistentes para a recomendação do jejum abreviado em TxC.

IMUNOSSUPRESSÃO PRÉ-TRANSPLANTE E PROFILAXIA ANTIBIÓTICA

A tipagem do antígeno leucocitário humano (HLA) e a pesquisa de anticorpos anti-HLA são fundamentais no TxC para reduzir o risco de rejeição hiperaguda. Em pacientes sensibilizados, ou seja, aqueles que já têm anticorpos contra determinados antígenos HLA devido a gestação, transfusões ou transplantes prévios, a avaliação do PRA permite quantificar o grau de sensibilização e prever a compatibilidade do enxerto. O *crossmatch* avalia se há reação entre os anticorpos do receptor e as células do doador, importante para evitar incompatibilidades graves. Em casos de alta sensibilização, estratégias como plasmaférese e imunoglobulina intravenosa (IVIG) podem ser adotadas para reduzir a carga de anticorpos e aumentar a chance de um transplante bem-sucedido.

A terapia de indução na imunossupressão pré-TxC é uma estratégia controversa, utilizada em cerca de 40 a 50% dos programas de transplante. O principal objetivo é proporcionar imunossupressão mais intensa durante o período de maior risco de rejeição do aloenxerto. Entre as vantagens dessa abordagem estão o início tardio de imunossupressores nefrotóxicos em pacientes com função renal comprometida e a possibilidade de redução precoce dos glicocorticoides.

Entretanto, a eficácia geral da terapia de indução permanece incerta, uma vez que a diminuição da rejeição precoce pode ser acompanhada por rejeições tardias, infecções e malignidades. Esse tipo de terapia é particularmente benéfico para pacientes de alto risco de rejeição fatal, como jovens, afro-americanos, indivíduos com alta incompatibilidade de HLA ou pacientes com dispositivos de assistência ventricular e altos níveis de anticorpos pré-formados.

De modo geral, utiliza-se metilprednisolona como parte do protocolo de imunossupressão para prevenir rejeição hiperaguda do enxerto. Geralmente, administra-se uma dose de 500 mg a 1 g por via intravenosa durante o intraoperatório. O momento exato varia de acordo com a instituição.

A profilaxia antimicrobiana desempenha um papel essencial na prevenção de infecções associadas à imunossupressão. O regime antibiótico deve ser administrado no tempo correto, garantindo ampla cobertura antimicrobiana. A maioria dos protocolos inclui um betalactâmico, guiado pelo antibiograma da instituição, e vancomicina. Nos casos em que o paciente recebeu timoglobulina como terapia de indução, pode ser necessário incluir fluconazol ou outros antifúngicos.

Normalmente, uma cefalosporina intravenosa de primeira geração (cefazolina) é administrada 30 a 60 minutos antes da incisão cirúrgica para garantir níveis teciduais adequados. Quando a vancomicina é indicada –para pacientes alérgicos a penicilinas ou colonizados por *Staphylococcus aureus* resistente à meticilina (MRSA) –, a infusão deve ser iniciada de 60 a 120 minutos antes da incisão para evitar reações adversas, como a síndrome do homem vermelho. A administração de vancomicina exige cautela, pelo risco de hipotensão durante a indução anestésica. Eventos adversos, mesmo com infusões prolongadas, podem ser manejados com difenidramina e redução da taxa de infusão.

Procedimentos prolongados (> 3 horas), com grande perda sanguínea, requerem doses adicionais de antibióticos a cada uma ou duas meias-vidas do medicamento para manter níveis terapêuticos adequados. Em cirurgias cardíacas abertas, como no TxC, alguns especialistas recomendam uma dose extra ao término da CEC.

A escolha do esquema antimicrobiano deve ser individualizada para hospitalizados previamente ao transplante ou sabidamente colonizados, e a coleta de hemoculturas do doador é recomendada para a identificação de possíveis infecções de corrente sanguínea.

TABELA 4 Profilaxia antimicrobiana para cirurgia cardíaca em adultos

Antibióticos recomendados	Dose habitual para adultos	Intervalo de administração
Cefazolina	< 120 kg: 2 g IV; ≥ 120 kg: 3 g IV	4 horas
Cefuroxima	1,5 g IV	4 horas
Vancomicina	15 mg/kg IV (máximo 2 g)	Não se aplica

GERENCIAMENTO DE DISPOSITIVOS CARDÍACOS ELETRÔNICOS IMPLANTÁVEIS

A maioria dos receptores de TxC possui um dispositivo eletrônico implantável cardíaco, como um marca-passo (MP) ou cardiodesfibrilador implantável (CDI), no momento da cirurgia. Em alguns casos, esses pacientes são dependentes da função contínua do MP para manter a estabilidade hemodinâmica.

Idealmente, o dispositivo necessita ser interrogado e reprogramado imediatamente antes da cirurgia. A função antitaquicardia e a terapia de choque do CDI devem ser desligadas, e as configurações do MP, ajustadas para garantir o desempenho adequado no período pré-CEC. Por exemplo, em pacientes com bloqueio cardíaco ou ritmo sinusal lento, a reprogramação para um modo assíncrono (DOO) com uma frequência cardíaca entre 80 e 90 bpm pode ajudar a manter a estabilidade hemodinâmica.

Durante a remoção do coração nativo, os fios preexistentes do dispositivo são transeccionados. O gerador de pulso e os cabos remanescentes são, em geral, removidos ao final da cirurgia, após o fechamento do esterno. Em algumas situações, quando a remoção completa não é possível, o gerador e os fios residuais podem ser deixados *in situ* para remoção posterior, geralmente sem causar complicações adversas.

Hipertensão pulmonar

A hipertensão pulmonar (HP) é uma condição caracterizada pelo aumento da RVP, levando a elevação da PAPm. Esse aumento se deve a uma série de fatores que resultam em remodelamento vascular, vasoconstrição e aumento da rigidez arterial pulmonar. Em um sistema pulmonar saudável, a circulação é de baixa pressão, com uma PAPm que normalmente varia entre 12 e 16 mmHg. Essa fisiologia permite que indivíduos normais acomodem aumentos significativos do DC sem alterações expressivas na pressão pulmonar, devido à grande distensibilidade dos vasos pulmonares de parede fina, parcialmente colapsados em repouso.

A principal alteração hemodinâmica na HP se deve ao aumento progressivo da RVP, que restringe o fluxo sanguíneo através da circulação arterial pulmonar. A perda de área seccional dos vasos pulmonares, consequência do remodelamento vascular, é a principal responsável por essa elevação da resistência. Esse remodelamento se caracteriza por proliferação celular excessiva, reduzindo o calibre vascular e comprometendo a função normal dos vasos pulmonares. Além disso, um desbalanço bioquímico contribui para a fisiopatologia da HP, com redução na produção de vasodilatadores como óxido nítrico e prostaciclinas, ao mesmo tempo que há um aumento na produção de vasoconstrictores, como a endotelina. Processos inflamatórios, trombose in situ e elevação do tônus vascular também podem contribuir para a progressão da doença, agravando a limitação ao fluxo sanguíneo pulmonar.

O impacto clínico da HP se torna evidente à medida que a pós-carga imposta ao ventrículo direito (VD) aumenta. Inicialmente, o VD se adapta ao aumento pressórico por meio de uma hipertrofia compensatória, mantendo sua contratilidade e preservando o DC. No entanto, com a progressão da doença e o contínuo aumento da RVP, o VD começa a dilatar e a sua frequência cardíaca se eleva como tentativa de manter a perfusão sistêmica. Esse mecanismo compensatório se torna insuficiente com o tempo, levando ao desacoplamento do VD em relação à sua carga, o que resulta em sinais e sintomas clínicos de insuficiência ventricular direita, incluindo intolerância ao exercício, estase jugular venosa, edema periférico e ascite.

O diagnóstico de HP exige uma abordagem cuidadosa, sendo o cateterismo cardíaco direito o exame padrão-ouro para a sua confirmação. Esse exame permite a mensuração direta das pressões da circulação pulmonar, diferenciando as formas pré-capilares das pós-capilares da doença. Embora a ecocardiografia seja amplamente utilizada na prática clínica para a avaliação inicial, ela apresenta limitações em termos de acurácia quando comparada ao cateterismo. Parâmetros ecocardiográficos, como a excursão sistólica do anel tricúspide (TAPSE) e a fração de área do VD, são úteis para avaliar o impacto funcional da HP e estabelecer prognósticos. Valores reduzidos desses índices estão associados a maior mortalidade cardiovascular.

O tratamento da HP é baseado na redução da pós-carga imposta ao VD, visando melhorar a perfusão pulmonar e preservar a função cardíaca. A escolha terapêutica depende da etiologia da HP e da gravidade da doença. Pacientes que apresentam resposta vasodilatadora ao teste de vasorreatividade pulmonar podem ser tratados com bloqueadores de canais de cálcio em doses elevadas, o que pode resultar em melhora hemodinâmica e sintomática. No entanto, a maioria dos pacientes não responde a essa abordagem e requer o uso de terapias mais específicas. Entre os fármacos utilizados, destacam-se os análogos das prostaciclinas, como iloprosta e treprostinila, que promovem vasodilatação pulmonar e melhoram a capacidade funcional. Os inibidores da fosfodiesterase tipo 5, como sildenafila e tadalafila, também são amplamente utilizados para reduzir a RVP e melhorar os parâmetros hemodinâmicos. Além disso, os antagonistas dos receptores de endotelina, como bosentana e ambrisentana, exercem um papel importante na modulação do tônus vascular pulmonar, promovendo melhora da resistência vascular e da capacidade de exercício.

Nos casos mais graves, em que há instabilidade hemodinâmica e sinais de falência do VD, a abordagem terapêutica deve ser mais agressiva, com o uso de inotrópicos como dobutamina e milrinona, além da associação de vasodilatadores pulmonares inalatórios, como óxido nítrico e prostaciclinas aerolisadas. Esses agentes atuam reduzindo seletivamente a RVP e melhorando a função sistólica do VD. Vasopressores como noradrenalina e vasopressina também podem ser utilizados para manter uma perfusão coronariana adequada sem comprometer significativamente a resistência vascular pulmonar. Em situações críticas, a necessidade de suporte circulatório mecânico pode ser considerada, e o transplante pulmonar permanece como a única opção definitiva para os casos avançados e refratários ao tratamento clínico.

Pacientes com HP preexistente podem apresentar aumentos abruptos na PAPm no período imediato após a saída da CEC, o que pode comprometer a estabilidade hemodinâmica. Estratégias intraoperatórias incluem a manutenção da volemia, o uso criterioso de agentes anestésicos que minimizem a depressão miocárdica e a otimização da ventilação para evitar a hipoxemia e a acidose respiratória, fatores que exacerbam a vasoconstrição pulmonar. A monitorização hemodinâmica invasiva com cateter de artéria pulmonar é necessária para ajustar a terapia de forma individualizada e minimizar riscos perioperatórios.

Dispositivos de assistência circulatória mecânica na insuficiência cardíaca grave

Os DACM fazem parte do tratamento clínico da IC avançada e choque cardiogênico. O uso de dispositivos de assistência ventricular esquerda (DAVE) de longa duração pode melhorar a sobrevida na lista de espera e levar à resolução da HP grave que antes impedia a indicação ao transplante. Pacientes com IC refratária à terapia médica ideal, com instabilidade hemodinâmica e/ou disfunção progressiva de órgãos-alvo, devem ser considerados para ACM de curta e/ou longa duração. A terapia com esses dispositivos é indicada pelo estado clínico e pela progressão da IC.

O número de pacientes que usaram DACM aumentou ao longo dessa última década e agora é responsável por aproximadamente 50% dos TxC por ano, de acordo com o Registro da ISHL. O suporte mais frequente é o DAVE de longa duração (HeartMate 3) e menos comumente com balão intra-aórtico (BIA), dispositivos de assistência biventricular temporária ou oxigenação por membrana extracorpórea (ECMO).

A maioria dos dados sugere que não houve redução significativa na sobrevida entre receptores submetidos a transplante com DAVE de longa duração em comparação aos receptores tratados clinicamente antes do transplante. No entanto, pacientes que implantaram esses dispositivos apresentam maior risco de complicações, particularmente aquelas com infecção relacionada ao dispositivo, apresentando risco de mortalidade significativamente maior após o transplante.

Como consequência do número crescente de pacientes com DACM de longa duração, principalmente na modalidade ponte para transplante (PPTx), e da progressiva melhora de sobrevida dessa situação, os critérios de priorização em lista para esses pacientes têm sido bastante discutidos. Sugere-se que a priorização em indivíduos com DACM de longa duração como PPTx seja restrita àqueles com complicações, na impossibilidade de troca do dispositivo: deterioração clínica apesar do dispositivo; infecção intratável relacionada ao dispositivo; disfunção mecânica do dispositivo; eventos tromboembólicos; trombose do dispositivo com comprometimento hemodinâmico; arritmias ventriculares recorrentes.

TABELA 5 Preditores de mortalidade em transplante cardíaco com implante de dispositivo de assistência ventricular esquerda

Idade avançada.
Indice de massa corporal > 35 kg/m^2.
Hipertensão pulmonar fixa.
Terapia de substituição renal.
Diabetes *mellitus*.
Aloimunização por transfusão.
Receptor feminino/doador masculino.
Disfunção de ventrículo direito.

Os DACM de curto prazo são indicados como PPTx em pacientes com choque cardiogênico, IC aguda descompensada ou parada cardiopulmonar, fornecendo suporte temporário por até 14 dias, e, se os critérios clínicos para elegibilidade ao transplante forem atendidos, o paciente ganha prioridade na fila. Devido à necessidade de anticoagulação, deve-se ter cautela na manipulação de dispositivos invasivos, como a sonda de ecocardiografia transesofágica (ECOTE) e monitorização nasofaríngea. Atentar-se ainda que sangramentos nos locais de acesso, trato gastrintestinal e nasofaringe podem ser frequentes.

TABELA 6 Tipos de dispositivos de curta e longa duração

Balão intra-aórtico Fluxo pneumático 0,5 L/min (contrapulsação) sincronizado ao ciclo cardíaco. Percutâneo (aorta descendente torácica via artéria femoral). Menos invasivo. Recomenda-se guiar sua posição para não ocluir o óstio das artérias renais ou subclávia.
Impella® Implante percutâneo. Fluxo axial com fluxo dependente do tipo de dispositivo: ▪ Impella 2.5®: suporte de até 2,5 L/min, proporcionando apenas suporte parcial ao ventrículo esquerdo. ▪ Impella 5.0®: suporte de até 5,3 L/min, promovendo maior descarga ventricular.
Oxigenação por membrana extracorpórea (ECMO) Temporário. Implante percutâneo ou central direto por toracotomia. Fluxo centrífugo > 4,5 L/min. Há três modalidades de suporte: ▪ ECMO venoarterial (ECMO-VA): suporte cardíaco e pulmonar. ▪ ECMO venovenoso (ECMO-VV): suporte pulmonar. ▪ ECMO venovenoso-arterial (ECMO-VVA): suporte cardíaco e pulmonar. ▪ Associado a maior mortalidade pós-transplante.
TandemHeart® Temporário. Percutâneo. Fluxo centrífugo 4 L/min. Capaz de proporcionar descarga ventricular esquerda significativa sem necessidade de cirurgia aberta.
CentriMag® Temporário (dias a semanas). Implante direto por toracotomia. Fluxo contínuo centrífugo de até 8-10 L/min. Oferece suporte uni ou biventricular. Baixo risco de trombose devido à levitação magnética.
Berlin Heart (EXCOR)® Fluxo centrífugo pulsátil de até 8 L/min. Levitação magnética. Implante direto por toracotomia. Suporte uni ou biventricular de longo prazo. Versão pediátrica disponível. Único aprovado para uso pediátrico de longo prazo.
HeartMate 3® Fluxo contínuo centrífugo de até 10L/min associado com pulsos periódicos. Levitação magnética. Implante direto por toracotomia. Suporte univentricular, podendo associar 2 dispositivos se houver falência de VD associada. Melhor sobrevida e menor taxa de complicações trombóticas em comparação com dispositivos anteriores de fluxo contínuo.

(continua)

TABELA 6 Tipos de dispositivos de curta e longa duração *(continuação)*

HeartWare® Levitação hidrodinâmica. Fluxo contínuo centrífugo de até 10 L/min associado com pulsos periódicos. Implante direto por toracotomia. Suporte univentricular, podendo associar dois dispositivos se houver falência do ventrículo direito associada. Descontinuado pela Medtronic em 2021.
Syncardia® Implante direto por toracotomia. Oferece suporte biventricular simultâneo. Pneumático. Fluxo pulsátil de 7-9 L/min.

TABELA 7 Categoria dos dispositivos de assistência circulatória

Classificação	Categoria	Descrição e indicação
Tempo de permanência	Curta permanência (temporário)	Utilizados para resgate hemodinâmico e estabilização clínica em pacientes com choque cardiogênico refratário. São indicados em situações de suporte hemodinâmico imediato, devido ao alto risco de morte por falência cardíaca. No momento do implante, não é possível determinar se haverá reversão das disfunções orgânicas, o que impede a definição imediata da elegibilidade para TxC.
	Longa permanência	Indicados para pacientes estáveis, com planejamento estratégico de longo prazo, como ponte para transplante ou terapia de destino. Os dispositivos de assistência circulatória mecânica de longa permanência são utilizados em situações clínicas inicialmente proibitivas ao transplante cardíaco, mas que, se modificáveis, podem tornar o paciente elegível, como em casos de hipertensão pulmonar ou neoplasias com potencial de cura.
Técnica de implante	Paracorpóreo	Dispositivo externo conectado ao paciente por cânulas percutâneas ou implantadas cirurgicamente.
	Totalmente implantável	Dispositivo totalmente implantável no interior do corpo, proporcionando maior mobilidade e menor risco de infecção.
Tipo de fluxo	Pulsátil	Imita o fluxo sanguíneo fisiológico, porém é menos utilizado atualmente devido à maior durabilidade e eficiência dos dispositivos de fluxo contínuo.
	Contínuo	Fluxo contínuo e não pulsátil; dispositivos modernos, como os dispositivos de assistência ventricular esquerda, oferecem maior eficiência e menor desgaste mecânico.

TABELA 8 Tipos de indicação clínica dos dispositivos de assistência circulatória mecânica

Indicação clínica	Descrição e aplicação
Ponte para recuperação	Dispositivos temporários para estabilização clínica e suporte hemodinâmico imediato em pacientes com alto risco de morte por falência cardíaca. Estão indicados quando há necessidade urgente de suporte circulatório, mas, no momento do implante, não é possível determinar se ocorrerá reversão das disfunções orgânicas. Dessa forma, a elegibilidade para o transplante cardíaco permanece incerta até a evolução clínica do paciente.
Ponte para transplante	Dispositivos para manutenção da função cardíaca e estabilidade clínica até a realização do transplante. Essa estratégia é necessária devido à progressão da gravidade da insuficiência cardíaca e à indisponibilidade imediata de um órgão compatível. O uso de dispositivos de assistência circulatória mecânica temporários nessa condição é desafiador, pois o tempo de espera na fila pode exceder a durabilidade do dispositivo, tornando essencial uma avaliação criteriosa da estratégia de suporte.
Terapia de destino	Implantados como solução definitiva em pacientes com insuficiência cardíaca avançada que não são candidatos ao transplante cardíaco, podendo, ainda, ser indicados em situações clínicas inicialmente proibitivas ao transplante, mas que, se modificáveis, podem tornar o paciente elegível, como em casos de hipertensão pulmonar ou neoplasias com potencial de cura.

CAPTAÇÃO E PREPARO DO CORAÇÃO

Como regra geral, o tempo de isquemia do enxerto não deve ultrapassar 4 horas. Doadores com tempo de isquemia acima de 4 horas somente podem ser aceitos quando os outros fatores são ideais, como doador jovem, função cardíaca normal e ausência de suporte inotrópico. Doadores com idades entre 45 e 55 anos podem ser aceitos quando o tempo de isquemia projetado for menor que 4 horas e o potencial receptor não tiver comorbidades. O transplante de coração de doadores com idade acima de 55 anos possui reserva miocárdica limitada e somente deverá ser realizado se a sobrevida do receptor for compensatória.

Para reduzir ao máximo o tempo de isquemia, deve haver comunicação constante e efetiva entre as equipes de captação e a equipe do implante do enxerto. O preparo de sala, a indução do receptor e o deslocamento da equipe de captação devem ser feitos de forma sincronizada. A cardiectomia do receptor deve ser finalizada momentos antes de o coração do doador chegar à sala cirúrgica. A presença de esternotomia prévia e o uso de dispositivos de assistência ventricular são fatores que aumentam o tempo e o sangramento cirúrgico pré-implante e devem ser considerados para evitar o aumento do tempo de isquemia do órgão transplantado.

As máquinas de perfusão cardíaca, como o sistema *TransMedics Organ Care System* (OCS Heart), representam um avanço significativo na preservação e no transporte de enxertos cardíacos para transplante. Diferente do método tradicional de preservação estática em gelo, essas máquinas permitem que o coração do doador permaneça batendo e perfundido com um meio oxigenado e enriquecido com substratos metabólicos, mimetizando condições fisiológicas próximas às normais. Esse sistema reduz os efeitos deletérios da isquemia fria prolongada, permitindo tempos de isquemia mais longos e aumentando a viabilidade de corações que, de outra forma, seriam descartados por critérios convencionais restritivos. Além disso, a perfusão contínua possibilita a avaliação funcional do enxerto antes do implante, permitindo a detecção precoce de disfunções que poderiam comprometer a adaptação hemodinâmica no receptor. Estudos sugerem que o uso dessas máquinas pode ampliar o número de doadores viáveis, reduzir a incidência de DPE e melhorar os desfechos pós-operatórios. Entretanto, seu alto custo e a necessidade de perfusionistas treinados para manejo ainda representam desafios na incorporação rotineira dessa tecnologia em todos os centros de transplante.

TÉCNICA CIRÚRGICA

O TxC ortotópico é um procedimento no qual o coração nativo do receptor é substituído pelo enxerto na mesma posição anatômica. As principais abordagens técnicas incluem a bicaval, a biatrial e, em situações excepcionais, a heterotópica, cada qual com implicações cirúrgicas específicas.

A técnica bicaval é a abordagem mais adotada na atualidade em decorrência de sua associação a melhores desfechos hemodinâmicos e menor incidência de arritmias no pós-operatório. Nessa técnica, a veia cava superior é seccionada na junção cavoatrial, e a anastomose do átrio esquerdo do doador é feita na parede posterior do átrio esquerdo do receptor, preservando o remanescente da confluência das quatro veias pulmonares. A reconstrução segue uma sequência específica: inicia-se com a anastomose do átrio esquerdo, seguida da artéria pulmonar e, posteriormente, da aorta. A reperfusão do enxerto ocorre antes da reconstrução das veias cavas, permitindo melhor controle da perfusão tecidual e recuperação da contratilidade miocárdica. A anastomose das cavas deve ser realizada com atenção, a fim de evitar estenoses e lesões do óstio do seio coronário. Essa técnica apresenta vantagens, como a preservação da morfologia atrial e do nodo sinusal, além de menor necessidade de MP permanente no pós-operatório. Contudo, requer um tempo cirúrgico mais prolongado e apresenta risco de estenose das veias cavas.

Na técnica biatrial, a primeira anastomose é realizada no átrio esquerdo e, posteriormente, no AD. As anastomoses dos grandes vasos são realizadas acima das válvulas semilunares, o que pode reduzir a necessidade de separação das anastomoses das cavas. Entretanto, a manutenção de parte do AD nativo pode resultar em maior disfunção atrial no pós-operatório, com maior incidência de arritmias.

Na versão modificada, a anastomose do átrio esquerdo é feita de forma convencional, conectando as quatro veias pulmonares do receptor diretamente ao átrio esquerdo do doador. A principal modificação ocorre na reconstrução do AD, onde se mantém parte da parede posterior do AD do receptor, preservando a anatomia do septo interatrial e a posição do nodo sinusal. A anastomose da veia cava superior é realizada de forma terminoterminal, enquanto a veia cava inferior é conectada ao AD do doador com preservação de uma pequena porção do átrio nativo, reduzindo a necessidade de manipulação extensa dessa estrutura.

Essa modificação visa reduzir o risco de disfunção atrial, arritmias e disfunção do nodo sinusal, já que a morfologia atrial é mais bem preservada do que na técnica biatrial. Além disso, minimiza complicações associadas à anastomose das cavas, como estenoses e distorções, facilitando o fluxo venoso para o coração transplantado.

A técnica ortotópica total, que envolve anastomoses separadas das veias cavas e das veias pulmonares, é raramente adotada na prática clínica devido à complexidade técnica, maior risco de sangramento intraoperatório e possibilidade de estenose das veias pulmonares.

Em situações específicas, como HP irreversível ou grande discrepância de tamanho entre doador e receptor, pode-se optar pelo transplante heterotópico. Nessa abordagem, o coração do doador é posicionado no lado direito do tórax e conectado em paralelo ao coração do receptor. Essa configuração permite que o coração nativo continue contribuindo para o DC e protege o enxerto da elevada pós-carga imposta pela circulação pulmonar.

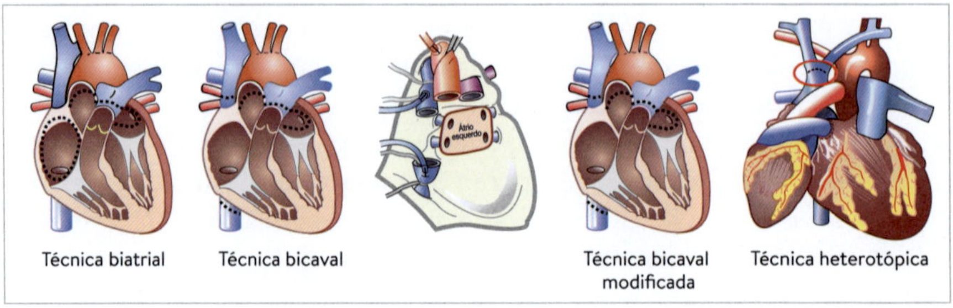

FIGURA 1 Técnicas cirúrgicas para transplante cardíaco.

Ao final do procedimento, com a conclusão das anastomoses e a retirada do clampe aórtico, procede-se à desaeração do enxerto, processo fundamental para evitar a embolia aérea e otimizar a função ventricular. Esse processo é auxiliado pelo ecocardiograma transesofágico, que permite a identificação de bolhas aéreas residuais e a avaliação da função cardíaca.

GESTÃO ANESTÉSICA INTRAOPERATÓRIA

Indução e período pré-*bypass*

A titulação lenta é essencial para todos os agentes utilizados na pré-medicação no período imediatamente pré-indução. A sedação excessiva e a hipoventilação devem ser evitadas, pois podem resultar em hipercarbia e hipoxemia, aumentando a RVP e comprometendo a função VD. Da mesma forma, a indução anestésica deve ser conduzida com ajuste criterioso de doses para minimizar a instabilidade hemodinâmica. Além disso, é fundamental que os anestesiologistas considerem a possível redução da resposta a agentes vasoativos em pacientes com exposição crônica a inotrópicos, o que pode dificultar o manejo da instabilidade hemodinâmica aguda. A monitorização multiparamétrica rigorosa é essencial, incluindo a punção da linha arterial antes da indução anestésica. Recomenda-se fortemente a obtenção de um acesso venoso periférico de grande calibre e, na sua impossibilidade, a punção de um cateter venoso central sob anestesia local antes da indução.

Em pacientes em uso de drogas inotrópicas, é imperativo manter a dose ou até mesmo considerar um ajuste para garantir a estabilidade hemodinâmica durante a indução anestésica. Caso a pressão arterial média (PAM) esteja limítrofe, a administração precoce de vasopressina deve ser considerada. Além disso, todos os fármacos de resgate devem estar prontamente diluídos e disponíveis, incluindo noradrenalina (10 mcg/mL), adrenalina (10 mcg/mL e 100 mcg/mL), atropina (1 mg) e vasopressina (1 mcg/mL), nitroglicerina 200 mcg/mL, além das medicações já preparadas para infusão contínua. O manejo desses pacientes exige precisão e rapidez – cada segundo é decisivo para o desfecho clínico.

A indução anestésica deve ser conduzida com extrema cautela para minimizar a instabilidade hemodinâmica. A utilização de lidocaína na dose de 1 mg/kg pode ser particularmente útil em pacientes com IC de etiologia isquêmica, reduzindo a resposta simpática à laringoscopia e intubação. Pode ser administrada uma pequena dose de benzodiazepínico de ação curta, como midazolam (1 a 3 mg), seguido de um opioide, como fentanila (2 a 4 mcg/kg) ou sufentanila (0,2 a 0,5 mcg/kg). Posteriormente, um agente hipnótico é selecionado de acordo com o perfil hemodinâmico do paciente.

Em geral, o etomidato (0,2 a 0,4 mg/kg) é a escolha preferencial para pacientes com instabilidade hemodinâmica ou choque cardiogênico, devido ao seu efeito mínimo sobre a pressão arterial e a contratilidade miocárdica. No entanto, seu uso pode estar associado a uma supressão transitória da função adrenal, resultando em níveis reduzidos de cortisol nas primeiras 24 horas do pós-operatório. O propofol pode ser utilizado dependendo do perfil hemodinâmico do paciente, na dose de 0,5 a 1 mg/kg, administrado lentamente ao longo de 2 a 3 minutos. A titulação gradual reduz o impacto hemodinâmico da indução, permitindo intervenções oportunas, como o uso de vasopressores para controle pressórico, se necessário.

A cetamina tradicionalmente é conhecida por aumentar a RVP, por isso deveria ser evitada em pacientes com HP, muito embora esteja emergindo linha de pesquisa apontando que o seu uso na cirurgia cardíaca teria benefício em pacientes mesmo como HP, devido à sua redução relativa da RVP em pacientes que já se apresentem com tônus simpático exacerbado pela doença de base combinado a seu poder de analgesia pós-operatória, ausência de supressão adrenal e menor depressão miocárdica. Após a indução, um agente bloqueador neuromuscular não despolarizante deve ser administrado para facilitar a intubação traqueal, garantindo que a perda completa da consciência tenha ocorrido antes de sua administração.

Os agentes anestésicos inalatórios apresentam efeitos discretos e controversos sobre a circulação pulmonar. De maneira geral, os anestésicos inalatórios atenuam o reflexo de vasoconstrição pulmonar hipóxica. O halotano diminui o fluxo sanguíneo pulmonar, permanecendo inalterada a RVP. Enflurano e isoflurano diminuem o índice cardíaco e a pressão na artéria pulmonar sem alterar a RVP. O desflurano aumenta a pressão na artéria pulmonar sem modificar a resistência vascular sistêmica. É incerto se o sevoflurano pode diminuir ou aumentar a pressão na artéria pulmonar média, pressão capilar pulmonar e índice cardíaco.

O óxido nitroso pode levar a aumento da RVP, por isso deve ser evitado. Outros anestésicos inalatórios deprimem o sistema cardiovascular, tipicamente com diminuições da PAM. Anestésicos intravenosos se comportam de maneira variável, sendo diminuições da contratilidade cardíaca, da PAM e RVS observadas com propofol e tiopental. Pacientes com HP e disfunção do VD (DVD) têm maior chance de apresentarem tônus simpático mais elevado com depleção de catecolaminas ou *downregulation* dos receptores simpáticos. A administração de grandes doses de opioides pode resultar em significativa depressão do tônus simpático, o qual pode levar a hipotensão e inadequada contratilidade do VD. Etomidato parece ter pouco efeito na RVS, RVP e contratilidade cardíaca.

O uso de dispositivos de monitorização da profundidade anestésica é essencial no momento da indução, permitindo um ajuste mais preciso da dose dos fármacos. Entretanto, deve-se considerar que o tempo para o pico de ação dos agentes anestésicos pode ser maior do que o habitual, especialmente em pacientes com função ventricular esquerda comprometida.

Durante a manutenção da CEC, a anestesia pode ser conduzida com um anestésico volátil (sevoflurano /isoflurano) ou propofol, em associação a opioides adicionais para garantir a estabilidade hemodinâmica e analgesia adequada. Não há evidência de superioridade entre agentes voláteis e intravenosos na manutenção da inconsciência durante o período de *bypass*.

Dependendo do status volêmico prévio do paciente, da etiologia da IC, dos níveis hematimétricos e do grau de anticoagulação especialmente em pacientes em suporte circulatório mecânico, bem como dos parâmetros hemodinâmicos, pode-se realizar a coleta de sangue total (sangria) em bolsas específicas antes do início da CEC. Essas bolsas podem ser adequadamente armazenadas para reinfusão ao término do *bypass*, reduzindo a necessidade de transfusão alogênica. Essa abordagem contribui para minimizar o risco de aloimunização e suas potenciais complicações, melhorando os desfechos clínicos em médio e longo prazo.

Antes da instituição da CEC, uma série de etapas essenciais deve ser rigorosamente seguida como qualquer cirurgia cardíaca. A anticoagulação adequada é imprescindível antes da canulação aórtica e do início da CEC, prevenindo a formação de trombos no circuito. Geralmente, administra-se heparina intravenosa (300-400 UI/kg), com monitorização subsequente para confirmar a anticoagulação efetiva. Caso o paciente esteja em suporte mecânico prévio, recomentam-se fortemente TEG e correção dos distúrbios da coagulação antes de entrar em CEC.

Os antifibrinolíticos intravenosos mais utilizados na cirurgia cardíaca são o ácido tranexâmico (ATX) e o ácido épsilon-aminocaproico (AEAC). O ATX é cerca de 10 vezes mais potente que o AEAC, e ambos são indicados para reduzir o sangramento perioperatório e a necessidade de transfusões. A escolha entre os dois fármacos depende do protocolo institucional e do perfil clínico do paciente, sendo eficazes na redução do sangramento em cirurgias cardíacas.

A administração profilática desses fármacos deve começar antes do início da CEC (grau de recomendação 1B). Recomenda-se uma dose de *bolus* seguida de infusão contínua até o fechamento da pele. Em casos de sangramento persistente, a infusão pode ser mantida no pós-operatório por várias horas. Ensaios clínicos randomizados demonstram que essa estratégia reduz a necessidade de transfusões e o risco de reexploração mediastinal.

Embora o uso desses agentes na cirurgia cardíaca não esteja associado a aumento do risco de trombose, oclusão de enxertos coronarianos, tromboembolismo venoso ou embolia pulmonar, eles devem ser evitados em pacientes com condições hipercoaguláveis conhecidas, coagulação intravascular disseminada ou desligamento fibrinolítico induzido por trauma.

O ATX, quando administrado em doses superiores a 4 g, tem sido associado ao desenvolvimento de convulsões, especialmente em pacientes com disfunção renal moderada a grave, devido ao risco de acúmulo do fármaco. A dose de bolus recomendada varia entre 10 e 30 mg/kg, seguida por infusão contínua de 1 a 16 mg/kg por hora. Alguns centros adicionam de 1 a 2 mg/kg ao *priming* da CEC.

O ácido AEAC, embora seja menos potente, também reduz o sangramento perioperatório e apresenta relatos raros de lesão renal pós-operatória associada ao seu uso intravenoso. A administração consiste em uma dose de *bolus* de 5 a 10 g, seguida de infusão contínua de 1 g/hora. Em alguns protocolos, 5 a 10 g são adicionados ao *priming* da CEC. Se os agentes inotrópicos estivem sendo usados, devem ser descontinuados durante a CEC para reduzir o consumo de oxigênio miocárdico. Agentes vasoativos podem ser necessários durante a CEC para manter os alvos da macro- e micro-hemodinâmica.

Anestesia regional

A anestesia regional periférica tem sido explorada como estratégia para otimizar o controle da dor pós-operatória em cirurgia cardíaca, com o objetivo de reduzir o consumo de opioides e seus efeitos adversos, como depressão respiratória, íleo paralítico e maior tempo de internação. Bloqueios guiados por ultrassom, como o bloqueio do plano transverso do tórax (PTT), bloqueio do eretor da espinha (ESP), bloqueios peitorais (PECS I e II) e bloqueio paraesternal superficial (PES) têm demonstrado eficácia na redução do consumo de opioides e da dor nas primeiras 24 horas após a cirurgia.

Uma revisão sistemática comparando a anestesia regional com a convencional indicou diminuição na intensidade da dor tanto em repouso quanto em movimento, com impacto significativo principalmente nas primeiras 24 horas. No entanto, a heterogeneidade dos estudos e a variabilidade nas técnicas utilizadas limitam a qualidade da evidência disponível. Além disso, o efeito analgésico parece ser mais pronunciado em submetidos a esternotomia, enquanto o impacto em cirurgias minimamente invasivas ainda necessita de mais investigação.

Em termos de desfechos perioperatórios, algumas técnicas podem influenciar o tempo de recuperação. O bloqueio ESP foi associado a redução do tempo de internação na UTI, enquanto o PES pode prolongar o tempo de extubação, possivelmente devido ao efeito residual de sedação e menor estímulo respiratório causado pela redução da dor. Apesar dos benefícios, ainda há incerteza sobre a influência desses bloqueios na morbimortalidade, complicações cardiovasculares e risco de eventos tromboembólicos, particularmente em pacientes com maior predisposição à coagulopatia.

O uso da anestesia regional na cirurgia cardíaca representa um avanço na analgesia multimodal, mas a definição da técnica ideal e seu impacto nos desfechos clínicos de longo prazo ainda requer ensaios clínicos randomizados mais robustos e bem delineados. A escolha do bloqueio deve ser individualizada, considerando o tipo de cirurgia, a condição clínica do paciente e a experiência da equipe anestésica, para garantir um equilíbrio entre eficácia analgésica, segurança e recuperação pós-operatória otimizada.

Monitorização

Cardiovascular/hemodinâmicos

Além da monitorização padrão, um cateter de artéria pulmonar (CAP) e ecocardiografia transesofágica são indicados para todos os pacientes de TxC. Apesar de não existirem estudos que justifiquem o uso rotineiro do CAP no TxC, sua utilização é muito frequente nos serviços transplantadores, principalmente no manejo do pós-operatório imediato. O CAP está indicado no manejo perioperatório de pacientes com hipertensão pulmonar (HP), disfunção do ventrículo direito (DVD), síndrome vasoplégica (SV), disfunção primária do enxerto (DPE) ou como monitor de resgate para pacientes em que as medidas de suporte hemodinâmico de rotina falharam.

Tanto o manejo volêmico quanto o diagnóstico preciso do *status* hemodinâmico do paciente submetido ao TxC são desafios do perioperatório. Diante dessa situação, tanto o risco de hipovolemia quanto a hipervolemia podem levar o paciente à queda do DC e à piora da perfusão sistêmica.

Monitorização de variáveis dinâmicas (delta PP e variação de volume sistólico) são superiores às estáticas (PVC e POAP). Quanto mais grave for o paciente, mais refinada deverá ser a monitorização e cuidadosa a administração de fluidos no transoperatório. Não há alvo de PAM padrão, mas a queda de 20% da PAM ou $< 60\%$ por tempo > 30 minutos aumenta a mortalidade em pacientes cirúrgicos. Outra variável que deve ser monitorizada (e servir como meta no perioperatório) é a cinética do lactato. Mais do que 70% dos submetidos à cirurgia cardíaca apresentam hiperlactatemia, sendo necessárias de 6 a 12 horas para que a otimização terapêutica reduza seus níveis. Valores mantidos acima de 4,4 mmol/L e que persistem por mais de 30 horas no pós-operatório estão associados à piora da mortalidade. São alvos hemodinâmicos a serem obtidos no pós-operatório imediato: PAM ≥ 65 mmHg; índice cardíaco $> 2,8$ L/minuto/m^2; PVC ≤ 12 mmHg; POAP de 12 mmHg; saturação venosa central ($ScVO_2$) $> 65\%$; diurese $\geq 0,5$ mL/kg/hora.

Monitorização cerebral

Anualmente, cerca de um milhão de pacientes em todo o mundo são submetidos à cirurgia cardíaca, e cerca de 50% desses indivíduos podem apresentar sintomas neurológicos transitórios, disfunção cognitiva ou neuropsicológica no pós-operatório. Em cerca de 25% dos casos, essas alterações podem se tornar permanentes. A etiologia multifatorial das complicações neurológicas levou ao desenvolvimento de diferentes modalidades de monitoramento intraoperatório, que podem ser classificadas em dois grupos principais: aqueles que avaliam a perfusão cerebral e a oxigenação, como a espectroscopia no infravermelho próximo (NIRS), o Doppler transcraniano (DTC) e a saturação venosa do bulbo jugular ($SvjO_2$), e aqueles que monitoram a função neuronal, como o eletroencefalograma (EEG).

A saturação de oxigênio do bulbo jugular é uma medida da oxigenação cerebral global, podendo ser monitorada de forma contínua ou intermitente. Seu valor reflete a relação entre oferta e consumo de oxigênio cerebral, com uma faixa de normalidade entre 55% e 75%. Embora apresente alta especificidade para isquemia cerebral, sua sensibilidade para detectar isquemia regional é limitada, e variações anatômicas podem introduzir vieses na interpretação dos resultados. Essa técnica invasiva pode ser utilizada como um monitor de tendência, mas sua precisão depende da estabilidade das condições fisiológicas do paciente. Durante a CEC normotérmica ou o reaquecimento da CEC hipotérmica, valores reduzidos de $SvjO_2$ estão associados ao aumento da incidência de disfunção cognitiva pós-operatória. Valores abaixo de 50% indicam oxigenação cerebral inadequada, podendo resultar de aumento da taxa metabólica de consumo de oxigênio, redução do fluxo sanguíneo cerebral ou diminuição da concentração arterial de oxigênio.

A NIRS é amplamente utilizada no monitoramento da oxigenação cerebral, embora não haja consenso absoluto sobre os valores que justificam a intervenção. No entanto, estudos que demonstram benefícios do uso do NIRS sugerem que uma redução de 10% a 20% em relação ao valor basal ou uma saturação absoluta inferior a 50% justificam a adoção de medidas terapêuticas.

O DTC tem sido empregado para monitorar o fluxo arterial cerebral durante a cirurgia cardíaca e detectar a presença de microêmbolos. No entanto, a relevância clínica dos achados anormais permanece incerta, e a necessidade de expertise técnica para a realização do exame pode contribuir para seu uso restrito nesse contexto. Apesar disso, sua aplicação para avaliação dos limites individuais da autorregulação cerebral e para ajustes da pressão arterial durante a CEC tem demonstrado benefícios neurológicos significativos.

O EEG sem processamento apresenta limitações para o neuromonitoramento intraoperatório, principalmente devido à complexidade da aplicação dos eletrodos e à necessidade de interpretação especializada dos traçados. Além disso, por monitorar predominantemente a atividade cortical superficial, sua utilidade depende da presença de um traçado normal pré-operatório e da estabilidade da profundidade anestésica. O EEG pode detectar eventos de hipoperfusão cerebral, mas está sujeito a interferências de equipamentos cirúrgicos, hipotermia e medicações concomitantes.

Os dispositivos de EEG processado oferecem uma abordagem mais simplificada para a prática clínica, mas permanecem suscetíveis a fatores como a função cognitiva prévia do paciente, a farmacodinâmica dos agentes anestésicos e a influência dos estímulos cirúrgicos. Embora forneçam um índice numérico de atividade cerebral, a interpretação desse valor deve considerar a complexidade dos processos neurobiológicos envolvidos. Até o momento, não há evidências definitivas que sustentem ou contraindiquem seu uso na cirurgia cardíaca.

Atualmente, não há um único método ideal para o neuromonitoramento intraoperatório, e cada dispositivo traz vantagens e limitações. Enquanto alguns autores questionam a real necessidade do monitoramento neurológico em cirurgia cardíaca, outros defendem sua aplicação seletiva conforme a condição clínica do paciente. O uso combinado de diferentes técnicas pode representar uma abordagem mais abrangente, permitindo melhor avaliação da perfusão cerebral e da função neuronal durante o procedimento.

Ecocardiografia transesofágica

É fortemente recomendada a monitorização intraoperatória do TxC com ECOTE. Antes do implante, a ecocardiografia permite a avaliação da presença de trombos intracardíacos, mais prováveis de se formar em um coração com baixa fração de ejeção. Caso sejam visualizados, serão tomadas as medidas para evitar embolização sistêmica. Além disso, pode ser identificada placa ateromatosa na aorta, o que implicará mudança no sítio de canulação. Finalizado o implante, o ecocardiograma é o exame que permite avaliar a função biventricular, função valvular e as anastomoses cirúrgicas da veia cava, aorta ascendente, artéria pulmonar e veias pulmonares.

Em caso de instabilidade hemodinâmica, a ecocardiografia permite o diagnóstico preciso de hipovolemia e disfunção ventricular, bem como o manejo acertado de inotrópicos e fluidos. Complicações como dissecção, derrame pericárdico e derrame pleural também podem ser excluídas. A monitorização contínua do VD é crucial no TxC, pois pode ocorrer o seu acometimento pelo longo tempo de isquemia, proteção miocárdica insuficiente. Também anatomicamente, essa câmara é mais suscetível à presença de bolhas de ar na coronária direita, bem como compressão no fechamento da cavidade torácica e aumento agudo na pós-carga pela alta RVP.

TABELA 9 Abordagem sistemática para avaliação ecocardiográfica no intraoperatório de transplante cardíaco

	Anormalidades	Diagnósticos diferenciais	Janelas ETE
VE	Disfunção sistólica e diastólica	Disfunção primária do enxerto. Rejeição hiperaguda. Proteção miocárdica insuficiente.	EM 4C EM 2C TG eixo curto TG eixo longo
VD	Sobrecarga de pressão: curvatura do septo IV desviada para a esquerda na sístole Sobrecarga de volume: curvatura do septo IV desviada para a esquerda na diástole e dilatação do VD	Ar nas coronárias. Hipertensão pulmonar severa. Proteção miocárdica insuficiente.	EM 4C TG eixo curto TG eixo longo
Valvas	Jatos regurgitantes	Disfunção primária das valvas. Causas secundárias: dilatação anular por disfunção cardíaca.	Valva aórtica: EM eixo curto da VA e EM eixo longo da VA Valva mitral: EM4C, EM2C, VM comissural, EM eixo longo da VA Valva tricúspide: EM4C, bicaval modificada, entrada e saída do VD Valva pulmonar: entrada e saída do VD
AD, AE, septo IA, VCI e VCS	*Shunt* esquerda-direita Contraste ecogênico espontâneo Massas	Forame oval patente. Defeito do septo IA. Estenoses. Trombos.	EM4C, EM bicaval
Aorta e AP	Massas Borda intimal Fluxo turbilhonar	Trombo. Dissecção.	Aorta: eixo longo e eixo curto da VA, aorta descendente AP: ES eixo curto do arco aórtico
Outros		Derrame pleural. Derrame pericárdico.	EM4C TG profundo

AD: átrio direito; AE: átrio esquerdo; AP: artéria pulmonar; EM esôfago médio; EM2C: esôfago médio 2 câmaras; EM4C: esôfago médio 4 câmaras; ES: esôfago superior; IA: interatrial; IV: interventricular; TG: transgástrica; VA: valva aórtica; VCI: veia cava inferior; VCS: veia cava superior; VD: ventrículo direito; VE: ventrículo esquerdo; VM: valva mitral.

Complicações após a saída da circulação extracorpórea

Disfunção primária do enxerto

A definição atual de DPE foi estabelecida pela ISHLT e continua sendo uma das principais complicações do TxC, afetando de 8% a 20% dos pacientes e associada a mortalidade de até 40% no primeiro ano. Caracteriza-se por falha aguda do enxerto em atender às demandas circulatórias do receptor nas primeiras 24 horas após o transplante, na ausência de causas mecânicas ou imunológicas evidentes, como rejeição hiperaguda, HP grave ou complicações cirúrgicas. Em sua forma mais grave, a DPE exige suporte inotrópico em altas doses e frequentemente requer ACM.

A fisiopatologia da DPE ainda não está completamente elucidada, mas envolve injúria isquêmica e inflamatória do enxerto, que pode ser influenciada por características tanto do doador quanto do receptor. Em doadores, a lesão miocárdica pode resultar da tempestade adrenérgica após morte encefálica, da inflamação sistêmica e do tempo de isquemia fria. Biomarcadores como troponina, CK-MB e VEGF-A têm sido associados a risco aumentado de PGD, sugerindo que o grau de injúria miocárdica antes do implante pode influenciar a recuperação do enxerto. No receptor, inflamação preexistente, disfunção endotelial e resposta imune exacerbada também podem contribuir para a disfunção do enxerto no pós-operatório imediato.

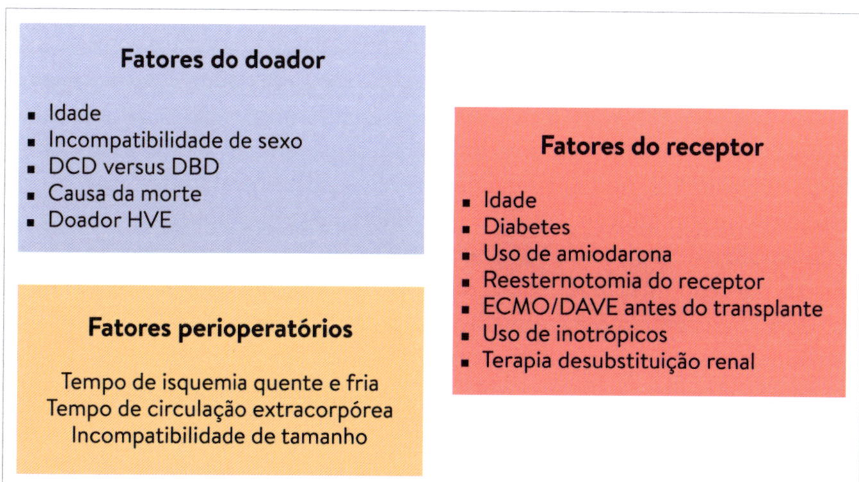

FIGURA 2 Fatores de risco para disfunção primária do enxerto.

DAVE: dispositivos de assistência ventricular esquerda; DBD: doação após a morte cerebral; DCD: doação após a circulação; ECMO: oxigenação por membrana extracorpórea.

O manejo da DPE ainda se baseia em suporte clínico e mecânico, sem terapias específicas dirigidas à fisiopatologia subjacente. Estratégias como o uso de plasmaférese para remoção de citocinas inflamatórias, ajuste da imunossupressão e a otimização da hemodinâmica do enxerto podem ser úteis em casos selecionados. O uso precoce de VA-ECMO tem demonstrado taxas de sucesso elevadas, permitindo que a maioria dos pacientes seja desmamada do suporte mecânico com boa recuperação da função ventricular.

TABELA 10 Classificação dos graus de disfunção primária do enxerto

Classificação	Definição
Leve	FEVE ≤ 40% ou PAD > 15 mmHg, POAP > 20 mmHg, IC < 2 L/min por mais de 1 hora; requer baixa dose de inotrópicos
Moderada	FEVE ≤ 40% ou PAD > 15 mmHg, POAP > 20 mmHg, IC < 2 L/min por mais de 1 hora; escore de vasopressores e inotrópicos > 10 ou implante recente de BIA
Grave	Dependência de suporte circulatório mecânico
Disfunção primária de VD	PAD > 15 mmHg, POAP < 15 mmHg, IC < 2 L/min, pressão de gradiente da tricúspide < 15 mmHg, PSAP < 50 mmHg ou necessidade de assistência circulatória de VD

Disfunção do ventrículo direito

A principal causa de DVD após TxC é a HP, e o determinante primário da sobrevivência do paciente é a resposta do VD às alterações funcionais e estruturais da circulação pulmonar a que será submetido no organismo do receptor. A influência da DVD na mortalidade e morbidade após TxC mostrou-se elevada.

Uma diminuição da FEVD pode ser compensada por aumentos da pré-carga; porém, essa compensação pode não ser efetiva caso a pressão de perfusão coronariana esteja reduzida ou a impedância à injeção aumentada. Usualmente a parede do VD é fina e no mínimo duas vezes mais sensível a aumentos da pós-carga que a do VE. Aumentos relativamente moderados da pós-carga do VD podem causar diminuição da FEVD com dilatação ventricular.

Sobrecarga de pressão do VD pode ser complicada por sobrecarga de volume causada por regurgitação funcional da tricúspide. Diminuições do volume sistólico do VD diminuem o enchimento do VE, e a dilatação do VD pode causar abaulamento do septo interventricular em direção do VE de tal forma que interfira no enchimento diastólico do VE. Manter o gradiente transeptal (GTS) e a geometria do VD é importante. A pressão sistólica (PS) normal do VD é de 25 mmHg, e a do VE é 125 mmHg; nesse ponto, gera-se um GTS de 100 mmHg que abaula do septo interventricular para a direita, em direção à parede livre do VD – posição fisiológica no adulto. Em condições normais, essa posição e função septal contribui com 50% da função sistólica do VD. A pressão sistólica máxima desenvolvida pelo VD pode diminuir em até 30% se essa conformação for alterada. Portanto, condições que diminuam a PS de VE (hipotensão sistêmica) ou aumentem a PS de VD (HP) podem inverter o GTS e promover o abaulamento do septo em direção a parede livre do VE.

A RVP pode estar reversivelmente aumentada logo após a CEC por algumas horas dentro do período pós-operatório em cirurgias cardíacas. Os possíveis mecanismos incluem atelectasias, injúria de isquemia-reperfusão, lesão endotelial, compressão extravascular devido a aumento do conteúdo de água pulmonar, aumentos do tônus vascular pulmonar por mecanismo mediado pelo sistema nervoso autônomo ou endócrino, agregados leucocitários ou plaquetários obstruindo os leitos vasculares pulmonares, vasoconstrição pulmonar hipóxica, hipercarbia, maior sensibilidade dos leitos vasculares às substâncias vasoconstrictoras ou acidose. Vasodilatadores pulmonares como nitratos, prostaglandinas e milrinona têm sido usados para testar reversibilidade.

Diversas estratégias têm sido descritas para o manejo da DVD relacionada à administração de protamina, incluindo a sua infusão lenta, vasodilatadores pulmonares inalatórios e venosos profiláticos, ácido acetilsalicílico e antagonista de tromboxano. A diminuição da contratilidade do VD é composta principalmente por três mecanismos: (1) dilatação da parede livre do VD, colocando os miócitos em desvantagem mecânica; (2) desarranjo no metabolismo celular, levando a diminuição da contratilidade miocárdica, por distúrbios ácido-base, espécies reativas de oxigênio, citocinas inflamatórias; (3) oferta de oxigênio diminuída devido à diminuição da pressão de perfusão coronariana por aterosclerose, tromboembolismo e embolismo aéreo.

O coração normalmente apresenta certo grau de adaptação a aumentos repentinos da pós-carga do VD. Infortunadamente, a morte encefálica do potencial doador *per se* pode causar significante DVD no enxerto ainda no organismo do doador. Esse enxerto já com potencial DVD será submetido aos tempos de isquemia fria e quente e, não obstante, subsequentemente exposto a um novo ambiente, em outro organismo com elevada pós-carga (receptor), contra a qual deverá a partir de então trabalhar após implante.

DVD, HP ou ambas podem já estar presentes no receptor no pré-operatório ou ocorrer durante vários estágios pós-implante, como na saída de CEC, administração de protamina, transfusão de hemocomponentes, fechamento do esterno ou na unidade de terapia intensiva (UTI). Nesse cenário, uma SV pode se sobrepor e agravar ainda mais a DVD preexistente.

Após o TxC, devido a exposição do enxerto a uma circulação pulmonar hipertensiva, pode haver dilatação das câmaras direitas com insuficiência tricúspide. Diminuição da função sistólica VD imediatamente após a realização do TxC pode ser evidenciada em até 100% dos pacientes com base no TAPSE e em até

11,7% no primeiro mês de pós-operatório. HP após TxC está significantemente correlacionada a rejeição celular aguda e óbito.

Técnicas de preservação miocárdicas para o VE podem não promover proteção ideal para o VD devido ao fato de que este apresenta uma espessura de parede mais fina e é mais exposto a temperatura corporal e atmosférica que o VE. Soluções cardioplégicas administradas através do seio coronariano (retrógrada) podem não alcançar partes do VD devido a posição da cânula de cardioplegia em relação à saída do trato venoso dessa câmara cardíaca porque as veias tebesianas não drenam para o seio coronariano.

A ventilação mecânica com pressão positiva pode comprometer o retorno venoso à medida que aumenta a pressão intratorácica, dessa forma diminuindo a pré-carga do VD e levando a uma diminuição do D. Níveis elevados de pressão positiva expiratória final (PEEP) diminuem a pré-carga do VD pelo mesmo mecanismo e levam a um aumento da pós-carga do VD por compressão dos capilares pulmonares.

A relação entre o volume corrente (VC) e a RVP pode ser representada graficamente como uma curva em formato de U, em que o ponto de menor valor da RVP se situa exatamente na capacidade vital funcional (CVF). Com VC menores que a CVF, as arteríolas alveolares sofrem vasoconstrição por atelectasias, enquanto altos valores de VC levam a compressão das arteríolas perialveolares por excessiva distensão, acarretando aumentos da RVP. Os princípios básicos que norteiam o VC no paciente com HP são VC próximos da CFV e uso judicioso de PEEP.

De suma importância é evitar hipóxia e hipercarbia, pois ambos são potentes estímulos vasoconstritores pulmonares (vasoconstrição pulmonar hipóxica). A circulação pulmonar hipertensiva é particularmente sensível até mesmo a pequenas quantidades de bolhas (ar) ou materiais particulados (drogas precipitadas), as quais seriam geralmente bem toleradas por um paciente normal. Finalmente, outros fatores a serem evitados incluem acidose, dor, instabilidade hemodinâmica e tremores.

Dessa forma, a estratégia perioperatória ventilatória de pacientes com DVD deve incorporar a utilização da mais baixa fração inspirada de oxigênio (F_iO_2) capaz de manter a saturação periférica de oxigênio (S_pO_2) entre 96% e 98%, baixos VC (6 mL/kg de peso predito), frequência respiratória suficiente para alcançar hipocarbia leve (pressão arterial de dióxido de carbono, $PaCO_2$ 30-35 mmHg) e níveis otimizados de PEEP (5-10 cmH_2O). Estratégia de ventilação mecânica protetiva para o VD consiste em uma pressão de platô máxima de 27 cmH_2O) associada a baixa PEEP (7 cmH_2O), prevenção de instauração de auto-PEEP e hipocapnia leve. Drenagem precoce de derrames pleurais e manobras de recrutamento pulmonar devem ser consideradas.

O anestesiologista pode atuar sobre fatores passivos e ativos que influenciam a circulação pulmonar, como melhorar a oxigenação (pressão arterial de oxigênio, PaO_2 > 60-100 mmHg), SpO_2 > 92%, evitar acidose respiratória, promovendo moderada hiperventilação ($PaCO_2$ de 30-35 mmHg), corrigir a acidose metabólica (potencial hidrogeniônico, pH > 7,4), evitar hiperinsuflação e hipoinsuflação pulmonar, evitar liberação de catecolaminas por situações de estresse, promover adequada analgesia e plano anestésico, corrigir hipocalcemia, além de evitar hipotermia e hipoglicemia.

Dispositivos de ACM podem ser instalados na falha de desmame da CEC apesar de suporte inotrópico máximo no período pós-operatório imediato. Suporte inotrópico máximo pode ser definido como um escore inotrópico > 10, em que este seria calculado pela seguinte soma ponderada das doses, em μ/kg/min, de dopamina (x1) + dobutamina (x1) + milrinona (x15) + adrenalina (x100). Falha de desmame da CEC pode ser avaliada e definida pelo ETE como FEVE < 40% ou DVD grave, apesar de medidas terapêuticas e de suporte inotrópico máximo já instaurado.

Em pacientes com quadro hemodinâmico severamente comprometido, o fechamento esternal tardio pode ser útil e tem sido demonstrado desde a década de 1970 como opção válida. Essa conduta diminuiria a compressão do VE do tipo tamponamento por um AD, VD e tecidos mediastinais distendidos. Após estabilização do quadro, seria remarcado um segundo tempo para sutura e fechamento esternal.

Síndrome vasoplégica

A SV é uma ocorrência comum durante o TxC. Atualmente, não há uma definição uniforme entre os centros de transplante, e sua fisiopatologia não está totalmente esclarecida. Pode ser grave e refratária à terapia conservadora e está associada a aumento da morbidade.

A vasoplegia se deve à redução do tônus vascular relacionada a uma resposta inflamatória geral à CEC e à desregulação da via cGMP-NO. Fatores de risco incluem os seguintes: idade avançada do receptor, período mais longo de suporte com DAVE, insuficiência renal, tempos de CEC e de isquemia prolongados.

O mecanismo subjacente pode estar relacionado ao aumento da síntese de óxido nítrico, que estimula a guanilatociclase, levando à produção de cGMP com subsequente relaxamento vascular. Os pacientes transplantados estão particularmente em risco dessa síndrome devido à presença aumentada de citocinas inflamatórias e resposta inflamatória sistêmica acentuada associada, respectivamente, à IC em estágio terminal e à exposição a antígenos de aloenxerto. Além disso, os medicamentos para IC (inibidores da enzima de conversão da angiotensina, milrinona) podem predispor os pacientes à vasoplegia perioperatória.

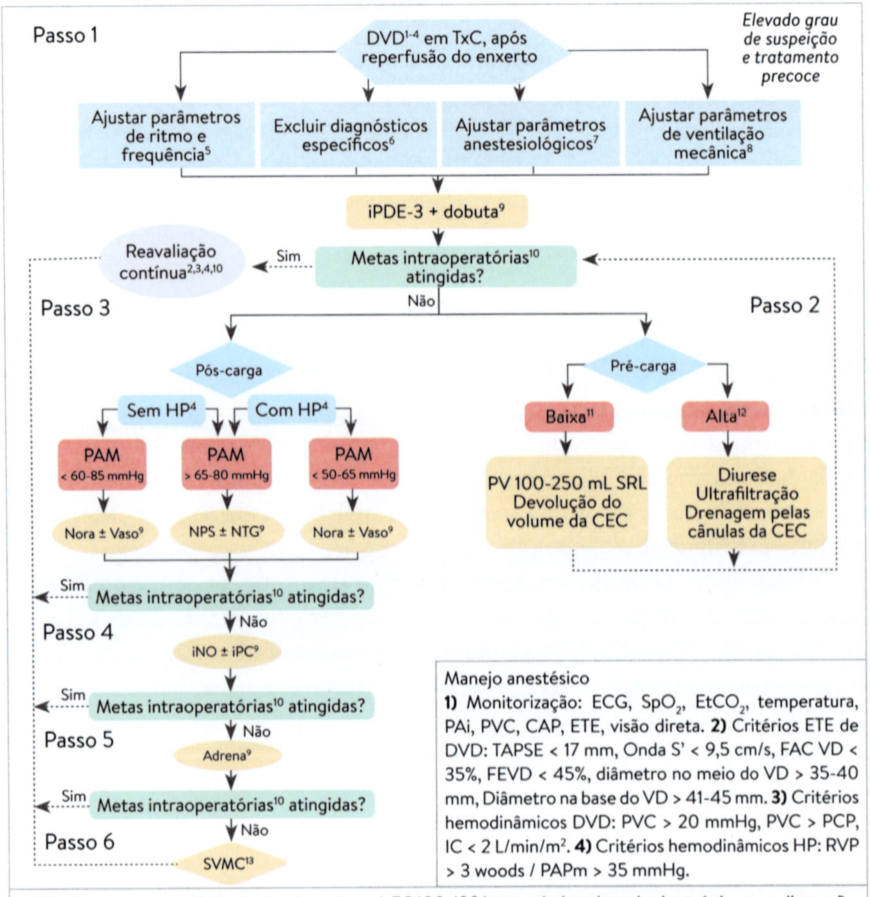

Manejo anestésico

1) Monitorização: ECG, SpO_2, $EtCO_2$, temperatura, PAi, PVC, CAP, ETE, visão direta. **2)** Critérios ETE de DVD: TAPSE < 17 mm, Onda S' < 9,5 cm/s, FAC VD < 35%, FEVD < 45%, diâmetro no meio do VD > 35-40 mm, Diâmetro na base do VD > 41-45 mm. **3)** Critérios hemodinâmicos DVD: PVC > 20 mmHg, PVC > PCP, IC < 2 L/min/m². **4)** Critérios hemodinâmicos HP: RVP > 3 woods / PAPm > 35 mmHg.

5) Parâmetros ritmo e frequência: ritmo sinusal, FC 100-120 bpm, otimizar dose dos inotrópicos, cardioversão química/elétrica, marca-passo epicárdico. **6)** Diagnósticos específicos: sangramento, embolismo aéreo, tromboembolismo, distúrbios HE e AB, hipotermia, hipoglicemia, OVSD, DVE, IAM, sepse, IPa, ITa, estenose de anastomoses, reação adversa a protamina. **7)** Parâmetros anestesiológicos: anestesiologista experiente, adequado plano hipnótico e analgesia perioperatória, BIS 40-60, rSO_2 cerebral 60-75%. **8)** Parâmetros do VM: Vt 6 mL/kg, P_{plat} < 25-30 cmH_2O, PCO_2 30-35 mmHg, PaO_2 100-200 mmHg, PEEP 5-10 cmH_2O, evitar auto-PEEP. **9)** Doses fármacos: adrenalina 0,01-0,2 mcg/kg/min, dobutamina 1-20 mcg/kg/min, milrinona 0,375-0,75 mcg/kg/min, nitroprussiato 0,1-10 mcg/kg/min, nitroglicerina 0,1-10 mcg/kg/min, noradrenalina 0,01-1 mcg/kg/min, vasopressina 0,01-0,04 ui/min, iEpoprostenol 25-50 ng/kg/min, iNO 20-40 ppm. **10)** Metas intraoperatórias: PAM = 60-70 mmHg ou 20 mmHg acima da PAPm, PAPm < 35 ou 25 mmHg abaixo da PAM, IC ≥ 2,2 L/min/m², relação RVP/RVS < 0,6; PVC 8-12 mmHg, PCP 12-15 mmHg, SpO_2 98%, $ScvO_2$ > 70%, DU > 0,5 mL/kg/h, Lac < 3 mmol/L, ETE[2] otimizado. **11)** Pré-carga baixa: PVC < 5-8 mmHg, dVCI < 10-12 mm, idVCI > 18%, icVCS > 36%. **12)** Pré-carga alta: PVC > 12-20 mmHg, dVCI > 10-12 mm, idVCI < 18%, icVCS < 36%. **13)** SVMC: BIA, ECMO, DAV-E, DAV-D, DAV-Bi.

FIGURA 3 Manejo da disfunção ventricular direita no transplante cardíaco.

AB: ácido-base; adrena: adrenalina; BIA: balão intra-aórtico; BIS: índice biespectral; CAP: cateter de artéria pulmonar; CEC: circulação extracorpórea; DAV-Bi: dispositivo de assistência ventricular biventricular; DAV-D: dispositivo de assistência ventricular direita; DAV-E, dispositivo de assistência ventricular esquerda; dobu: dobutamina; DU: débito urinário; dVCI: diâmetro da veia cava inferior;

DVD: disfunção ventricular direita; DVE: disfunção ventricular esquerda; ECO: ecocardiograma; ECMO: oxigenação por membrana extracorpórea; $EtCO_2$: concentração exalada de CO_2; ETE: ecocardiograma transesofágico; FAC: variação fracional da área; FC: frequência cardíaca; FEVD: fração de ejeção do ventrículo direito; HE: hidroeletrolítico; HP: hipertensão pulmonar; IAM: infarto agudo do miocárdio; IC: índice cardíaco; icVCS: índice de colapsibilidade da veia cava superior; idVCI: índice de distensibilidade da veia cava inferior; iEpoprostenol: epoprostenol inalatório; iNO: óxido nítrico de via inalatória; IPa: insuficiência pulmonar aguda; iPC: prostaciclina por via inalatória; iPDE-3: inibidores da fosfodiesterase tipo 3; ITa: insuficiência tricúspide aguda; Lac: lactato; nora: noradrenalina; NPS, nitroprussiato; NTG, nitroglicerina; OVSD, obstrução de via de saída do ventrículo direito; $PaCO_2$: pressão arterial de dióxido de carbono; PAi: pressão arterial invasiva; PAM: pressão arterial média; PaO_2: pressão arterial de oxigênio; PAPm: pressão de artéria pulmonar média; PCP: pressão capilar pulmonar; PEEP: pressão positiva expiratória final; P_{plat}: pressão de platô; PV: prova de volume; PVC: pressão venosa central; rSO_2: saturação cerebral de oxigênio; RVP: resistência vascular pulmonar; RVS: resistência vascular sistêmica; SaO_2: saturação arterial de oxigênio; $ScvO_2$: saturação venosa mista de oxigênio; SpO_2: saturação periférica de oxigênio; SRL: soro Ringer lactato; SVMC: suporte de vida mecânica circulatória; TAPSE, excursão sistólica do plano do anel tricúspide; TxC: transplante cardíaco; vaso: vasopressina; VC: volume corrente; VD: ventrículo direito; VE: ventrículo esquerdo; VM: ventilação mecânica.

Pacientes com uso pré-operatório de DACM também estão sujeitos a essa condição. Possíveis mecanismos incluem uma resposta inflamatória crônica relacionada ao dispositivo pelo contato do sangue com superfícies sintéticas e por disfunção endotelial devido ao fluxo contínuo prolongado, levando a alterações de vasorreatividade na vasculatura periférica. A presença de uma SV está associada a aumento da morbidade perioperatória, tempo de ventilação mecânica e tempo de internação hospitalar, mas não há diferenças significativas na sobrevida ou rejeição do aloenxerto em 1 ano.

A vasoplegia ocorre em cerca de um terço dos pacientes após TxC e é grave em cerca de 10%. Caracteriza-se por hipotensão em associação a fração de ejeção do VE normal e índice cardíaco normal ou alto, apesar de pressões de enchimento adequadas. Os fatores de risco incluem idade, doenças da tireoide, doença renal, transfusão, uso pré-operatório de inibidores da enzima de conversão da angiotensina, presença de DAV-E e tempo de CEC prolongado.

Conforme destacado nas diretrizes recentes da ISHLT, a escolha de primeira linha no tratamento da SV é a norepinefrina. Contudo, devido à falta de dados específicos, o manejo dessa síndrome no TxC é mais frequentemente extrapolado da literatura relacionada a essa condição após cirurgia cardíaca padrão.

Em um estudo de centro único brasileiro, Hajjar et al. randomizaram 330 pacientes com choque vasoplégico após cirurgia cardíaca para receber vasopressina ou norepinefrina. Mortalidade ou complicações graves ocorreram em 32% dos pacientes que receberam vasopressina, em comparação com 49% que receberam norepinefrina, mas a extrapolação desses achados foi questionada. Além disso, insuficiência renal aguda ocorreu em apenas 10,3% dos que receberam vasopressina, em comparação com 35,8% dos que receberam norepinefrina. A vasopressina tem um bom perfil para o cenário do TxC, pois aumenta a resistência vascular sistêmica e tem efeito mínimo na RVP. Os efeitos vasoconstritores da vasopressina podem também ser mais resistentes à acidose e diminuir o risco de arritmias atriais em comparação com a norepinefrina.

O uso de azul de metileno para o tratamento da síndrome de vasoplegia refratária durante cirurgia cardíaca foi descrito anteriormente. Há preocupação com o aumento da PVR mediada pela inibição da guanililciclase solúvel e NO, especialmente no período de alto risco pós-transplante. Recentemente, o uso de angiotensina II para o tratamento de choque com vasodilatação refratária foi demonstrado com sucesso. Futuros ensaios podem lançar luz sobre seu uso efetivo e segurança em pacientes de TxC. A hidroxocobalamina em altas doses (vitamina B12) é um ligante potente e inibidor direto do NO e muito provavelmente um inibidor funcional da NO sintase. Os dados atuais são limitados a relatos de casos e séries de casos, mas esse agente parece ser promissor em pacientes com vasoplegia refratária ou com contraindicações ao uso de azul de metileno.

Estratégias para reduzir a necessidade de hemotransfusão e manejo da coagulopatia

A CEC induz um estado fisiopatológico complexo que acarreta diversas alterações hemostáticas. O contato do sangue com superfícies não endoteliais do circuito desencadeia uma intensa resposta inflamatória devido à exposição a substâncias pró-coagulantes. Esse processo leva à coagulopatia por meio da ativação e disfunção plaquetária, ativação da cascata de coagulação e redução dos níveis circulantes de fatores de coagulação. A geração de trombina e a ativação das vias fibrinolíticas resultam no consumo de plaquetas e proteínas pró- e anticoagulantes, especialmente fibrinogênio e antitrombina. Além disso, a solução de *priming* do circuito da CEC provoca hemodiluição, o que agrava a anemia e pode intensificar a coagulopatia e o sangramento. A hipotermia pós-CEC pode intensificar ainda mais a coagulopatia. Existem algumas estratégias documentadas na literatura recomendadas para otimizar o uso de hemocomponentes e, consequentemente, reduzir o risco de aloimunização e risco de rejeição do enxerto.

A recuperação intraoperatória de sangue é amplamente utilizada antes e após a CEC na maioria das cirurgias cardíacas (grau 1B). O sangue coletado por esse método pode ser armazenado à temperatura ambiente por até 6 horas ou a 1-6°C por até 24 horas, desde que coletado sob condições assépticas e lavado adequadamente. O resfriamento deve começar dentro de 6 horas após o início da coleta. Esse sangue deve ser rotulado corretamente, incluindo identificação do paciente, nome do componente, indicação "somente para uso autólogo" e data e hora de validade.

A hemodiluição normovolêmica aguda envolve a retirada de sangue total logo após a indução anestésica, antes da heparinização do paciente. Durante o período pré-CEC, a administração de fluidos deve ser restrita ao essencial para a infusão de medicamentos intravenosos, pois a hemodiluição ocorre naturalmente no início da CEC. A indicação da técnica considera fatores como hemoglobina pré-operatória > 13 g/dL, área de superfície corporal, estabilidade hemodinâmica no período pré-CEC e ausência de coagulopatia ou sangramento significativo antes da CEC. Pacientes com doença isquêmica do miocárdio exigem atenção especial, pois a redução dos níveis hematimétricos pode aumentar o risco de isquemia e arritmias ventriculares. O volume retirado é calculado com base no volume sanguíneo estimado, no nível inicial de hemoglobina e no nível desejado após a hemodiluição. Essa abordagem reduz a concentração de hemoglobina durante o período de maior perda sanguínea cirúrgica, minimizando os efeitos da perda de hemácias e permitindo a reinfusão do sangue total fresco do próprio paciente, preservando hemácias, plaquetas viáveis e fatores de coagulação ao final da CEC.

O armazenamento segue os princípios do sangue recuperado por *cell saver*, garantindo sua viabilidade até o momento da reinfusão. Para devolver o sangue ao paciente, após o *bypass* ou no intraoperatório, a reinfusão deve seguir a ordem inversa da coleta. Assim, se três unidades foram retiradas, a última coletada deve ser reinfundida primeiro, seguida da segunda e, por fim, da primeira. Esse protocolo assegura que o sangue mais concentrado, rico em fatores de coagulação e plaquetas, seja reinfundido por último e otimizando a eficácia da terapia.

A minimização da hemodiluição durante a CEC é fundamental para evitar a necessidade de transfusão sanguínea alogênica. A redução do volume de *priming* do circuito, especialmente em pacientes pequenos, pode atenuar a queda da hemoglobina em até 2 g/dL. Estratégias como *priming* autólogo retrógrado (RAP) e *priming* venoso anterógrado (VAP) ajudam a substituir soluções cristaloides pelo próprio sangue do paciente, mas exigem monitorização rigorosa, para evitar hipovolemia. A ultrafiltração pode auxiliar na remoção do excesso de líquidos e na elevação do hematócrito, mas volumes superiores a 32 mL/kg têm sido associados a maior risco de lesão renal aguda, devendo ser utilizados com cautela. A hemoconcentração é recomendada quando a hemoglobina atinge valores críticos, desde que a volemia do paciente permita, sendo uma estratégia essencial para otimizar a oxigenação tecidual sem comprometer a função renal. Caso a hemoconcentração seja inviável ou ineficaz, a primeira opção terapêutica é a reinfusão do sangue autólogo recuperado do campo cirúrgico, seguida da reinfusão do sangue colhido por hemodiluição normovolêmica aguda. A transfusão de concentrado de hemácias alogênico é indicada apenas quando a hemoglobina permanece abaixo de 7,5 g/dL e não há disponibilidade de sangue autólogo. Quando necessário, prefere-se o uso de sangue leucorreduzido.

A estratégia transfusional na cirurgia cardíaca deve equilibrar a necessidade de manter a oxigenação tecidual sem expor o paciente a riscos desnecessários. Ensaios clínicos randomizados mostram que uma abordagem restritiva (hemoglobina entre 7 e 8 g/dL) reduz a exposição a sangue alogênico sem comprometer desfechos como mortalidade ou complicações perioperatórias quando comparada a uma estratégia liberal (hemoglobina entre 9 e 10 g/dL). No entanto, o nível ideal de hemoglobina ainda não está claramente definido, exigindo individualização com base na presença de hipoperfusão, acidose, lactatemia elevada e risco de isquemia de órgãos vitais. Diretrizes recomendam transfusão para hemoglobina < 6 g/dL e desencorajam seu uso quando acima de 10 g/dL, pois tanto níveis extremamente baixos quanto a própria transfusão estão associados à maior morbidade e mortalidade, incluindo lesão renal aguda. A transfusão desnecessária pode levar a sobrecarga circulatória e outras complicações, reforçando a necessidade de uma abordagem criteriosa baseada em parâmetros clínicos e laboratoriais.

O sangramento intraoperatório pode resultar de hemostasia cirúrgica inadequada, consumo de plaquetas e fatores de coagulação pelo uso excessivo de recuperação intraoperatória de sangue, presença de heparina residual e efeitos da própria CEC, como coagulopatia dilucional, hipotérmica e consumo plaquetário, além da hiperfibrinólise induzida pelo circuito.

O manejo racional da coagulação, baseado em uma abordagem guiada por testes laboratoriais e *point-of-care*, permite intervenções direcionadas e evita a transfusão desnecessária de hemocomponentes. A hemostasia cirúrgica eficaz é a estratégia mais importante para reduzir a necessidade de transfusões no pós-operatório e minimizar o risco de reexploração mediastinal.

A reversão da anticoagulação com sulfato de protamina deve ser feita de forma precisa para evitar complicações associadas tanto ao excesso quanto à insuficiência do agente. Sua administração intravenosa neutraliza rapidamente a heparina não fracionada (HNF) e pode desencadear reações adversas, desde hipotensão transitória até anafilaxia grave e vasoconstrição pulmonar. As reações podem ser não imunológicas, por ativação de mastócitos e efeitos farmacológicos diretos, ou imunológicas, mediadas por IgE, IgG ou ativação do complemento. A identificação da protamina como agente desencadeador pode ser desafiadora, especialmente em transfundidos. A dosagem ideal é baseada na titulação da heparina residual por testes *point-of-care* que calculam a dose exata necessária, minimizando o risco de coagulopatia. Na ausência desses testes, a abordagem empírica segue a razão de 1 mg de protamina para cada 100 UI de heparina;

doses superiores à razão de 1,3:1 aumentam o risco de sangramento. Pequenas quantidades de heparina podem ser liberadas de tecidos mal perfundidos ou reinfundidas pelo circuito, justificando uma dose adicional de 50 a 100 mg se houver evidência laboratorial de anticoagulação residual. O rebote da heparina pode ocorrer 2 a 3 horas após a reversão inicial, exigindo monitorização prolongada e, em alguns casos, infusão contínua de protamina a 25 mg/hora por 4 horas. A via de administração é preferencialmente intravenosa periférica ou central, sendo desaconselhado o uso intra-aórtico, devido ao risco de embolização. O tempo de coagulação ativada (TCA), apesar de amplamente utilizado, é pouco sensível a baixas concentrações de heparina, sendo a titulação *point-of-care* e TCA com heparinase métodos mais eficazes para confirmar a reversão completa da anticoagulação.

- Testes laboratoriais padrão de coagulação: incluem TP e razão normalizada internacional (INR), TTPa, nível de fibrinogênio e contagem de plaquetas. Testes viscoelásticos podem auxiliar na tomada de decisões quanto às terapias mais adequadas para corrigir distúrbios da coagulação.
- Plaquetas: a transfusão de plaquetas em geral é guiada pela contagem plaquetária, mas testes de função plaquetária podem ser considerados, sobretudo para avaliar a presença de efeito residual dos inibidores do P2Y12 em pacientes com sangramento microvascular leve a moderado. No entanto, a precisão desses testes é limitada após a CEC devido à hemodiluição e ativação plaquetária. Além disso, em casos de sangramento ativo, a confiabilidade dos testes pode ser reduzida se a contagem de plaquetas estiver muito baixa.
- Plasma: a transfusão de PFC ou outros produtos plasmáticos deve ser feita apenas na presença de sangramento ativo e alterações laboratoriais significativas. Fora do protocolo de transfusão maciça, a administração de PFC não é indicada na ausência de coagulopatia laboratorialmente comprovada.
- Plaquetas: a transfusão é reservada para pacientes com contagem de plaquetas < 100.000/microL ou disfunção plaquetária, mas só na presença de sangramento microvascular clínico significativo. A trombocitopenia após CEC pode ser consequente a hemodiluição, sangramento cirúrgico persistente, adesão das plaquetas ao circuito da CEC ou consumo devido à ativação plaquetária mediada por trombina.
- Crioprecipitado e concentrado de fibrinogênio: a reposição de fibrinogênio é indicada em casos de hipofibrinogenemia adquirida (fibrinogênio < 150 mg/dL) com sangramento significativo, sem indicação para uso profilático. O concentrado de fibrinogênio é preferido ao crioprecipitado ou PFC devido ao menor risco de infecção e reações transfusionais. No entanto, por não conter fator de von Willebrand (FVW) ou fator VIII, pode ser inadequado para

pacientes com coagulopatia associada à síndrome de von Willebrand adquirida, especialmente após CEC prolongada ou ACM prolongada, em que o uso do crioprecipitado seria preferível.

- Concentrados de complexo de protrombina (CCP): o CCP de quatro fatores é indicado para a reversão da anticoagulação em pacientes em uso de varfarina ou outros antagonistas da vitamina K submetidos a cirurgia de emergência. Em casos de sangramento microvascular persistente, sua administração só deve ocorrer após a exclusão de outras causas, como sangramento cirúrgico, trombocitopenia, hipofibrinogenemia, disfunção plaquetária ou coagulação intravascular disseminada (CIVD). O uso de CCP é contraindicado a pacientes com CIVD ou trombocitopenia induzida por heparina devido ao risco aumentado de eventos tromboembólicos, especialmente com doses elevadas ou repetidas.
- Fator VII ativado recombinante (rFVIIa): é indicado para controle de sangramento cirúrgico em pacientes com hemofilia e inibidores do fator VIII ou IX, mas seu uso *off-label* pode ser considerado em casos raros de sangramento coagulatopático intratável e com risco de vida após a CEC. Estudos retrospectivos relatam taxas de tromboembolismo > 20% e mortalidade > 30% em pacientes que receberam rFVIIa para sangramento refratário. Antes de sua administração, é essencial identificar e corrigir todas as causas primárias de coagulopatia. A resposta inadequada à dose inicial pode levar ao uso de doses mais elevadas, aumentando o risco de trombose, especialmente em pacientes com fluxo sanguíneo reduzido ou suporte por ECMO. Quando indicado, recomenda-se uma estratégia de dosagem cautelosa, com doses incrementais de 10 mcg/kg a cada 15 minutos, para minimizar complicações tromboembólicas.
- Desmopressina (DDAVP): o uso rotineiro de DDAVP não é recomendado em cirurgia cardíaca, mas pode ser considerado em pacientes com disfunção plaquetária adquirida, como na uremia, síndrome de von Willebrand adquirida (estenose aórtica grave ou uso de DAVE) e em casos de sangramento microvascular persistente após a CEC. A administração intravenosa (0,3 mcg/kg) deve ser feita lentamente (15 a 30 minutos) para evitar vasodilatação, e sua eficácia é limitada pela taquifilaxia, que ocorre após a primeira dose e pode durar de 3 a 5 dias. É descrito seu uso para reduzir a perda sanguínea associada à hipotermia, acidose, uso de ácido acetilsalicílico ou CEC, embora sua eficácia nesses contextos não seja bem estabelecida. Efeitos adversos incluem hipertensão, hipotensão, rubor, sobrecarga hídrica, hiponatremia (com risco de convulsões) e eventos trombóticos raros, exigindo monitorização rigorosa.

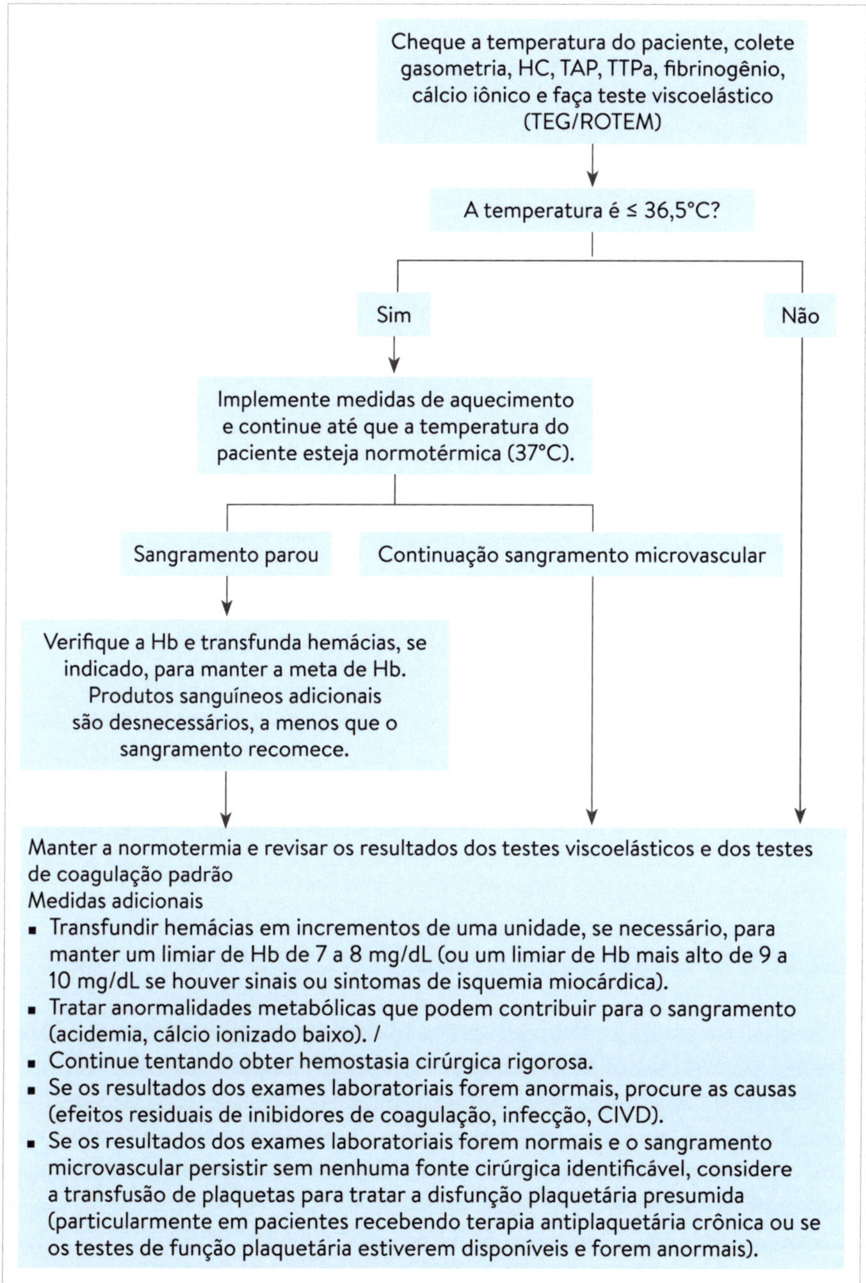

FIGURA 4 Manejo do sangramento pós-circulação extracorpórea.

Lembre-se: a manutenção da normotermia é fundamental para reduzir a perda sanguínea e a necessidade de transfusões. A hipotermia, especialmente abaixo de 34°C, compromete a agregação plaquetária e a atividade enzimática da coagulação, agravando o sangramento perioperatório. Dessa forma, técnicas de aquecimento ativo devem ser utilizadas tanto no intraoperatório quanto no pós-operatório para garantir a normotermia e otimizar a hemostasia.

TABELA 11 *Triggers transfusionais* segundo parâmetros da tromboelastografia

Parâmetros TEG	Normal	*Trigger transfusional*
TEG ACT	78-110 segundos	> 128 segundos (PFC)
Ângulo alfa	66°-82°	< 65° (crioprecipitado)
MA (máxima amplitude)	54-72 mm	< 54 mm (plaquetas)
LY-30 (lise aos 30 minutos)	0-7,5%	> 5% (antifibrinolítico)

TABELA 12 Transfusão de hemoderivados

Resultado laboratorial	Tratamento
Contagem de plaquetas < 100.000/microL	Administrar plaquetas para aumentar a contagem para > 100.000/microL
Fibrinogênio baixo < 150 mg/dL (< 1,5 g/L) ou FIBTEM A10 < 8 a 10 ou TEG MA < 20 mm	Administrar concentrado de fibrinogênio 2 a 4 g ou Administrar crioprecipitado de 5 a 10 unidades para aumentar o fibrinogênio para > 150 mg/dL (> 1,5 g/L)
INR > 1,5 ou EXTEM CT > 90 seg ou TEG ACT > 128 segundos	Administrar FFP 2 unidades ou PCC (normalmente 1.000 a 2.000 unidades ou 12 a 28 unidades/kg) para diminuir INR para < 1,5

ANESTESIA EM TRANSPLANTADOS CARDÍACOS

A anestesia em transplantados cardíacos requer um planejamento detalhado devido às alterações fisiológicas e farmacológicas causadas pela denervação do coração, pelo uso crônico de imunossupressores e pela presença de múltiplas comorbidades. A avaliação pré-operatória deve ser realizada em conjunto com a equipe de transplante para otimizar o estado clínico do paciente e minimizar os riscos perioperatórios.

Nos primeiros 6 a 12 meses após o transplante, é recomendado evitar procedimentos cirúrgicos eletivos, pois os pacientes têm maior risco de complicações, como disfunção aguda do enxerto por rejeição, infecções oportunistas, efeitos adversos da imunossupressão e descompensação de comorbidades, incluindo insuficiência renal e hepática, hipertensão e diabetes induzido por corticosteroides. Após esse período, os principais fatores de preocupação incluem o desenvolvimento de vasculopatia do enxerto, a estabilidade do regime imunossupressor e a capacidade funcional do paciente, frequentemente comprometida pela progressão de doenças associadas.

A denervação cardíaca durante o transplante resulta na perda da inervação autonômica simpática e parassimpática, tornando o coração do doador incapaz de responder reflexamente a estímulos como hipovolemia, hipotensão ou dor. Dessa forma, fármacos que dependem da liberação endógena de catecolaminas, como efedrina e atropina, tornam-se ineficazes, enquanto agentes de ação direta, como fenilefrina, vasopressina e norepinefrina, são preferidos para o manejo hemodinâmico. Além disso, o uso de vasodilatadores, como nitroglicerina e hidralazina, pode resultar em hipotensão severa pela ausência de resposta reflexa compensatória.

A estabilidade hemodinâmica perioperatória é essencial, visto que o coração transplantado depende predominantemente da pré-carga para manter o DC. A hipovolemia deve ser evitada, e perdas volumétricas devem ser rapidamente corrigidas para evitar hipotensão grave. Procedimentos cirúrgicos que envolvem grandes deslocamentos de volume ou sangramento significativo devem ser monitorizados com acesso arterial invasivo, pressão venosa central e, quando necessário, ecocardiografia transesofágica ou CAP.

A escolha da técnica anestésica deve ser adaptada ao procedimento e estado clínico do paciente. A anestesia local com sedação monitorada e bloqueios periféricos são opções seguras para cirurgias de menor porte, pois apresentam baixo impacto hemodinâmico. A anestesia geral deve ser conduzida com cautela, evitando hipotensão na indução anestésica por meio da otimização volêmica prévia e da administração de anestésicos em doses fracionadas. Agentes vasodilatadores devem ser usados com precaução e vasopressores de ação direta devem estar prontamente disponíveis para corrigir episódios de hipotensão.

A anestesia neuroaxial, incluindo bloqueios espinhal e peridural, exige atenção especial devido ao risco significativo de hipotensão induzida pela vasoplegia simpática. O TxC remove a resposta reflexa taquicárdica ao bloqueio simpático, tornando o paciente altamente suscetível a uma queda abrupta da pressão arterial e do retorno venoso. Se a anestesia espinhal for necessária, deve-se utilizar uma dose reduzida de anestésico local para minimizar o grau do bloqueio simpático e evitar instabilidade hemodinâmica severa. Em casos selecionados, a anestesia peridural pode ser preferida, pois permite um bloqueio segmentar mais controlado e titulado, reduzindo o impacto sobre a hemodinâmica do paciente. A administração concomitante de fluidos e o uso precoce de vasopressores de ação direta, como fenilefrina ou vasopressina, podem ser necessários para prevenir ou reverter a hipotensão.

BIBLIOGRAFIA

1. Barros LN, Uchoa RB, Mejia JAC, Nunes RR, Barros DASN, Rodrigues Filho F. Anesthetic protocol for right ventricular dysfunction management in heart transplantation: systematic review, development and validation. BMC Anesthesiol. 2021;21(1).
2. Bottiger BA, Nicoara A, Snyder LD, Wischmeyer PE, Schroder JN, Patel CB, et al. Frailty in the end-stage lung disease or heart failure patient: implications for the perioperative transplant clinician. J Cardiothorac Vasc Anesth. 2019;33(5):1382-92.
3. Casselman FPA, Lance MD, Ahmed A, Ascari A, Blanco-Morillo J, Bolliger D, et al. 2024 EACTS/EACTAIC Guidelines on patient blood management in adult cardiac surgery in collaboration with EBCP. Eur J Cardiothorac Surg. 2025;67(5):ezae352.
4. Gavrila EI, Dowell JS, Gorrai A, Wrobel C, Hendren N, Hardin EA, et al. Primary graft dysfunction after heart transplantation: current evidence and implications for clinical practice. Curr Cardiol Rep. 2025;27(1):24.
5. Kaplan JA, Reich DL, Konstadt SN, Lake CL, Jameson LC. Kaplan's cardiac anesthesia: perioperative and critical care management, 8. ed. Philadelphia: Elsevier; 2023.
6. McCartney SL, Duce L, Ghadimi K. Intraoperative vasoplegia. Curr Opin Anaesthesiol. 2018;31(1):43-9.
7. Nesseler N, Mansour A, Cholley B, Coutance G, Bouglé A. Perioperative management of heart transplantation: a clinical review. Anesthesiology. 2023;139(4):493-510.
8. Schmedt J, Oostvogels L, Meyer-Frießem CH, Weibel S, Schnabel A. Peripheral regional anesthetic techniques in cardiac surgery: a systematic review and meta-analysis. J Cardiothorac Vasc Anesth. 2024;38(2):403-16.
9. Tan Z, Roscoe A, Rubino A. Transesophageal echocardiography in heart and lung transplantation. J Cardiothorac Vasc Anesth. 2019;33(6):1548-58.

SEÇÃO V

Transplante hepático

11

Considerações anestésicas no paciente com cirrose hepática

Caio César Barbosa Fonseca
Anderson Sampaio Marui
Talison Silas Pereira

DESTAQUE DO TEMA

1. A cirrose hepática representa uma falência progressiva da homeostase sistêmica, com repercussões multiorgânicas e impacto direto no manejo perioperatório.
2. Alterações cardiovasculares, pulmonares, renais e hematológicas no cirrótico demandam abordagem personalizada, exigindo conhecimento profundo da fisiopatologia hepática.
3. A hipertensão portal e suas complicações (ascite, encefalopatia, varizes, hiperesplenismo) redefinem o risco cirúrgico e as estratégias de suporte.
4. O transplante hepático permanece como tratamento definitivo, mas a correta estratificação de contraindicações (como hipertensão portopulmonar grave) é crucial.
5. Marcadores laboratoriais isolados perdem valor diante de um entendimento funcional e hemodinâmico integrado, que orienta decisões clínicas e anestésicas.
6. A encefalopatia hepática e as disfunções cerebrais associadas impõem risco neurológico considerável durante o intra e o pós-operatório, sendo foco de neuroproteção.

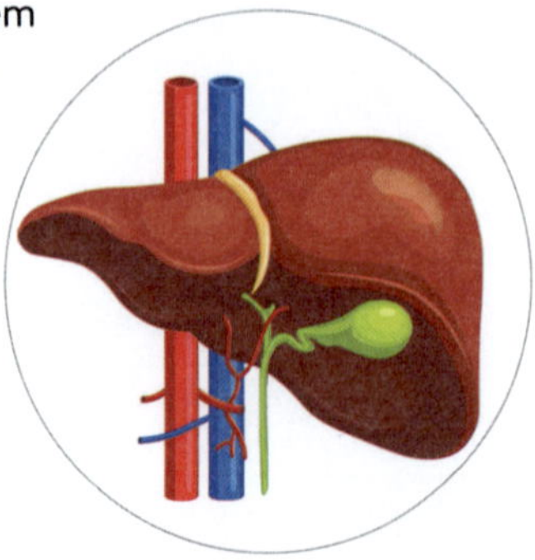

INTRODUCÃO

O fígado é um órgão único, com peso aproximado de 1,3 a 1,5 kg (cerca de 2% do peso corporal), que recebe 25% do débito cardíaco, consome 20% do oxigênio de repouso e contém de 10 a 15% do volume sanguíneo total. Possui diversas funções independentes e necessárias para a homeostase: síntese de proteínas, metabolismo de carboidratos e lipídios, produção de calor, metabolismo de drogas, hematopoiese e produção de fatores da coagulação.

O fígado possui grande capacidade de regeneração. Três dias após uma agressão cirúrgica, esse processo é iniciado e se completa por volta de 3 a 6 meses depois, e, devido a essa peculiaridade, é possível a realização do transplante hepático com doadores vivos. No entanto, essa característica é limitada, e lesões repetidas levam à formação de tecido cicatricial fibroso (cirrose).

ANATOMIA FUNCIONAL

A anatomia funcional divide o fígado em segmentos autossuficientes e independentes. Cada segmento tem seu próprio suprimento aferente de sangue e sua drenagem sanguínea e de bile. Todavia, não existe uma classificação anatômica aceita universalmente, devido à grande variação. A mais usada é a de Couinaud.

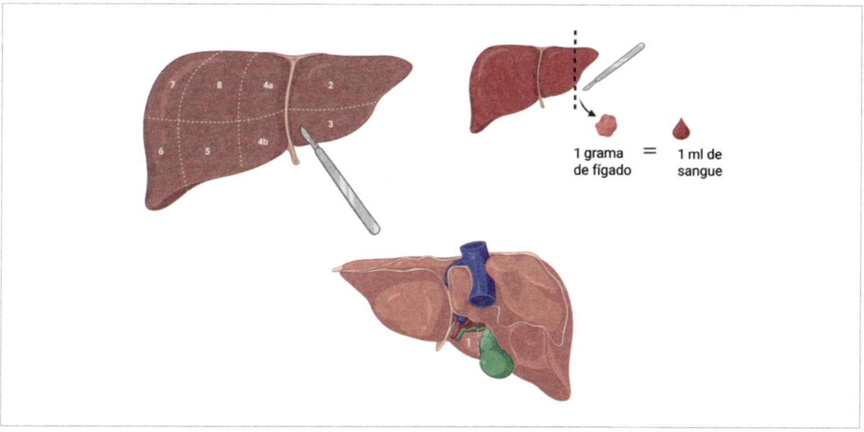

FIGURA 1 Representação esquemática da anatomia segmentar hepática de Couinaud, com os segmentos II a VIII distribuídos na face anterior e o segmento I (lobo caudado) evidenciado em posição posterior, entre a veia cava inferior e o hilo hepático. A imagem também ilustra a correlação funcional entre massa hepática e volume sanguíneo, na qual 1 g de fígado equivale aproximadamente a 1 mL de sangue, dado relevante em hepatectomias e transplante hepático.

Elaborada em BioRender por Pereira TS.

Essa classificação divide o fígado a partir dos ramos da terceira geração da veia porta e é importante no planejamento das cirurgias hepáticas, a fim de evitar sangramentos importantes. São oito segmentos: o segmento 1 está no lobo caudado; os segmentos 2 e 3, no lobo esquerdo; o segmento 4 está no lobo quadrado; e os segmentos 5 a 8, no lobo direito.

ANATOMIA MICROSCÓPICA

Histologicamente, o parênquima hepático pode ser organizado em unidades anatômicas (lóbulos hepáticos) e unidades funcionais (ácinos hepáticos) (Figura 2).

- O lóbulo hepático é a unidade estrutural básica do parênquima hepático. Formado por placas de hepatócitos, tem formato hexagonal, com um canal portal em cada canto e uma vênula hepática (veia central) localizada no centro. Por cada canal portal correm vasos linfáticos, fibras nervosas e uma tríade portal, que consiste em um ducto biliar, uma arteríola hepática e uma vênula portal.
- O ácino, descrito por Rappaport, é a unidade microvascular funcional do fígado e é caracterizado pelo parênquima ao redor dos vasos portais e arteriais

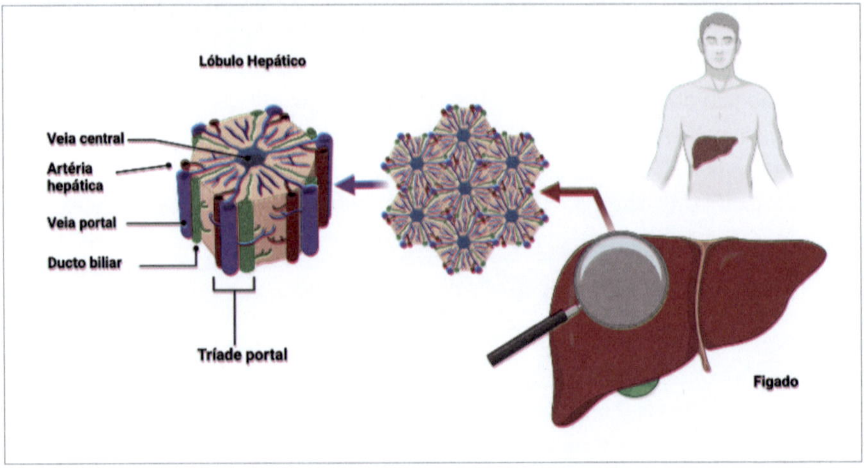

FIGURA 2 O lóbulo hepático clássico é a unidade funcional do fígado, organizado em torno da veia central, com tríades portais situadas na periferia do hexágono. Sangue proveniente da veia porta e artéria hepática flui pelos sinusoides em direção à veia central, enquanto a bile flui no sentido oposto, rumo ao ducto biliar. A organização lobular se repete ao longo de todo o fígado, sendo essencial para a depuração, metabolismo e produção biliar. Na cirrose, essa arquitetura é distorcida, com formação de nódulos e fibrose, comprometendo a função hepática e a hemodinâmica portal.

Elaborada em BioRender por Pereira TS.

aferentes terminais. O sangue oxigenado e rico em nutrientes flui das tríades portais para as veias hepáticas centrais através dos sinusoides hepáticos. As paredes desses sinusoides são compostas de células endoteliais típicas e de macrófagos (células de Kupffer), separadas por fenestrações que permitem a passagem de metabólitos, proteínas plasmáticas, moléculas farmacêuticas, lipoproteínas e outros solutos para o espaço de Disse, que é o espaço entre os hepatócitos e os sinusoides.

Os hepatócitos são divididos em diferentes zonas, com base em sua proximidade à tríade portal. A zona 1 é periportal, a zona 3 está ao redor da veia central, e a zona 2 está no meio. Os hepatócitos da zona 3 estão mais distantes dos tratos portais, portanto recebem sangue com menor tensão de oxigênio, por isso são especializados em metabolismo anaeróbico e biotransformação de xenobióticos. Os hepatócitos da zona 1 são ricos em mitocôndrias e o principal local de metabolismo oxidativo e da síntese de glicogênio. A zona 3 é a região de maior risco isquêmico, lesões viral e tóxica, pois está mais distante da fonte de oxigênio e de nutrientes. É também a área onde a fibrose ocorre pela primeira vez após a lesão isquêmica ou metabólica (Figura 3).

A cirrose hepática é uma condição crônica que resulta de lesões persistentes nessa arquitetura normal do fígado, como fibrose e nódulos regenerativos. A fibrose leva à hipertensão portal por compressão desses vasos sanguíneos.

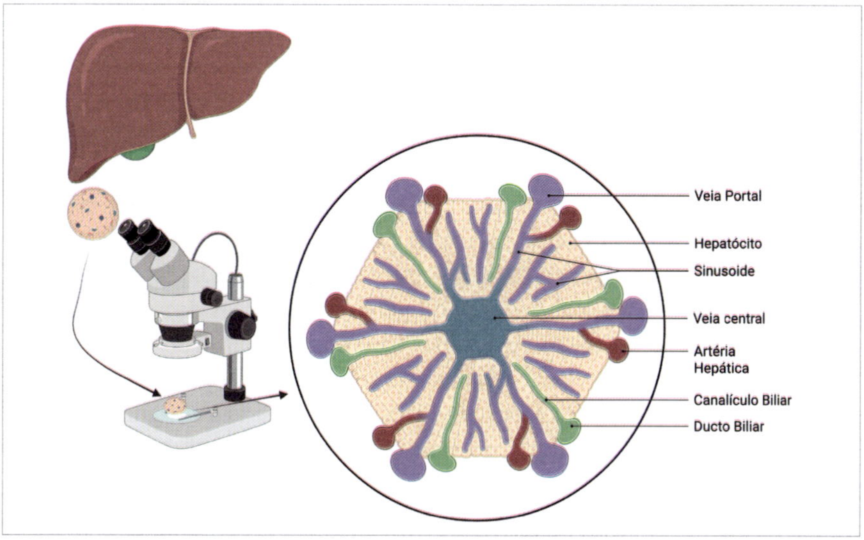

FIGURA 3 Visão microscopica do lóbulo hepático.

Elaborada em BioRender por Pereira TS.

O FLUXO SANGUÍNEO HEPÁTICO

Com relação à sua irrigação, o fígado recebe um duplo suprimento sanguíneo: 75% de sangue portal e 25% oriundo da artéria hepática, porém cada vaso fornece metade do suprimento de oxigênio.

A regulação do fluxo sanguíneo hepático é realizada por mecanismos intrínsecos e extrínsecos. Os mecanismos intrínsecos são a resposta-tampão da artéria hepática (RTAH), o controle metabólico e a autorregulação pressão-fluxo, enquanto mecanismos extrínsecos estão relacionados com os fatores neuro-humorais.

A RTAH é o mecanismo intrínseco mais importante e trabalha regulando o fluxo da artéria hepática, de acordo com o da veia porta em situações de flutuações de seu fluxo. Essa conexão é essencial para manter constante o fluxo sanguíneo hepático. O mecanismo envolvido é o controle da concentração de adenosina (um vasodilatador) nas regiões periportais. Já o controle metabólico está relacionado com a concentração de alguns componentes do sangue. Aumentam fluxo: acidose, hipóxia, hiperosmolaridade pós-prandial. Outro fator de controle intrínseco é a autorregulação pressão-fluxo ou resposta miogênica da musculatura lisa vascular, que mantém constante o fluxo sanguíneo local apesar das mudanças na pressão arterial sistêmica. Por exemplo, um pico hipertensivo aumenta a pressão transmural, levando a uma vasoconstrição que impede o aumento do fluxo no órgão. Contrariamente, uma queda dessa pressão diminui o tônus miogênico, causando vasodilatação, a qual preserva a perfusão do fígado.

Outras substâncias, como sais biliares, secretina, colecistocinina, pentagastrina, epinefrina, peptídeos intestinais vasoativos, glucagon e isoproterenol, também aumentam o fluxo sanguíneo portal.

Agonistas alfa-adrenérgicos puros (ex.: fenilefrina) promovem vasoconstrição da artéria hepática e reduzem o fluxo sanguíneo, ao passo que agonistas beta-adrenérgicos puros (ex.: isoproterenol) dilatam as arteríolas hepáticas e aumentam o fluxo. Esses efeitos são bloqueados por antagonistas beta-adrenérgicos não seletivos (ex.: propranolol). Portanto, a artéria hepática contém receptores α e beta-2-adrenérgicos. Já a veia porta possui receptores alfa-adrenérgicos, mas não receptores beta-2-adrenérgicos. Os vasos de capacitância do fígado, incluindo os sinusoides, possuem receptores alfa-adrenérgicos, e as veias hepáticas possuem ambos: alfa e beta-2-receptores. A vasopressina eleva a resistência arterial esplâncnica, mas reduz a resistência venosa portal. Assim, devido a esse perfil vascular, ela pode ser efetiva para o tratamento da hipertensão portal (Figura 4).

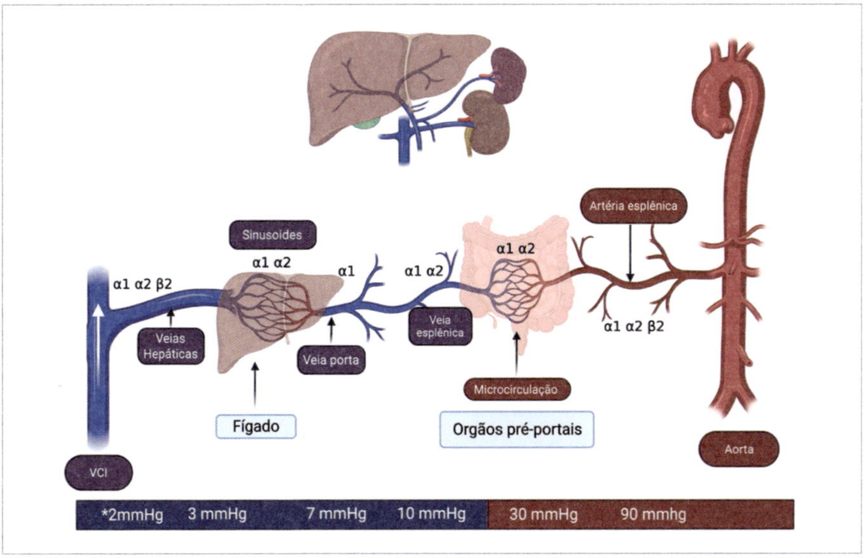

FIGURA 4 Representação esquemática, não anatômica, da vasculatura esplâncnica, com destaque para a distribuição dos adrenorreceptores ao longo dos principais segmentos vasculares. As regiões em vermelho representam os leitos arteriais e a microcirculação esplâncnica, enquanto as regiões em azul indicam os leitos venosos. As pressões mostradas são valores aproximados das pressões intravasculares típicas de cada segmento.

Elaborada em BioRender por Pereira TS.

FUNÇÕES DO FÍGADO

O fígado possui diversas funções: síntese de proteínas, metabolismo de carboidratos e lipídios, produção e secreção de bile e metabolismo de fármacos. Além dessas, tem as funções de modular os processos imunes e inflamatórios e a produção de fatores de coagulação. Todas essas funções podem ser prejudicadas pela evolução da doença hepática.

Metabolismo de proteínas

O fígado é responsável pela síntese de 80 a 90% das proteínas circulantes, sendo a albumina a principal. Ela responde por mais de 50% das proteínas plasmáticas, fornece informações sobre a função hepatocelular e é usada, com ressalvas, para avaliar a doença hepática crônica. Além disso, o órgão desempenha um papel importante no catabolismo proteico por meio da desaminação ou da transaminação. Ambas as reações levam à produção de amônia, convertida em ureia pelo fígado.

Um sintoma comum nos pacientes com cirrose é a encefalopatia hepática, que possui a patogênese multifatorial: acúmulo de neurotoxinas, comprometimento da neurotransmissão, resposta inflamatória sistêmica e alterações na barreira hematoencefálica.

O acúmulo ocorre devido ao desvio extra-hepático do fluxo venoso portal por vasos colaterais. Esse *shunt* faz com que várias substâncias, como amônia, ácidos graxos de cadeia curta, fenóis e manganês cheguem livremente ao sistema nervoso central. Ao chegar ao cérebro, a amônia é convertida em glutamina pelo astrócito, o que aumenta a pressão osmótica e a absorção de água. Esse processo leva a edema glial, alteração nas sinapses e aumento nas vias inibitórias gabaérgicas.

Metabolismo de carboidratos e de lipídios

O fígado é o principal responsável por armazenar e liberar glicose. No estado pós-prandial, ele realiza a glicogênese e, uma vez que os estoques de glicogênio estejam completos, converte o excesso de glicose em gordura por meio da lipogênese. No estado de jejum, realiza a glicogenólise para fornecer glicose ao corpo.

Todo esse controle é feito pela interação da insulina e do glucagon. Ambos são secretados no sangue venoso do portal, fluindo para o fígado. Quando o fluxo sanguíneo venoso pancreático é extraportal, como nos pacientes transplantados de pâncreas, as ações desses hormônios se tornam menos eficazes. Na cirrose, a insulina não é eliminada de maneira efetiva, o que leva o paciente a ter hiperinsulinemia. Porém, a hipoglicemia é frequente apenas na insuficiência hepática aguda tardia, sendo rara nos quadros crônicos.

Ele também desempenha um papel importante no metabolismo lipídico: produz, capta, mantém, libera e oxida ácidos graxos, de acordo com as influências nutricionais e endócrinas. Quando os estoques de carboidratos estão saturados, converte glicose em ácidos graxos e triglicerídeos.

As duas principais vias para a distribuição de ácidos graxos são a esterificação e a betaoxidação: a esterificação dos ácidos graxos e glicerol produz triglicerídeos, e a via da betaoxidação na mitocôndria degrada os ácidos graxos em acetilcoenzima A (acetil-CoA), que pode ser utilizada em todo o organismo, menos no próprio fígado, pela ausência da cetoacetil-CoA transferase.

Produção e secreção de bile

A secreção de bile é a via final para a eliminação hepática do grupo heme da hemoglobina, do colesterol e de metabólitos de drogas. Dos 400 a 600 mL produzidos diariamente pelo corpo, 80% o são pelos hepatócitos e 20% pelas células epiteliais dos canais biliares. Sua composição é variável, mas seus principais constituintes são os sais biliares, as bilirrubinas conjugadas, o colesterol, os fosfolipídios e os eletrólitos.

Ao ser liberada no duodeno, a propriedade química de detergente dos sais biliares proporciona a emulsificação, a absorção e a digestão dos lipídios dietéticos hidrofóbicos, como os ácidos graxos saturados de cadeia longa e as vitaminas lipossolúveis. Ao chegarem ao íleo terminal e ao cólon, esses sais são metabolizados em ácidos biliares secundários, podendo ser reabsorvidos para retornarem ao fígado por meio da veia porta, caracterizando a circulação êntero-hepática. A ausência de secreção biliar, como nos pacientes cirróticos, pode levar a esteatorreia e deficiência de vitamina K, fundamental para a síntese de alguns fatores da coagulação.

Assim como os sais biliares, a bilirrubina também faz parte da bile. Ela é um produto do catabolismo do grupo heme da hemoglobina dos eritrócitos senescentes destruídos por macrófagos no baço, no fígado e na medula óssea. A bilirrubina não conjugada é insolúvel em água e precisa estar ligada à albumina para ser transportada até o fígado. Lá os hepatócitos a convertem em uma forma hidrossolúvel, conjugando-a ao ácido glucurônico por meio da enzima glucuronil transferase. A bilirrubina conjugada é então transportada através dos canalículos biliares e para ser excretada na bile. No cólon, a bilirrubina é desconjugada, metabolizada por bactérias e convertida em urobilinogênio. Os urobilinogênios são reabsorvidos pelo íleo, mas não pelo cólon, pela circulação êntero-hepática, ou excretados na urina e nas fezes, dando a estas duas suas cores características.

Metabolismo de fármacos

A grande maioria dos medicamentos usados na condução da anestesia é metabolizada no fígado, e três amplas fases podem ser utilizadas para classificar as reações químicas que os hepatócitos usam para eliminar os fármacos. As reações de fase 1 aplicam a família de enzimas do citocromo P450 e das oxidases de função mista para aumentar a polaridade das moléculas por meio de oxidação, redução ou hidrólise. As reações de fase 2 conjugam os substratos da fase 1 para aumentar a polaridade, principalmente através da glucuronidação. Todavia, algumas moléculas polares podem passar pelo metabolismo da fase 2 sem ter passado pela fase 1. As reações de fase 3 utilizam transportadores de membrana dependentes de energia para excretar os fármacos na bile ou nos sinusoides.

Os medicamentos administrados por via oral são metabolizados no fígado antes de entrarem na circulação sistêmica. Esse metabolismo é denominado efeito de primeira passagem e é responsável pela menor biodisponibilidade.

Porém, outros medicamentos necessitam passar pelo fígado para se tornarem biologicamente ativos, como a azatioprina.

O metabolismo de medicamentos é afetado por vários fatores, incluindo os polimorfismos genéticos de enzimas metabólicas, a idade, o sexo, a gravidez, a doença hepática e o uso concomitante de outros medicamentos. Os polimorfismos genéticos podem levar a grandes variações na farmacocinética, como a varfarina, que em alguns pacientes possui ação prejudicada devido a menores taxas de metabolismo por um tipo específico de citocromo P450. Além disso, a administração concomitante de medicamentos pode influenciar o metabolismo dos medicamentos, uma vez que alguns princípios ativos comumente encontrados podem servir de indutores ou inibidores das enzimas envolvidas nas diferentes fases do processo metabólico.

Modulação de processos imunes e inflamatórios

O fígado é o maior órgão reticuloendotelial no corpo humano, tendo seus macrófagos, as células de Kupffer, responsáveis por até 10% de sua massa. Quando o sangue é filtrado, antes de entrar na circulação central, ele é filtrado por essas células, que têm a função de proteger o organismo através da degradação de toxinas, do processamento de antígenos e da fagocitose de invasores.

As células de Kupffer são importantes moduladores da inflamação. Podem atenuar as respostas inflamatórias por meio da remoção de substâncias incitantes ou induzir e intensificar a inflamação por meio da produção e liberação de mediadores pró-inflamatórios.

Se não forem devidamente controlados, esses mesmos mediadores podem induzir ou agravar as lesões do parênquima. Por exemplo, quando exacerbado, o estresse oxidativo faz que células estreladas se transformem em miofibroblastos, os quais sintetizam colágeno, podendo causar uma fibrose extensa.

Coagulação

O fígado desempenha um papel significativo no sistema de coagulação, já que é o órgão responsável pela síntese de fatores pró-coagulantes e anticoagulantes. Com exceção dos fatores III, IV e VIII, do fator de von Willebrand, do ativador tecidual do plasminogênio (t-PA) e do inibidor primário do ativador do plasminogênio tipo 1 (PAI-1), todos os demais fatores são produzidos por ele. Além disso, ele remove os produtos da coagulação e da fibrinólise através do seu sistema reticuloendotelial.

Nos hepatopatas crônicos, são duas as causas da coagulopatia. O primeiro é a diminuição da produção de fatores de coagulação pelo fígado, e o segundo é a trombocitopenia resultante de hiperesplenismo, além da trombocitopatia causada pelos elevados níveis de ureia, amônia, creatinina e fenóis. São pacientes que desenvolvem um novo reequilíbrio hemostático: "em repouso", possuem tendência à trombose, mas, quando iniciam um quadro de sangramento, tendem a ter hemorragias importantes.

Os fatores de coagulação II, VII, IX, X, bem como as proteínas C e S, requerem a vitamina K para se tornarem ativos. Os fatores pró-coagulação sofrem uma carboxilação para se tornarem capazes de formar complexos com o cálcio, e é nesse local que o anticoagulante varfarina age (Figura 5).

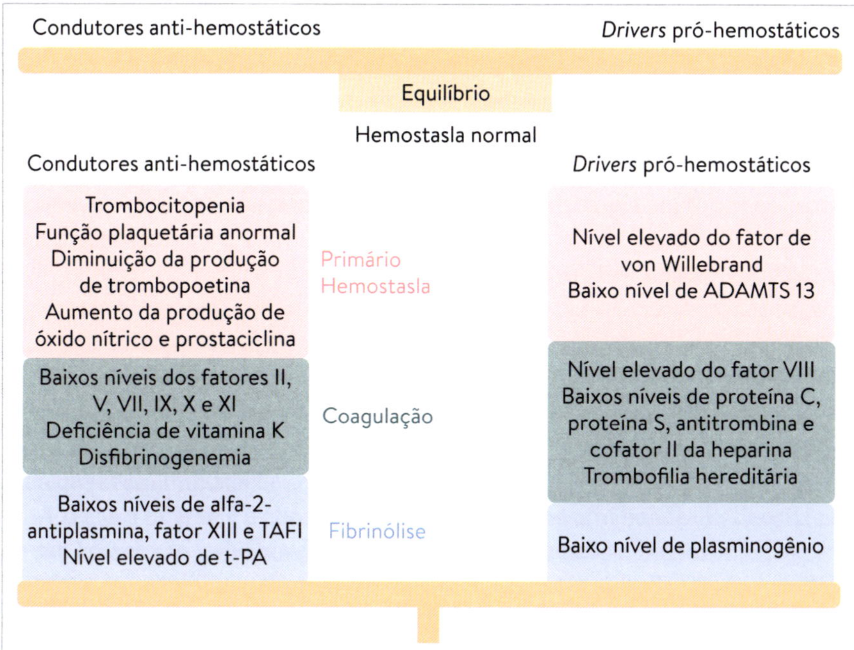

FIGURA 5 Hemostasia em pacientes com doença hepática crônica.

t-PA: ativador do plasminogênio tecidual; TAFI: inibidor da fibrinólise ativável por trombina.

Fonte: De Tripodi e Mannucci, 2011.

INSUFICIÊNCIA HEPÁTICA CRÔNICA

A insuficiência hepática crônica pode prejudicar vários dos sistemas de órgãos do corpo. A maioria das manifestações é consequência da lesão hepatocelular que evoluiu com fibrose hepática, hipertensão portal, icterícia, coagulopatia, encefalopatia e anormalidades metabólicas. Estes, por sua vez, levam a distúrbios na função cardiovascular, pulmonar e renal (Figura 6).

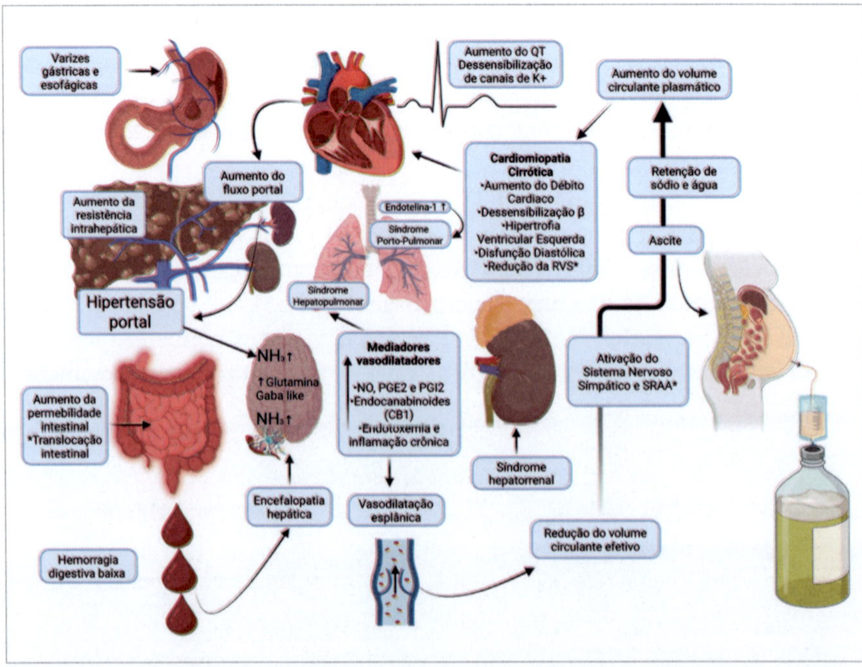

FIGURA 6 Fisiopatologia sistêmica da cirrose hepática e hipertensão portal. A figura apresenta os principais mecanismos fisiopatológicos da cirrose hepática e suas repercussões sistêmicas. A hipertensão portal resulta do aumento da resistência intra-hepática e do fluxo portal, levando à formação de colaterais portossistêmicos, como varizes gástricas e esofágicas, e à hemorragia digestiva baixa, que potencializa a produção de NH_3, contribuindo para o desenvolvimento de encefalopatia hepática (EH).Mediadores vasodilatadores, incluindo óxido nítrico (NO), prostaglandinas (PGE_2, PGI_2), endocanabinoides (CB1) e a endotoxemia associada à inflamação crônica, promovem intensa vasodilatação esplâncnica, com redução do volume circulante efetivo. Essa redução desencadeia a ativação do sistema nervoso simpático (SNS) e do sistema renina-angiotensina-aldosterona (SRAA), levando à retenção de sódio e água e ao desenvolvimento de ascite. A sobrecarga hemodinâmica promove a cardiomiopatia cirrótica (CC), caracterizada por aumento do débito cardíaco, dessensibilização beta-adrenérgica, hipertrofia ventricular esquerda (HVE), disfunção diastólica e redução da resistência vascular sistêmica (RVS). Alterações eletrofisiológicas, como o prolongamento do intervalo QT e a dessensibilização de canais de K^+, aumentam o risco de arritmias. As complicações pulmonares incluem a síndrome hepatopulmonar (SHP), marcada por vasodilatação pulmonar mediada por NO, e a síndrome portopulmonar (SPP), caracterizada pelo aumento de endotelina-1 (ET-1), redução de NO e consequentes vasoconstrição e remodelamento vascular pulmonar. A síndrome hepatorrenal (SHR) representa uma falência funcional renal decorrente de hipoperfusão e vasoconstrição renal, podendo manifestar-se como tipo 1 (rápida e grave) ou tipo 2 (lenta e associada a ascite refratária).

Elaborada em BioRender por Pereira TS.

Hipertensão portal

As alterações estruturais causadas pela fibrose na arquitetura vascular hepática são responsáveis pelo aumento na resistência ao fluxo sanguíneo portal, o que leva à hipertensão portal. Ademais, juntam-se à disfunção endotelial dos vasos do fígado, que reduzem a produção de vasodilatadores (óxido nítrico) e aumentam a de vasoconstritores (tromboxano), aumentando a resistência vascular (Figura 6). A hipertensão portal, adicionada da liberação de fatores angiogênicos, estimula o desenvolvimento de varizes esofágicas e desvios portossistêmicos.

Assim, a hipertensão portal induzida pela cirrose caracteriza-se por uma resistência elevada ao fluxo sanguíneo sinusoidal, aumento do fluxo de sangue através dos vasos pré-portais e altas taxas de fluxo sanguíneo através dos casos colaterais portocavais.

Disfunção cardiovascular

À medida que a hipertensão portal aumenta, a liberação de óxido nítrico na circulação esplâncnica se intensifica e, logo, ocorre uma vasodilatação local e sistêmica. Tudo isso, adicionado à incapacidade hepática de metabolizar as substâncias vasodilatadoras e à presença de *shunts* portossistêmicos, levam à circulação hiperdinâmica: baixa resistência vascular sistêmica, índice cardíaco aumentado, taquicardia, aumento do volume sanguíneo e saturação venosa mista de oxigênio aumentada.

Apesar de a hipotensão sistêmica induzir uma resposta simpática compensatória, os hepatopatas apresentam uma reserva fisiológica deficiente ao estresse cardiovascular. A miocardiopatia cirrótica é uma condição cardíaca observada em pacientes com cirrose hepática, caracterizada por uma resposta contrátil prejudicada, disfunções sistólica e diastólica e anormalidades eletrofisiológicas (prolongamento do intervalo QT), na ausência de outras doenças cardíacas preexistentes. Os mecanismos fisiopatológicos incluem:

- *Downregulation* dos receptores beta-adrenérgicos, levando a disfunção sistólica.
- Aumento de canabinoides endógenos e presença de supressores cardíacos, como óxido nítrico e citocinas inflamatórias.
- Ativação do sistema renina-angiotensina cardíaco e retenção de sal, contribuindo para hipertrofia cardíaca e disfunção diastólica.
- Defeitos nos canais iônicos, explicando o prolongamento do intervalo QT.

A gestão atual é principalmente de suporte, semelhante à insuficiência ventricular esquerda em indivíduos não cirróticos, sem terapia médica definitiva disponível.

Complicação pulmonar

Síndrome hepatopulmonar

A síndrome hepatopulmonar (SHP) é uma complicação vascular pulmonar caracterizada por hipoxemia arterial devido a dilatações vasculares intrapulmonares (DVIP) em pacientes com doença hepática ou hipertensão portal e se associa ao aumento da mortalidade. Sua patogênese envolve:

- Dilatações vasculares: incluem dilatações pré-capilares e capilares, além de *shunts* arteriovenosos, causando desequilíbrio ventilação-perfusão (V/Q). Os capilares pulmonares, normalmente com 8-15 µm de diâmetro, podem atingir 500 µm na SHP.
- Mediadores vasoativos: há uma superprodução de vasodilatadores, como óxido nítrico. A endotelina-1 (ET-1), um vasoconstritor, está elevada, porém seus efeitos vasoconstritores podem ser perdidos cronicamente
- Angiogênese pulmonar: fatores como fator de crescimento endotelial vascular-A, fator de crescimento placentário e fator de crescimento derivado de plaquetas promovem angiogênese.
- Alterações parenquimatosas pulmonares: incluem redução do volume vital, aumento da frequência respiratória e déficits ventilatórios, exacerbando a hipoxemia.
- Fatores contribuintes: translocação bacteriana e inflamação sistêmica amplificam a vasodilatação pulmonar.

A SHP é diagnosticada com base na tríade doença hepática e/ou hipertensão portal, anormalidades na troca gasosa pulmonar (pressão parcial de oxigênio (PaO_2) ≤ 80 mmHg ou gradiente alveoloarterial de oxigênio ($P(A\text{-}a)O_2$) ≥ 15 mmHg) e evidência de dilatações vasculares intrapulmonares (demonstradas por ecocardiografia transtorácica com solução agitada, evidenciada pelo aparecimento tardio (3-6 ciclos) de microbolhas no átrio/ventrículo esquerdo).

Os pacientes podem apresentar dispneia em repouso ou durante esforço. Aproximadamente 1/4 dos pacientes apresenta platipneia (dispneia ao passar da posição supina para a posição ortostática) ou ortodeoxia (diminuição da PaO_2 de mais de 5% ou 4 mmHg ao mover-se da posição supina para a posição em pé), e sua gravidade é determinada pela pressão parcial arterial de oxigênio (PaO_2):

leve (≥ 80 mmHg), moderada (60-79 mmHg), grave (50-59 mmHg) e muito grave (< 50 mmHg).

Os pacientes podem ser rastreados com oximetria de pulso com corte de saturação de O_2 entre 94% e 96% (equivalente a PaO_2 < 70 mmHg) que indica necessidade de investigação adicional. Em candidatos a transplante hepático com SaO_2 basal > 96%, uma queda ≥ 2% na SaO_2 ao longo do tempo sugere progressão da SHP. Quanto ao tratamento, nenhuma terapia médica curativa está comprovada, mas os estudos exploraram:

- Octreotida: inibe a angiogênese, mas não melhora a hipoxemia.
- Sorafenibe: inibe a angiogênese induzida por fator de crescimento endotelial vascular-A, mas carece de ensaios clínicos robustos.
- Azul de metileno: bloqueia a vasodilatação mediada por óxido nítrico, mas requer mais estudos.

A derivação portossistêmica intra-hepática transjugular (TIPS) reduz a hipertensão portal e melhora a oxigenação, mas o *shunt* intrapulmonar persiste e transplante hepático é o único tratamento definitivo.

Hipertensão portopulmonar

Hipertensão portopulmonar (HPP) é a hipertensão arterial pulmonar (HAP) no contexto de hipertensão portal, caracterizada por aumento da resistência vascular pulmonar (RVP) e pressão arterial pulmonar média (PAPm). Sua patogênese inclui:

- Vasoconstrição e remodelamento vascular: envolve proliferação de endotélio/músculo liso e agregação plaquetária/trombose, semelhante à HAP idiopática.
- Mediadores vasoativos: há desequilíbrio entre vasodilatadores (óxido nítrico, prostaciclina) e vasoconstritores (endotelina-1, tromboxano A_2, serotonina).
- *Shunts* portossistêmicos: a disfunção hepática e os *shunts* portossistêmicos expõem os vasos pulmonares a fatores nocivos.
- Estresse de cisalhamento: a lesão endotelial ativa genes relacionados ao remodelamento vascular, proliferação de músculo liso e espessamento da vasculatura pulmonar, promovendo trombose.

O diagnóstico é feito por cateterismo cardíaco direito, que demonstra:

- PAPm > 20 mmHg.
- Pressão de oclusão da artéria pulmonar (POAP) ≤ 15 mmHg.
- RVP > 2 unidades Wood, em associação à hipertensão portal (Figura 7).

Esses critérios foram atualizados inicialmente no 6º Simpósio Mundial de Hipertensão Pulmonar (Nice, 2018), que redefiniu o ponto de corte para hipertensão pulmonar geral como PAPm > 20 mmHg (antes ≥ 25 mmHg) e RVP > 3 unidades Wood. Posteriormente, a International Liver Transplantation Society (ILTS) incorporou essas alterações às recomendações específicas para portopulmonar no transplante hepático, com PAPm > 20 mmHg e RVP > 2 unidades Wood como critérios diagnósticos atualizados. As recomendações revisadas foram publicadas no *Liver Transplantation* (2025) e refletem a importância de reconhecer formas precoces de hipertensão pulmonar em candidatos a transplante.

TABELA 1 Critérios diagnósticos de hipertensão portopulmonar

Parâmetro	Critério pré-2018*	Critério atual (ILTS 2025)*
PAPm	≥ 25 mmHg	> 20 mmHg
RVP	> 3 unidades Wood	> 2 unidades Wood
POAP	≤ 15 mmHg	Permanece
Contraindicação ao transplante	PAPm ≥ 50 mmHg e/ou RVP > 4 unidades Wood	PAPm > 45 mmHg e/ou RVP > 3 unidades Wood

* Critérios hemodinâmicos revisados pela International Liver Transplantation Society (ILTS). As atualizações refletem a evidência de que valores limítrofes de PAPm (21-24 mmHg) estão associados a maior risco perioperatório.

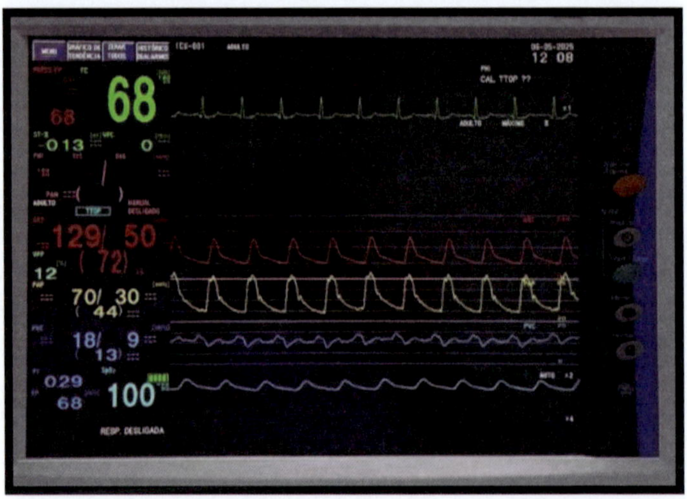

FIGURA 7 Monitor multiparamétrico demonstrando parâmetros hemodinâmicos obtidos por cateter de Swan-Ganz em paciente cirrótico com hipertensão portopulmonar. Observam-se PAPm de 44 mmHg, PAOP de 15 mmHg aferida em outro momento e débito cardíaco de 5,6 L/min obtido por termodiluição pulmonar , resultando em uma RVP de 5,2 unidades Wood. Esses achados configuram hipertensão pulmonar grave, contraindicação ao transplante hepático devido ao risco elevado de falência cardíaca direita.

Os pacientes são rastreados usando ecocardiografia transtorácica para estimar a pressão sistólica do ventrículo direito (PSVD). Valores de PSVD > 50 mmHg indicam a necessidade de cateterismo cardíaco direito para confirmar o diagnóstico e determinar a gravidade:

- Leve: PAPm 20 a 35 mmHg.
- Moderada: PAPm 35 a 45 mmHg.
- Grave: PAPm > 45 mmHg.

A HPP é tratada com inibidores da fosfodiesterase-5, análogos da prostaciclina, agonistas da prostaciclina e antagonistas do receptor de endotelina para reduzir a resistência vascular pulmonar. Ressalta-se que uma PAPm > 45 mmHg constitui contraindicação absoluta para transplante de fígado.

HIDROTÓRAX HEPÁTICO

O hidrotórax hepático é uma complicação observada em pacientes com cirrose em fase avançada, frequentemente associada à hipoalbuminemia, ascite e aumento da pressão intra-abdominal. Trata-se do acúmulo de líquido transu-

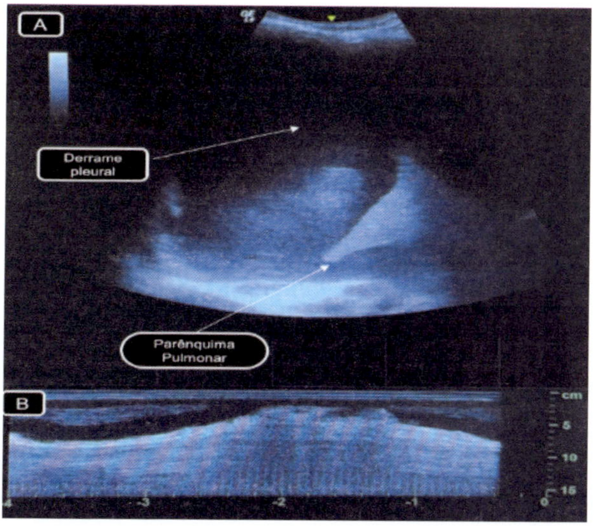

FIGURA 8 Imagem ultrassonográfica de hidrotórax hepático em paciente com cirrose avançada: (A) ultrassonografia pulmonar em modo B demonstrando derrame pleural de grande monta, com visualização do parênquima pulmonar sobrenadante à grande quantidade de líquido pleural; (B) ultrassom em modo M evidenciando o padrão sinusoidal, característico de derrame pleural.

dativo (> 500 mL) na cavidade pleural, em geral sem doença cardiopulmonar subjacente. Na prática, representa um derrame pleural secundário ao comprometimento hemodinâmico e à hipertensão portal característicos da doença hepática crônica (Figura 8). A patogênese envolve múltiplos mecanismos: redução da pressão oncótica plasmática devido à hipoalbuminemia, aumento da pressão nas veias ázigos e migração transdiafragmática de líquido ascítico através de vasos linfáticos ou pequenos defeitos no diafragma, favorecida pela pressão intra-abdominal elevada. O derrame pleural ocorre predominantemente no hemitórax direito, em razão de diferenças estruturais entre os hemidiafragmas. Os pacientes podem apresentar dispneia, tosse, desconforto torácico e hipoxemia (Figura 8).

O diagnóstico é feito por radiografia de tórax, ultrassonografia ou tomografia computadorizada e confirmado pela análise do líquido pleural obtido por toracocentese. O manejo inicial consiste em restrição de sódio e uso de diuréticos. Em casos refratários, pode ser indicada a derivação portossistêmica intra-hepática transjugular (TIPS). Nos casos em que a TIPS não é eficaz, a pleurodese pode ser considerada.

DISFUNÇÃO RENAL

A vasodilatação esplâncnica leva à hipotensão sistêmica e a um decréscimo do volume efetivo de sangue. Tais alterações comprometem o índice cardíaco e aumentam o tônus simpático, que ativa de maneira compensatória o sistema renina-angiotensina-aldosterona, aumentando a secreção de ADH. Consequentemente, ocorrem a retenção de água e sódio e a vasoconstrição renal.

A vasoconstrição renal, associada à secreção aumentada de endotelina-1 do hepatopata, são a patogênese da SHR. Dividida em dois tipos, a SHR tipo 1 normalmente evolui em menos de 1 semana, tem prognóstico ruim e é uma indicação para transplante de fígado de urgência. Já a SHR tipo 2 se desenvolve durante um período de meses e é menos urgente.

O tratamento para a tipo 2 inclui expansão do volume intravascular com albumina, a redução da pressão intra-abdominal, a redução da pressão portal com betabloqueadores não seletivos e o emprego de análogos da vasopressina. A redução da pressão venosa portal por TIPS tem sido usada, mas não é recomendada com base em ensaios clínicos controlados.

DISFUNÇÃO HEMATOLÓGICA

A disfunção hematológica é comum nos hepatopatas terminais, manifestando-se principalmente como anemia, trombocitopenia e leucopenia. Essas alterações parecem resultar de uma combinação de fatores, incluindo hipertensão portal, redução da função hepática e supressão da medula óssea.

A anemia pode surgir de sangramentos crônicos, como os causados por varizes esofágicas, de deficiências nutricionais, como vitamina B12 e folato, e de um fator importante, a hepcidina. Na cirrose, os níveis de hepcidina, hormônio de origem hepática, permanecem elevados, bloqueando a absorção de ferro, mesmo quando há deficiência. Por fim, em casos graves, a hemólise espontânea pode ocorrer, e a presença de eritrócitos deformados indica pior prognóstico.

A trombocitopenia e a trombopatia se desenvolvem em decorrência da síndrome de sequestro esplênico, à depressão da medula óssea secundária ao alcoolismo ou a medicamentos e à destruição plaquetária imunomediada. Além disso, o fígado produz menos trombopoetina, substância essencial para a formação de plaquetas.

A leucopenia, observada em menos de 1/3 dos pacientes com cirrose compensada, é menos comum, mas significativa, e ocorre devido ao aprisionamento de leucócitos no baço, também relacionado à hipertensão portal. Alterações nos fatores que estimulam a produção de leucócitos, juntamente com a supressão da medula óssea, contribuem para essa condição, aumentando o risco de infecções.

DISFUNÇÕES GASTRINTESTINAIS

As disfunções gastrintestinais em pacientes com cirrose hepática são manifestações críticas da doença, frequentemente associada a complicações como ascite, peritonite bacteriana espontânea (PBE) e varizes esofagogástricas. Essas condições impactam significativamente aumentando a morbimortalidade.

Ascite é o acúmulo de um fluido coloidal extracelular na cavidade abdominal, sendo a complicação mais comum da cirrose hepática. É um achado consistente em pacientes com cirrose e um achado prognóstico ruim. Sua patogênese é complexa e envolve três teorias principais que se complementam conforme a doença:

- Teoria da vasodilatação: na fase inicial, a vasodilatação esplâncnica leva a uma percepção de hipovolemia arterial. Como resposta, o organismo ativa o sistema renina-angiotensina-aldosterona, o sistema nervoso simpático e a liberação de ADH, promovendo retenção de sódio e água. Essa retenção contribui para o acúmulo de líquido na cavidade peritoneal, iniciando a formação de ascite.
- Teoria do *overflow*: predominante nos primeiros meses de ascite, essa teoria sugere que a retenção renal de sódio e água ocorre antes da hipovolemia efetiva. A hipertensão portal promove o extravasamento de líquido para a cavidade peritoneal, principalmente a partir da superfície hepática. A dimi-

nuição da pressão oncótica coloidal (devido à hipoalbuminemia) e o aumento da permeabilidade capilar exacerbam esse processo.

- Teoria do *underfill*: em pacientes com ascite de longa data (4-6 meses), a redução do volume arterial efetivo torna-se mais pronunciada. Isso leva à ativação contínua do sistema renina-angiotensina-aldosterona, sistema nervoso simpático e ADH, resultando em retenção renal persistente de sódio e água, agravando a ascite.

Seu tratamento pode incluir a restrição da ingestão de sódio na dieta, a terapia diurética com furosemida e espironolactona ou amilorida. Se essa terapia for ineficaz, procedimentos invasivos podem ser necessários para aliviar o quadro: paracentese, *shunt* peritoneovenoso (*shunt* LeVeen) ou TIPS. A paracentese de grande volume leva ao desperdício de proteínas, mas geralmente não à instabilidade hemodinâmica. Ela alivia os sintomas de ascite maciça e melhora a qualidade de vida.

A PBE é uma infecção aguda do líquido ascítico sem fonte intra-abdominal tratável cirurgicamente. Sua patogênese envolve o comprometimento três fatores principais. As defesas imunológicas são deficientes: reduzidas capacidades de opsonização, de fagocitose dos macrófagos e da resposta inflamatória, aumentando a suscetibilidade a infecções.

O transporte intestinal deficiente de alimentos leva a uma alteração da microbiota intestinal, com supercrescimento de bactérias Gram-negativas. A estase intestinal, causada pela hipertensão portal, e a disbiose contribuem para esse desequilíbrio. Por fim, a hipertensão portal aumenta a permeabilidade intestinal, permitindo a translocação bacteriana do lúmen intestinal para os linfonodos mesentéricos e, posteriormente, para o líquido ascético.

As varizes esofagogástricas são sempre uma preocupação, já que quase um terço dos óbitos relacionados à cirrose se deve à ruptura delas. Gastropatia hipertensiva portal, varizes esofágicas ou varizes gástricas se desenvolvem na maioria dos pacientes hepatopatas graves. A hemorragia de varizes esofágicas ocorre com mais frequência que a hemorragia de varizes gástricas, mas a última é em geral mais grave que a primeira. O calibre delas é um bom preditivo de quando se romperão, e as taxas de dilatação equiparam-se à gravidade da doença.

A terapia de ligadura de banda endoscópica é o pilar do tratamento para reduzir as varizes e prevenir a hemorragia varicosa. O tratamento com bloqueadores beta-adrenérgicos não específicos, particularmente propranolol e nadolol, pode diminuir o tamanho das varizes esofágicas. A descompressão portal pode ser feita cirurgicamente ou por meio de um *shunt* intra-hepático. A TIPS tem alta taxa de complicações e taxa de mortalidade similar à relatada por centros com larga experiência em *shunting* cirúrgico.

ENCEFALOPATIA HEPÁTICA

A encefalopatia hepática (EH) é uma disfunção neuropsiquiátrica reversível, decorrente da falência hepática ou da presença de *shunts* portossistêmicos, caracterizada por um espectro de manifestações clínicas que vão desde alterações cognitivas sutis até o coma profundo. A EH reflete o acúmulo de neurotoxinas no sistema nervoso central secundário à disfunção de depuração hepática.

Fisiopatologia

Os principais mecanismos fisiopatológicos da EH incluem:

- Hiperamonemia: aumento dos níveis séricos de amônia devido à falência hepática na conversão de amônia em ureia. A amônia atravessa a barreira hematoencefálica e é convertida em glutamina nos astrócitos, gerando edema citotóxico.
- Neurotoxinas derivadas do intestino: além da amônia, há acúmulo de manganês, mercaptanos e outros produtos bacterianos que afetam a neurotransmissão.
- Ativação gabaérgica e GABA-*like*: aumento do tônus inibitório central por falso neurotransmissores e benzodiazepínicos endógenos.
- Estresse oxidativo e neuroinflamação: citocinas pró-inflamatórias, hiponatremia e alterações na barreira hematoencefálica contribuem para disfunção neuronal.
- Fatores precipitantes: comumente incluem PBE, sepse, hemorragia digestiva alta, constipação, distúrbios eletrolíticos (hipocalemia, hiponatremia) e uso de sedativos.

Diagnóstico

O diagnóstico de EH é clínico, com base na exclusão de outras causas de alteração do nível de consciência e na presença de manifestações neurológicas características. Embora a dosagem de amônia não seja essencial para o diagnóstico, níveis elevados podem apoiar a suspeita clínica. O eletroencefalograma (EEG) pode revelar lentificação difusa e ondas trifásicas. Testes psicométricos, como o PHES (*psychometric hepatic encephalopathy score*), auxiliam na detecção da EH mínima (ou grau 0).

Classificação clínica – critérios de West Haven

A classificação da EH baseia-se em um sistema de cinco graus, conforme a consciência, sintomas neuropsiquiátricos e sinais neurológicos, conforme a Tabela 2.

TABELA 2 Classificação clínica – critérios de West Haven

Grau	Estado de consciência	Sintomas neuropsiquiátricos	Sinais neurológicos
0	Normal	Alterações detectáveis apenas em testes psicométricos	Ausentes
1	Lentificação mental leve	Euforia, ansiedade, irritabilidade, atenção diminuída	Afetados movimentos finos
2	Fadiga, apatia ou letargia	Transtornos leves de personalidade, desorientação leve	Asterixis, ataxia, fala arrastada
3	Sonolência significativa	Agressividade, desorientação marcada	Clônus, rigidez, asterixis
4	Coma	Sem resposta comportamental	Sinais de hipertensão intracraniana

ATENÇÃO

A EH é considerada grave nos graus III e IV, com risco de hipertensão intracraniana (HIC), sendo necessária a adoção de medidas de neuroproteção, especialmente no contexto perioperatório e no transplante hepático.

Implicações clínicas e prognósticas

- A EH ocorre em até 30% dos pacientes em lista de transplante hepático, sendo fator de risco para complicações neurológicas no pós-operatório imediato.
- A presença de EH manifesta (graus II-IV) está associada a pior prognóstico, maior morbidade e risco de mortalidade.
- Pacientes com EH recorrente devem ter a causa desencadeante rigorosamente controlada antes do transplante.
- A EH não é contraindicação absoluta ao transplante, mas episódios graves, especialmente com instabilidade clínica ou coma, requerem cuidado intensivo e otimização neurológica prévia (Figura 9).

Manejo clínico

- Lactulose (via oral ou retal): primeira linha, com objetivo de 2-3 evacuações pastosas/dia.
- Rifaximina: associada à lactulose em EH recorrente.
- Nutrição adequada: manter aporte proteico sem restrição excessiva.
- Tratar causas precipitantes: infecção, sangramento digestivo, constipação.
- Neuroproteção: em EH grau IV com sinais de HIC (elevação de cabeceira, hiperventilação moderada, sedação e eventual osmoterapia).

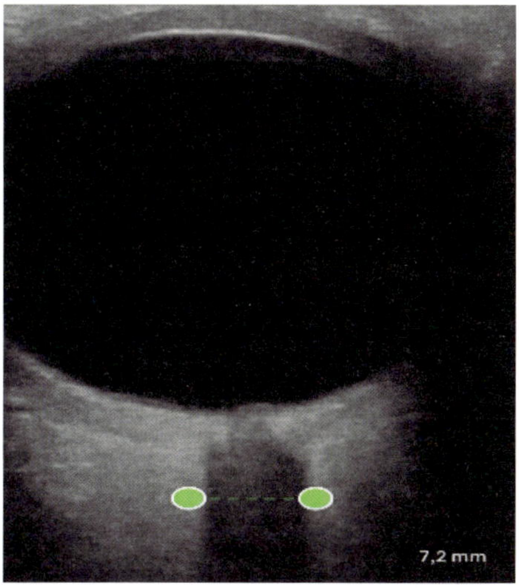

FIGURA 9 Mensuração da bainha do nervo óptico, por ultrassonografia em corte transversal, em paciente cirrótico com evolução para encefalopatia hepática grau 3. Medida realizada 3 mm abaixo da retina. O diâmetro aferido foi de 7,2 mm, valor acima do limite de normalidade (≥ 5,7 mm), sugerindo hipertensão intracraniana. Imagem obtida no modo B, com sonda linear de alta frequência.

CONCLUSÃO

O domínio da fisiopatologia da cirrose reduz a mortalidade em candidatos ao transplante hepático, com doador falecido ou vivo. Esse conhecimento orienta a identificação de riscos e contraindicações e antecipa alterações hemodinâmicas, hematológicas, renais e cerebrais. A atuação conjunta de anestesia, hepatologia, cirurgia e terapia intensiva, com protocolos de otimização, reduz riscos e melhora desfechos.

BIBLIOGRAFIA

1. Ahmed Z, Umaru A, Asaduzzaman A. Abnormal hematological indices in cirrhosis: a prospective study. World J Hepatol. 2023;15(6):741-50.
2. Biggins SW, Angeli P, Garcia-Tsao G, Ginès P, Ling SC, Nadim MK, et al. Diagnosis, evaluation, and management of ascites, spontaneous bacterial peritonitis and hepatorenal syndrome: 2021 practice guidance by the American Association for the Study of Liver Diseases. Clin Gastroenterol Hepatol. 2024;22(4):686-98.
3. Biggins SW, Kim WR, Terrault NA, Xu J, Barnes EJ, Walker RC. Evidence-based incorporation of serum sodium into MELD scoring for liver allocation: update to the 2021 AASLD practice guidance on the evaluation and management of ascites, spontaneous bacterial peritonitis, and hepatorenal syndrome. Gastroenterology. 2024;167(1):14-25.
4. Bucurica S, Parolă I, Vasile AG, Maniu I, Mititelu M-R. The impact of hepatic hydrothorax on the outcome of liver cirrhosis: a comparative study. J Clin Med. 2025;14(1):212.
5. Butterworth RF. Pathogenesis of hepatic encephalopathy and brain edema in acute liver failure. J Clin Exp Hepatol. 2015;5(Suppl 1):S96–S103.
6. Cangiani LM, Posso IP, Potério GMB, Nogueira CS, editores. Tratado de anestesiologia SAESP, 10. ed. São Paulo: Atheneu; 2025.
7. Dahiya A, Goyal A, Bansal P, Goyal O, Bansal N. Hematological abnormalities in cirrhosis: a narrative review. Cureus. 2023;15(5):e39239.
8. De Tripodi A, Mannucci PM. The coagulopathy of chronic liver disease. N Engl J Med. 2011;365(2):147-56.
9. DuBrock H, Savale L, Sitbon O, Raevens S, Kawut S, Fallon M, et al. International liver transplantation society practice guideline update on portopulmonary hypertension. Liver Transpl. 2025.
10. Flamm SL, Wong F, Ahn J, Kamath PS. AGA clinical practice update on the evaluation and management of acute kidney injury in patients with cirrhosis: expert review. Clin Gastroenterol Hepatol. 2023;21(9):2187-99.
11. Gropper MA, editor. Miller's anesthesia, 10. ed. Philadelphia: Elsevier; 2024.
12. Habas E, Ibrahim AR, Moursi MO, Shraim BA, Elgamal ME, Elzouki AN. Update on hepatorenal syndrome: definition, pathogenesis, and management. Arab J Gastroenterol. 2022;23(2):125-33.
13. Kawaguchi T, DuBrock HM, Krowka MJ. Portopulmonary hypertension: an updated review. Transplant Direct. 2023;9(8):e1517.
14. Khalid N, Ahmad QT. Hematological abnormalities in liver cirrhosis. World J Hepatol. 2024;16(9):1229-36.
15. Longnecker DE, Mackey SC, Newman MF, Sandberg WS, Zapol WM. editores. Anesthesiology, 3. ed. McGraw Hill; 2017.
16. Nanchal R, Subramanian R, Karvellas CJ, Hollenberg SM, Peppard WJ, Singbartl K, et al. Guidelines for the management of adult acute and acute-on-chronic liver failure in the ICU: cardiovascular, endocrine, hematologic, pulmonary, and renal considerations. BMJ. 2020;370:m2687.
17. Tay J, Shah M, Lai D, Duong P, Chung E, Hew M. New updates on hepatopulmonary syndrome: a comprehensive review. Respir Med. 2025;235:107911.
18. Vilstrup H, Amodio P, Bajaj J, Cordoba J, Ferenci P, Mullen KD, et al. Hepatic encephalopathy in chronic liver disease: 2014 Practice guideline by AASLD and EASL. Hepatology. 2014;60(2):715-35.
19. Wong F. Recent advances in our understanding of hepatorenal syndrome. Clin Mol Hepatol. 2023;29(2):284-94.

12

Anestesia no transplante hepático com doador falecido

Francisco Ricardo M. Lobo
Lívia M. Pereira Prado
Paula Tavares da Silveira
Ricardo Costa Nuevo

DESTAQUE DO TEMA

1. O transplante (Tx) de fígado é um procedimento que requer uma equipe multidisciplinar. A comunicação entre todos os membros da equipe é essencial para o sucesso.
2. A compreensão da fisiopatologia complexa, comorbidades e complicações multiorgânicas de pacientes com doença hepática terminal é fundamental para o sucesso do procedimento.
3. Cada fase do transplante hepático apresenta os seus próprios desafios. Atenção e capacidade de previsão são fundamentais para prevenir eventos críticos durante a cirurgia.
4. O manejo adequado da coagulopatia de um Tx requer a compreensão da formação de coágulos por "tempo real" (tromboelastometria) e testes de coagulação laboratoriais de rotina.

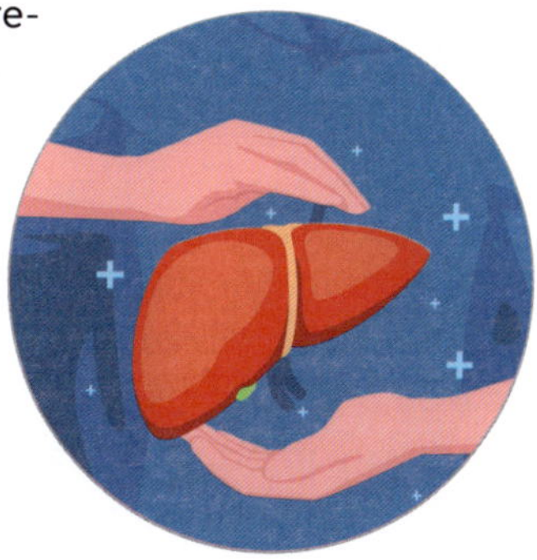

INTRODUÇÃO

Com uma longa história de erros e acertos, o transplante (Tx) é uma das maiores conquistas médicas do século XX. O início do transplante de fígado humano veio, principalmente, após o sucesso do transplante renal. Os programas de Tx começaram por volta do início dos anos 1960 do século XX, mas os primeiros Tx não foram bem-sucedidos. A primeira sobrevivência em "longo prazo" foi em 1967, quando uma menina de 19 meses com carcinoma hepatocelular sobreviveu por mais de 1 ano após um Tx. Na década de 1980, Starzl, em Pittsburg (Estados Unidos), estabeleceu um programa de Tx, em que a técnica cirúrgica, a preservação de órgãos, a imunossupressão e o tratamento médico foram aperfeiçoados. Em 1968, Roy Calne, cirurgião em Cambridge, Reino Unido, e Roger Williams, hepatologista, iniciaram o primeiro programa europeu de Tx e relataram cinco casos de Tx bem-sucedidos. Nos últimos 60 anos, muitos agentes imunossupressores foram introduzidos na prática clínica. Azatioprina associada a prednisona e ciclosporina foram alguns dos imunossupressores que melhoraram significativamente a sobrevivência pós-operatória. Descoberto em 1984 por Goto, o tacrolimo foi aprovado para uso pela Food and Drug Administration em 1994 e provou ser superior à ciclosporina em relação à sobrevivência do enxerto e do paciente.

Nas últimas duas décadas, uma taxa de sobrevivência progressivamente melhorada do Tx (sobrevivência de 1 e 5 anos de 83% e 75%, respectivamente) foi fundamental para estabelecer a cirurgia de transplante como uma terapia indicada para todas as formas de doença hepática em estágio terminal. Essa melhoria, atribuída aos avanços dos imunossupressores, técnica cirúrgica, melhoria na monitorização intraoperatória e gerenciamento da terapia intensiva, aumentou a conscientização do potencial terapêutico do Tx e colocou em perspectiva mais clara sua aplicação e valor. O sucesso desse tratamento resultou em uma demanda progressivamente crescente por Tx. No entanto, ao mesmo tempo, a disponibilidade de órgãos de doadores diminuiu, resultando no número de potenciais receptores para Tx e excedendo o suprimento de órgãos, situação frequentemente associada a mortes concomitantes de pacientes na lista de espera. A estratégia de alocação de órgãos, atualmente, é feita por critério de gravidade do doente. O risco pode ser quantificado pelo modelo de doença hepática terminal, chamado escore MELD (*Model for End-Stage Liver Disease*), critério usado pela maioria dos países para priorizar a cirurgia para os pacientes mais graves. Para sua confecção, utilizamos três exames laboratoriais: relação normalizada internacional (INR) e níveis séricos de bilirrubina e creatinina. A fórmula do seu cálculo é: MELD: (9,57 x creatinina) + (3,78 x bilirrubina) + (11,2 x INR) + 6,43. Valores dos exames < 1,0 devem ser considerados = 1. O escore varia de 6 a 40, sendo 6 o de menor gravidade e 40 o de maior gravidade.

O escore MELD é válido para candidatos com 12 anos ou mais. Pontos de exceção são dados a pacientes com carcinoma hepatocelular e hipertensão hepatopulmonar. Para um melhor desfecho, os pacientes com essas doenças requerem transplante, antes de perder a função hepática. Essa correção permite o Tx em

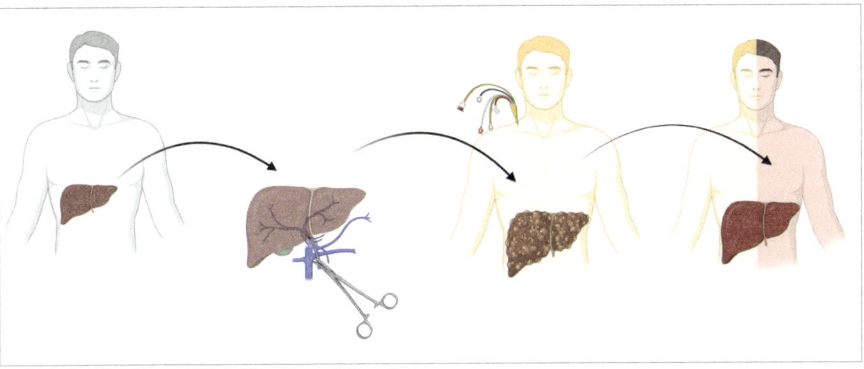

FIGURA 1 Representação esquemática do transplante hepático com doador cadáver. Da esquerda para a direita: o primeiro painel representa o doador cadáver, em tons esmaecidos, com o fígado em destaque. O segundo painel mostra a retirada e preparo do enxerto com evidência das estruturas vasculares e biliares. Em seguida, o fígado é transferido para o receptor com doença hepática terminal. Por fim, o último painel ilustra o pós-transplante, com recuperação da função hepática e aspecto normal do enxerto.

Elaborado em BioRender por Pereira TS.

tempo hábil, apesar de um escore-padrão mais baixo. O escore MELD tem sofrido modificações ao longo do tempo para melhorar sua acurácia e evitar vieses – foram incluídos o MELD-sódio e MELD-lactato.

INDICAÇÕES PARA TRANSPLANTE HEPÁTICO

As indicações atuais para Tx são amplas, mas podem ser organizadas em várias categorias (Tabela 1).

TABELA 1 Indicações para transplante hepático

Cirrose não colestática, geralmente por alcoolismo, hepatite viral crônica ou esteato-hepatite não alcoólica (NASH).
Doença hepática colestática, como cirrose biliar primária e colangite esclerosante primária.
Atresia biliar.
Necrose hepática aguda causada por medicamentos como acetaminofeno, causas infecciosas agudas como hepatite B e disfunção/não função do enxerto de transplante de fígado.
Doença metabólica, como hemocromatose.
Neoplasia maligna, principalmente carcinoma hepatocelular e colangiocarcinoma.
Outras causas, como síndrome de Budd-Chiari.

Normalmente, pacientes com doença hepática crônica são encaminhados para consideração de Tx quando apresentam descompensações como ascite, encefalopatia hepática, sangramento varicoso, peritonite bacteriana espontânea e síndrome hepatorrenal, ou quando desenvolvem carcinoma hepatocelular concomitante. A realização pode ser acelerada no contexto de carcinoma concomitante ou outra doença sobreposta ou associada, sendo provável afetar adversamente a sobrevivência.

PRÉ-OPERATÓRIO

Os pacientes são avaliados por uma equipe multidisciplinar, visando determinar as condições clínicas, psicológicas e sociais do candidato. Após uma série de exames que verificam as funções cardiovascular, pulmonar, renal, metabólica e de coagulação, é possível construir o perfil de cada candidato a receptor. Pacientes em falência hepática fulminante, cujo quadro clínico revela tal gravidade que prevê o óbito em menos de 48 horas, são considerados candidatos a Tx em regime de emergência.

A meta primária da avaliação pré-transplante é estabelecer a possibilidade de o paciente resistir ao estresse da cirurgia, tarefa que requer abordagem multidisciplinar (anestesiologistas, cirurgiões, intensivistas, hepatologistas etc.). A extensão e a importância do planejamento, coordenação e cooperação multidisciplinares (pré-, intra e pós-operatório) são alguns dos fatores que tornam tão especial e complexo o manejo do transplante hepático. Assim, é essencial usar uma abordagem sistêmica na avaliação pré-operatória desses pacientes.

ANESTESIA PARA RECEPTORES

Avaliação pré-operatória

Pacientes que necessitam de Tx em geral têm doenças hepáticas graves e distúrbios multissistêmicos que apresentam muitos desafios anestésicos. A coexistência de doenças sistêmicas ou doenças relacionadas a doenças hepáticas crônicas deve ser avaliada antes da operação. Os Tx de doador cadáver têm as avaliações realizadas, principalmente, quando os pacientes foram colocados na lista de espera para Tx; assim, os resultados das avaliações podem estar desatualizados, e as reavaliações de muitos exames não são viáveis, devido à urgência da operação quando um doador cadáver se torna disponível.

FISIOPATOLOGIA DA DOENÇA HEPÁTICA CRÔNICA

Sistema gastrointestinal

A cirrose pode provocar hipertensão portal (HP), levando a varizes esofágicas e gastropatia portal. Varizes esofágicas são encontradas em cerca de 50% dos pacientes com cirrose no momento do diagnóstico. O risco de sangramento gastrointestinal superior e subsequente aspiração pulmonar deve ser considerado em todos os que se apresentam para Tx. Os pacientes podem ser tratados com betabloqueadores para reduzir os riscos de sangramento esofágico. A hipertensão portal leva à ascite, em geral controlada clinicamente por restrição de sódio na dieta e uso de diuréticos. Paracentese e infusão intravenosa de albumina são usadas em casos mais graves. A hipertensão portal com pressão > 12 mmHg é comum em pacientes com cirrose hepática. O fluxo sanguíneo portal normal é de cerca de 1.000 a 1.200 mL/min, mas pode cair para cerca de 400 mL/min em um paciente cirrótico. Essa redução drástica do fluxo portal leva à formação de colaterais portossistêmicos que desviam o sangue portal para a circulação sistêmica. A disfunção hepática associada ao *shunt* portossistêmico afeta subsequentemente o sistema nervoso central, cardiopulmonar, função renal com desequilíbrio eletrolítico, sistemas gastrointestinal, hematológico e de coagulação.

Sistema nervoso central

Muitos pacientes com cirrose podem ter encefalopatia hepática. O mecanismo exato é desconhecido, mas acredita-se que esteja relacionado aos elevados níveis de amônia colocada em circulação sistêmica pelo fígado disfuncional e descompensado. A presença de infecção, sangramento gastrintestinal e/ou hiponatremia pode exacerbar a encefalopatia. As flutuações na consciência e cognição podem ser avaliadas e monitoradas com alguns critérios. Casos graves de insuficiência hepática aguda podem apresentar edema cerebral significativo, o qual deve ser incluído como parte do manejo perioperatório.

A necessidade de monitoramento da pressão intracraniana permanece controversa. Embora seja realmente eficaz na orientação da terapia, pode ocorrer sangramento intracraniano grave como complicação. A alta pressão intracraniana pode ser tratada por terapia osmótica usando solução salina hipertônica e manitol. Uma correção muito rápida da hiponatremia pode resultar em mielinólise pontina central, complicação neurológica com alta mortalidade por síndrome de desmielinização osmótica.

Sistema cardiovascular

Há uma relação interdependente entre a função do coração e do fígado. A insuficiência cardíaca pode provocar congestão hepática. Em pacientes com doença hepática cirrótica, há problemas cardíacos decorrentes da cirrose. Além disso, doenças sistêmicas podem simultaneamente causar problemas hepáticos e cardíacos, como alcoolismo (causando cirrose e cardiomiopatia). Finalmente, há doenças cardíacas de "base" encontradas incidentalmente no candidato a Tx, que também ocorrem comumente na população normal.

A maioria dos pacientes com cirrose grave desenvolve estado hiperdinâmico caracterizado por aumento do débito cardíaco (DC), diminuição da resistência vascular sistêmica e da pressão arterial média (PAM), mimetizando um paciente séptico. Podem coexistir, com o estado hiperdinâmico, cardiomiopatia cirrótica, particularmente em cirrose alcoólica, hipertensão pulmonar e/ou hipertensão portal, ascite, hipoproteinemia e alterações eletrolíticas. Essas alterações pioram ainda mais a cirrose grave.

Miocardiopatia cirrótica é definida como piora na responsividade ao estresse fisiológico ou farmacológico, piora no relaxamento do ventrículo esquerdo, anormalidades eletrofisiológicas com intervalo QT prolongado. Critérios diagnósticos estão na Tabela 2. Todos os pacientes cirróticos podem ter algum grau de miocardiopatia caracterizada por disfunções sistólica e diastólica e alterações eletrofisiológicas. Também é comum o aparecimento de fibrilação atrial (FA). As disfunções sistólica e diastólica são mais bem avaliadas usando ecocardiografia, embora a circulação hiperdinâmica no paciente com cirrose possa tornar a realização da ecocardiografia mais difícil. Pacientes não diagnosticados com miocardiopatia cirrótica podem ter miocardiopatia cirrótica (MC) no momento do Tx, com pressões invasivas mostrando baixo DC e pressões de enchimento elevadas. A ecocardiografia transesofágica (ETE) pode ajudar a avaliar a miocardiopatia durante o Tx. O ecocardiograma de estresse com dobutamina, com valor preditivo negativo de 92% a 97%, é o exame pré-operatório preferido porque avalia oferta de oxigênio para miocárdio, função valvar e presença de *shunting* intrapulmonar. O aumento do DC durante o Tx (fase de reperfusão) poderá decretar falência cardíaca, principalmente se o paciente apresenta disfunção diastólica. MC é fator de risco para disfunção primária do enxerto e morte durante o Tx. A miocardiopatia é progressiva sem a realização do Tx, mas pode ser revertida com o sucesso do Tx, dentro dos primeiros 6 meses.

Doença arterial coronariana

Todos os pacientes na lista para Tx devem ser avaliados para doença arterial coronariana (DAC). Fatores de risco incluem hipertensão, tabagismo, diabetes,

TABELA 2 Testes diagnósticos para miocardiopatia cirrótica

Métodos	Sinais
Eletrocardiograma	Intervalo QT prolongado: ▪ QT > 440 ms em homens ▪ QT > 460 ms em mulheres 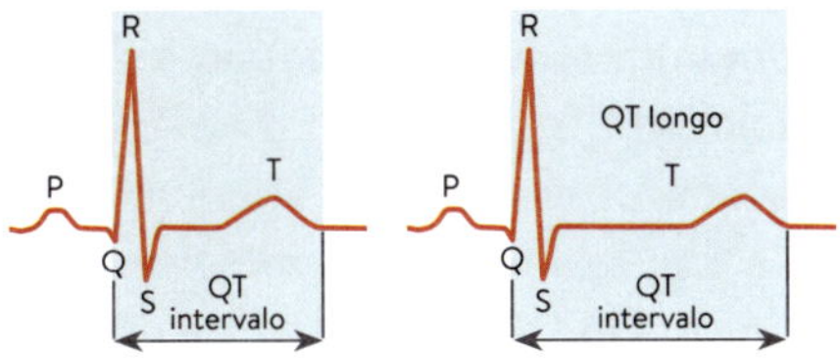
Teste do exercício	Tolerância ao exercício reduzida: ▪ Capacidade funcional reduzida ▪ FC máxima < 85% da prevista Limitação precoce por fadiga ou dispneia
Teste cardiopulmonar de exercício	Alteração da capacidade aeróbica ou ventilatória: ▪ VO_2 pico < 20 mL/kg/min ▪ VE/VCO_2 *slope* > 36 Capacidade ventilatória ou aeróbica prejudicada
Teste de caminhada de 6 minutos	Tolerância reduzida
Ecocardiografia	Disfunção sistólica (FEVE < 55%)
	Disfunção diastólica: ▪ E/A < 1, com E' septal < 7 cm/s ▪ Relação E/E' > 15 ▪ Volume do átrio esquerdo > 34 mL/m^2
	Hipertrofia ventricular esquerda
Ecocardiografia de exercício ou estresse com dobutamina	Reserva contrátil reduzida: ▪ Aumento da FEVE < 10% com dobutamina ▪ Padrão sugestivo de disfunção subclínica
BNP/NT-proBNP	BNP > 100 pg/mL NT-proBNP > 125 pg/mL em repouso (valores mais altos podem indicar disfunção diastólica)

BNP: peptídeo natriurético tipo B; E/A: razão entre as velocidades de enchimento diastólico precoce (E) e tardio (A) do ventrículo esquerdo, medida por Doppler
E': velocidade da onda E' (enchimento precoce) do anel mitral lateral ou septal, avaliada por Doppler tecidual; E/E': relação entre a velocidade de enchimento transmitral (E) e a velocidade do anel mitral (E'), utilizada para estimar a pressão de enchimento do VE; FC: frequência cardíaca; FEVE: fração de ejeção do ventrículo esquerdo; NT-proBNP: fragmento N-terminal do pró-BNP, marcador de disfunção cardíaca; QT: intervalo da repolarização ventricular no eletrocardiograma; VE/VCO_2 slope: relação entre ventilação (VE) e produção de dióxido de carbono (VCO_2), usada para avaliar eficiência ventilatória; VO_2 pico: consumo máximo de oxigênio durante o exercício (pico de VO_2).

hipercolesterolemia, obesidade e história genética. Essas comorbidades são prováveis em pacientes com cirrose por esteatose não alcoólica (NASH). A prevalência de DAC em candidatos a Tx, com dois ou mais fatores de risco, é de 50%. Pacientes que receberam tratamento adequado para cetoacidose diabética (CAD) antes do transplante apresentaram evoluções pós-operatórias semelhantes aos candidatos que não tinham CAD. Doenças que afetam o fígado e o coração ao mesmo tempo incluem cirrose alcoólica, paramiloidose, obesidade, doença de Wilson e hemocromatose.

Sistema pulmonar

A disfunção pulmonar afeta até 50% dos pacientes com doença hepática. As complicações pulmonares associadas à doença hepática incluem doença pulmonar restritiva, *shunts* intrapulmonares, anormalidades de ventilação-perfusão (V/Q) e hipertensão pulmonar. A doença hepática avançada, frequentemente, se associa a duas complicações vasculares pulmonares. A hipoxemia que ocorre na ausência de ascite ou doença pulmonar intrínseca é chamada de síndrome hepatopulmonar (SHP) e hipertensão portopulmonar (HPP). Normalmente, essas alterações se apresentam com dispneia. A vasculatura pulmonar é um sistema de capacitância, com altos fluxos sanguíneos, baixa pressão e baixa resistência vascular. A pressão arterial pulmonar média em repouso maior que 25 mmHg é classificada como hipertensão pulmonar.

Síndrome hepatopulmonar

Esta é uma síndrome caracterizada pelo início de dispneia e platipneia-ortodeoxia em pacientes com doença hepática significativa. Platipneia-ortodeoxia é um aumento paradoxal na falta de ar e diminuição na pressão parcial arterial de oxigênio, quando um paciente se move da posição supina para a posição ereta devido ao tamanho anormal dos vasos pulmonares. A lesão anatômica característica é um aumento no calibre dos vasos pulmonares pré-capilares e capilares de um diâmetro normal de menos de 15 μm para até 100 μm. Esta dilatação vascular intrapulmonar leva ao aumento do fluxo sanguíneo vascular pulmonar sem aumento da ventilação alveolar, causando incompatibilidade V/Q, além de um grau de desvio intrapulmonar de sangue venoso misto desoxigenado através dos pulmões. Em casos graves, a vasodilatação pulmonar é significativa o suficiente para causar limitação na difusão de oxigênio capilar alveolar. A SHP pode ser classificada de acordo com a gravidade da hipoxemia arterial: leve, com pressão parcial arterial de oxigênio (no ar ambiente) de 60 a 80 mmHg; moderada, de 50 a 60 mmHg; grave, < 50 mmHg (Tabela 3).

Não há terapia farmacológica conhecida para tratar a SHP. O resultado de pacientes com SHP complicando sua doença hepática em estágio terminal que não recebem transplantes de fígado é muito ruim. Esse fato é reconhecido pelo status de exceção, com pontos aumentados na aplicação do sistema MELD, para pacientes com SHP aguardando transplante. Geralmente há resolução dos sintomas e sinais da SHP após Tx, embora isso possa ser variável e levar alguns meses para ocorrer. Múltiplos fatores têm sido implicados na etiologia da HPP: 1) aumento fluxo sanguíneo pulmonar secundário ao aumento do débito cardíaco pela cirrose; 2) aumento do volume sanguíneo circulante; 3) vasoconstrição e remodelamento vascular pulmonar progressivo devido proliferação das células endoteliais e musculares lisas. Os sintomas mais comuns são: dispneia aos esforços, fadiga, palpitações, dor torácica, hemoptise ou ortopneia.

TABELA 3 Atuais diretrizes intraoperatórias da Mayo Clinic sobre hemodinâmica pulmonar em pacientes com hipertensão hepatopulmonar

Pressão arterial pulmonar média (PAPm)	Orientações intraoperatórias
< 35 mmHg	Seguir com Tx
35 a 50 mmHg	Se RVP < 250 dinas.s.$^{-5}$, prosseguir com Tx
	Se RVP > 250 dinas.s.$^{-5}$, suspender Tx
> 50 mmHg	Suspender Tx

Tx: transplante.

Hipertensão portopulmonar

HPP é definida como hipertensão pulmonar associada a hipertensão portal com ou sem cirrose hepática, presente em 5 a 6% dos pacientes candidatos ao Tx, e seu desenvolvimento não apresenta correlação com a gravidade da doença hepática.

A provável fisiopatologia da HPP está ligada à circulação hiperdinâmica, secundária a desequilíbrio entre fatores vasoconstritores e vasodilatadores, os quais sofrem influência de disfunção hepática secundária à cirrose hepática. Todas as anormalidades vasculares contribuem para o aumento da resistência vascular pulmonar, como vasoconstrição, remodelamento da parede arterial e microtrombose *in situ*, entre outros fatores, como suscetibilidade genética, aumento de mediadores vasoativos (citocinas, fatores de crescimento, serotonina) e aumento da produção de interleucina. Pacientes com hipertensão portal teriam risco aumentado de desenvolver HPP porque compostos endógenos derivados da circulação esplâncnica, normalmente metabolizados no fígado, chegariam à circulação pulmonar por meio de vias colaterais portossistêmicas. A HPP é caracterizada por pressão artéria pulmonar média (PAPm) > 25 mmHg com pressão de oclusão artéria pulmonar (POAP) normal (< 15 mmHg) e resistência vascular pulmonar elevada (> 120 dinas/s/cm^{-5}) em um cirrótico com hipertensão portal. HPP leve (25 a 35 mmHg) e moderada (35 a 45 mmHg) não contraindicam Tx; HPP grave (> 45 mmHg) contraindica o procedimento. Múltiplos fatores têm sido implicados na etiologia da HPP: 1) aumento fluxo sanguíneo pulmonar secundário ao aumento do DC pela cirrose, 2) aumento do volume sanguíneo circulante e 3) vasoconstrição e remodelamento vascular pulmonar progressivo devido à proliferação das células endoteliais e musculares lisas. Os sintomas mais comuns são: dispneia aos esforços, fadiga, palpitações, dor torácica, hemoptise ou ortopneia. No estágio final da doença, os pacientes têm edema intenso nas extremidades, pressão venosa jugular elevada e sinais de sobrecarga de volume, todos sinais difíceis de interpretar devido à gravidade da cirrose. Pacientes que, na avaliação pré-Tx, apresentam, no ecocardiograma, PAP sistólica > 50 mmHg devem ser submetidos a cateterização do coração direito para melhor avaliação da HPP. Há relato de sucesso de Tx em pacientes com HPP grave tratados por longo tempo com epoprostenol. O ecotransesofágico (ETE) é a monitorização mais útil para orientar as decisões intraoperatórias e a única forma de monitorizar adequadamente a função do ventrículo direito. Na fase de reperfusão, durante o Tx em paciente com HPP, o ETE é útil para acompanhar insuficiência ventricular direita aguda, insuficiência de valva tricúspide e congestão hepática. As estratégias farmacológicas incluem óxido nítrico e prostaciclina, para diminuir pré-carga e dobutamina para aumentar o inotropismo.

Sistema renal

O comprometimento renal é comumente observado em pacientes com doença hepática e pode ocorrer antes ou depois do Tx. Em alguns casos, é necessário um transplante combinado de fígado e rim. A creatinina é um preditor de mortalidade na hepatopatia descompensada, sendo inclusive uma variável utilizada para o cálculo do MELD, porém não é um bom indicador de função renal no cirrótico devido à perda de massa muscular, secreção tubular de creatinina aumentada e efeito dilucional por aumento do volume plasmático.

Síndrome hepatorrenal

A síndrome hepatorrenal (SHR) é um quadro potencialmente reversível que ocorre na doença hepática avançada com hipertensão portal. A síndrome ocorre em 20% dos pacientes cirróticos com ascite refratária. SHR é uma complicação das hepatopatias graves com prognósticos ruins, incluindo cirrose, hepatite fulminante e hepatite alcoólica. A disfunção renal nesse grupo populacional geralmente ocorre em pacientes com hipertensão renal e apresentam etiologia pré renal, intrarrenal e pós renal. Caracteriza-se por vasoconstrição renal intensa, redução na taxa de filtração glomerular, aumento da creatinina sérica e diminuição na excreção de água e sódio. Não há lesão do parênquima renal. A hipertensão portal produz vasodilatação esplâncnica e sistêmica e depleção do volume intravascular. A redução do volume circulante produz intensa vasoconstrição renal, tanto por ativação do sistema nervoso autonômico simpático como por ativação do sistema renina-angiotensina-aldosterona. A vasoconstrição renal produz hipoperfusão intensa no rim. Portanto, a SHR é uma doença funcional caracterizada por vasoconstrição acentuada das artérias renais secundária ao efeito da hiperativação de diferentes sistemas vasoconstritores que visam compensar a vasodilatação sistêmica causada pela vasodilatação esplâncnica inicial. A SHR sempre se desenvolve no contexto de disfunção circulatória avançada e é sempre acompanhada de ascite e geralmente de hiponatremia. É classificada em dois tipos:

- Tipo 1: rapidamente progressiva e pior prognóstico. Mortalidade aproximada de 80% em 2 semanas e 90% em 90 dias; definida por apresentar o nível sérico de creatinina, duplicado, chegando a maior que 2,5 mg/dL ou redução de 50% do *clearance* da creatinina 24 horas inicial.
- Tipo 2: a função renal tem declínio mais lento, durante várias semanas, e tem um prognóstico melhor, com taxa de sobrevida, sem Tx, de 6 a 8 meses. A taxa de creatinina varia de 1,5 a 2,5 mg/dL. Tratamento com diálise pode ser usado para manter o paciente estável até o transplante. Ambas as variantes podem ser recuperadas após Tx. Recentemente, o International Club of Ascites (ICA) adotou o conceito de *acute kidney injury* (AKI), desenvolvido originalmente para ser usado em pacientes críticos em geral. AKI é definido como o aumento de creatinina, pelo menos 0,3 mg/dL e/ou ≥ 50% da linha de base, dentro de 48 horas (Tabela 4). Apesar de melhoria no tratamento clínico dos pacientes com SHR nos últimos 20 anos, o tratamento farmacológico atual oferece mínimos benefícios, mas continuam sendo a única ponte para o Tx. O objetivo final é aumentar o volume sanguíneo efetivo e melhorar a perfusão renal. Terlipressina promove vasoconstrição arterial esplâncnica e mostra benefícios quando usada com albumina. Uma alternativa é a noradrenalina, também associada à albumina. Outras incluem vasopressina, somatostatina, midodrina e octreotida sempre combinadas com expansores plasmáticos e *shunt* transjugular portossistêmico (TIPS). Tx continua sendo o tratamento de escolha para pacientes com SHR; entretanto, devido à rápida progressão da SHR tipo 1, não é raro o paciente morrer na fila de espera do Tx. Esses pacientes são mais suscetíveis a complicações pós-

-transplante e em geral têm menor sobrevida quando comparados a todos os outros pacientes transplantados. A SHR descompensada com acidose metabólica, alterações eletrolíticas e hipervolemia deve ser tratada com hemodiálise venosa, por ter menor comprometimento hemodinâmico.

TABELA 4 Diagnóstico de síndrome hepatorrenal, de acordo com critério ICA-AKI

1. Diagnóstico de cirrose e ascite
2. Diagnóstico de AKI de acordo com critério ICA-AKI
3. Nenhuma resposta após 2 dias consecutivos sem diuréticos e expansão do volume plasmático com 1 g/kg/dia de albumina (máximo de 100 mg/dia)
4. Ausência de choque
5. Nenhum uso recente de fármacos nefrotóxicos – anti-inflamatórios não esteroides, aminoglicosídeos, contraste iodado etc.
6. Nenhuma evidência macroscópica de lesão renal estrutural, definida por: ▪ Ausência de proteinúria (< 500 mg/dia). ▪ Ausência de micro-hematúria (< 50 hemácias/campo). ▪ Ultrassom renal normal.

ICA: International Club of Ascites (ICA); AKI: *acute kidney injury*.

Sistema hemostático

A doença hepática terminal produz múltiplas alterações em variáveis hemostáticas. Na cirrose, é comum encontrarmos INR elevado; inclusive, é utilizado junto com níveis séricos de bilirrubina e creatinina para determinação do MELD. O fígado sintetiza quase todos os fatores de coagulação, exceto FVIII, fator de von Willebrand (FvW); portanto, uma redução das atividades dos fatores pode ser regularmente observada na doença hepática terminal. O FvW, que desempenha papel importante nos processos hemostáticos, é sintetizado em células endoteliais e frequentemente exibe atividade aumentada na doença hepática. Além disso, a maioria dos inibidores da coagulação (antitrombina, cofator de heparina II, proteína C, proteína S e inibidor da via do fator tecidual) e componentes do sistema fibrinolítico (plasminogênio, alfa-2-antiplasmina, inibidor da plasmina) é sintetizada no fígado; logo, níveis reduzidos são observados correspondentemente na doença hepática. Em contraste, o t-PA e a trombomodulina não são sintetizados pelo fígado e não são afetados por doenças hepáticas. Acredita-se que o fator tecidual (FT) produzido pelos hepatócitos contribua para a fisiopatologia das doenças hepáticas. O FT é o principal ativador fisiológico da coagulação. Pacientes com insuficiência hepática aguda têm aumento significativo de FT, e esse dado foi associado a pacientes com Child C e mortalidade. Por essas razões, o aumento da concentração de FT pode desempenhar um papel nos aspectos hipercoaguláveis das doenças hepáticas.

A contagem de plaquetas em geral diminui na doença hepática avançada. O hiperesplenismo representa a causa mais importante de trombocitopenia, seguido pela produção reduzida de plaquetas devido à síntese reduzida de trombopoetina, fator de crescimento hematopoiético no fígado. Outros fatores causais podem incluir o consumo de plaquetas devido à coagulopatia e supressão da medula óssea, por exemplo, em casos de hepatite C ou o uso de agentes antivirais ou anticâncer. É importante ressaltar que a atividade plaquetária está frequentemente aumentada na doença hepática, pois o FvW, derivado do endotélio, está frequentemente elevado e a enzima ADAMTS13, sintetizada no fígado, frequentemente diminuída. Em pacientes com cirrose, cada fase da hemostasia pode estar alterada, colocando os pacientes em risco para sangramento ou trombose. Classicamente, pacientes com cirrose eram considerados "anticoagulados" por causa do INR elevado e de trombocitopenia. Hoje, sabemos que o prolongamento de INR não é preditor de sangramento, e a trombocitopenia pode ser compensada pelo aumento da atividade plaquetária e do aumento sérico de FvW. Estudos mais recentes têm mostrado que pacientes com cirrose podem apresentar deficiências tanto do estado de coagulação como de anticoagulação, levando ao sistema de coagulação "rebalanceado". Tanto os níveis plasmáticos de fatores coagulantes como de fatores anticoagulantes estão rebaixados em cirróticos graves. Esse estado "rebalanceado" não é refletido por exames de rotina (contagem plaquetas, TP, INR e TTPa).

Recentemente, foi reconhecida uma alteração hemostática chamada coagulopatia aguda do trauma (CAT), provocada por dano tecidual extenso e choque hemodinâmico. O Tx compartilha características importantes com a fisiopatologia da CAT, devido ao enorme trauma cirúrgico e eventuais distúrbios hemodinâmicos causados pelo pinçamento da veia cava, descompensação cardíaca e sangramento maciço. Um mecanismo tanto em CAT quanto em Tx que leva à anticoagulação é a eliminação do glicocálix anticoagulante do endotélio. Na CAT, a diminuição no nível plasmático de fibrinogênio produz hiperfibrinólise que, também é comum no Tx e está associada ao sangramento intraoperatório. Durante a fase anepática, a depuração do t-PA é inibida e, adicionalmente, na fase de reperfusão, a liberação acelerada pode ocorrer a partir do endotélio do enxerto. Na Figura 2, colocamos as principais alterações da hemostasia que podem ser encontradas em paciente cirrótico candidato ao Tx.

A fisiopatologia da HPP e da SHP estão relacionadas à hemostasia. A SHP é caracterizada por uma incompatibilidade de ventilação-perfusão observada em 15 a 20% dos pacientes que se apresentam para Tx e está associada ao aumento da mortalidade. A HPP ocorre em 3 a 8% dos pacientes, e a mortalidade é aumentada especialmente em casos graves. Acredita-se que a mudança pró-coagulante do endotélio pulmonar seja central para a fisiopatologia de ambas as doenças.

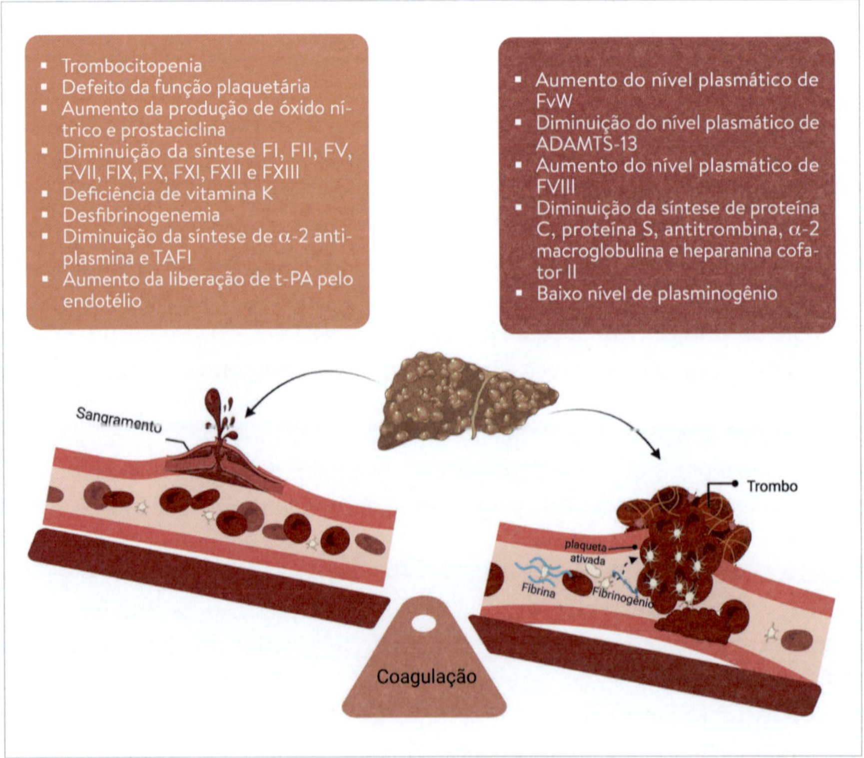

FIGURA 2 Alterações pró-hemorrágicas e pró-trombóticas no paciente cirrótico, evidenciando o estado de "rebalanço hemostático".

α-2-antiplasmina: inibidor da plasmina; ADAMTS-13: protease clivadora do fator de von Willebrand; FvW: fator de von Willebrand; TAFI: inibidor da fibrinólise ativável por trombina; t-PA: ativador tecidual do plasminogênio.

Elaborado em BioRender por Pereira TS.

Sistema eletrolítico

Os desequilíbrios eletrolíticos, como hiponatremia, hipocalcemia e hipercalemia, são comuns no Tx. A hiponatremia observada na doença hepática pode estar associada à SHR, hipertensão portal e ascite. Pode causar danos cerebrais e até mesmo a morte; portanto, uma correção lenta é necessária, sabendo que o aumento do sódio sérico deve ser menor que 12 mEq em 24 horas na prevenção da mielinólise pontina central. A hipercalemia, definida como potássio sérico maior que 5 mEq/L, é facilmente encontrada durante Tx. Pode ser induzida pelo aumento da carga de potássio, diminuição da excreção renal e aumento do desvio transcelular do potássio. A hipercalemia grave pode induzir depressão miocárdica, arritmia cardíaca e parada cardíaca. Como é uma condição urgente, o reconhecimento rápido e o tratamento eficaz são cruciais. Correção da acidose, diuréticos, solução polarizante e até hemodiálise são medidas para tratar a hipercalemia. Transfusão de sangue pode gerar hipocalcemia ionizável, devido ao excesso de citrato na bolsa do hemocomponente, sendo o metabolismo do citrato prejudicado na doença hepática. É necessária a verificação rotineira e repetida do sódio sérico, cálcio ionizado e potássio durante o procedimento do Tx.

INTRAOPERATÓRIO

Monitorização

A monitorização invasiva deve incluir, ao menos, uma ou duas linhas arteriais, um ou dois acessos venosos central, tipo multilúmen. Se for necessário, é recomendado um cateter central na artéria pulmonar (CAP). Nos acessos vasculares centrais ou com o uso de fio-guia, é obrigatório o uso de barreiras estéreis (campo, luva, avental, todos estéreis). Devemos usar ultrassonografia para localização e verificação de patência dos acessos venosos.

Como a instabilidade hemodinâmica é comum no Tx, é necessário um monitoramento hemodinâmico adicional, que pode incluir medição direta da pressão arterial, CAP ou outros dispositivos de medição do DC, ETE e pressão venosa central (PVC). O CAP é usado quando o paciente é conhecido por ter hipertensão pulmonar. A ETE não é usada rotineiramente, mas muito útil quando o desempenho hemodinâmico se torna muito instável. A ETE fornece informações precisas sobre a função cardíaca esquerda e direita e ajuda a identificar a causa da instabilidade hemodinâmica. A identificação da causa é crucial porque a intervenção terapêutica e a possível prevenção dependem da etiologia da instabilidade. A ETE pode ser usada com segurança durante o Tx, mesmo em pacientes com varizes esofágicas conhecidas. Parece não aumentar a incidência de sangramento varicoso intraoperatório. A instabilidade hemodinâmica pode ser encontrada em qualquer momento durante o procedimento de Tx e tem etiologias multifatoriais. A perda de sangue é, provavelmente, a principal causa; atualmente, a perda de sangue e a reposição de hemoderivados foram reduzidas, mas ainda variam amplamente, desde nenhuma transfusão de sangue até transfusão sanguínea maciça. Difícil é determinar os fatores perioperatórios, que podem atuar como preditores de sangramento intraoperatório; gravidade da doença terminal, cirurgia prévia anterior, escore MELD, enxerto, solução de preservação são algumas das hipóteses. Testes de coagulação pré-operatórios não são preditores de perda sanguínea intraoperatória. No contexto geral, sempre é indicada a presença de 1 ou 2 bolsas de concentrado de hemácias na sala, antes do início do procedimento. Um dispositivo de transfusão rápida, *cell saver* e aquecedores para transfusão, devem ajudar a estabilidade hemodinâmica e a temperatura corporal. Devemos evitar a hipotermia com colchões e mantas térmicas, isolamento de membros superiores, meias elásticas, infusões com líquidos aquecidos. A hipotermia pode causar coagulopatia, mesmo em pacientes com perfis de coagulação normais. Uma solução eletrolítica balanceada, preferencialmente não tamponada com lactato (por exemplo, Plasma Lyte), é administrada como fluido de manutenção. A administração de albumina proporciona ressuscitação com menos volume total devido aos seus efeitos oncóticos.

Cateter de artéria pulmonar

O cateter de artéria pulmonar (CAP) continua sendo empregado em diversas instituições como ferramenta de monitorização hemodinâmica no transplante hepático, permitindo mensuração do débito cardíaco (DC), pressão venosa central (PVC), pressão da artéria pulmonar (PAP), pressão de oclusão da artéria pulmonar (POAP) e saturação venosa mista de oxigênio (SvO_2) (Figura 3).

De acordo com a lei de Frank-Starling, o volume diastólico final determina o alongamento das fibras miocárdicas e, consequentemente, a força contrátil. No CAP, a PVC é utilizada como estimativa da pressão diastólica final do ventrículo direito, e a POAP como estimativa da pressão diastólica final do ventrículo esquerdo. No entanto, PVC e POAP são parâmetros estáticos e apresentam baixo valor preditivo para fluido-responsividade em receptores de transplante hepático, devido à circulação hiperdinâmica, resistência vascular sistêmica reduzida e alterações de complacência ventricular observadas nesses pacientes.

Uma abordagem mais acurada é o desafio volêmico, avaliando o incremento do índice cardíaco (IC) após a administração controlada de fluidos em cerca de 10-15%. O CAP também permite estimar o índice de volume diastólico final do ventrículo direito (RVEDVI), que em normovolemia situa-se entre 90 e 100 mL/m^2; valores acima de 140-150 mL/m^2 indicam possível sobrecarga volêmica e valores superiores a 157 mL/m^2 associam-se a baixa probabilidade de resposta a fluidos em transplante hepático. A tecnologia FastCO™ da Edwards permite a estimativa contínua e em tempo real do IC a partir da análise da curva de pressão da artéria pulmonar, o que é particularmente útil em momentos críticos como a reperfusão. Apesar das limitações para guiar reposição volêmica, o CAP mantém relevância no transplante hepático pela capacidade de monitorar pressões pulmonares, parâmetro crítico para avaliação de risco: PAP acima de 50 mmHg contraindica o procedimento, enquanto hipertensão pulmonar leve a moderada exige avaliação individualizada.

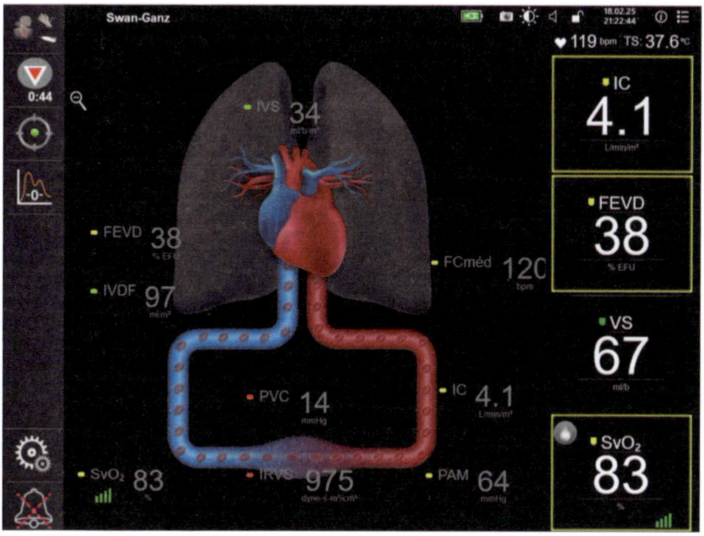

FIGURA 3 Monitorização hemodinâmica intraoperatória em paciente cirrótico, obtido com cateter de artéria pulmonar (Swan-Ganz) acoplado à plataforma HemoSphere® (Edwards Lifesciences), evidenciando padrão hiperdinâmico: índice cardíaco elevado (4,1 L/min/m^2), baixa resistência vascular sistêmica (975 dyn·s·m^2/cm^5) e saturação venosa mista elevada (83%). Os parâmetros apresentados incluem: FEVD – fração de ejeção do ventrículo direito (38%); IVDF – índice de volume diastólico final do ventrículo direito (97 mL/m^2); PVC – pressão venosa central (14 mmHg); VS – volume sistólico (67 mL/batimento); PAM – pressão arterial média (64 mmHg); FCméd – frequência cardíaca média (120 bpm). Este perfil é típico de pacientes hepatopatas, refletindo vasodilatação sistêmica e alto débito cardíaco.

Sistemas de análise de contorno de pulso

Esses sistemas estimam o DC a partir da morfologia da curva de pressão arterial, dispensando diluição térmica ou de corante. Podem ser classificados como:

- Não calibrados (ex.: FloTrac™/Vigileo™, ProAQT®, LiDCOrapid®): utilizam algoritmos matemáticos baseados em características demográficas e da curva arterial. São de fácil instalação e requerem apenas um acesso arterial periférico. Entretanto, em pacientes com hepatopatia grave, especialmente Child-Pugh C e em transplante de fígado, apresentam redução significativa da acurácia em decorrência de vasoplegia, baixa resistência vascular sistêmica e alta complacência arterial, condições que alteram o contorno de pulso. Estudos demonstram que, na fase de reperfusão, o erro percentual pode ultrapassar 40% quando comparados ao CAP com termodiluição.

- Calibrados (ex.: VolumeView™/EV1000™, PiCCO®, LiDCOplus®): necessitam de calibração periódica via termodiluição transpulmonar ou injeção de solução fria. Apresentam melhor acurácia que os não calibrados em cenários de instabilidade hemodinâmica, mas sua utilização exige acessos adicionais e maior complexidade. Ainda assim, estudos apontam perda de concordância em transplante hepático, especialmente durante variações bruscas de resistência vascular e retorno venoso.

Em receptores de transplante hepático, a monitorização pelo CAP, por ser método calibrado e direto, oferece melhor acurácia para acompanhamento do débito cardíaco e das pressões pulmonares do que os sistemas de contorno de pulso. No entanto, quando a colocação de um CAP não é possível ou não é indicada, sistemas calibrados de contorno de pulso podem ser considerados, com a ressalva de que sua interpretação deve levar em conta as limitações específicas desse grupo de pacientes.

Técnica anestésica

O tipo de anestésico geral, inalatório ou intravenoso, não demonstrou afetar a sobrevivência do paciente ou do enxerto. Apesar das preocupações teóricas sobre diferenças no metabolismo, nenhum anestésico volátil específico parece ser superior para Tx. Na maioria dos centros transplantadores, anestesia balanceada é a mais usada; isso normalmente consiste em um anestésico volátil em concentrações baixas a moderadas para garantir a inconsciência, suplementado por um opioide sintético, geralmente sufentanila, para atenuar a resposta simpática à estimulação. Os opioides também fornecem uma transição suave para analgesia pós-operatória. Em receptores com insuficiência hepática aguda e edema cerebral, anestésicos voláteis são usados com cautela em baixas concentrações com monitoramento da pressão intracraniana (PIC), ou, na ausência de monitoramento da PIC, é melhor não os utilizar. Midazolam, com efeitos hemodinâmicos mínimos, pode ser usado para efeitos amnésicos durante períodos hipotensivos. As opções para bloqueio neuromuscular incluem cisatracúrio, que sofre eliminação independente de órgão e é ótima opção para Tx, ou o composto esteroide, rocurônio, que é rápido e facilmente revertido com sugamadex. Na verdade, todos os bloqueadores neuromusculares podem ser usados efetivamente com monitoramento da contração muscular. Em certas circunstâncias (como insuficiência hepática aguda), a anestesia venosa total é indicada com infusão contínua de propofol, em vez do anestésico inalatório, associado a opioide e bloqueador neuromuscular.

Monitorização da hemostasia

Em pacientes que se apresentam para Tx, a hemostasia difere de paciente para paciente. Além disso, outras alterações hemostáticas ocorrem durante o transplante. Portanto, o monitoramento da hemostasia é muito benéfico. Os testes laboratoriais convencionais são sempre utilizados, e o monitoramento por *point-of-care* (POC), também chamado "à beira do leito", é mais raro, por ainda não estar disponível na maioria dos centros transplantadores. Os testes convencionais para o monitoramento da hemostasia geralmente incluem INR, TP, TTPa, fibrinogênio plasmático e contagem de plaquetas. Os dispositivos à beira do leito, também chamados viscoelásticos, em geral usados no Tx são frequentemente a tromboelastografia (TEG, Haemonetics, Niles, IL, Estados Unidos) e a tromboelastometria rotacional (TEM®; ROTEM®, TEM Innovations, Munique, Alemanha). Ambos os métodos à beira do leito medem as propriedades viscoelásticas de um coágulo de maneira dependente do tempo. As diferenças entre os dispositivos estão relacionadas ao número de canais, diferenças técnicas e custos. Ambos os dispositivos permitem determinar o tempo para o início da formação do coágulo, a cinética da formação do coágulo, a firmeza de um coágulo e a eventual lise do coágulo. O ROTEM® permite o uso de ativadores dos "antigos" sistemas extrínseco e intrínseco (chamados de EXTEM e INTEM), bem como inibidores da agregação plaquetária (FIBTEM) e fibrinólise (APTEM). Um tromboelastograma típico obtido pelo ROTEM® e as variáveis são fornecidas na Figura 4. Alterações características devido a hipofibrinogenemia, trombocitopenia, hiperfibrinólise e heparina são mostradas na Figura 5. Em nova versão, a função plaquetária também pode ser determinada por um módulo de agregometria de impedância. As vantagens dos testes baseados em laboratório são simplicidade e confiabilidade para o anestesista, no entanto uma desvantagem prática inclui o tempo de resposta de mais de 1 hora. Isso implica que os resultados geralmente são muito tardios para orientar o tratamento imediato de pacientes com sangramento. Em contraste, os ensaios à beira do leito podem ser determinados em um tempo relativamente curto, em geral de 10 a 30 minutos, pois o transporte e a centrifugação das amostras não são necessários. No entanto, tempo e experiência técnica para as medições e interpretação dos resultados pelo anestesista ainda são necessários.

Várias alterações na hemostasia podem ser monitoradas por monitoramento viscoelástico. A coagulopatia dilucional pode ser facilmente detectada pelas reduções na MFC. O MFC depende tanto da concentração de fibrinogênio quanto da contagem de plaquetas. Mais especificamente, a contribuição das plaquetas para a firmeza do coágulo pode ser eliminada pela citocalasina, resultando em tromboelastograma, cuja amplitude é então dependente só da concentração de

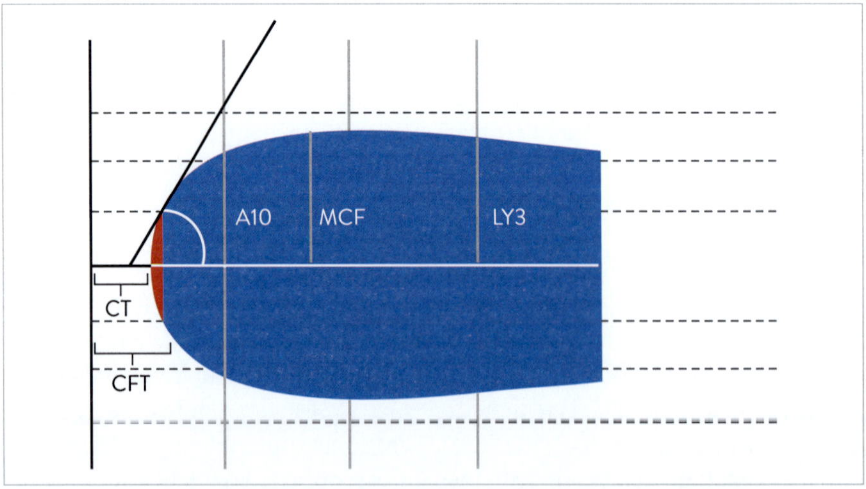

FIGURA 4 Traçado básico de um tromboelastograma feito por ROTEM®.

α: ângulo alfa; A10: amplitude aos 10 minutos; CFT: tempo formação do coágulo; CT: tempo de coagulação; LY30: lise do coágulo aos 30 minutos; MCF: máximo firmeza do coágulo.

Fonte: Hartmann et al., 2016.

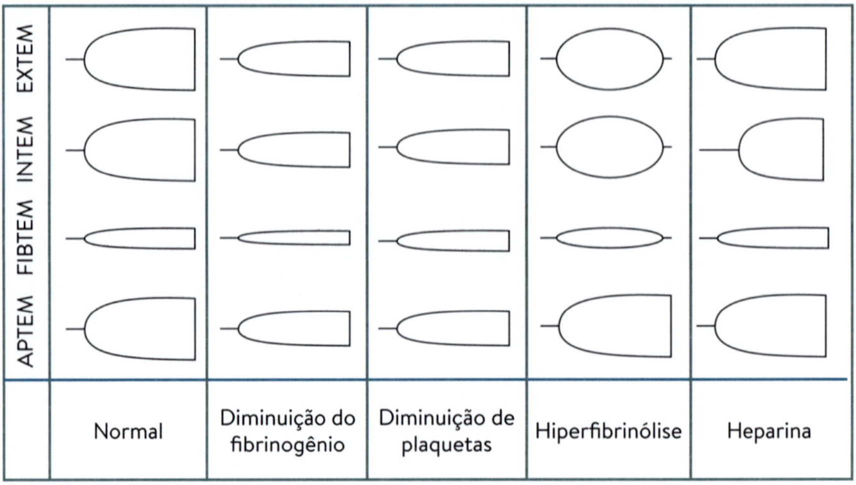

FIGURA 5 Mudanças típicas no traçado da tromboelastometria rotacional. Mostra hipofibrinogenemia, plaquetopenia e hiperfibrinólise.

EXTEM: sistema extrínseco; INTEM: sistema intrínseco; FIBTEM: inibidores da agregação plaquetária; APTEM: fibrinólise. Fonte: Hartmann et al., 2016.

fibrinogênio (e eventuais distúrbios da polimerização da fibrina). O ROTEM® é ideal para detectar hiperfibrinólise. Normalmente, a firmeza do coágulo diminui apenas com o tempo de 40 a 50 minutos. No caso de hiperfibrinólise, no entanto, o coágulo é totalmente degradado. O tempo para lise pode variar de 10 a 20 minutos. em casos extremos pode nem haver coágulo. No APTEM, com aprotinina anulando a lise do coágulo, confirma-se o diagnóstico de hiperfibrinólise.

A auto-heparinização causada pela destruição do glicocálix resulta em um prolongamento do CT. O diagnóstico de anticoagulação mediada por heparina ou glicocálice pode ser obtido pela adição de heparinase. A hipercoagulabilidade pode ser diagnosticada por aumentos na concentração de fibrinogênio e contagem de plaquetas resultando em um aumento da firmeza do coágulo. Além disso, o encurtamento do CT pode ser indicativo de hipercoagulabilidade. O ROTEM® não consegue detectar alterações nas vias anticoagulantes, ou seja, proteína C, proteína S ou antitrombina.

Em decorrência das alterações complexas na hemostasia no Tx, o tratamento da hemostasia difere de paciente para paciente. Alterações nas vias pró-coagulantes podem ser mais bem detectadas por métodos viscoelásticos. No entanto, não há um método para monitorar todas as alterações de hemostasia e vias anticoagulantes. Assumindo que uma redução das vias pró-coagulantes é acompanhada por reduções comparáveis nas vias anticoagulantes, parece lógico, embora não comprovado, que o risco trombótico pode ser mais alto do que imaginamos. Portanto, é de extrema importância reduzir as intervenções pró-coagulantes nesses pacientes. A necessidade de transfusão pode ser guiada por algoritmos, baseados em métodos viscoelásticos à beira do leito, assim pode diminuir o sangramento e a demanda por transfusão.

Profilaxia da coagulopatia

Nenhum benefício foi demonstrado para uso de plasma fresco congelado (PFC). Hoje em dia, cada vez mais usamos menos hemoderivados, e o uso de PFC foi associado a um aumento na mortalidade em cirurgia hepática. Há controvérsia com relação à importância do uso de antifibrinolítico profilaticamente no Tx. Em uma metanálise recente, os autores chegaram à conclusão de que ácido épsilon-aminocaproico (EACA) e ácido tranexâmico (ATx) reduzem as necessidades de transfusão em pacientes submetidos a Tx e que não houve evidências de que esses antifibrinolíticos aumentassem os eventos tromboembólicos. No entanto, como o TEG/TEM pode detectar hiperfibrinólise, uma terapia antifibrinolítica profilática parece não ser necessária hoje em dia. Algumas medidas básicas durante a cirurgia são de extrema importância para prevenir a coagulopatia: a temperatura corporal deve ser monitorada e prevenida por uso de dispositivos de aquecimento corporal e de fluidos intravenosos; o tempo de isquemia do enxerto deverá ser o mais curto possível e evitar enxertos marginais. O fibrinogênio é o primeiro fator a atingir níveis críticos quando ocorre hemodiluição ou sangramento maciço. A concentração do fibrinogênio pode ser facilmente monitorada com TEM. Pode ser administrado na forma de concentrado de fibrinogênio (CF) ou concentrado complexo protrombínico (CCP). As vantagens do uso de fibrinogênio em comparação com PFC são a taxa reduzida de transmissão de patógenos, risco reduzido de lesão pulmonar induzida por transfusão e sobrecarga circulatória induzida por volume da transfusão. O tratamento guiado por TEM com CF e/ou CCP não aumentou a ocorrência de trombose, eventos pulmonares e isquêmicos em comparação com pacientes que não receberam esses concentrados. O uso de concentrado de plaquetas (CP) na hemostasia sanguínea está relacionado à formação do coágulo (hemostasia primária e secundária), como está envolvida na imunidade inata e na inflamação. A transfusão de plaquetas, em geral, pode levar a complicações como reações transfusionais não hemolíticas febris, reações alérgicas, sepse associada à transfusão e lesão pulmonar associada à transfusão. O uso profilático de plaquetas na medicina interna deve ser restrito a uma contagem de plaquetas < 10.000/µL. Valores mais altos são recomendados para procedimentos cirúrgicos. Em pacientes que se apresentam para Tx, a contagem de plaquetas é frequentemente reduzida, mas a função plaquetária é aumentada devido aos multímeros de von Willebrand altamente ativos. A transfusão de plaquetas foi associada ao aumento da mortalidade em transplantes de fígado. A contribuição da contagem de plaquetas para a firmeza do coágulo pode ser avaliada por TEG/TEM. O uso de CCP durante Tx pode corrigir coagulopatias. O CCP possui os quatro fatores fundamentais para a etapa de propagação da coagulação: FII, FVII, FIX e FX. CCP também possui anticoagulantes naturais e sintéticos como proteína S, proteína C, antitrombina e traços de heparina. O risco infeccioso é reduzido ou eliminado pela neutralização virótica e complicação tromboembólica não ocorre, exceto em pacientes com deficiência de antitrombina. No Tx, a substituição guiada por TEM de hemoderivados, incluindo CCP, não aumentou a ocorrência de trombose e eventos isquêmicos.

PROCEDIMENTO CIRÚRGICO

O procedimento cirúrgico é dividido em três fases: pré-anepática (dissecção), anepática (após clampeamento veia porta, até reperfusão, e neo-hepática (pós-reperfusão). Durante o estágio pré-anepático, o fígado é mobilizado e as estruturas vasculares (veia cava supra-hepática e infra-hepática, veia porta e artéria hepática) são identificadas. A fase anepática consiste no pinçamento vascular dos vasos citados, hepatectomia do fígado nativo e implantação do enxerto. A reperfusão, geralmente feita pela veia porta, inicia a fase neo-hepática final, que continua por meio da conclusão da anastomose vascular restante (geralmente a artéria hepática), anastomose do ducto biliar, hemostasia e fechamento abdominal.

Fase pré-anepática (dissecção)

A fase pré-anepática é a mais trabalhosa da cirurgia, sendo a intercorrência mais comum o sangramento com todas as suas consequências: hipovolemia, hipocalcemia, hipotermia e transfusão de hemocomponentes. A incisão abdominal pode estar associada à drenagem de grande volume de ascite. Durante essa fase, o gerenciamento da volemia envolve carga cautelosa de volume intravascular com solução balanceada, tipo Plasma Lyte, associada à solução de albumina a 5%, visando uma PVC baixa de cerca de 5 cmH_2O. A perda de sangue durante essa fase da cirurgia pode ser significativa. O sangramento durante a fase pré-anepática está relacionado à presença e gravidade da hipertensão portal e à duração e complexidade da cirurgia, afetada adversamente por cirurgia abdominal prévia e aderências, mais do que por coagulopatia preexistente. O uso de vasopressores para manter a pressão de perfusão do órgão final é comum, especialmente em pacientes gravemente enfermos com baixa resistência vascular sistêmica. Muitos centros usam vasopressores para minimizar o volume de transfusão e a administração de fluidos durante a fase pré-anepática e anepática. A manutenção de uma pré-carga baixa está associada a uma pressão portal reduzida, o que diminui o sangramento relacionado à dissecção.

A técnica cirúrgica planejada, que pode afetar a pré-carga, deve ser discutida precocemente. Usando a técnica de interposição cava convencional, pode-se usar *clamp* total, circulação venovenosa por meio das veias axilares, subclávia ou jugular, ou mesmo *piggyback*, onde a veia cava retro-hepática nativa é preservada. A fase pré-anepática pode estar associada a distúrbios metabólicos significativos, incluindo hiponatremia, hipocalcemia e acidose. A hiponatremia deve ser corrigida, porém de uma maneira bem lenta, para evitar mielinólise pontina, e um aumento menor que 16 mEq/L é seguro. A intoxicação por citrato ou hipocalcemia ionizada resulta da infusão de hemoderivados ricos em citrato, na ausência de função hepática, e é evitada pela administração de cloreto de cálcio. A hipomagnesemia ionizada também resulta da infusão de citrato, e os valores retornam gradualmente ao normal após a reperfusão do enxerto. A glicose suplementar geralmente não é necessária, exceto em pacientes pediátricos ou em insuficiência hepática aguda grave. A hiperglicemia deve ser evitada, porque níveis de glicose maiores que 180 mg/dL estão associados a aumento nas infecções do sítio cirúrgico em receptores de Tx. Gases sanguíneas, eletrólitos, glicose, cálcio ionizado e níveis de hemoglobina devem ser verificados regularmente, tão frequentemente quanto, de hora em hora, se houver perda maciça de sangue ou anormalidades preexistentes. Os testes no local de atendimento facilitam os tempos de resposta rápidos. A hipotermia deve ser evitada, e cobertores de aquecimento de ar forçado devem ser usados. Manter a produção de urina é desejável para gerenciar os níveis de potássio sérico. O protocolo de Tx em adultos no Hospital de Base de São José do Rio Preto (SP) recomenda a manutenção do nível plasmático de hemoglobina em ≥ 10 mg/dL em todas as fases do Tx. Para hipocalcemia ionizável, mantemos nível plasmático sempre acima de 10 mEq/dL ou > 1 mmol/L. A hipocalemia abaixo de 1 mmol/L geralmente ocorre após repetidas transfusões de hemocomponentes. O tratamento é o uso de cloreto de cálcio, na dose de 10 mg/kg. O magnésio iônico também diminui por excesso de citrato e hipomagnesemia, está associado à depressão miocárdica e arritmias cardíacas e deve ser reposto na dose de 15 mg/kg. Arritmias ventriculares durante Tx, quase sempre, falam a favor de hipomagnesemia. Hiponatremia é outro distúrbio possível no transcorrer do Tx. Aumentos diários acima de 12 mEq/L podem ser associados a lesão neurológica e mielinólise pontina.

A vasopressina é um vasoconstritor potente, que tem efeitos benéficos no leito esplâncnico dilatado em pacientes com hipertensão portal e ascite. Como muitos pacientes com doença hepática terminal estão vasodilatados e relativamente hipotensos na chegada à sala de cirurgia, geralmente é necessário iniciar uma infusão vasoconstritora junto com a indução para compensar os efeitos da indução anestésica.

Fase anepática

A fase anepática começa com a oclusão do influxo vascular para o fígado e termina com a reperfusão do enxerto. O clampeamento cruzado da veia cava inferior (VCI) supra-hepática e infra-hepática diminui o retorno venoso em até 50%. A fase anepática começa com a oclusão do suprimento sanguíneo para o fígado e termina com a reperfusão do enxerto. Essa fase normalmente dura de 1 a 1,5 hora. A principal consideração hemodinâmica dessa fase da cirurgia é o efeito do clampeamento da VCI com uma redução resultante de até 50% no retorno venoso ao coração.

Sobre as técnicas convencionais e *piggyback* de Tx, existem algumas abordagens principais para a remoção do fígado doente. Historicamente, a hepatectomia do receptor envolvia pinças cruzadas de VCI infra-hepáticas e supra-hepáticas, chamada *clamp* total. Um desenvolvimento cirúrgico mais recente é o uso de uma técnica de preservação de VCI, chamada *piggyback*. Esse método usa apenas pinçamento parcial ou lateral da VCI, com preservação de algum fluxo cava. Essa técnica causa menos comprometimento hemodinâmico e leva a tempos operatórios e de isquemia quente mais curtos, uso reduzido de hemácias e hemoderivados e resultados semelhantes de função e sobrevivência do enxerto, e se tornou a técnica dominante usada em todo o mundo.

A partir da década de 1960, alguns centros têm usado um circuito para contornar o grampo cruzado da VCI e retornar o sangue do sistema venoso portal e da parte inferior do corpo para a veia cava superior. Os sistemas típicos envolvem cânulas colocadas na veia femoral (por corte cirúrgico ou técnica de Seldinger), na veia porta e na veia axilar ou jugular interna. Circuitos ligados à heparina são utilizados, que não requerem anticoagulação sistêmica, normalmente usando uma bomba centrífuga, o que significa que o fluxo é dependente da pressão no circuito. Os benefícios inicialmente observados com a introdução dessa técnica foram estabilidade hemodinâmica melhorada na presença do grampo cruzado cava, melhor perfusão renal e intestinal e diminuição da transfusão de sangue. As complicações incluem formação de seroma, infecção da ferida, trombose, embolia gasosa, lesão nervosa, hipotermia, defeitos de coagulação e fibrinólise como resultado da exposição do sangue ao tubo, necessidade de pessoal de perfusão treinado, custo e aumento de sangramento relacionado à canulação do vaso.

Fase neo-hepática (pós-reperfusão)

A reperfusão hepática, ou seja, a restauração do fluxo sanguíneo hepático, é o momento crítico do Tx e o período mais frequente de instabilidade hemodinâmica A reperfusão do enxerto pela veia porta inicia o estágio neo-hepático e está associada a aumentos abruptos de potássio, piora da acidose, aumento da pré-carga e diminuição da resistência vascular sistêmica e da pressão arterial. A hipotermia é um marcador da presença de saída do enxerto para a circulação central. A hiperpotassemia com risco de vida com alterações no eletrocardiograma (ECG) requer tratamento imediato com cloreto de cálcio.

A maior preocupação da fase neo-hepática é a ocorrência da síndrome pós-reperfusão (SPR) imediatamente após o início da reperfusão. Essa síndrome consiste em disfunção cardiovascular grave com DC diminuído, hipotensão sistêmica grave, bradiarritmia, assistolia, pressão arterial pulmonar elevada e pressão capilar pulmonar em cunha e PVC elevadas. É observada nos primeiros minutos após reperfusão do enxerto hepático, e, se não for tratada ativamente, pode ocorrer parada cardíaca fatal. A definição formal da síndrome foi refinada para incluir um requisito para que a PAM caia pelo menos 30% por um período de pelo menos 1 minuto dentro de 5 minutos de reperfusão. Alterações no ECG também são frequentemente vistas. Os mecanismos subjacentes à síndrome pós-reperfusão são complexos. É provável que produtos do metabolismo do enxerto hepático isquêmico, incluindo substâncias vasoativas como interleucina 6, fator de necrose tumoral alfa, íons potássio e hidrogênio, e possivelmente, êmbolos sejam liberados na corrente sanguínea do receptor e diretamente no coração direito. Efeitos adicionais são vistos com a liberação de soluto associada a várias soluções de preservação do enxerto, como a solução de Wisconsin, que contém carga significativa de potássio. A SPR provou ser difícil de prever, com apenas o aumento da idade do doador do enxerto hepático sendo um fator fortemente preditivo. Vários métodos são usados em tentativas de modificar a gravidade dessa síndrome com efeitos variáveis, incluindo lavagem do enxerto com solução salina fria ou sangue autólogo, despinçamento sequencial ou parcial do fluxo de saída do enxerto hepático e uso antecipado de vários agentes anti-histamínicos, vasopressores, cálcio e bicarbonato. A abordagem dos anestesiologistas é comunicar-se de perto com a equipe cirúrgica sobre o momento da reperfusão, monitorar de perto a hemodinâmica do paciente no momento do despinçamento do fluxo de saída do enxerto e pré-tratamento com os agentes vasopressores nos 5 minutos antes da reperfusão. Alterações hemodinâmicas importantes são tratadas com medicamentos, incluindo doses cautelosas de *bolus* de fenilefrina, noradrenalina e adrenalina. Cloreto de cálcio e bicarbonato de sódio também são frequentemente administrados, guiados pelos resultados dos gases sanguíneos arteriais.

Após a reperfusão, seguem-se a anastomose arterial hepática e a reconstrução biliar. Sinais de função do enxerto na sala de cirurgia e no período pós-operatório inicial incluem diminuição das necessidades de cálcio, melhora na acidose, aumento da temperatura central, produção de bile e, em alguns pacientes, aumento da produção de urina (Figura 6). Sangramento agudo resultando em choque pode ocorrer durante a fase neo-hepática. Fibrinólise intensa pode ocorrer após a reperfusão, causada por aumentos abruptos no t-PA liberado pelas células endoteliais do enxerto. Medicamentos antifibrinolíticos e crioprecipitado podem ser úteis. Os análogos de lisina, ácido aminocaproico e ácido tranexâmico, têm sido usados para o sangramento por fibrinólise, embora as dosagens ideais em pacientes com Tx não sejam bem claras. Vide Tabela 5.

CUIDADOS PÓS-OPERATÓRIOS

O objetivo do período pós-operatório imediato é fazer transição suave entre cuidados intraoperatório da anestesia e cirurgia para a unidade de terapia intensiva. Para isso, o anestesiologista deverá manter o paciente o mais estável hemodinamicamente possível, manter otimizada a homeostasia metabólica, a hemostasia sanguínea e analgesia. Deve-se monitorar a função do enxerto por meio da análise dos níveis de transaminases, bilirrubina, estado ácido-base, coagulação, produção de bile e débito urinário. O não funcionamento imediato do enxerto

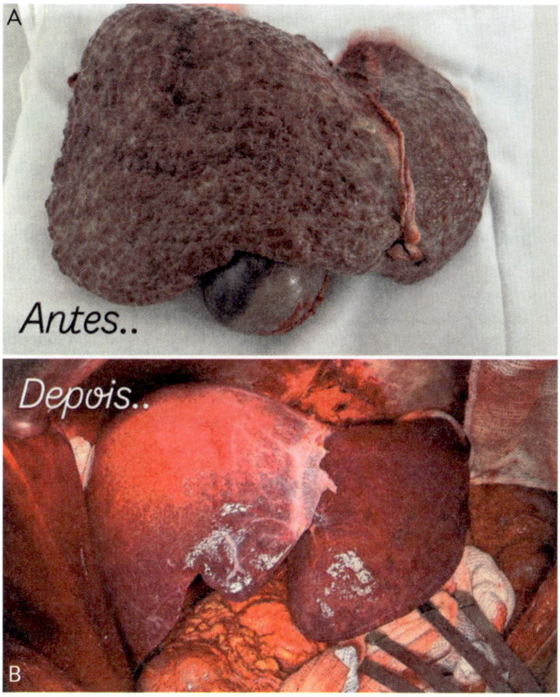

FIGURA 6 Aspecto macroscópico de fígado cirrótico explantado (A), secundário a cirrose alcoólica, evidenciando superfície nodular irregular e coloração heterogênea, compatíveis com doença hepática terminal. B: Enxerto hepático saudável (neo-hepático) recém-implantado durante transplante de fígado, com coloração homogênea e superfície lisa. Paciente apresentou boa evolução pós-operatória.

(disfunção primária) pode ser diagnosticado por ausência de produção biliar, instabilidade hemodinâmica, enzimas hepáticas elevadíssimas e coagulopatia. Do outro lado, o bom funcionamento do enxerto facilita a recuperação neurológica, a estabilidade hemodinâmica, melhora a função renal, melhora o equilíbrio ácido-base e estabiliza a hemostasia sanguínea. Esses sinais podem ocorrer poucas horas após o final da cirurgia. A presença de trombose de artéria hepática pode levar à necrose do enxerto e, com isso, à necessidade de retransplante. Nos primeiros 2 a 3 dias de pós-operatório, é comum os níveis de transaminases estarem extremamente elevados por causa do período de isquemia a que foi submetido o enxerto e da lesão de isquemia-reperfusão da fase neo-hepática. Após esses dias iniciais, se os níveis de transaminases não abaixarem, sugere-se a avaliação do fígado por ultrassonografia com Doppler para investigar possível trombose de artéria hepática. A dor pós-operatória é normalmente controlada

TABELA 5 Condutas anestésicas por fase do transplante hepático

Fase	Objetivo principal	Condutas recomendadas	Riscos/ distúrbios mais frequentes
Pré-anepática 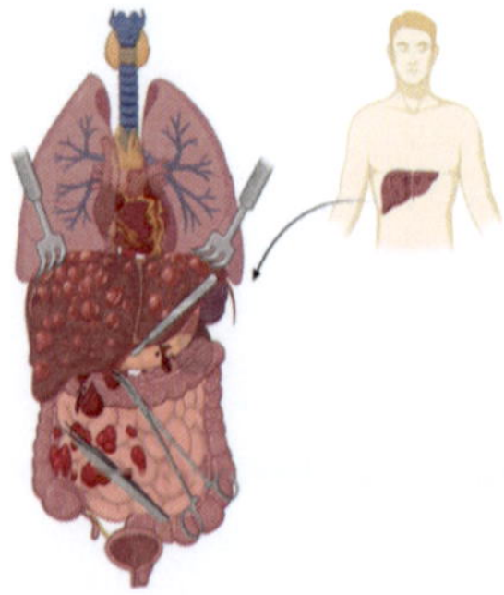	Manter baixo sangramento e estabilidade hemodinâmica	PVC mantida entre 5 e 10 cmH_2O (valores até ~11 mmHg não aumentaram sangramento ou comprometeram a função do enxerto) Uso de soluções balanceadas (Plasma-Lyte®) + albumina 5% Fazer uso individualizado de vasopressores e inotrópicos Correção lenta de hiponatremia e hipocalcemia Transfusão sanguínea guiada por lactato e (SvO_2) e *gap* CO_2	Coagulopatia mais comum: hipofibrinogenemia (consumo/ diluição) Sangramento volumoso, hipovolemia, hipotermia
Anepática 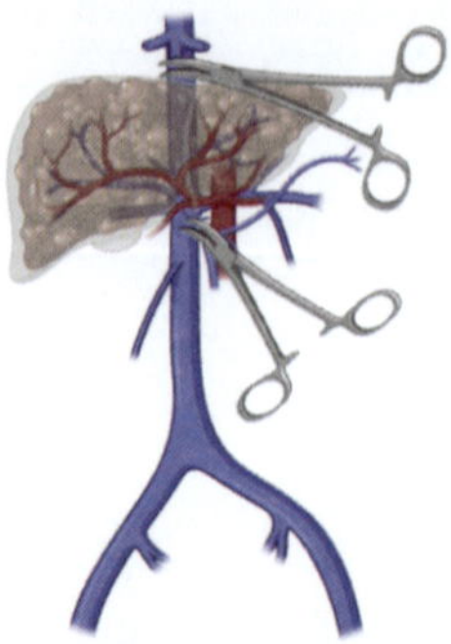	Suporte circulatório e metabólito na ausência de função hepática	Reconhecer total ausência (anatômica e fisiológica) do fígado Redução drástica do retorno venoso (VCI) Considerar *bypass* venoso se instabilidade grave Corrigir hipoglicemia (depleção de glicogênio) e acidose metabólica Suporte hemodinâmico agressivo	Instabilidade hemodinâmica Acúmulo de toxinas (amônia, lactato) Agravamento da coagulopatia
Neo-hepática/reperfusão 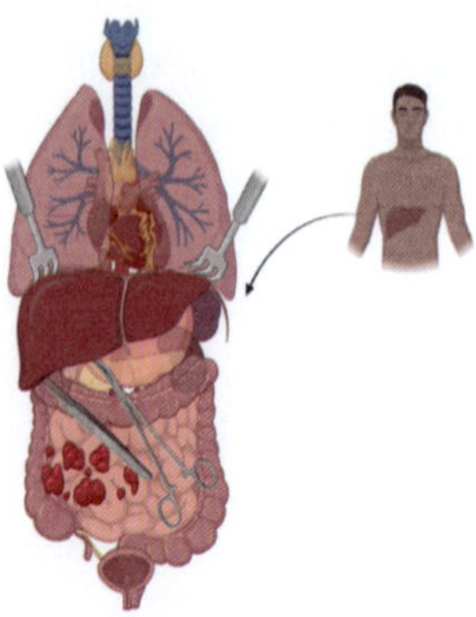	Prevenir e tratar a síndrome pós-reperfusão	Comunicação antecipada com cirurgião sobre a reperfusão Verificar antes da reperfusão: temperatura, potássio, glicemia, acidose, hemodinâmica Ter à mão: vasopressores (fenilefrina, noradrenalina, adrenalina, vasopressina), inotrópicos (dobutamina), cálcio, bicarbonato Monitorar PAM, DC, SvO_2, ECG	Síndrome pós-reperfusão: queda ≥ 30% da PAM, bradicardia, assistolia, aumento de pressão pulmonar Hipercalemia e acidose severa Hiperfibrinólise imediata pós-reperfusão

com uso de opioides, sendo que a necessidade do analgésico diminui rapidamente com o passar dos dias. A analgesia espinhal é contraindicada por causa da coagulopatia do intraoperatório ou mesmo do pós-operatório imediato. O tempo de extubação fica a critério de cada serviço; no serviço de transplante do Hospital de Base nunca se extuba em sala; a equipe transplantadora prefere acompanhar o enxerto até clarearem os sinais de bom funcionamento do enxerto, para então solicitar à UTI o desmame e a extubação.

CONCLUSÃO

O Tx provavelmente continuará sendo o tratamento do último recurso para doenças hepáticas com risco de vida, por alguns anos. A evolução de novos tratamentos para doenças hepáticas graves ou, mais fundamentalmente, redução nas influências sociais que impulsionam duas doenças hepáticas relacionadas ao consumo, cirrose hepática metabólica (NASH) e consumo excessivo de álcool (ALD) reduziria a demanda por transplante. Esperamos que a necessidade contínua de imunossupressão estimule o desenvolvimento de métodos para induzir tolerância seletiva em pacientes com aloenxertos hepáticos. A discrepância entre a oferta e a demanda por fígados de doadores provavelmente persistirá. A perfusão por meio de máquina para "diálise" de fígados doadores pode oferecer melhor esperança para aumentar o suprimento de fígados de doadores por meio da avaliação dinâmica da viabilidade do aloenxerto e da aplicação de terapias para recondicionar o aloenxerto antes da implantação. Enquanto isso, aguardamos avanços por xenoenxertos ou engenharia de tecidos.

BIBLIOGRAFIA

1. Angeli P, Ginès P, Wong F, et al. Diagnosis and management of acute kidney injury in patients with cirrhosis: revised consensus recommendations of the International Club of Ascites. J Hepatol. 2015;62:968-74.
2. Bernal W, Wendon J. Acute liver failure. N Engl J Med. 2013;369:2525-34.
3. Biancofiore G, Critchley LA, Lee A, et al. Evaluation of an uncalibrated arterial pulse contour cardiac output monitoring system in cirrhotic patients undergoing liver surgery. Br J Anaesth. 2009;102:47–54.
4. Calne RY, Williams R. Liver transplantation in man. I. Observations on technique and organization in five cases. Br Med J. 1968;4:535-40.
5. Cardoso NM, Silva T, Basile Filho A, et al. A new formula as a predictive score of post-liver transplantation outcome: postoperative MELD-lactate. Transplant Proc. 2014;46:1407-12.
6. Clevenger B, Mallett SV. Transfusion and coagulation management in liver transplantation. World J Gastroenterol. 2014;20:6146-58.

7. Della Rocca G, Costa MG, Chiarandini P, et al. Arterial pulse cardiac output agreement with thermodilution in patients in hyperdynamic conditions. J Cardiothorac Vasc Anesth. 2008;22:681-7.
8. Ginès P, Schrier RW. Renal failure in cirrhosis. N Engl J Med. 2009;361:1279-90.
9. Hartmann M, Szalai C, Saner FH. Hemostasis in liver transplantation: pathophysiology, monitoring, and treatment. World J Gastroenterol. 2016;22(4):1541-50.
10. Hoeper MM, Krowka MJ, Strassburg CP. Portopulmonary hypertension and hepatopulmonary syndrome. Lancet. 2004;363:1461-8.
11. Kamath PS, Kim WR; Advanced Liver Disease Study Group. The model for end-stage liver disease (MELD). Hepatology. 2007;45(3):797-805.
12. Krowka MJ, Fallon MB, Kawut SM, et al. International Liver Transplant Society Practice Guidelines: diagnosis and management of hepatopulmonary syndrome and portopulmonary hypertension. Transplantation. 2016;100(7):1440-52.
13. Levi DM, Pararas N, Tzakis AG. Liver transplantation with preservation of the inferior vena cava: lessons learned through 2,000 cases. J Am Coll Surg. 2012;214:691-9.
14. Lisman T, Porte RJ. Rebalanced hemostasis in patients with liver disease: evidence and clinical consequences. Blood. 2010;116:878-85.
15. Massicotte L, Denault AY, Beaulieu D, et al. Transfusion rate for 500 consecutive liver transplantations: experience of one liver transplantation center. Transplantation. 2012;93(12):1276-81.
16. Molenaar IQ, Warnaar N, Groen H, et al. Efficacy and safety of antifibrinolytic drugs in liver transplantation: a systematic review and meta-analysis. Am J Transplant. 2007;7:185-94.
17. Park C, Hsu C, Neelakanta G, et al. Severe intraoperative hyperglycemia is independently associated with surgical site infection after liver transplantation. Transplantation. 2009;87(7):1031-6.
18. Paugam-Burtz C, Kavafyan J, Merckx P. Post-reperfusion syndrome during orthotopic liver transplantation for cirrhosis: outcome and predictors. Liver Transpl. 2009;15:522-9.
19. Pereboom IT, de Boer MT, Haagsma EB, et al. Platelet transfusion during liver transplantation is associated with increased postoperative mortality due to acute lung injury. Anesth Analg. 2009;108:1083-91.
20. Ramsay M. Portopulmonary hypertension and right heart failure in patients with cirrhosis. Curr Opin Anesthesiol. 2010;23:145-50.
21. Ramsay M. The reperfusion syndrome: have we made any progress? Liver Transpl. 2008;14:412-4.
22. Ripoli C. The heart in liver transplantation. J Hepatol. 2011;54:810-22.
23. Ruíz del Árbol L, Achécar L, Serradilla R, et al. Diastolic dysfunction is a predictor of poor outcomes in patients with cirrhosis, portal hypertension, and a normal creatinine. Hepatology. 2013;58:1732–41.
24. Ruíz del Árbol L, Serradilla R. Cirrhotic cardiomyopathy. World J Gastroenterol. 2015;21:11502-21.
25. Sanyal AJ, Boyer TD, Frederick RT, et al. Reversal of hepatorenal syndrome type 1 with terlipressin plus albumin vs. placebo plus albumin in a pooled analysis of the OT-0401 and REVERSE randomised clinical studies. Aliment Pharmacol Ther. 2017;45:1390-402.
26. Starzl TE, Groth CG, Brettschneider L, et al. Orthotopic homotransplantation of the human liver. Ann Surg. 1968;168:392-415.

27. Steadman RH. Anesthesia for liver transplant surgery. Anesthesiol Clin North America. 2004;22:687-711.
28. Story DA, Poustie S, Liu G, McNicol L, Booth J, McKenzie D, et al. Changes in cardiac output measured by the LiDCOrapid™ and pulmonary artery catheter during orthotopic liver transplantation. J Clin Monit Comput. 2016;30(5):749-756.
29. Tanaka K, Tujikawa T, Komatsu R, Fukuda K. Performance of the fourth-generation FloTrac/Vigileo system in patients undergoing living donor and deceased donor liver transplantation. J Clin Anesth. 2016;34:592-598.
30. Wiese S, Hove JD, Bendtsen F, et al. Cirrhotic cardiomyopathy: pathogenesis and clinical relevance. Nat Rev Gastroenterol Hepatol. 2013;11:177-86.

13

Anestesia no transplante hepático com doador vivo

Matheus Cardozo Janiques
Roberta Figueiredo Vieira
Talison Silas Pereira

DESTAQUE DO TEMA

1. Adoção do transplante hepático com doador vivo no Ocidente e Oriente: no Mundo Ocidental, o transplante de fígado de doador vivo foi adotado como uma estratégia para lidar com a escassez de fígados de doadores falecidos disponíveis para transplante. No Mundo Oriental, ele continua sendo a principal fonte de órgãos doadores.
2. Segurança do doador: a hepatectomia de doador vivo está entre os poucos procedimentos em que um paciente completamente saudável é colocado em risco sem nenhum benefício para sua própria saúde física. Portanto, a segurança do doador deve ser sempre considerada a principal preocupação no transplante de fígado de doador vivo.
3. Papel da anestesia: a técnica anestésica desempenha um papel crucial no sucesso da cirurgia tanto para o doador quanto para o receptor.
4. Relação peso do fígado/peso corporal: a relação entre o peso do fígado a ser transplantado e o peso corporal do receptor deve ser maior ou igual a 0,8%, o que garante a manutenção da função hepática e uma recuperação adequada.

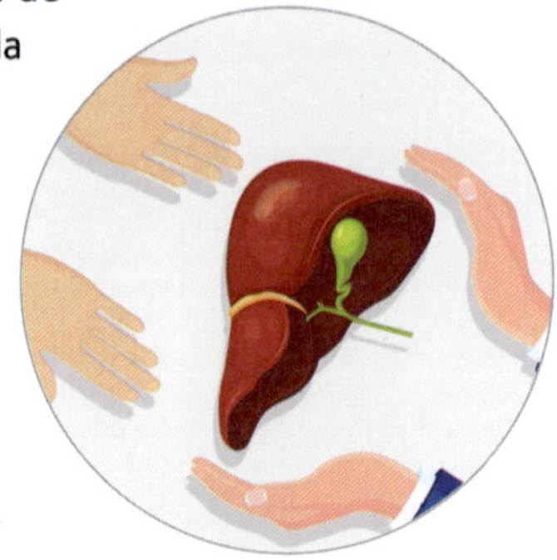

5. Volume remanescente hepático: o remanescente hepático após a hepatectomia deve ser maior ou igual a 30% do volume total do fígado para doadores com menos de 35 anos e maior ou igual a 35% para doadores com mais de 35 anos.
6. Complicações vasculares: decorrentes de maiores dificuldades técnicas, a incidência de complicações vasculares é maior nos receptores de fígado de doador vivo do que nos receptores de transplante de doador falecido.

INTRODUÇÃO

O primeiro transplante hepático foi realizado por Starzl em 1963, a partir de um doador em morte encefálica. Entretanto, a sobrevida do enxerto hepático na década de 1970 era inferior a 20%, e foi apenas nos anos 1980, com o surgimento da ciclosporina, fármaco imunossupressor, que a sobrevida de 1 ano ultrapassou 50%. Atualmente, o transplante de fígado é reconhecido como o padrão-ouro no tratamento da insuficiência hepática terminal, capaz de aumentar a sobrevida e a qualidade de vida desses pacientes. Os avanços na técnica cirúrgica, nas medicações imunossupressoras e no manejo anestésico aumentaram significativamente a sobrevida do paciente e do enxerto, atingindo mais de 70% no primeiro ano e mais de 60% no quinto ano pós-transplante.

A demanda por transplante é maior que a disponibilidade de órgãos, e essa escassez é um fator limitante ao transplante hepático, resultando no aumento da lista de espera a cada ano e agravando a mortalidade entre os pacientes listados. O transplante de doador vivo é uma opção para expandir a disponibilidade de órgãos. O primeiro transplante de doador vivo foi realizado em 1989, na Austrália, de um doador adulto para um receptor pediátrico. O primeiro transplante de lobo hepático esquerdo de doador adulto para um receptor adulto foi realizado em 1993, no Japão, e apenas 3 anos depois o lobo hepático direito foi transplantado em um adulto.

O doador vivo é a principal fonte de órgãos em países asiáticos, onde valores culturais não permitem o uso de órgãos após a morte, diferentemente dos países ocidentais, onde o doador falecido é a principal fonte de órgãos para transplante. Por exemplo, enquanto na Coreia do Sul 75% dos transplantes hepáticos entre adultos são com doadores vivos, nos Estados Unidos só 5% correspondem a esse tipo de doador.

DADOS EPIDEMIOLÓGICOS

O transplante hepático é o segundo transplante mais frequente no mundo, perdendo apenas para o transplante renal. O Brasil é o quarto país em número absoluto de transplantes hepáticos, com mais de dois mil fígados provenientes de doadores falecidos transplantados em 2023. Os transplantes de fígado de doadores vivos são uma opção para ampliar a oferta de doadores, considerando a oferta insuficiente de órgãos e a elevada mortalidade na lista de espera por um transplante hepático, de 19% no Brasil em 2023.

O transplante com doador vivo é um procedimento eletivo, que pode ser realizado sem espera, assim que um doador compatível esteja disponível. Dessa forma, esses pacientes são geralmente mais jovens, saudáveis e apresentam menor índice MELD (*Model for End-Stage Liver Disease*) em comparação com os submetidos a transplante com doador falecido. A ausência da necessidade de deterioração clínica para obter um órgão talvez seja a principal vantagem deste tipo de transplante.

A comparação dos resultados entre esses dois tipos de transplantes é complexa. Embora a literatura médica demonstre melhores desfechos clínicos após transplantes com doador vivo, dados americanos não observaram diferenças significativas nos desfechos em longo prazo. O risco imposto aos doadores deve ser sempre considerado e discutido, pois estudos mostram que complicações ocorrem em 38% dos doadores vivos, e a taxa de mortalidade dos doadores é de, em média, 0,2%.

INDICAÇÃO DE TRANSPLANTE

O transplante hepático é indicado quando o paciente começa a apresentar complicações da insuficiência hepática, como ascite refratária, peritonite bacteriana espontânea (PBE), encefalopatia hepática, hemorragia digestiva recorrente, síndrome hepatorrenal e síndrome hepatopulmonar. Embora a sobrevida em 5 anos de pacientes com cirrose seja superior a 90%, o surgimento dessas complicações reduz a sobrevida para menos de 50%. As complicações da hepatopatia pioram a qualidade de vida e reduzem a sobrevida do paciente. Quando essa sobrevida se torna menor que a estimada após o transplante, o transplante hepático está indicado. O paciente a ser submetido ao transplante hepático segue as mesmas recomendações para avaliação clínico-laboratorial, psiquiátrica e social, independentemente do tipo de doador.

AVALIAÇÃO CLÍNICA DO DOADOR

O potencial doador é encaminhado a uma equipe multidisciplinar, independentemente da equipe transplantadora, para uma ampla avaliação médica e psicossocial. O objetivo dessa avaliação é determinar a elegibilidade do doador, garantindo sua boa saúde e assegurando que seu fígado seja compatível com o receptor. Ao final da avaliação, a equipe multiprofissional deve concluir se o potencial doador está apto a ser submetido à hepatectomia e se há ou não questões psicossociais que impeçam a doação. As principais contraindicações à doação hepática em vida, determinadas pela OPTN (Organ Procurement and Transplantation Network), estão descritas na Tabela 1. Posteriormente, a equipe transplantadora avalia se o fígado do doador é compatível com o receptor, considerando o sistema ABO, o tamanho e a anatomia do órgão.

TABELA 1 Contraindicações à doação hepática em vida

Idade < 18 anos e > 60 anos
Incapacidade de fornecer consentimento informado
Índice de massa corporal (IMC) ≥ 30 a 35 kg/m^2
Malignidade ativa ou parcialmente tratada
Infecção sintomática ativa
Infecção por HIV (vírus da imunodeficiência humana)
Infecção por VHC (vírus da hepatite C) e VHB (vírus da hepatite B)
História de trombofilia
Condições psiquiátricas ativas
Suspeita de coerção do doador
Doação hepática prévia ou volume hepático remanescente estimado < 30% do volume hepático total

A avaliação médica do potencial doador começa com a determinação do seu tipo sanguíneo e da compatibilidade com o receptor. A anamnese e o exame clínico investigam doenças preexistentes e neoplasias compatíveis com a faixa etária. Os exames laboratoriais avaliam a função hepática, a hemostasia e rastreiam possíveis infecções. Todos os pacientes são submetidos a radiografia de tórax, eletrocardiograma e ecocardiograma. A avaliação psicossocial analisa a saúde mental, revisa o histórico de tabagismo, consumo de álcool e uso de drogas, além de investigar comportamentos que possam aumentar o risco de transmissão de doenças para o doador e receptor. Alguns estudos sugerem que um bom aconselhamento pré-operatório está associado a um melhor controle da dor no pós-operatório. A equipe confirma as razões para a doação, discute os riscos envolvidos e avalia se há um plano realista de recuperação pós-operatória, que inclui apoio social, emocional e financeiro.

A avaliação da qualidade do fígado do doador, por meio da identificação e exclusão de qualquer doença hepática (esteatótica ou não esteatótica), concentra-se em maximizar a segurança do doador e do receptor, especialmente evitando a insuficiência hepática após a hepatectomia no doador e disfunção do enxerto no receptor, além de prevenir a transmissão de doenças. O doador pode ser prejudicado pela realização de ressecções hepáticas extensas em um fígado comprometido por esteatose, fibrose ou qualquer tipo de processo inflamatório. Desconsiderar qualquer um desses processos patológicos pode levar ao aumento das complicações pós-operatórias ou prolongamento do tempo para a recuperação plena da função hepática.

A anatomia do potencial doador é estudada em detalhes: os protocolos utilizam tomografia computadorizada multifásica (TC) ou ressonância magnética (RM), com avaliação complementar do volume tridimensional do fígado. A RM é preferida para a visualização da anatomia biliar, mas apresenta apenas 70% de sensibilidade para a detecção de anatomias aberrantes em doadores vivos. A TC é geralmente mais eficaz para a visualização da anatomia arterial hepática. O volume hepático total e o volume hepático remanescente mínimo no doador são estimados (Figura 1). O volume hepático remanescente mínimo é o que garante uma função hepática normal no pós-operatório, de no mínimo 30% do volume hepático total.

Uma biópsia hepática é recomendada quando há alterações nos testes de função hepática que sugerem uma patologia hepática não identificada ou não explicada pelos exames de imagem, quando há uma doença metabólica congênita (como deficiência de alfa-1 antitripsina ou doença de Wilson) ou quando os exames de imagem indicam um grau moderado a grave de esteatose ou fibrose.

PROCEDIMENTO CIRÚRGICO DA DOAÇÃO HEPÁTICA

A cirurgia laparoscópica de fígado tornou-se comum devido aos seus benefícios, como menos complicações gerais, menor perda sanguínea, menos dor, melhor qualidade de vida e menor tempo de internação em comparação com a cirurgia aberta. Embora inicialmente usada para ressecções menores, agora também é adequada para ressecções mais amplas, como as hepatectomias direitas, com resultados semelhantes aos da cirurgia aberta. Um estudo recente mostrou que a cirurgia laparoscópica resulta em menos sangramento e menor tempo de internação, mas com um aumento nas complicações biliares. No Brasil, as cirurgias de doação de fígado em vida são realizadas através de laparotomia, devido ao maior risco associado a ressecção laparoscópica, que é tecnicamente mais complexa, como ilustrado na Figura 2.

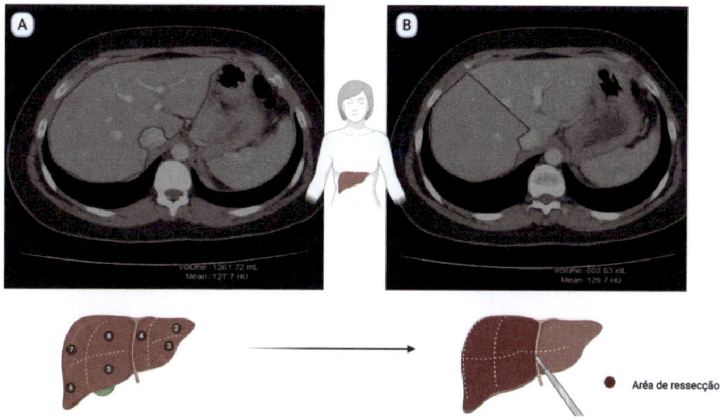

FIGURA 1 Avaliação volumétrica hepática em doador vivo para transplante de fígado. A: Tomografia computadorizada contrastada com segmentação tridimensional do fígado total, com volume estimado de 1.361,72 mL. B: Segmentação do lobo direito correspondente ao enxerto hepático planejado, com volume calculado de 802,83 mL. Na parte inferior, esquemas anatômicos ilustram a divisão dos segmentos hepáticos de Couinaud e a área de ressecção prevista (em destaque). Esses dados permitem calcular o volume hepático remanescente no doador e o *graft-to-recipient weight ratio* (GRWR), parâmetros essenciais para a segurança de ambos.

Elaborada em BioRender por Pereira TS.

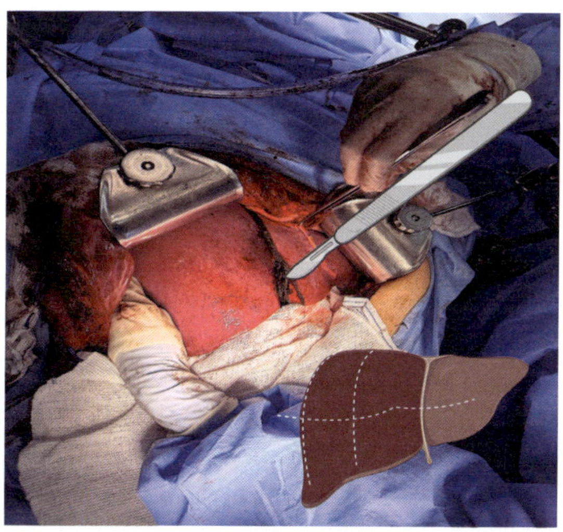

FIGURA 2 Hepatectomia direita em doador vivo para transplante hepático. A imagem mostra o campo operatório durante a ressecção do lobo direito do fígado, com afastadores posicionados e dissecção em andamento. Abaixo, um esquema anatômico ilustra o segmento hepático a ser removido (área de ressecção em destaque), correlacionando a anatomia cirúrgica com o procedimento real.

Elaborada em BioRender por Pereira TS.

O enxerto hepático pode ser obtido de três opções de ressecção do fígado doador: lobo lateral esquerdo, lobo esquerdo ou lobo direito. O tamanho estimado de cada lobo a ser ressecado deve ser confrontado com os dados do receptor, como idade, peso, altura e índice MELD. Essa etapa é fundamental para o sucesso do transplante, pois determina se o enxerto hepático doado será compatível com o fluxo sanguíneo portal do receptor. Em situações em que o enxerto hepático implantado é insuficiente para acomodar o fluxo sanguíneo portal, pode ocorrer disfunção hepatocelular, caracterizando a síndrome *small for size* (ou "pequeno para o tamanho"). Essa síndrome pode evoluir para disfunção primária do enxerto e necessidade de retransplante. Para evitar essa complicação, a relação do peso do enxerto com o peso corporal do receptor deve ser maior que 0,8, garantindo tecido hepático suficiente para suprir as necessidades metabólicas do receptor no pós-operatório.

A hepatectomia do doador difere das demais hepatectomias, como as realizadas para tumor, por exemplo. A cirurgia consiste em sete etapas (Tabela 2).

TABELA 2 Etapas da hepatectomia do doador

1. Incisão subcostal direita ou laparotomia.
2. Colecistectomia com canulação do ducto cístico. A anatomia da via biliar é confirmada com colangiografia perioperatória durante a ressecção do parênquima.
3. Mobilização hepática e dissecção do espaço retro-hepático, veia hepática e veia cava inferior (VCI).
4. Dissecção do hilo hepático e manobra de oclusão temporária da veia porta e artéria hepática (manobra de Pringle), com demarcação do lobo a ser ressecado. A oclusão vascular é feita com cuidado e limitada pelo risco de isquemia do enxerto. Administra-se heparina não fracionada antes da manobra de Pringle (40 a 50 U/kg).
5. Dissecção do parênquima de acordo com as divisões da tríade portal.
6. Hepatectomia seguida de checagem da hemostasia e reversão da heparina.
7. Fechamento da cavidade abdominal.

O lobo hepático ressecado é encaminhado ao *back table* (Figura 3), na mesma sala cirúrgica, para perfusão com solução de preservação, possíveis reconstruções vasculares e armazenamento no gelo. O órgão adequadamente armazenado é então encaminhado para a sala cirúrgica do receptor para posterior implantação.

ANESTESIA PARA A DOAÇÃO DO FÍGADO EM VIDA

A anestesia para a doação hepática envolve um paciente que assumiu de forma voluntária um risco pessoal considerável para beneficiar o receptor. O foco do manejo anestésico é reduzir os riscos inerentes à anestesia, minimizar a dor,

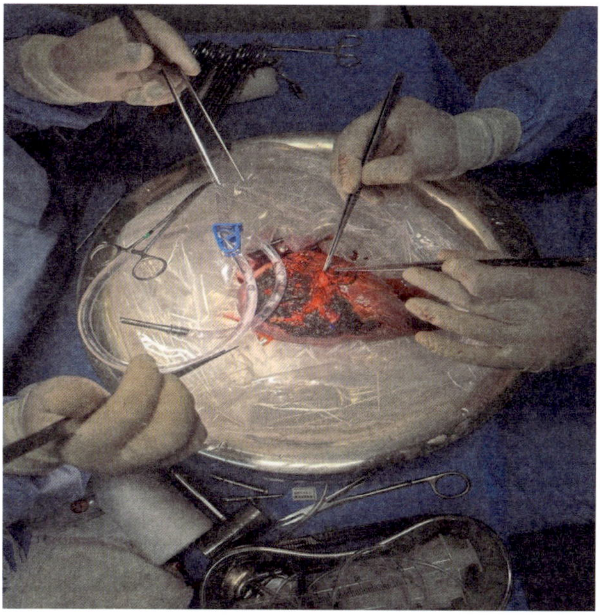

FIGURA 3 Preparação do enxerto hepático em mesa cirúrgica (*backtable*) para transplante intervivos. A imagem mostra o segmento hepático doado sendo manipulado pela equipe cirúrgica durante a fase de *backtable*, momento em que são realizadas a revisão anatômica, a identificação e a dissecção dos vasos (arteriais, venosos e biliares), bem como a preparação para as futuras anastomoses. Este procedimento é fundamental para garantir a viabilidade do enxerto antes de sua implantação no receptor.

Fonte: arquivo pessoal do autor.

a náusea e o vômito pós-operatório, além de abreviar o tempo de internação hospitalar.

Os doadores são submetidos a anestesia geral, venosa total ou balanceada, com monitorização invasiva, incluindo pressão arterial invasiva e acesso venoso central. A obtenção de acessos venosos calibrosos é recomendável pela manipulação de vasos calibrosos e risco de sangramento. O manejo volêmico é cuidadoso durante a fase de ressecção hepática, evitando-se a hipervolemia. A expansão volêmica é feita após a exclusão vascular do enxerto, preferencialmente com cristaloides balanceados. A solução fisiológica é evitada devido ao risco de acidose metabólica hiperclorêmica. Ao final do procedimento, o paciente é, em geral, extubado e encaminhado para a unidade de internação, UTI ou enfermaria.

A analgesia pós-operatória adequada é uma preocupação contínua para o anestesiologista, já que alguns pacientes podem evoluir com dor crônica após a cirurgia. A analgesia peridural contínua é uma opção analgésica eficaz, oferecendo um melhor controle da dor pós-operatória em comparação com a analgesia venosa controlada pelo paciente (PCA – *patient-controlled analgesia*). Ela também pode ajudar no manejo da pressão venosa central (PVC) no intraoperatório, promovendo a vasodilatação do leito vascular esplâncnico. No entanto, a presença de coagulopatia transitória no pós-operatório, comum na hepatectomia do lobo direito, desencoraja sua utilização na maioria dos centros transplantadores. Na ressecção do lobo esquerdo, comum no transplante intervivos de doador adulto para receptor pediátrico, a analgesia peridural é recomendada e frequentemente utilizada. Protocolos que combinam analgesia multimodal e bloqueio regional também apresentam bons resultados.

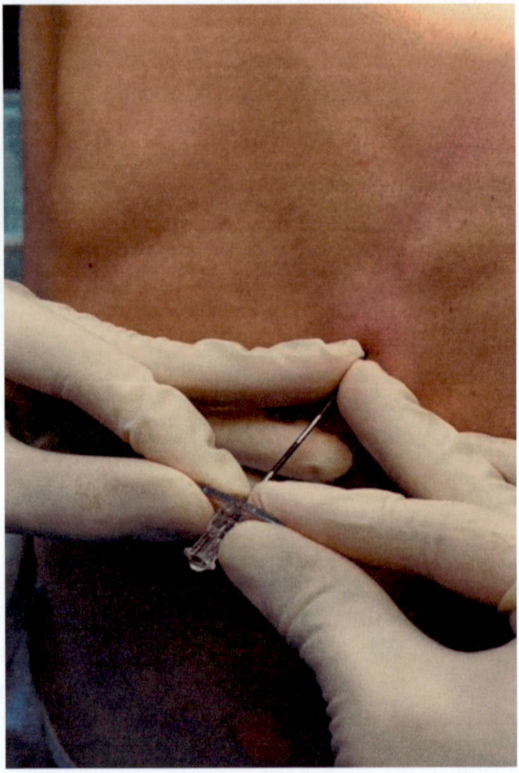

FIGURA 4 Realização de bloqueio peridural torácico em doador vivo de fígado. A imagem mostra a execução da técnica de Gutiérrez, com abordagem posterior e utilização do método da gota pendente para confirmação do espaço peridural. Este bloqueio é realizado no perioperatório de hepatectomia direita, permitindo a instalação de cateter peridural para analgesia contínua, associada a PCA (analgesia controlada pelo paciente). Essa abordagem proporciona excelente controle da dor e favorece a recuperação pós-operatória.

Fonte: arquivo pessoal do autor.

COMPLICAÇÕES NO DOADOR

As complicações biliares são comuns após o transplante de fígado de doador vivo, com uma incidência que varia de 2 a 18%. A maioria dessas complicações são vazamentos biliares e, em menor grau, estenoses biliares, que geralmente são tratadas com endoscopia ou cirurgia. Complicações adicionais podem incluir lesão hepática, síndrome de fígado pequeno para o tamanho e outras intercorrências pós-operatórias, como pneumonia e tromboembolismo. As complicações são mais comuns em doadores do lobo direito e podem estar associadas a fatores como a idade do doador e a técnica utilizada.

PARTICULARIDADE CIRÚRGICA DO RECEPTOR DO TRANSPLANTE INTERVIVOS

O transplante do lobo hepático direito é preferido no transplante intervivos entre adultos devido à maior massa tecidual transplantada, embora seja tecnicamente mais complicado e trabalhoso. Enquanto no transplante com doador falecido a hepatectomia pode ser feita após clampeamento total ou parcial da VCI, no transplante intervivos a preservação da VCI do receptor é obrigatória, uma vez que a veia do enxerto hepático é mais curta. Vale lembrar que as estruturas portais do enxerto do doador vivo também são mais curtas que as do doador falecido, o que exige uma dissecção hilar do receptor mais cuidadosa, preservando ao máximo o comprimento das estruturas portais.

A implantação do enxerto do doador vivo começa com a anastomose do ramo da veia hepática direita (do enxerto do doador) com a VCI do receptor. A reconstrução da veia hepática direita com enxerto venoso é comum e facilita a anastomose com a VCI do receptor. A anastomose da veia porta deve ser realizada com cuidado para evitar tração ou acotovelamento. Após a liberação dos *clamps* venosos, ocorre a reperfusão do enxerto hepático, momento de maior instabilidade cardiovascular do procedimento. As alterações hemodinâmicas costumam ser mais amenas do que no transplante com doador falecido. Com o retorno do equilíbrio cardiovascular, a artéria do enxerto é anastomosada com uma artéria do receptor cujo calibre e comprimento sejam compatíveis. O ducto biliar do enxerto é conectado diretamente ao ducto biliar do receptor ou realiza-se uma hepatojejunostomia em Y-de-Roux. A hemostasia da cavidade é revisada antes do fechamento da parede abdominal.

ANESTESIA DO RECEPTOR DO TRANSPLANTE HEPÁTICO COM DOADOR VIVO

O manejo anestésico do paciente submetido ao transplante com doador vivo é semelhante ao do transplante com doador falecido, exceto pelo melhor estado clínico do paciente e algumas particularidades anatômicas do enxerto. Os submetidos ao transplante com doador vivo geralmente apresentam menos complicações relacionadas à hepatopatia, pois não precisaram aguardar um órgão em lista de espera. Além disso, eles podem ser otimizados clinicamente antes da cirurgia, por se tratar de um procedimento eletivo (Figura 5). O enxerto de doador vivo, apresentando menor massa hepática, comporta um menor volume sanguíneo, o que pode não tolerar adequadamente o fluxo sanguíneo portal do receptor, e pode exigir reconstrução ou cuidados específicos devido a alterações anatômicas.

Diversos agentes anestésicos voláteis e intravenosos são considerados seguros para receptores durante o transplante de fígado de doadores vivos. O sevoflurano é capaz de manter o fluxo sanguíneo arterial hepático, a entrega de oxigênio hepático e a relação entrega-consumo de oxigênio igual ou superior ao isoflurano. A anestesia venosa total baseada com propofol tem sido sugerida como proteção

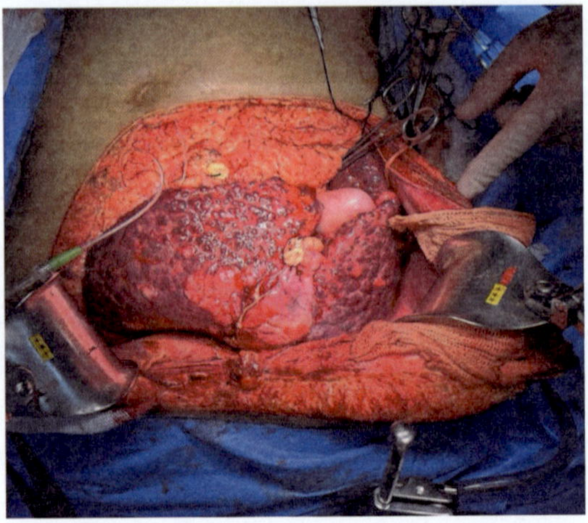

FIGURA 5 Aspecto intraoperatório do fígado nativo em receptor de transplante hepático intervivos.A imagem demonstra o fígado cirrótico de um paciente portador de hepatite B e hepatite D, apresentando múltiplos nódulos compatíveis com hepatocarcinoma. O caso se enquadra em critérios estendidos para transplante hepático, uma vez que ultrapassa os critérios de Milão clássicos (lesão única ≤ 5 cm ou até 3 lesões ≤ 3 cm, sem invasão vascular ou metástases extra-hepáticas). Nesses cenários, a indicação de transplante deve ser avaliada cuidadosamente, considerando risco-benefício e estratégias adjuvantes para prevenção de recorrência tumoral.

Fonte: arquivo pessoal do autor.

contra lesões por isquemia-reperfusão em órgãos importantes, incluindo o fígado, possivelmente por suas propriedades antioxidantes. Embora todos os cristaloides balanceados sejam indicados, alguns estudos sugeriram maior incidência de insuficiência hepática quando o Ringer lactato foi utilizado, em comparação com Plasma Lyte. Pelo maior risco de insuficiência renal aguda, o uso de coloides sintéticos não é indicado.

Imediatamente após a reperfusão do enxerto, espera-se hipotensão acentuada devido a hiperpotassemia, acidose metabólica, hipotermia, disfunção miocárdica ou arritmia e, em casos graves, síndrome pós-reperfusão (SPR). A SPR é definida como diminuição da pressão arterial média (PAM) maior que 30% em relação ao valor basal por ao menos 1 minuto durante os primeiros 5 minutos após a reperfusão. A SPR é resultado da liberação de mediadores vasoativos e inflamatórios acumulados e de microêmbolos do enxerto para a circulação do receptor, quando a veia porta é desclampeada. A prevalência de SPR em transplante hepático de doador vivo é semelhante à encontrada em doador falecido (> 34% dos casos) e está associada a escores MELD mais elevados. Após retorno da estabilidade hemodinâmica, é feita anastomose arterial e biliar, seguida de hemostasia e fechamento da parede abdominal (Figura 6). O paciente é encaminhado à UTI, sedado e frequentemente com fármacos vasoativos.

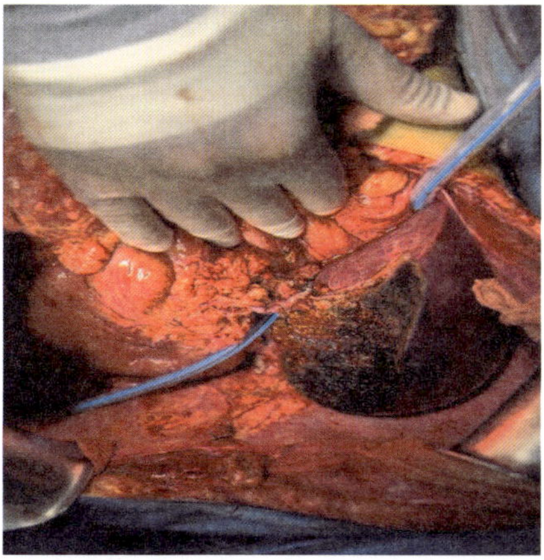

FIGURA 6 Enxerto hepático implantado em receptor de transplante com doador vivo. A imagem mostra o segmento hepático doado (lobo direito) já implantado no receptor, com anastomoses vasculares (arterial e portal) e biliar concluídas. Observa-se bom aspecto macroscópico do enxerto, com perfusão adequada e sem sinais de congestão. O enxerto, proveniente do doador vivo, possui volume de 830 g, garantindo adequada relação enxerto/receptor. Neste caso, o receptor, portador de hepatite B e D e hepatocarcinoma (Figura 5), evoluiu sem síndrome de reperfusão e sem complicações anestésicas durante o procedimento.

Fonte: arquivo pessoal do autor.

TABELA 3 Fases cirúrgicas do transplante hepático e problemas anestésicos comuns

Fase	Detalhes cirúrgicos	Principais problemas anestésicos
Pré-anepática	Incisão em T invertido ou subcostal estendida/bilateral. Mobilização das estruturas ao redor do fígado e do hilo hepático. Divisão da artéria hepática e do ducto biliar.	Hemorragia decorrente da dissecção, varizes e aderências. Coagulopatia preexistente exacerbada pelo sangramento. Instabilidade cardiovascular devido à descompressão de ascite. Estado de baixa RVS*causando hipotensão, agravado pela redistribuição sanguínea para o território esplâncnico. Excesso de fluidos ou hemocomponentes pode causar congestão esplâncnica e aumentar o sangramento.
Anepática	Divisão da veia porta e das veias hepáticas. Explantação do fígado nativo. Preparação da veia cava inferior para implantação. Inserção do novo fígado, com confecção das anastomoses cava e portal.	Ausência de produção de fatores de coagulação, deficiência de fibrinogênio e piora da coagulopatia. Hipocalcemia progressiva. Ausência de metabolismo de citrato/lactato, redução da gliconeogênese, aumento do lactato sérico. Acidose metabólica progressiva. Hemorragia cirúrgica.
Neo-hepática	Reperfusão do enxerto. Anastomose da artéria hepática. Reconstrução biliar. Boa função do enxerto sugerida por produção de bile, redução do lactato sérico, normalização do cálcio sérico e resolução da instabilidade cardiovascular.	Hipotensão e redução adicional do RVS. Aumento súbito da pré-carga durante a reperfusão. Aumento abrupto de potássio na reperfusão, com risco de arritmia ou parada cardíaca.

RVS: resistência vascular sistêmica.

COMPLICAÇÕES DO RECEPTOR

Síndrome *small for size* ("pequeno para o tamanho") – SFSS

O tamanho do enxerto desempenha um papel crucial no desenvolvimento da síndrome *small for size*. Essa síndrome pode ocorrer quando enxertos relativamente menores não conseguem atender às exigências metabólicas do receptor. As manifestações clínicas comuns incluem hiperbilirrubinemia, ascite, encefalopatia e coagulopatia, após a exclusão de outras causas.

Além do tamanho do enxerto, outros fatores que contribuem para a síndrome *small for size* incluem a idade, presença de esteatose no doador, o fluxo e a pressão portal, o fluxo da artéria hepática, os tempos isquêmicos, a perda sanguínea intraoperatória e a gravidade da condição do receptor (MELD > 19). Quando o volume do enxerto é limítrofe, especialmente em enxertos de lobo esquerdo, deve-se considerar o enxerto de lobo direito, que apresenta menor probabilidade de desenvolver essa complicação.

Um bom fluxo venoso é tão importante quanto o fluxo arterial para um transplante de fígado de doador vivo bem-sucedido. Um segmento hepático congestionado contribui para o peso do enxerto mais do que para a função real do enxerto. Portanto, é crucial garantir que cada segmento do enxerto seja funcional. A maioria dos estudos sugere que uma pressão venosa portal (PVP) < 15 mmHg parece ser ideal para evitar danos ao enxerto. Recomendam-se, portanto, a aferição da PVP e o monitoramento do fluxo venoso portal durante a cirurgia do receptor.

A síndrome *small for size* é geralmente definida pela presença de dois dos seguintes critérios durante três dias consecutivos na primeira semana pós-operatória: bilirrubina total > 5,84 mg/dL, INR > 2 ou encefalopatia grau 3 ou 4. A maioria desses pacientes se recupera com o tempo e suporte clínico, à medida que o fígado se regenera. No entanto, um pequeno percentual pode progredir para insuficiência hepática e necessitar de um retransplante.

Hemorragia

A hemorragia é a complicação mais imediatamente visível e ameaçadora à vida no transplante de fígado. Embora um sangramento lento possa ser discreto, um sangramento proveniente de qualquer uma das grandes anastomoses vasculares se manifestará como instabilidade hemodinâmica, queda nos níveis de hemoglobina e aumento do volume sanguíneo nos drenos cirúrgicos. No entanto, é comum que esses drenos se obstruam com coágulos, resultando em ausência de drenagem. A falta de drenagem não deve ser considerada tranquilizadora na presença desses outros sinais clínicos. Em pacientes que apresentam sinais de sangramento generalizado, ou seja, queda lenta da hemoglobina, drenagem sanguinolenta e parâmetros de coagulação anormais, mas sem instabilidade hemodinâmica, o sangramento é secundário à coagulopatia subjacente, fibrinólise e disfunção plaquetária. Isso deve ser tratado clinicamente, otimizando os parâmetros de coagulação com transfusão de hemocomponentes. Outra possível fonte de sangramento é o trato gastrointestinal, proveniente da anastomose jejunojejunal, caso tenha sido criado um segmento de Y-de-Roux para a reconstrução da árvore biliar. Esse sangramento se manifesta de forma semelhante a outras fontes de sangramento do trato gastrointestinal superior, com queda lenta da hemoglobina, aumento da ureia e melena. Geralmente, esse tipo de sangramento pode ser tratado de forma conservadora, com transfusão e infusão de octreotida para reduzir as pressões portais. Se o sangramento for grave ou persistente, pode ser necessária uma intervenção cirúrgica, já que a terapia endoscópica costuma ser difícil.

Complicações vasculares

A incidência geral de complicações vasculares após o transplante de fígado varia entre 8 e 12%, com a trombose sendo uma complicação pós-operatória precoce, enquanto a estenose e o pseudoaneurisma se desenvolvem em uma fase mais tardia. A incidência de complicações vasculares é maior em receptores de transplantes de doador vivo do que em receptores de transplantes de doador falecido. Acredita-se que isso seja secundário a uma combinação da maior complexidade da reconstrução vascular necessária e do menor tamanho dos vasos do doador. Se houver suspeita de complicação vascular, o ultrassom Doppler permanece como o exame diagnóstico preferencial.

Embora a incidência geral de trombose da artéria hepática em todos os transplantes de fígado varie entre 3 e 5%, a experiência inicial com doadores vivos relatou incidência de até 28%. A trombose da artéria hepática pode ser classificada como precoce (dentro de 30 dias após o transplante) ou tardia (após 30 dias do transplante). A trombose precoce pode se manifestar com dor, febre, ascite e um aumento súbito nas transaminases séricas e está associada a transplantes ABO-incompatíveis, maior tempo de isquemia fria do enxerto, rejeição aguda e fatores técnicos, incluindo o pequeno calibre dos vasos, uso de enxerto arterial para reconstrução, espasmo ou torção da artéria hepática, lesão da íntima ou hematoma causando compressão da própria artéria. Em contraste, a trombose tardia pode se apresentar de forma sutil, pois houve tempo para desenvolver uma circulação colateral. Ela é relacionada à rejeição crônica e sepse. Anteriormente, o retransplante precoce era o único tratamento possível e estava associado a uma taxa de mortalidade de quase 50%. À medida que a capacidade de diagnosticar precocemente essa complicação melhorou, a possibilidade de revascularizar esses pacientes também aumentou: cerca de 75% dos pacientes se recuperam com tratamento multimodal.

A incidência de complicações na veia porta é menor do que na artéria hepática, no entanto as consequências dessa complicação podem ser devastadoras, pois o fígado recebe aproximadamente 70% do seu fluxo sanguíneo da veia porta. A incidência de trombose da veia porta em todos os transplantes de fígado é inferior a 2%, mas, na população de doadores vivos, a incidência varia de 1 a

12,5%. A trombose da porta é mais frequente em pacientes com trombose portal prévia e nos casos com reconstrução da veia porta. A apresentação precoce está associada a disfunção grave do enxerto, incluindo hipertensão portal, edema intestinal, hemorragia e ascite. Em contraste, a trombose da porta tardia pode ser assintomática, pois geralmente estão presentes colaterais. Quando o diagnóstico é precoce, a trombectomia, cirúrgica ou com química, pode salvar o enxerto, evitando a necessidade de retransplante.

Complicações biliares

Assim como nas complicações vasculares, as complicações biliares são mais comuns em receptores de transplante de doador vivo em comparação com receptores de doador falecido, pois há reconstrução biliar. As complicações biliares no pós-operatório imediato incluem vazamentos biliares, colangite; e a estenose biliar é a complicação tardia mais comum.

Os receptores de enxerto de doador vivo têm duas fontes potenciais para vazamento biliar pós-operatório. Há um risco de deiscência da própria anastomose se a reconstrução biliar foi realizada usando anastomose ducto a ducto. Isso em geral é tratado endoscopicamente com CPRE (colangiopancreatografia retrógrada endoscópica) e colocação de *stent*. No caso de uma hepatojejunostomia, o reparo cirúrgico da anastomose é preferido. Além disso, pode haver vazamento biliar da superfície hepática dissecada, que costuma ser autolimitado, com manejo conservador e drenagem adequada. Quando há sinais de sepse, deve ser feita uma TC do abdome para descartar biomas não drenados. Coleções não drenadas devem ser tratadas com drenagem adequada, seja de forma percutânea ou cirúrgica.

É crucial manter um alto índice de suspeita de colangite quando há clínica de sepse, sem uma fonte óbvia de infecção. Como em todos os pacientes com colangite, devem ser colhidas hemoculturas, e o tratamento com antibióticos de amplo espectro deve ser iniciado o mais rápido possível para evitar a progressão para choque séptico. Fatores de risco incluem a presença de estenose biliar, complicações arteriais hepáticas como estenose ou trombose e reconstrução biliar com hepatojejunostomia. Se algum desses fatores de risco estiver presente, intervenções devem ser feitas para prevenir a recorrência da colangite.

Rejeição aguda e infecção

A rejeição aguda em transplantes de fígado de doador vivo é relatada com taxas semelhantes às observadas em transplantes de fígado de doador falecido. O tratamento para rejeição aguda segue o mesmo protocolo, que inclui pulsos de esteroides e aumento da imunossupressão de base, com a adição de tratamentos com anticorpos em casos de rejeição refratária. Em geral, as taxas de infecção são mais altas após o transplante de doador vivo, possivelmente devido a uma maior incidência de complicações biliares.

CONCLUSÃO

No Mundo Ocidental, a contribuição do transplante hepático intervivos no total de transplantes de fígado é de cerca de 5%. Apesar do número relativamente baixo, essa modalidade de transplante tem grande importância, especialmente para certos grupos de pacientes. Um exemplo é o portador de colangite esclerosante primária, condição frequentemente associada a um MELD comparativamente baixo, o que pode impedir a alocação de um órgão de doador falecido. No entanto, com a evolução para colangiocarcinoma, o transplante pode se tornar inviável.

Embora o transplante de doador vivo possa apresentar maior risco de algumas complicações em comparação com o transplante de doador falecido, os avanços na técnica cirúrgica e anestésica têm aumentado a segurança tanto para o doador quanto para o receptor. Dados americanos indicam que as taxas de sobrevivência após transplante de fígado são de 87,1%, 73,3% e 59,5% para 1, 5 e 10 anos, respectivamente, em transplantes de fígado de doador falecido. Para transplantes de doadores vivos, as taxas de sobrevivência são de 89,9%, 77,3% e 70,8% para 1, 5 e 10 anos, respectivamente.

BIBLIOGRAFIA

1. Bozkurt B, Dayangac M, Tokat Y. Living donor liver transplantation. Chirurgia (Bucur). 2017;112(3):217-28.
2. Sakai T, Ko JS, Crouch CE, Kumar S, Little MB, Cha MS, et al. Perioperative management of adult living donor liver transplantation: Part 1 - recipients. Clin Transplant. 2022;36(6):e14667.
3. Sakai T, Choi GS, Kim SH, Sirianni J, Ko JS, Crouch CE, et al. Perioperative management of living donor liver transplantation: Part 2 – Donors. Clin Transplant. 2022;36(6):e14690.
4. Associação Brasileira de Transplante de Órgãos. Dimensionamento dos transplantes no Brasil e em cada estado. Registro Brasileiro de Transplantes. 2023. Ano XXX, n. 4. [acesso em outubro de 2024]. Disponível em: https://site.abto.org.br/wp-content/uploads/2024/04/rbt2023-restrito.pdf
5. Adams MA, Andacoglu O, Crouch CE, Santibañes M, Jackson WE, Jalal A, et al. Does pre-operative counselling of the donor improve immediate and short-term outcomes after living liver donation? A review of the literature and expert panel recommendations. Clin Transplant. 2022;36(10):e14636.

6. Miller CM, Quintini C, Dhawan A, Durand F, Heimbach JK, Kim-Schluger HL, et al. The International Liver Transplantation Society Living Donor Liver Transplant Recipient Guideline. Transplantation. 2017;101(5):938-44.
7. Testa G, Nadalin S, Klair T, Florman S, Balci D, Frola C. Optimal surgical workup to ensure safe recovery of the donor after living liver donation: a systematic review of the literature and expert panel recommendations. Clin Transplant. 2022;36(10):e14641.
8. Feltracco P, Brezzi ML, Barbieri S, Serra E, Milevoj M, Ori C. Epidural anesthesia and analgesia in liver resection and living donor hepatectomy. Transplant Proc. 2008;40(4):1165-8.
9. Hogan BJ, Pai SL, Planinsic R, Suh KS, Hillingso JG, Abdul Ghani S, et al. Does multimodal perioperative pain management enhance immediate and short-term outcomes after living donor partial hepatectomy? A systematic review of the literature and expert panel recommendations. Transplantation. 2022;106(6):1243-54.
10. Lemon K, Al-Khafaji A, Humar A. Critical care management of living donor liver transplants. Crit Care Clin. 2019;35(1):107-16.
11. Patel MS, Egawa H, Kwon YK, Chok KS, Spiro M, Raptis DA, et al. The role of graft to recipient weight ratio on enhanced recovery of the recipient after living donor liver transplantation: a systematic review of the literature and expert panel recommendations. Transplantation. 2022;106(7):1384-92.
12. Hakeem AR, Mathew JS, Vinaixa Aunés C, Mazzola A, Alconchel F, Yoon Y-I, et al. Preventing small-for-size syndrome in living donor liver transplantation: guidelines from the ILTS-iLDLT-LTSI consensus conference. Transplantation. 2023;107(10):2001-20.

14

Manejo perioperatório e cuidados intensivos no transplante hepático

Rodolpho Augusto de Moura Pedro
Luiz Marcelo Sá Malbouisson

DESTAQUE DO TEMA

1. O paciente com cirrose hepática submetido ao transplante necessita de cuidado multidisciplinar abrangendo pré-, intra e pós-operatório.
2. Há risco de encefalopatia hepática prévia, com dificuldade de extubação e monitorização neurológica; a extubação precoce deve ser individualizada.
3. Choque circulatório é frequente, geralmente vasoplégico, podendo associar-se à disfunção adrenal e cardiopatia cirrótica, além de choque cardiogênico no pós-operatório; disfunção de ventrículo direito é comum após reperfusão.
4. No sistema respiratório, a extubação precoce é desejada para reduzir o risco de pneumonia associada à ventilação mecânica e outras complicações pulmonares; pacientes apresentam alto risco pré-operatório de complicação respiratória.
5. No trato gastrointestinal, destaca-se alta prevalência de desnutrição e sarcopenia; recomendam-se avaliação e início precoce de suporte nutricional, com atenção ao risco de síndrome compartimental abdominal.
6. Disfunção renal é frequente e multifatorial, relacionada a síndrome hepatorrenal, drogas nefrotóxicas e reperfusão hepática.

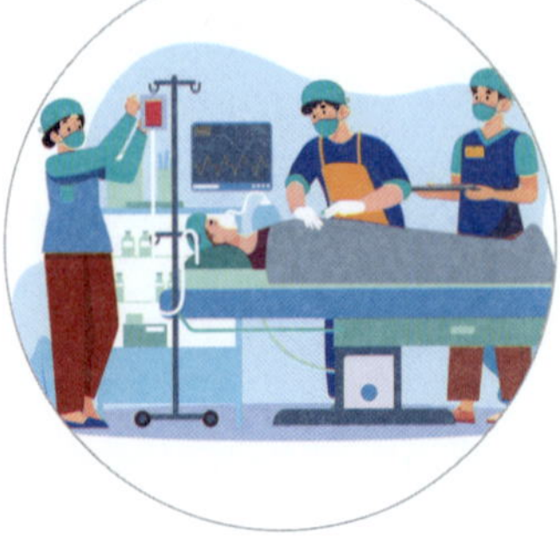

7 No pós-operatório, deve-se avaliar lactato, bilirrubina, fator V e função hepática seriada, atentos a sinais de falência primária do enxerto ou trombose vascular.

INTRODUÇÃO

O manejo perioperatório do transplante de fígado representa uma situação complexa em que um paciente que carrega em si a gravidade da insuficiência hepática aguda ou crônica é submetido a um procedimento cirúrgico abdominal agressivo, que envolve, além do sangramento, processos de isquemia-reperfusão, manipulação de retorno venoso e imunossupressão. O papel do médico responsável nesse cenário, além da manutenção da homeostase possível, é o de minimizar possíveis insultos secundários, promovendo um solo metabólico propício sobre o qual o novo órgão desenvolverá sua função. Como exposto, esse cenário carrega em si diversos desafios à equipe multiprofissional envolvida no cuidado.

No Brasil, em 2023, foram realizados 2365 transplantes de fígado, o segundo órgão sólido mais transplantado no país – um aumento de 16% em relação ao ano anterior. A expansão da oferta desse tratamento, ainda aquém do almejado, reforça a relevância do estudo sobre esse paciente para o anestesista. Os tentáculos da doença hepática prévia somados aos cuidados do órgão a ser enxertado podem tornar o intraoperatório turbulento, devendo-se conhecer tais possíveis armadilhas e em que fase ou situação clínica podem ser mais comuns. Descreveremos a seguir os cuidados perioperatórios do paciente submetido ao transplante de fígado de forma sistemática, sinalizando suas implicações pré-, intra e pós-operatórias (Figura 1).

CUIDADOS NEUROLÓGICOS

A disfunção neurológica no paciente submetido ao transplante de fígado usualmente se manifesta por encefalopatia hepática, sua apresentação e manejo; entretanto, ela dependerá da cronicidade da disfunção hepática (insuficiência hepática aguda x crônica). No primeiro cenário, o paciente deve ser considerado alguém em risco de hipertensão craniana, usualmente já estará sedado e com via aérea invadida, frequentemente terá dados recentes de avaliação neurológica multimodal realizados pela unidade de terapia intensiva (UTI) e por vezes será submetido a alguma terapia específica para a remoção de metabólitos ligados à neurotoxicidade (terapia substitutiva renal contínua, suporte hepático extracorpóreo etc.). Os cuidados intraoperatórios devem ser seguidos considerando a

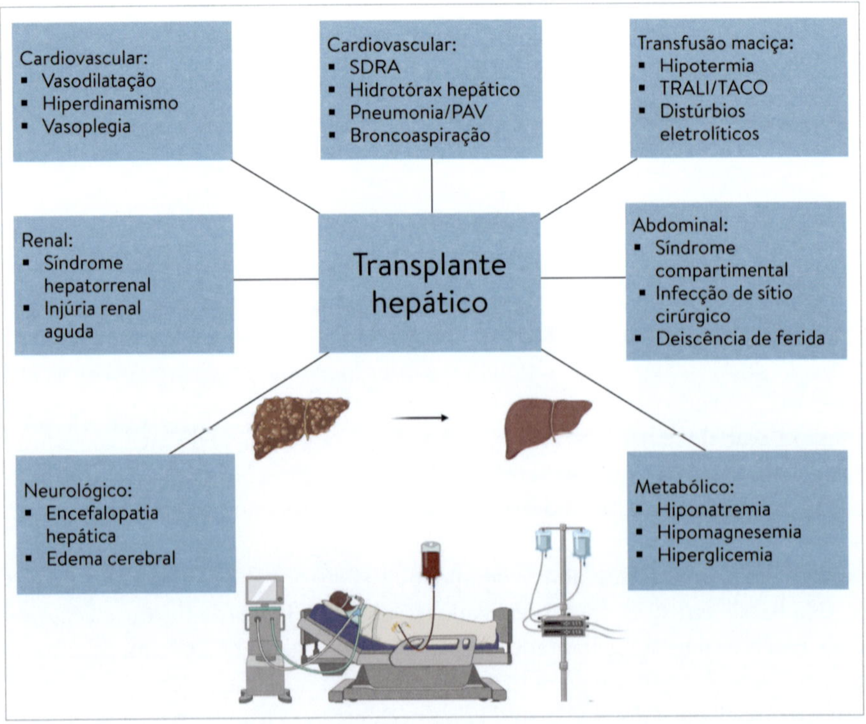

FIGURA 1 Cuidados perioperatórios do paciente submetido ao transplante de fígado.
PAV: pneumonia associada à ventilação mecânica; SDRA: síndrome do desconforto respiratório agudo; TRALI/TACO: lesão pulmonar aguda relacionada à transfusão/sobrecarga circulatória associada à transfusão.

hipertensão craniana como presente; após a entrada do enxerto, por melhor que seja a função do novo órgão, sugere-se uma avaliação detalhada caso a caso antes da interrupção dos sedativos. Ainda no cenário agudo, o uso de terapias clássicas para encefalopatia, como a lactulose, pode ser ineficiente e resultar em distensão gasosa intestinal (dissacarídeo), dificultando o ato cirúrgico. O acompanhamento da pressão intracraniana de forma invasiva pode se configurar como etapa prévia ou adicional, embora o risco de sangramento intracraniano (10%, sendo 5% clinicamente relevante) e o advento de terapias removedoras de amônia, como a hemofiltração contínua, tenham minimizado essa ferramenta na prática. Por outro lado, pacientes com cirrose ou outras indicações crônicas de transplante hepático raramente apresentam hipertensão intracraniana, embora com alguma frequência possam requerer maior tempo para recuperação do nível e do conteúdo neurológico após a retirada dos sedativos. Após o ato cirúrgico, na ausência de uma contraindicação clara à extubação (choque refratário, sangramento, hipoxemia grave ou disfunção grave do enxerto), podem ser manejados com a retirada imediata dos sedativos, seguida de um exame neurológico e desmame da ventilação mecânica. Embora nenhum sedativo esteja consistentemente relacionado a piores desfechos após o transplante de fígado, os benzodiazepínicos são classicamente apontados como fatores de risco para o agravamento da encefalopatia hepática, o que poderia impactar a recuperação neurológica em caso de disfunção do novo fígado.

Embora o transplante de fígado seja uma grande cirurgia abdominal, o controle da dor em geral não é complexo, pela ausência de inervação da nova cápsula hepática, pelas altas doses de corticoides e por vezes imunossupressores com potencial analgésico e, ainda, por um suposto aumento no limiar de dor na população com cirrose, supostamente relacionado com frequentes hospitalizações, coletas e outros procedimentos invasivos. O controle da dor é comumente alcançado com analgésicos simples, com ou sem opiáceos leves e outras opções. A necessidade frequente do uso de opiáceos de alta potência é incomum e pode apontar para possíveis complicações. O uso de anti-inflamatórios não esteroidais deve ser evitado, pela alta incidência de disfunção renal aguda no pós-operatório da cirurgia.

CUIDADOS HEMODINÂMICOS

A hipotensão e o choque circulatório são comums durante e após o transplante hepático. Esse achado se deve em parte à progressiva vasoplegia que ocorre com o avanço da cirrose, tendo correlação direta com a escala MELD (*Model for End-Stage Liver Disease*). Além disso, pacientes cirróticos apresentam menor produção endógena de vasopressina, maior incidência de disfunção adrenal relativa e alta frequência de disfunção diastólica, formando um equilíbrio frágil a ser desafiado pela simpatólise dos agentes anestésicos, pela isquemia-reperfusão, síndrome da resposta inflamatória sistêmica (SIRS), sangramentos e manipulações do retorno venoso caval durante a cirurgia. A incidência de cardiomiopatia cirrótica é descrita em torno de 43%, caracterizando-se, além da disfunção diastólica, por um amortecimento da resposta inotrópica e cronotrópica e por uma tendência a arritmias e alargamento do intervalo QT. Outro desafio à sua homeostase é a hipertensão portopulmonar, entidade descrita em 5% dos pacientes cirróticos, com diferentes graus de gravidade e que pode prejudicar ainda mais a função ventricular direita, especialmente durante a reperfusão – momento em que o volume usualmente represado na região esplâncnica pelo fígado cirrótico endurecido retornará à circulação sistêmica de forma aguda, elevando ainda mais a pressão pulmonar e as pressões de enchimento do ventrículo direito. Neste momento, a disfunção aguda do ventrículo direito pode resultar em colapso circulatório, sendo por isso indicada uma avaliação biventricular contínua durante a cirurgia – se possível, com cateter de artéria pulmonar ou ecotransesofágico, permitindo assim o acompanhamento das pressões citadas. O uso de monitores de débito cardíaco contínuo baseados em métodos de contorno de ondas de pulso arteriais é inferior ao cateter de artéria pulmonar nesse cenário, e, quando utilizado, é preciso se atentar às devidas individualizações paramétricas e à frequente calibragem do dispositivo.

O paciente com ascite refratária tem um desafio adicional, pois uma grande quantidade de fluidos pode ser drenada da cavidade abdominal no intra e no pós-operatório, resultando em desequilíbrios hídricos e hemodinâmicos de difícil previsibilidade, além da diluição do conteúdo cavitário que pode tornar ainda mais subjetiva a quantificação do sangramento abdominal. Por outro lado, pacientes com histórico prévio de ascite refratária apresentam menor risco de hipertensão intra-abdominal no pós-operatório.

A hipotensão nesse cenário parece resultar de uma combinação entre a redução do conteúdo (perdas intravasculares), da perda do continente (vasoplegia) e da lesão inflamatória do glicocálix (extravasamento), usualmente requerendo uma combinação entre fluidos e vasopressores guiados por fluidorresponsividade em busca da normotensão.

O processo de isquemia-reperfusão ocorrerá em todos os submetidos ao transplante hepático; entretanto, em alguns deles, esse fenômeno pode ser mais intenso, se apresentando com hipotensão severa e denominada de síndrome de isquemia-reperfusão. Uma queda de 30% na pressão arterial média (PAM) por pelo menos 1 minuto nos primeiros 5 minutos após a reperfusão é usada como critério para identificar essa síndrome e está relacionada à menor sobrevida futura do enxerto hepático. Esse diagnóstico retrospectivo nem sempre pode ser firmado com tanta precisão, pois o anestesista buscará uma estabilização do paciente no menor tempo possível. A razão possível para esse fenômeno é a chegada do sangue oriundo do enxerto frio, acidótico, hipercalêmico e rico em espécies reativas de oxigênio (ERO), potencializado pelo tempo de isquemia fria, ao coração antigo. Dentre as diversas medidas avaliadas buscando prevenir esse fenômeno, o uso de estratégias de suporte perfusional do enxerto, como a *normothermic machine perfusion* ou *hypothermic machine perfusion*, despontam como potencialmente benéficas em estudos recentes, embora ainda estejam pouco disponíveis.

Os parâmetros de micro-hemodinâmica, como perfusão periférica, *mottling* e lactato sérico podem servir de parâmetros adicionais no diagnóstico hemodinâmico. Entretanto, a dinâmica do lactato sérico pode sofrer interferências nesse cenário, uma vez que cerca de 70% do seu metabolismo se dá no parênquima hepático. Assim, a queda dos níveis de lactato sérico após a introdução do novo fígado é um dos indicadores que indicam seu funcionamento, mas a elevação desse marcador pode ser de difícil interpretação (disfunção do enxerto? Hipoperfusão tecidual? Beta-adrenérgicos? Inotrópicos?). Vale ainda ressaltar que, no período pós-operatório, terapias de substituição renal contínuas são capazes de reduzir os valores séricos de lactato, suplantando a falta de depuração hepática e simulando o bom funcionamento do enxerto.

A diferenciação etiológica da hipotensão no pós-operatório imediato também pode ser desafiadora. Classicamente, espera-se um desmame progressivo dos vasopressores com o sequencial funcionamento do novo fígado, mas alguns pacientes podem apresentar choque refratário, acidose e hiperlactatemia crescente. A piora ou ausência de melhora hemodinâmica com os achados descritos que ocorre após o implante do novo fígado geralmente significa disfunção grave do enxerto (falência primária do enxerto – PNF). Em pacientes que apresentam melhora inicial clínica e laboratorial e após algumas horas voltam a evoluir com disfunção hemodinâmica grave, deve-se afastar principalmente o sangramento de sítio cirúrgico e a disfunção cardíaca nova por isquemia ou hipertensão pulmonar. O débito cardíaco e a responsividade volêmica devem ser mensurados e otimizados de forma individualizada no manejo do choque pós-operatório, sendo ainda indicada em suspeita de PNF a avaliação para relistagem e retransplante pela equipe responsável. A associação de corticoide durante o choque refratário é recomendada com base na incidência elevada de disfunção adrenal descrita na população com hepatopatia aguda ou crônica (síndrome hepatoadrenal), embora o nível de evidência que sustente a eficácia desta estratégia nessa população seja baixo.

CUIDADOS RESPIRATÓRIOS

A maioria dos pacientes transplantados evolui para extubação nas primeiras horas após o procedimento. Dentre as causas que podem prolongar a necessidade de assistência ventilatória invasiva, além da disfunção grave do enxerto, sangramento e hipertensão intracraniana, deve-se atentar a algumas patologias pulmonares do paciente com cirrose, como a síndrome hepatopulmonar (SHP) e o hidrotórax hepático (HH), além de outras causas inespecíficas (pneumotórax, edema, insuficiência cardíaca, síndrome do desconforto respiratório agudo). A presença de hipoxemia desproporcional à mecânica ventilatória deve ressaltar a possibilidade de síndrome hepatopulmonar, entidade presente em cerca de 5-8% dos pacientes cirróticos. A presença de *shunt* extracardíaco evidenciado pela passagem de microbolhas do lado esquerdo do coração no ecocardiograma após o 4 ciclo reforça o diagnóstico. A maioria dos casos apresenta hipoxemia leve ou moderada, sem contraindicação ao desmame da ventilação mecânica; entretanto, a taquicardia perioperatória e o aumento do retorno venoso após a queda da resistência hepática com a troca do fígado fibrótico podem resultar em descompensação da patologia de base e hipoxemia grave. Nesses casos, algumas estratégias são apontadas na literatura como adjuvantes ao tratamento, como a ventilação em decúbito zero (minimizando o fluxo às áreas de *shunt* basais) e o uso de azul de metileno intravenoso, buscando uma inibição da vasodilatação pulmonar mediada por óxido nítrico. Alguns pacientes com alterações vasculares crônicas e menos reativas podem apresentar piora após infusão do azul de metileno por possível vasoconstrição de áreas "boas". O uso do óxido nítrico inalatório mostrou-se também um fator adjuvante, uma vez que desviaria o fluxo a áreas mais "reativas", ajustando a relação ventilação/perfusão. O reconhecimento dessa entidade é importante para evitar o uso desnecessário de PEEP elevadas, buscando melhorar uma hipoxemia que não tem relação com áreas de colapso. A elevação da PEEP pode reduzir o fluxo da veia porta e da artéria hepática, sendo ainda associado à congestão hepática em estudos experimentais.

O hidrotórax hepático (HH) é outra entidade relevante a ser avaliada nesta população. A presença de derrame pleural unilateral, em especial à direita, deve levantar essa possibilidade e também pode contribuir para hipoxemia ou perda de complacência ventilatória. Quando clinicamente relevante, o HH é geralmente identificado no período pré-operatório e pode ser tratado com diuréticos ou toracocentese. No pós-operatório, é aconselhável a realização de um raio x de tórax, não apenas para avaliar a posição dos dispositivos intravasculares inseridos, mas também para excluir complicações associadas.

GASTROINTESTINAL

A população de pacientes submetidos ao transplante hepático é composta majoritariamente de pacientes com cirrose, uma amostra frequentemente relacionada à desnutrição e sarcopenia – indicadores que são inclusive apontados como fatores de risco para um pior desfecho pós-operatório. Assim, garantir uma oferta nutricional adequada é prioridade nessa população e deve ser iniciada assim que a hemodinâmica permitir. A ausência completa de vasopressores não é um requisito obrigatório, sendo a curva de melhora hemodinâmica sustentada suficiente para o início da terapia. O íleo pós-operatório não é comum, não só pela melhora da congestão enteroportal com a troca do órgão, mas também pela baixa necessidade de opioides e menor manipulação de alças no intraoperatório. Embora a via oral/enteral seja preferida, na presença de contraindicações sem perspectiva de resolução rápida, a via parenteral é sugerida, mesmo dentro da primeira semana pós-operatória, considerando o risco nutricional mencionado. Os níveis séricos de glicose devem ser monitorados, sendo frequente a hiperglicemia nos primeiros dias, não apenas pelo uso de maiores doses de corticosteroides, mas também pela possibilidade de distúrbios metabólicos como o desenvolvimento de "diabetes de início recente após transplante (NODAT)". Os exames laboratoriais que avaliam a função hepática (bilirrubinas, lactato arterial, tempo de protrombina, fator V) e os resultados relacionados à lesão celular (aminotransferases) e canalicular (fosfatase alcalina e gamaglutamiltransferase) devem ser seriados inicialmente para auxiliar a entender o funcionamento do novo enxerto. A frequência de solicitação pode variar conforme a suspeita de disfunção do enxerto (a cada 12 até a cada 6 horas).

RENAL

A insuficiência renal aguda (IRA) após o transplante hepático é comum, atingindo uma incidência de 40-80% nos primeiros dias. Essa disfunção está relacionada à menor sobrevida do enxerto e maior mortalidade do paciente. A etiologia para uma incidência tão elevada é multifatorial, passando por fatores pré-cirúrgicos, como a síndrome hepatorrenal, a vasoplegia crônica, o uso frequente de diuréticos, laxativos, betabloqueadores e drogas nefrotóxicas como as quinolonas profiláticas. Esse frágil equilíbrio será ainda desafiado pelo ato cirúrgico agressivo, com frequentes episódios de hipotensão, sangramento, isquemia-reperfusão e manipulação da cava inferior. Além disso, no período pós-operatório, alguns novos desafios serão impostos, como o início da imunossupressão com tacrolimo e da possibilidade de complicações específicas, como o não funcionamento primário do enxerto e a perda contínua de ascite pelo dreno. Nesse cenário desafiador, a proteção renal deve ser iniciada ainda no pré-operatório, evitando a desidratação e minimizando o uso de hipotensores quando possível. No intraoperatório, deve-se estar atento à hipovolemia e à dose de hipotensão, ambas consideradas fatores potencialmente modificáveis relacionados à IRA. A minimização do uso de drogas nefrotóxicas deve ser objetivada, sendo o uso de tacrolimo adiado, quando possível, com a ajuda de outros imunossupressores. Quando iniciado, o nível sérico de tacrolimo deve ser mensurado diariamente, buscando evitar hiperdosagem até atingir a dose necessária que induza o alvo almejado.

HEMATOLÓGICO

A cirrose hepática é frequente indutora de anemia e plaquetopenia. Além disso, parte desses pacientes pode fazer uso contínuo de anticoagulantes orais por trombose parcial da veia porta, devendo o anestesista mapear esses potenciais riscos antes da cirurgia. Embora ainda seja comum o estigma de que o paciente com cirrose é um "coagulopata", sabe-se que a disfunção hepática leva à hipoprodução tanto de fatores pró- como anticoagulantes, usualmente induzindo um estado de "hemostasia rebalanceada". Assim, ao avaliar a formação do trombo por métodos viscoelásticos no início do ato operatório, nota-se que a maioria desses pacientes desenvolverá valores normais de trombogênese. Parte da formação do estigma com essa população vem dos valores frequentemente alterados do tempo de protrombina (TP), exame que guarda correlação maior com a função hepática que com o risco de sangramento nessa população. Estudos que avaliam a correlação entre TP e testes viscoelásticos mostram que, até em valores próximos a 3,5-4, a dificuldade de trombogênese é incomum, sendo inclusive possível a existência de um estado protrombótico, não sendo indicada a correção profilática desses valores, em especial no pré-operatório, em que a transfusão liberal está associada a aumento da pressão portal e sangramento por varizes esofágicas. Apesar disso, a hemostasia rebalanceada pode representar um equilíbrio frágil, não sendo incomum que a agressão cirúrgica e os sangramentos de grande monta usualmente associados a reposições volêmicas dilucionais sejam indutores de coagulopatia intraoperatória. Além do controle de cálcio, temperatura e pH, sugerimos, quando disponível, orientar as terapias hemostáticas com métodos viscoelásticos. Essa estratégia está ligada à menor necessidade transfusional, especialmente de plasma fresco congelado, e a controversa redução de mortalidade no contexto do transplante hepático.

Na ausência de testes viscoelásticos, sugerimos orientar as transfusões de acordo com as metas para a população geral, visando níveis de hemoglobina ≥ 7 g/dL e, caso haja sangramento, um nível de fibrinogênio > 100-150 mg/dL, contagem de plaquetas acima de 50.000 células/mm^3 e transfusão de fatores de coagulação com plasma fresco congelado ou complexo de protrombina em caso de sangramento relevante ou refratário, independentemente dos níveis de TP.

Os submetidos ao transplante hepático apresentam risco de tromboembolismo venoso (TEV) semelhantes ou maiores que o da população cirúrgica geral, sendo indicado o uso da profilaxia química de TEV após 12-24 horas da cirurgia – consideram-se para isso a ausência de sangramento ativo e um adequado funcionamento do enxerto hepático.

INFECÇÃO E IMUNOSSUPRESSÃO

O paciente com cirrose apresenta maior risco de infecção quando comparado a outras populações críticas, fato possivelmente associado às reduções perfusionais dos órgãos intra-abdominais impostas pela hipertensão intra-abdominal da ascite de grande monta e à perda do filtro hepático imunológico com a progressiva disfunção do órgão, resultando em um estado de imunoparesia. Durante a cirurgia, outros desafios podem surgir, como choque séptico na manipulação de vias biliares cronicamente doentes (cirrose biliar, colangite esclerosante e outras), pela possibilidade de peritonite bacteriana espontânea não previamente identificada e até mesmo por infeção advinda do órgão doado. A antibioticoprofilaxia do intraoperatório deve ser definida antes do procedimento e usualmente é individualizada conforme os riscos individuais e a história do doador. A extensão da antibioticoprofilaxia nos dias seguintes à cirurgia é controversa, implementada com bastante variação, a depender do centro transplantador, embora o uso restritivo de antibioticoprofilaxia apenas no intraoperatório tenha se mostrado não inferior ao esquema prolongado de 72 horas.

No primeiro mês após a cirurgia, a maioria das infecções está ligada aos cuidados de saúde (infecção de sítio cirúrgico, infecção de corrente sanguínea, pneumonia associada à ventilação ou infecção urinária relacionada à dispositivos), em geral com patógenos comuns ao indivíduo não suprimido, mas com a possibilidade de infecções fúngicas e virais precocemente. A duração da profilaxia antibiótica varia amplamente entre os serviços; evidências recentes apontam a não inferioridade entre administrar apenas durante a cirurgia em comparação com sua extensão por 72 horas.

A imunossupressão se inicia já no período intraoperatório, geralmente com alta dose de esteroides, com ou sem o uso de um inibidor da atividade linfocitária (ex.: basiliximabe, timoglobulina). Após a cirurgia, inicia-se o período de redução gradual dos esteroides e introdução dos inibidores de calcineurina. O tacrolimo é a droga mais utilizada, iniciado no 1º-2º dia pós-operatório, com tempo e intensidade ajustados de acordo com o alvo a ser atingido e a função renal. Os inibidores de linfócitos mencionados ou a associação com outros imunossupressores (micofenolato de mofetila) podem ser usados em uma estratégia poupadora de tacrolimo, em especial na vigência de disfunção renal aguda. Embora os protocolos de imunossupressão sejam amplamente variáveis entre serviços transplantadores, sugerimos a busca por um nível sérico de tacrolimo entre 6 e 10 ng/mL; além disso, recomendamos vigilância ativa sobre seus principais efeitos colaterais, como a nefrotoxicidade e a neurotoxicidade, este último bastante variável em sua apresentação, desde tremores de extremidades até síndromes neurológicas complexas, como a síndrome da encefalopatia posterior reversível (PRESS). Diante de complicações graves, deve-se avaliar a troca dessa droga por ciclosporina e seguir avaliando a potencial toxicidade.

COMPLICAÇÕES DO ENXERTO

O médico anestesista deve estar atento a possíveis complicações intraoperatórias que vão além dos já citados desafios da cirurgia no paciente com cirrose.

Após a reperfusão do órgão, inicia-se uma fase de avaliação quanto ao funcionamento do novo fígado – alguns parâmetros podem ser úteis nessa tarefa. Como mencionado no tópico de hemodinâmica, espera-se que o lactato arterial comece a decair com o funcionamento do novo órgão, sendo ainda esperado que esse bom funcionamento resulte em progressivo desmame de vasopressores, controle de acidose e sangramento e que, nas horas seguintes, os demais exames laboratoriais hepáticos demonstrem tendência de queda nos valores de bilirrubinas, TP, transaminases, canaliculares e aumento dos valores de fator V. Quanto maior a suspeita de disfunção orgânica, mais curto deve ser o período de reavaliação clínico-laboratorial. A realização de uma ultrassonografia Doppler do enxerto hepático no 1º dia de pós-operatório (DPO) é sugerida como forma de obter um *status* vascular basal que servirá de comparação para futuras avaliações sempre que ocorrer piora clínica ou laboratorial. A deterioração clínica imediata em geral está relacionada à disfunção do enxerto e/ou sangramento, sendo o raro diagnóstico de trombose completa da veia porta um diferencial a ser descartado. Já a piora laboratorial hepática subaguda, isto é, após o 3º-5º PO, comumente está ligada a rejeição do enxerto, diagnóstico frequentemente presumido de forma clínica em um cenário que pode combinar baixos níveis de imunossupressores, elevação de enzimas canaliculares e eosinofilia. Apesar de ser o diagnóstico mais provável, é prudente que, diante de qualquer piora clínica ou laboratorial nessa fase, seja feito um novo doppler do enxerto, uma vez que a trombose da artéria hepática pode simular tal apresentação, em especial pelo aumento subclínico de enzimas canaliculares, e deve ser excluída, já que seu diagnóstico pode permitir uma trombectomia precoce salvadora do enxerto, sendo sua identificação tardia uma indicação de retransplante.

Além da trombose de artéria hepática e de veia porta, pode ocorrer ainda a trombose de veia hepática, situação rara que pode justificar uma ascite refratária pós-operatória e até mesmo a disfunção do enxerto. Outras complicações podem ocorrer nesse período, como a síndrome de *small-for-size*, entidade mais frequente em transplante intervivos e caracterizada por disfunção do enxerto relacionada a massa implantada inferior a 0,8% da superfície corporal do receptor. Nesse cenário, o alto fluxo portal frente à pequena massa hepática pode induzir congestão e necrose hepatocitária, com ascite desproporcional ao histórico do indivíduo e que pode persistir mesmo após 4 semanas da cirurgia. Nesse cenário, o uso de terlipressina é sugerido por estudos experimentais em hepatectomias de grande monta como um potencial catalisador da regeneração de hepatócitos. A elevação desproporcional de transaminases deve levantar a hipótese, além de isquemia, de *large-for-size* – situação usualmente subclínica, mas que pode em casos graves cursar com compressão da cava retro-hepática, da veia hepática e até mesmo hipertensão abdominal. A colestase pós-operatória pode ainda resultar de complicações mecânicas das vias biliares ou até mesmo advir de uma colangiopatia isquêmica por vezes relacionada ao baixo fluxo de artéria hepática.

TABELA 1 Perioperatório de transplante hepático

Se ausência de hipertensão intracraniana > desligar sedação >> avaliar extubação.
Desmame de vasopressores (atentar para miocardiopatia da cirrose e vasoplegia).
Analgesia simples, evitar opioide se possível, introdução precoce de dieta no pós-operatório.
Alto risco de disfunção renal, atentar para balanço hídrico, PAM e dreno abdominal.
Imunossupressão > corticoide + tacrolimo +- micofenolato de mofetila.
Antibioticoprofilaxia > intraoperatória com foco abdominal.
Profilaxia TEV > após 12-24 horas da cirurgia em pacientes em sangramento ativo.
Doppler do enxerto hepático no 1° dia pós-operatório e se houver piora clínica ou laboratorial.
Avaliação clínica e de laboratório de função hepática seriada conforme a gravidade.

PAM: pressão arterial média; TEV: tromboembolismo venoso.

BIBLIOGRAFIA

1. Al Moosawi M, Trudeau J, Smith T, Lefebvre A, Shih AW. ROTEM in the setting of liver transplant surgery reduces frozen plasma transfusion. Transfus Apher Sci. 2021;60(3):103125.
2. Associação Brasileira de Transplante de Órgãos. Registro Brasileiro de Transplantes. Dimensionamento dos Transplantes no Brasil e em cada estado (2016-2023). 2023. [acesso em agosto de 2025]. Disponível em: https://site.abto.org.br/wp-content/uploads/2024/04/rbt2023-restrito.pdf
3. Berry PS, Rosenberger LH, Guidry CA, Agarwal A, Pelletier S, Sawyer RG. Intraoperative versus extended antibiotic prophylaxis in liver transplant surgery: a randomized controlled pilot trial. Liver Transpl. 2019;25(7):1043-53.
4. Brustia R, Monsel A, Skurzak S, Schiffer E, Carrier FM, Patrono D, et al. Guidelines for perioperative care for liver transplantation: enhanced recovery after surgery (ERAS) recommendations. Transplantation. 2022;106(3):552-61.
5. Chen XB, Xu MQ. Primary graft dysfunction after liver transplantation. Hepatobiliary Pancreat Dis Int. 2014;13(2):125-37.
6. Hizomi Arani R, Abbasi MR, Mansournia MA, Nassiri Toosi M, Jafarian A, Moosaie F, et al. Acute kidney injury after liver transplant: incidence, risk factors, and impact on patient outcomes. Exp Clin Transplant. 2021;19(12):1277-85.
7. Lee M, Weinberg L, Pearce B, Scurrah N, Story DA, Pillai P, et al. Agreement in hemodynamic monitoring during orthotopic liver transplantation: a comparison of FloTrac/Vigileo at two monitoring sites with pulmonary artery catheter thermodilution. J Clin Monit Comput. 2017;31(2):343-51.

8. Nayyar D, Man HS, Granton J, Lilly LB, Gupta S. Proposed management algorithm for severe hypoxemia after liver transplantation in the hepatopulmonary syndrome. Am J Transplant. 2015;15(4):903-13.
9. Siniscalchi A, Gamberini L, Laici C, Bardi T, Ercolani G, Lorenzini L, et al. Post reperfusion syndrome during liver transplantation: From pathophysiology to therapy and preventive strategies. World J Gastroenterol. 2016;22(4):1551-69.
10. Ukere A, Meisner S, Greiwe G, Opitz B, Benten D, Nashan B, et al. The influence of PEEP and positioning on central venous pressure and venous hepatic hemodynamics in patients undergoing liver resection. J Clin Monit Comput. 2017;31(6):1221-8.
11. Wagener G, Kovalevskaya G, Minhaz M, Mattis F, Emond JC, Landry DW. Vasopressin deficiency and vasodilatory state in end-stage liver disease. J Cardiothorac Vasc Anesth. 2011;25(4):665-70.

SEÇÃO VI

Transplante pancreático

15

Anestesia no transplante de pâncreas

Thaís Fonseca Chagas
Talison Silas Pereira

DESTAQUE DO TEMA

1. Critérios de indicação bem definidos: o transplante pancreático é indicado principalmente em pessoas com diabetes tipo 1 com controle metabólico inadequado e complicações avançadas, incluindo nefropatia terminal (transplante pâncreas-rim). Casos selecionados de diabetes tipo 2 também podem ser elegíveis quando apresentam baixa resistência insulínica e necessidade de altas doses de insulina.
2. Desafios anestésicos no diabético avançado: esses pacientes frequentemente apresentam neuropatia autonômica com risco aumentado de hipotensão grave e arritmias, gastroparesia que eleva o risco de broncoaspiração e neuropatia periférica que demanda cuidado no posicionamento cirúrgico.
3. Técnicas anestésicas e analgesia multimodal: a indução deve priorizar a estabilidade cardiovascular, frequentemente com indução em sequência rápida; a manutenção pode ser venosa total ou com sevoflurano. A analgesia multimodal, incluindo bloqueios de parede abdominal como TAP Block, é indicada para reduzir opioides, otimizar o controle álgico e preservar estabilidade hemodinâmica.

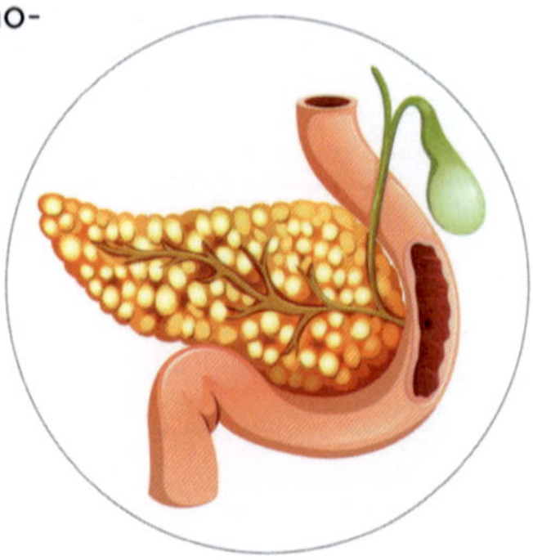

4. Manejo glicêmico intra e pós-operatório: durante o transplante, deve-se monitorar glicemia com frequência, ajustando insulina e glicose para manter valores entre 100 e 150 mg/dL, prevenindo a hipoglicemia e protegendo o enxerto. No pós-operatório, a estabilidade glicêmica é um marcador fundamental da função do transplante.
5. Benefícios clínicos do transplante bem-sucedido: quando corretamente indicado, o transplante de pâncreas restaura a normoglicemia, elimina a dependência de insulina, reduz complicações crônicas do diabetes e melhora significativamente a sobrevida e a qualidade de vida do paciente.

INTRODUÇÃO

O transplante de pâncreas é atualmente a opção terapêutica mais efetiva em restaurar a produção de insulina em pacientes com diabetes. Em função da necessidade de imunossupressão para a vida toda e elevado risco cirúrgico, é uma alternativa apenas para pacientes selecionados.

O transplante de ilhotas pancreáticas ainda não é largamente utilizado, porém há evidências de que o seu resultado possa ser similar ao transplante do órgão sólido para pacientes sem lesão renal associada. A taxa de independência à insulina em 1 ano é maior no transplante de pâncreas, mas o transplante de ilhotas é menos invasivo e tem menor morbimortalidade.

O transplante vascularizado de pâncreas pode acontecer em diversos cenários. O mais comum é simultâneo ao renal (pâncreas-rim) nos casos de nefropatia diabética avançada ou terminal, podendo o rim ser do mesmo doador falecido do pâncreas ou de um doador vivo. Somente o pâncreas pode acontecer quando não há doença renal associada (pâncreas isolado) ou quando o transplante renal já foi realizado previamente (pâncreas após rim).

EPIDEMIOLOGIA DO TRANSPLANTE DE PÂNCREAS NO BRASIL

Segundo o Registro Brasileiro de Transplante, a lista de espera no final de dezembro de 2023 era de 11 pacientes ativos para pâncreas e 270 pacientes para pâncreas-rim. No ano de 2023 ingressaram 31 pacientes na lista de espera de pâncreas, e a mortalidade foi de 13%; na lista de pâncreas-rim, ingressaram 150 pacientes, e a mortalidade foi de 69%. A Figura 1 apresenta dados epidemiológicos do transplante de pâncreas no Brasil entre 2013 e 2023, evidenciando o número

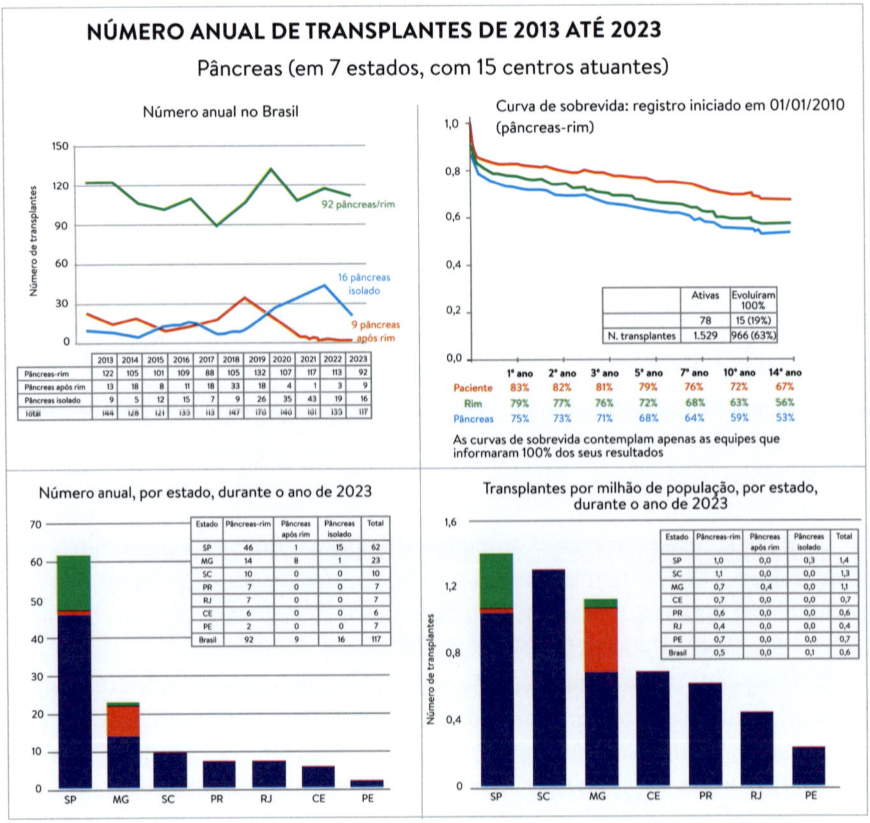

FIGURA 1 Dados epidemiológicos do transplante de pâncreas no Brasil (2013–2023). O número de transplantes manteve-se estável na última década, com predomínio da modalidade pâncreas-rim. A curva de sobrevida demonstra queda mais acentuada nos primeiros anos, seguida de estabilização, com resultados semelhantes aos padrões internacionais. Em 2023, os procedimentos concentraram-se em poucos estados, principalmente São Paulo, embora Santa Catarina apresente a maior taxa por milhão de habitantes. Esses dados reforçam a necessidade de ampliação dos centros transplantadores e otimização do manejo para reduzir perdas precoces do enxerto; azul-escuro: pâncreas-rim; vermelho: pâncreas após rim; verde: pâncreas isolado. Nos gráficos de barras, as cores representam a composição do total por modalidade em cada estado.

Fonte: Associação Brasileira de Transplante de Órgãos, 2024.

anual de procedimentos, curva de sobrevida dos enxertos, distribuição por estado e taxa de transplantes por milhão de habitantes.

INDICAÇÃO

O transplante de pâncreas é realizado nos pacientes com *diabetes mellitus* (DM) para restaurar a produção endógena de insulina com base na variação da glicemia e basicamente indicado quando os riscos cirúrgico e da imunossupressão são comparados às complicações da falta de controle da doença por meio da insulinoterapia exógena.

Os principais candidatos ao transplante de pâncreas são pacientes com *diabetes mellitus* tipo 1, com ausência ou níveis indetectáveis de peptídeo C, controle glicêmico instável apesar de manejo otimizado e/ou evolução de complicações crônicas relacionadas ao diabetes. Em situações selecionadas, o transplante também pode ser indicado em *diabetes mellitus* tipo 2, especialmente em indivíduos que apresentam necessidade de altas doses de insulina para manter controle glicêmico, que não têm resistência insulínica significativa e que não são obesos ou apresentam apenas sobrepeso leve.

O transplante isolado é indicado quando há graves e frequentes complicações metabólicas, como hipoglicemias frequentes, hiperglicemia importante e/ou cetoacidose; incapacidade clínica e emocional para administrar insulina exógena; hipoglicemia assintomática.

O principal critério é a falha do tratamento tradicional com insulina exógena. Dessa forma, a maioria dos candidatos já tem em torno de 20-25 anos de doença, logo, suas principais complicações, como a doença renal crônica. Essa é a principal indicação do transplante duplo (pâncreas e rim), visto que a mortalidade em 5 anos é de 75% dos pacientes com diabetes insulinodependentes em terapia dialítica.

Os critérios definidos pela American Diabetes Association (ADA) estão resumidos na Tabela 1.

TABELA 1 Indicações clínicas para as diferentes modalidades de transplante de pâncreas

Situação clínica	Função renal	Modalidade preferida	Observações/ comentários clínicos
Diabetes mellitus tipo 1 com controle glicêmico instável (hipoglicemias graves recorrentes, hipoglicemia sem percepção cetoacidose recorrente) e/ ou progressão de complicações crônicas do diabetes	Função renal preservada ou sem doença renal avançada	Transplante de pâncreas isolado	Objetivo principal: controle metabólico e possibilidade de independência de insulina
Diabetes mellitus com complicações metabólicas graves associadas a doença renal crônica avançada	Taxa de filtração glomerular < 30 mL/min/1,73 m^2 ou diálise (nefropatia diabética terminal)	Transplante simultâneo pâncreas-rim	Substitui, em um único ato cirúrgico, a função renal e a função endócrina pancreática

(continua)

TABELA 1 Indicações clínicas para as diferentes modalidades de transplante de pâncreas *(continuação)*

Situação clínica	Função renal	Modalidade preferida	Observações/ comentários clínicos
Nefropatia diabética terminal em paciente que recebeu (ou receberá) rim de doador vivo	Função renal restabelecida por transplante renal prévio ou planejado com doador vivo	Pâncreas após rim	Estratégia em dois tempos: rim primeiro, pâncreas em procedimento subsequente
Controle glicêmico instável com hipoglicemias potencialmente letais, mas risco cirúrgico elevado para transplante de pâncreas em bloco	Função renal preservada ou paciente já transplantado de rim	Transplante de ilhotas pancreáticas (isolado ou após rim)	Opção menos invasiva, voltada especialmente a reduzir hipoglicemias graves

RESULTADO DO TRANSPLANTE NAS COMPLICAÇÕES DA *DIABETES MELLITUS*

Os maiores benefícios são a diminuição da mortalidade e a melhora da qualidade de vida. Tanto pâncreas-rim quanto pâncreas isolado são associados a aumento da disposição e *status* funcional, assim como senso de bem-estar, melhora da autonomia e independência. A transformação em um "ex-diabético" remove o estigma de medo da hipoglicemia, restrições de dieta, promovendo mudanças de estilo de vida, maior expectativa de vida funcional e até regressão das complicações microvasculares. (Vide Figura 2).

AVALIAÇÃO PRÉ-ANESTÉSICA E PREPARO PRÉ-OPERATÓRIO

Os pacientes submetidos ao transplante pancreático têm comorbidades significativas que afetam diretamente os desfechos clínico e cirúrgico. Esses fatores de risco devem ser identificados, não apenas para a estratificação de risco pré-operatório, como também para a otimização pré-operatória e cuidados intensivos no pós (Tabela 2).

A doença cardiovascular é a principal causa de morbimortalidade pós-transplante e na lista de espera. A hipertensão está presente em 90% dos pacientes, com taxa de filtração glomerular < 30 mL/min/1,73 m^2. A incidência de doença arterial coronariana em paciente com diabetes e com doença renal terminal pode chegar a 72% e é especialmente perigosa, pois cursa assintomática na maioria dos casos em função da neuropatia autonômica.

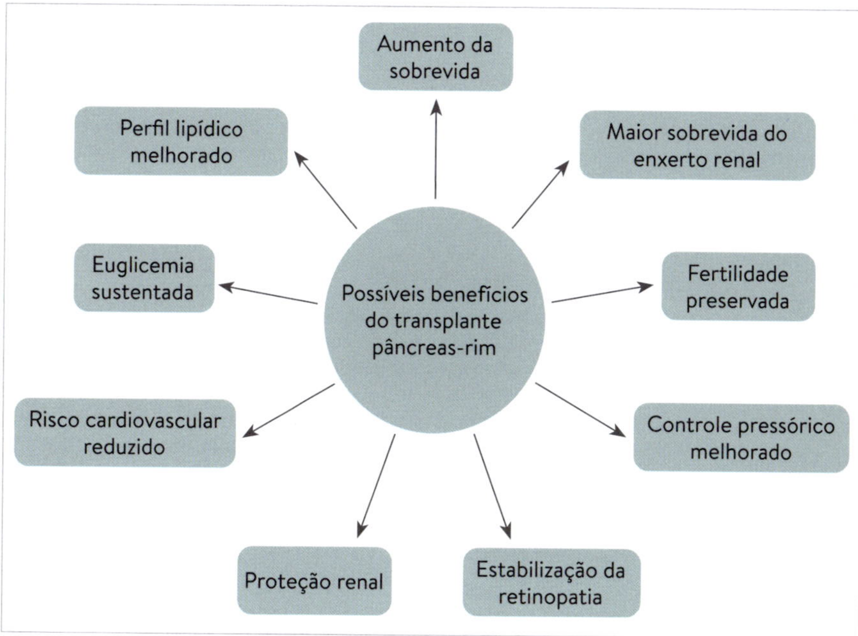

FIGURA 2 Benefícios do transplante pâncreas-rim.

TABELA 2 Avaliação pré-operatória e manejo intraoperatório por sistema orgânico

Sistema/patologia-chave	Avaliação pré-operatória	Condutas intraoperatórias
Cardiovascular ▪ Hipertensão arterial sistêmica ▪ Doença arterial coronariana ▪ Disfunção ventricular ▪ Hipertensão pulmonar	Avaliação cardiovascular dirigida: ecocardiograma transtorácico, eletrocardiograma, marcadores (BNP / troponina) conforme risco funcional e sintomas. Teste funcional ou teste de estresse em pacientes com limitação de capacidade ou sintomas isquêmicos. Otimizar e manter medicações anti-hipertensivas, sobretudo betabloqueador.	Monitorização hemodinâmica avançada desde a indução, com metas explícitas de perfusão e pressão arterial média. Evitar hipotensão sustentada. Terapia guiada por metas para ajuste de fluidos, inotrópico e vasopressor. Atenção especial à função do ventrículo direito em hipertensão pulmonar.
Via aérea/mecânica respiratória ▪ Via aérea potencialmente difícil	Identificar risco de via aérea difícil (anatômico e funcional) e planejar acesso avançado de via aérea. Avaliar limitação ventilatória relevante e capacidade de ventilação sob anestesia geral.	Ter prontamente disponíveis os dispositivos para via aérea difícil e suporte avançado de intubação. Garantir estabilidade ventilatória após indução. Aplicar ventilação mecânica protetora (volume corrente baseado em peso predito e controle de pressão).

(continua)

TABELA 2 Avaliação pré-operatória e manejo intraoperatório por sistema orgânico *(continuação)*

Sistema/patologia-chave	Avaliação pré-operatória	Condutas intraoperatórias
Renal/hidroeletrolítico ▪ Doença renal crônica ▪ nefropatia diabética terminal ▪ Distúrbios de potássio ▪ Volemia	Avaliar estado volêmico real (hipovolemia *vs.* congestão). Dosar eletrólitos com foco em potássio: risco de hiperpotassemia por insuficiência renal e risco de hipopotassemia por insulina. Definir necessidade de hemodiálise pré-operatória em pacientes dialíticos; não é obrigatória em todos, mas deve ser programada se potássio elevado ou sobrecarga volêmica. Controle glicêmico pré-operatório otimizado, evitando hipoglicemia.	Estratégia de fluido guiada por metas dinâmicas de responsividade volêmica (evitar tanto hipovolemia quanto sobrecarga). Usar soluções preferencialmente balanceadas, evitando cloreto excessivo em receptores renais. Proteger perfusão do enxerto renal (no transplante pâncreas-rim), evitando hipotensão prolongada.
Hematológico ▪ Trombocitopenia urêmica ▪ Anemia multifatorial ▪ Risco de trombose vascular precoce do enxerto	Avaliar contagem e função plaquetária (heparina repetida em hemodiálise pode interferir). Quantificar e otimizar anemia antes da cirurgia, quando possível. Reconhecer risco aumentado de trombose do enxerto pancreático e renal.	Definir alvo de hemoglobina geralmente ≥ 7,0 g/dL; em paciente com doença cardiovascular significativa, ≥ 8,0 g/dL. Preferir hemácias filtradas, irradiadas e deleucocitadas; garantir disponibilidade de concentrado de plaquetas. Evitar técnicas de neuroeixo quando coagulopatia ou plaquetopenia contraindicam.
Neuropatia autonômica/ gastrintestinal ▪ Gastroparesia diabética ▪ Disautonomia cardiovascular	Identificar gastroparesia (esvaziamento gástrico lento) e assumir estômago cheio mesmo após jejum convencional. Realizar ultrassom gástrico à beira leito quando disponível para estimar conteúdo e volume residual. Avaliar disautonomia: hipotensão ortostática, variabilidade reduzida da frequência cardíaca, labilidade pressórica.	Proteger via aérea levando em conta risco elevado de broncoaspiração, incluindo preparo para sequência rápida de intubação orotraqueal quando indicado. Antecipar oscilações pressóricas intraoperatórias relacionadas à disautonomia e titular vasopressores de forma precoce e contínua.

Nos pacientes candidatos a transplante, ainda não está muito definido o melhor exame de rastreio de doença cardiovascular. O ecocardiograma deve ser sempre feito, especialmente naqueles com risco ou evidência de disfunção ventricular esquerda. Os achados associados a pior desfecho incluem dilatação atrial esquerda, evidências de hipovolemia e disfunção diastólica. Os testes não invasivos, como ecocardiograma de estresse com dobutamina e cintilografia miocárdica, têm menor sensibilidade e especificidade nessa população, porém são os mais comumente utilizados. Na população com risco aumentado e cardiopatia isquêmica sintomática, obesos e acima de 50 anos, a angiografia coronariana é mais bem indicada.

A neuropatia autonômica deve ser especificamente pesquisada. Realizar busca ativa de sinais como hipotensão postural, taquicardia em repouso, hipoglicemia assintomática, hipotensão no início da diálise, náuseas frequentes, motilidade esofágica reduzida e diarreia intermitente.

TABELA 3 Guia prático: testes diagnósticos para neuropatia autonômica

1. Resposta da frequência cardíaca (FC) à manobra de Valsalva
2. Resposta da FC à posição ereta
3. Resposta da FC à inspiração profunda
4. Resposta da pressão arterial (PA) à posição ereta
5. Pressão da PA à preensão manual sustentada
Disfunção inicial: alteração nos testes 1, 2 ou 3; disfunção grave: alteração nos testes 4 ou 5.

A neuropatia específica do nervo vago é responsável pela gastroparesia, causando aumento do risco de broncoaspiração no perioperatório, mas principalmente durante a indução da anestesia geral (Figura 3). Os sintomas associados incluem epigastralgia, distensão abdominal e diarreia explosiva.

A neuropatia periférica deve ser bem documentada no pré-operatório, e o paciente, orientado pelos possíveis riscos de lesão por posicionamento, mesmo com todas as medidas preventivas. A avaliação da via aérea deve ser bem criteriosa, pois há aumento da incidência de via aérea difícil em função da maior rigidez articular. Esta deve ser pesquisada ativamente através do sinal da prece (Figura 4) incapacidade de opor uma mão espalmada à outra com os punhos em dorsiflexão.

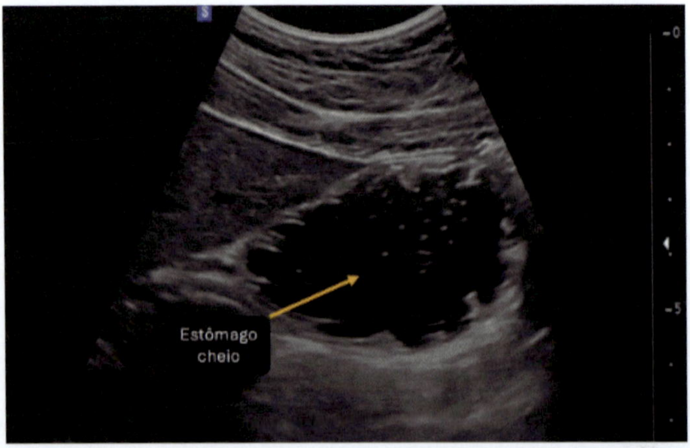

FIGURA 3 Ultrassonografia gástrica *point-of-care* obtida com transdutor convexo (curvilíneo) posicionado na região mesogástrica, em paciente de 48 anos, com diabetes tipo 1, histórico de gastroparesia e disautonomia, candidato a transplante pâncreas-rim. A imagem demonstra antro gástrico amplamente distendido, preenchido por conteúdo predominantemente líquido, caracterizado por área anecoica extensa, compatível com estômago cheio.

Arquivo pessoal do autor.

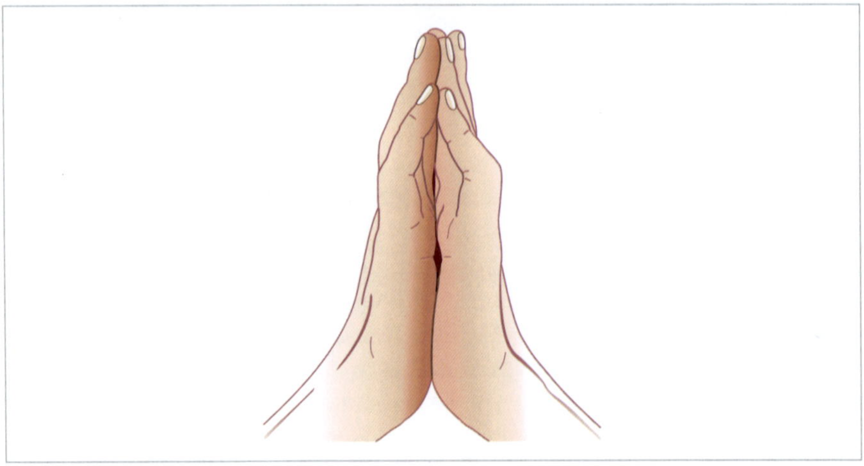

FIGURA 4 Sinal da prece.

A avaliação metabólica deve ser feita próximo à cirurgia com a gasometria arterial ou venosa para descartar cetoacidose diabética. A diálise pré-operatória não precisa ser obrigatoriamente feita, mas considerada se houver hipercalemia ou sobrecarga volêmica.

MANEJO ANESTÉSICO

Indução anestésica

A indução anestésica nesses pacientes deve ser planejada como indução em sequência rápida, devido ao esvaziamento gástrico retardado e ao risco aumentado de broncoaspiração associado à gastroparesia diabética. O opioide de indução pode ser fentanil ou alfentanil. O alfentanil apresenta início de ação mais rápido e atinge concentração efetiva no sítio efetor quase imediatamente após a administração em *bolus*, o que o torna particularmente útil em sequência rápida.

Como agente hipnótico, tanto o propofol quanto o etomidato são opções aceitáveis. O etomidato pode ser preferido em pacientes com reserva hemodinâmica limitada, pela maior estabilidade cardiovascular. A supressão adrenal transitória associada ao etomidato não tem relevância clínica imediata aqui, pois o protocolo de imunossupressão inclui corticosteroides em altas doses já no intraoperatório.

Para bloqueio neuromuscular, o agente de escolha é o rocurônio em dose de sequência rápida (por exemplo, 1,2 mg/kg), associado à disponibilidade de reversão com sugamadex ao final do procedimento. Essa estratégia reduz o risco de bloqueio neuromuscular residual em comparação com o uso de bloqueadores benzilisoquinolínicos (como o cisatracúrio) revertidos com anticolinesterásicos, que dependem de neostigmina e podem deixar fraqueza residual em pacientes metabolicamente frágeis. A succinilcolina permanece uma alternativa de início ultrarrápido, desde que se confirme a potassemia previamente e se reconheça que pode elevar o potássio sérico em cerca de 0,5 a 1,0 mEq/L. Em receptores que já apresentam hiperpotassemia basal, esse aumento adicional pode ser clinicamente relevante e deve ser ponderado antes do uso.

Ao longo da indução e imediatamente após a intubação, a monitorização hemodinâmica deve ser contínua e a hipotensão sustentada deve ser evitada, com ajuste precoce de fluidos, vasopressores e inotrópicos conforme necessário. Esses pacientes frequentemente têm reserva cardiovascular limitada e não toleram quedas abruptas de perfusão.

Com o aumento da disponibilidade do ultrassom no centro cirúrgico e desenvolvimento de protocolos de aceleração da recuperação do paciente cirúrgico, como o ERAS (*Enhanced Recovery After Surgery*), a anestesia regional tem sido componente fundamental em promover analgesia e diminuir o uso de opioides.

Entre as técnicas descritas, destacam-se a peridural torácica, o bloqueio do plano do transverso abdominal (*TAP Block*) que pode ser feito em dose única (*single shot*) ou de forma contínua, com cateter e o bloqueio do reto abdominal.

Bloqueio do plano transverso do abdome (TAP Block) no transplante

O bloqueio do plano transverso do abdome (*TAP Block*) consiste na injeção de anestésico local no plano fascial entre o músculo oblíquo interno e o transverso do abdome (Figuras 5 e 6) . Esse bloqueio abrange os dermátomos correspondentes aos ramos cutâneos anteriores e laterais dos nervos intercostais de T8 a T12, oferecendo analgesia efetiva para incisões de linha média infraumbilical e para incisões transversas na parede abdominal anterior.

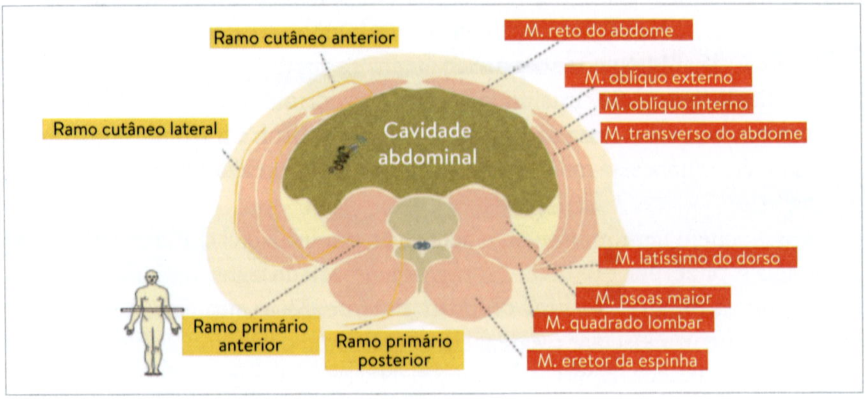

FIGURA 5 Esquema anatômico da parede abdominal evidenciando os ramos nervosos alvo do bloqueio do transverso abdominal (*TAP Block*).

Material cedido pelo Anestesia Regional ARPOADor.

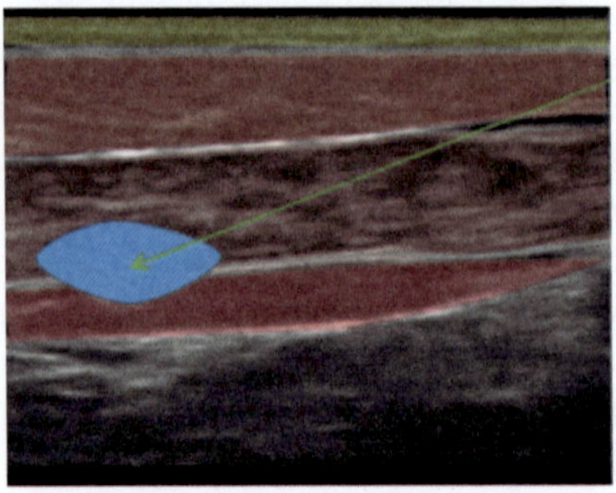

FIGURA 6 Ultrassonografia da parede abdominal mostrando a injeção do anestésico local no plano entre o músculo oblíquo interno e o transverso do abdome, com orientação do transdutor e posicionamento da agulha.

Material cedido pelo Anestesia Regional ARPOADor.

- Posicionamento: paciente em decúbito dorsal.
- Transdutor: linear (ou convexo em pacientes obesos), posicionado transversalmente à parede abdominal, entre a crista ilíaca e o rebordo costal.
- Identificação ultrassonográfica: camadas musculares (oblíquo externo, oblíquo interno e transverso do abdome).
- Técnica: inserção da agulha em plano (*in-plane*), com progressão até o plano entre o músculo oblíquo interno e o músculo transverso do abdome.
- Injeção: observar a dispersão do anestésico local separando as duas camadas musculares.
- Volume sugerido: 40 mL (20 mL por lado), respeitando a dose máxima segura 2-3 mg/kg de ropivacaína.

Manutenção anestésica

A anestesia venosa total guiada por monitorização da consciência intraoperatória é a manutenção mais adotada nos grandes centros brasileiros. A literatura internacional discorre sobre a comparação entre os anestésicos inalatórios, dando preferência ao uso do sevoflurano e isoflurano em detrimento do desflurano.

Monitorização hemodinâmica

A motorização básica envolve ECG, pressão arterial invasiva, oximetria de pulso, analisador de gases, capnografia, temperatura central e monitor de consciência. O acesso venoso central deve ser individualizado nos casos de pâncreas isolado, mas é regra no transplante duplo. A monitorização hemodinâmica deve incluir, sempre que possível, métodos minimamente invasivos de estimativa de débito cardíaco baseados em análise de contorno de pulso, permitindo ajuste dirigido de fluidos, vasopressores e inotrópicos. O uso de cateter de artéria pulmonar fica reservado a cenários selecionados, como hipertensão pulmonar significativa, disfunção importante do ventrículo direito ou instabilidade hemodinâmica complexa. Como ferramenta adicional não invasiva e de caráter multiparamétrico, o ecocardiograma transesofágico fornece avaliação contínua da função ventricular, da pré-carga funcional e da resposta às intervenções, integrando-se à tomada de decisão intraoperatória.

A etiologia da hipotensão em transplantados renais no perioperatório é multifatorial: a hipotensão aguda pode ocorrer pelo excesso de filtração até o peso seco na diálise pré-operatória. A disfunção autonômica diminui a sensibilidade dos barorreceptores cardíacos, alterando a resposta cardíaca. Comorbidades comumente encontradas nesses pacientes diminuem a reserva cardíaca. Muitos receptores fazem uso crônico de anti-hipertensivos, como inibidores da enzima conversora de angiotensina, bloqueadores do receptor de angiotensina, bloqueadores de canal de cálcio e betabloqueadores. Esses pacientes frequentemente já apresentam tendência à vasodilatação e à vasoplegia basal. No momento da reperfusão do enxerto, há liberação de mediadores vasodilatadores e de subprodutos do processo de isquemia e reperfusão, incluindo óxido nítrico e adenosina. Esse descarregamento abrupto de vasodilatadores pode levar a vasoplegia acentuada e queda rápida da pressão arterial média.

Estratégias para prevenir a hipotensão perioperatória envolvem reduzir a filtração na diálise pré-operatória ou até realizá-la sem perda volêmica. As drogas anti-hipertensivas devem ser ajustadas, evitando as de efeito prolongado. A escolha do vasopressor deve se basear na etiologia da hipotensão, e a mais usada é a noradrenalina.

Monitorização metabólica

A hiperglicemia é o distúrbio mais comum no intraoperatório devido a resposta metabólica ao estresse, redução do efeito da insulina, uso de corticosteroides, metabolismo do lactato dos fluidos intravenosos e glucagon do enxerto pancreático.

Como a hiperglicemia lesa as ilhotas pancreáticas, a recomendação é monitorizar a glicemia pelo menos de 1 em 1 hora pré-reperfusão, 30 em 30 minutos, se necessária alguma intervenção, e 15 em 15 minutos após a reperfusão. O ideal é considerar a glicemia medida em laboratório por esta ter maior confiabilidade do que o aparelho portátil. O controle glicêmico deve ser feito através da infusão contínua de glicose 5% e insulina 1 U/mL. A glicose ajuda a prevenir a hipoglicemia e garante adequada nutrição celular.

A acidose metabólica é frequente e pode ser agravada no intraoperatório quando há perda da compensação respiratória. A monitorização com gasometria arterial é rotina. A coagulação não é frequentemente monitorizada, mas há evidências de que o tromboelastograma pode ser útil em diagnosticar hipercoagulabilidade que afeta diretamente o risco de trombose do enxerto.

REPERFUSÃO

A fase de reperfusão no transplante de pâncreas é crítica e exige atenção rigorosa à hemodinâmica, ao metabolismo e à prevenção de complicações vasculares. Antes da liberação do fluxo sanguíneo, é fundamental otimizar o estado volêmico do paciente, garantindo adequada perfusão do enxerto e prevenindo hipofluxo, que pode resultar em trombose a principal causa de perda do enxerto pancreático.

TABELA 4 Manejo glicêmico no perioperatório imediato do transplante de pâncreas ou pâncreas-rim

Glicemia (mg/dL)	Infusão contínua de insulina IV*	Infusão de glicose 5% IV**
> 350	3-5 U/h (pode ser necessário *bolus* adicional de insulina regular)	0
250-350	~3 U/h	0
150-250	~2 U/h	0
100-150	0,5-1 U/h (manter basal metabólica para proteção do enxerto)	0
70-100	Reduzir ou suspender temporariamente a insulina; reavaliar em 15-30 minutos	Iniciar glicose 5% contínua titulada (ex.: 20-100 mL/h) para evitar queda adicional
< 70	Suspender insulina	*Bolus* IV de glicose hipertônica (ex.: 5-25 g de glicose a 50%), depois glicose 5% ~100 mL/h

* Meta glicêmica inicial: manter glicemia estável em torno de 100-150 mg/dL, evitando hiperglicemia sustentada e hipoglicemia profunda após a reperfusão do enxerto. ** A insulina IV é titulada com reavaliação frequente. Quando a glicemia se aproxima de níveis baixos ou cai rapidamente, inicia-se glicose IV contínua para prevenir hipoglicemia. Recomenda-se monitorização seriada (por exemplo, a cada 30 minutos nas primeiras horas).

TABELA 5 Guia prático: preparando a solução de insulina

A diluição recomendada é insulina regular 100 unidades diluídas em 99 mL de SF a 0,9% em bomba de infusão, resultando na concentração-padrão de 1 unidade de insulina em cada 1 mL da solução;
A solução deve ser homogeneizada e devem ser desprezados 10 mL através do equipo plástico, pois parte da insulina corrente adsorve ao equipo e pode atrasar sua ação;
Convém efetuar a troca da bolsa de solução pelo menos a cada 6 horas, em razão da precipitação e perda de efetividade da insulina;
Utilizar preferencialmente em acesso venoso exclusivo, podendo ser periférico ou central.

Durante a reperfusão, recomenda-se suspender temporariamente a infusão de insulina intravenosa, já que a liberação abrupta de insulina endógena pelo enxerto recém-reperfundido pode causar hipoglicemia grave. A glicemia deve ser monitorada a cada 15 minutos nesse período, permitindo reinício seguro da insulina quando necessário. Além disso, devem-se monitorar rigorosamente eletrólitos, com especial atenção ao risco de hipercalemia proveniente do líquido de preservação, bem como acidose metabólica transitória decorrente da liberação de metabólitos da isquemia.

A hipotensão pós-reperfusão, observada em até 20% dos casos, decorre sobretudo da vasodilatação periférica induzida por citocinas e produtos da isquemia. Os alvos hemodinâmicos incluem pressão arterial sistólica de 120-140 mmHg, pressão arterial média (PAM) > 95 mmHg e volume plasmático adequado. Esses objetivos podem ser atingidos com hidratação venosa guiada por metas utilizando cristaloides, albumina a 5% e, se necessário, vasopressores.

Outra complicação relevante é o edema do enxerto após a reperfusão, que também predispõe à trombose. Sua prevenção e manejo envolvem manter a hemoglobina acima de 10 g/dL, administrar fluidos de forma criteriosa, utilizar coloides quando indicado e considerar o uso de manitol (25 a 50 g) para reduzir o edema intersticial. Essa fase deve ser conduzida com monitorização hemodinâmica, vigilância metabólica intensiva (glicemia, lactato, eletrólitos) e condutas ativas para garantir perfusão adequada e viabilidade do enxerto pancreático.

TÉCNICA CIRÚRGICA

O tempo de isquemia fria, idealmente, não deve ultrapassar 20 horas, mas alguns centros estão objetivando limitar em 12 horas (Figura 7). A técnica cirúrgica mais comum é a implantação intraperitoneal à direita dos dois órgãos através da incisão mediana. A anastomose arterial é feita com um ramo da artéria ilíaca direita, e a anastomose venosa, com um ramo da veia ilíaca direita ou na veia cava inferior, caracterizando uma drenagem venosa sistêmica. A drenagem exócrina mais usada atualmente é a entérica. O advento da cirurgia minimamente invasiva vem dando espaço para os transplantes robóticos que favorecem rápida recuperação, menor taxa de complicações, menos dor pós-operatória e boa função do enxerto (Figuras 8, 9 e 10).

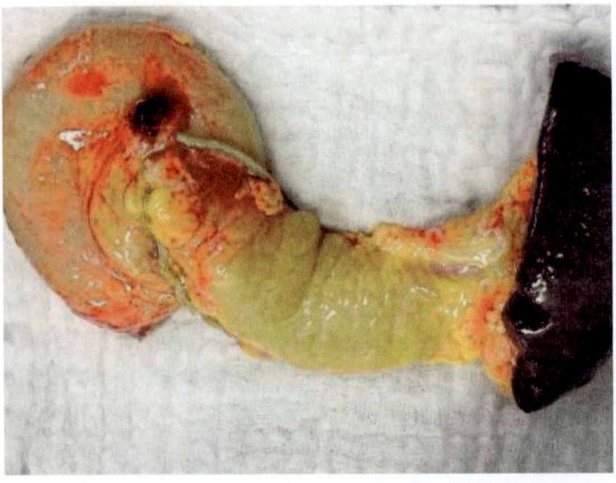

FIGURA 7 Pâncreas e duodeno do doador imediatamente após a retirada, com o enxerto preservado em solução fria. Observa-se o duodeno distal associado, além de tecido adiposo peripancreático, característica típica do preparo do enxerto pancreático.

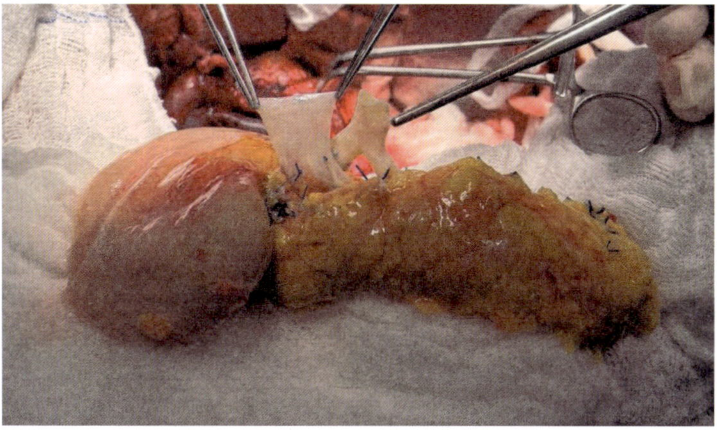

FIGURA 8 Etapa de *backtable* do transplante pancreático, no qual o enxerto é submetido ao preparo cirúrgico fora do corpo do receptor. Nessa fase, realizam-se a identificação e o preparo da anatomia vascular (artérias e veias), a confecção de enxertos vasculares, suturas de reforço, remoção de tecido adiposo excessivo e irrigação do órgão com soluções preservadoras, garantindo condições ideais para a implantação.

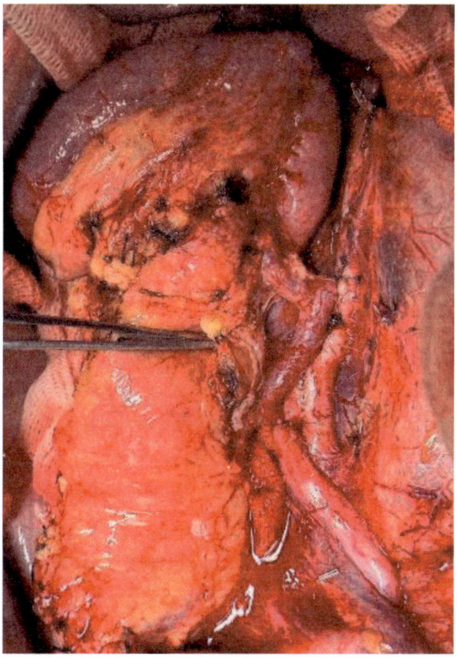

FIGURA 9 Fase intraoperatória mostrando a implantação do enxerto pancreático na fossa ilíaca direita, com exposição das estruturas vasculares receptoras e início da anastomose. O pâncreas encontra-se posicionado intraperitonealmente.

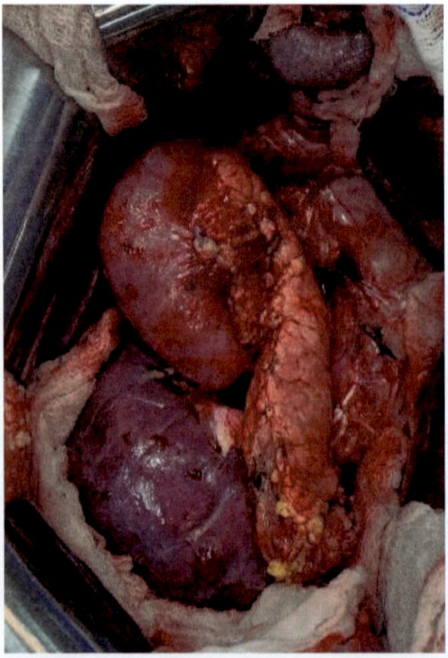

FIGURA 10 Enxerto pancreático já implantado, após as anastomoses vasculares e reperfusão, com o rim transplantado visível na porção superior. Observa-se boa perfusão do enxerto, sem sinais de congestão, o que evidencia o sucesso do implante.

EVENTOS ADVERSOS E COMPLICAÇÕES

As complicações não imunológicas são de causa cirúrgica e acometem de 5 a 8% dos pacientes. As mais comuns são trombose venosa do enxerto (80%), infecção, pancreatite, sangramento e fístulas.

Os efeitos colaterais da imunossupressão envolvem diarreia, anemia, neutropenia, fadiga, hipertensão arterial, perda de massa óssea, suscetibilidade a infecções e câncer secundário. A normoglicemia após um longo período de mau controle glicêmico também pode gerar lesão nervosa. A neuropatia induzida pelo tratamento do *diabetes mellitus* (TIND) é uma complicação iatrogênica e subdiagnosticada que surge após uma redução rápida e acentuada da glicemia em pacientes com hiperglicemia crônica. Caracteriza-se por dor neuropática intensa de instalação aguda, frequentemente acompanhada de disautonomia (instabilidade autonômica, hipotensão ortostática) e pode coexistir com progressão súbita de complicações microvasculares, como retinopatia e nefropatia.

A hipotensão ortostática pode ser consequência da TIND, desenvolver-se nas primeiras duas semanas pós-transplante e costuma se resolver em até 2 meses. O tratamento envolve a suspensão dos anti-hipertensivos e aumento da ingestão de sal, e pode ser necessário o uso de midodrina e fludrocortisona.

CUIDADOS PÓS-OPERATÓRIOS

A maioria dos pacientes pode ser extubada em sala se a reversão do bloqueio neuromuscular estiver adequada, com boa oxigenação e estabilidade hemodinâmica.

Os distúrbios hidroeletrolíticos mais comuns são hipocalcemia, hiperfosfatemia e acidose metabólica. A hipertensão arterial é mais comum que a hipotensão, mas ambas devem ser manejadas com medicações de efeito rápido, em função da labilidade pressórica causada pela disautonomia. E a profilaxia trombótica é realizada através de baixa dose de ácido acetilsalicílico e heparina de baixo peso molecular.

CONCLUSÃO

O transplante pancreático, isolado ou associado ao rim, envolve um paciente de alto risco, frequentemente portador de múltiplas comorbidades (cardiovasculares, autonômicas, renais, gastrointestinais), submetido a uma cirurgia abdominal de grande porte para implante de órgão sólido. Esse cenário expõe o receptor a riscos de instabilidade hemodinâmica significativa no momento da reperfusão, com vasoplegia e queda abrupta de pressão arterial média, além de desequilíbrios metabólicos importantes. O desfecho imediato do enxerto pancreático e no transplante pâncreas-rim depende de uma atuação anestésica contínua e ativa durante todo o intraoperatório e na transição para o pós-operatório imediato.

BIBLIOGRAFIA

1. Ander M, Mugve N, Crouch C, Kassel C, Fukazawa K, Isaak R, et al. Regional anesthesia for transplantation surgery: a white paper. Part 2: Abdominal transplantation surgery. Clin Transplant. 2024;38(1):e15227.
2. Associação Brasileira de Transplante de Órgãos. Registro Brasileiro de Transplantes 2023. Dados sobre transplante de pâncreas. São Paulo: ABTO; 2024.
3. Carron M, Andreatta G, Pesenti E, De Cassai A, Feltracco P, Linassi F, et al. Impact on grafted kidney function of rocuronium-sugammadex vs cisatracurium-neostigmine strategy for neuromuscular block management. An Italian single-center, 2014-2017 retrospective cohort case-control study. Perioper Med (Lond). 2022;11(1):3.
4. Gibbons CH. Treatment-induced neuropathy of diabetes. Curr Diab Rep. 2017;17(12):127.
5. Holt RIG, DeVries JH, Hess-Fischl A, Hirsch IB, Kirkman MS, Klupa T, et al. The management of type 1 diabetes in adults: a consensus report by the American Diabetes Asso-

ciation (ADA) and the European Association for the Study of Diabetes (EASD). Diabetes Care. 2021;44(11):2589-625.

6. Kuten SA, Graviss EA, Nguyen DT, Gaber AO, Sadhu AR, Simpson EP, et al. Neurogenic orthostatic hypotension: a common complication of successful pancreas transplantation. Transplant Direct. 2021;7(12):e795.
7. Lecube A, Simó R, Pallayova M, Punjabi NM, López-Cano C, Turino C, et al. Pulmonary function and sleep breathing: two new targets for type 2 diabetes care. Endocr Rev. 2017;38(6):550-73.
8. Lombardo C, Perrone VG, Amorese G, Vistoli F, Baronti W, Marchetti P, et al. Update on pancreatic transplantation in the management of diabetes. In: Feingold KR, Anawalt B, Blackman MR, et al., editors. Endotext. South Dartmouth: MDText.com; 2000.
9. Moassesfar S, Masharani U, Frassetto LA, Szot GL, Tavakol M, Stock PG, et al. A comparative analysis of the safety, efficacy, and cost of islet versus pancreas transplantation in nonuremic patients with type 1 diabetes. Am J Transplant. 2016;16(2):518-26.

SEÇÃO VII

Transplante renal

16

Doença renal crônica e repercussões no paciente cirúrgico

Edinoi Rodrigues Brito Filho
Talison Silas Pereira

DESTAQUE DO TEMA

1. A doença renal crônica (DRC) é uma condição cada vez mais frequente na rotina do anestesiologista, com estimativas de prevalência de 15% da população mundial.
2. A definição da DRC é ampla e inclui alterações estruturais, mesmo com função renal preservada.
3. A avaliação pré-anestésica deve incluir o cálculo da taxa de filtração glomerular (TFG), além de uma avaliação complementar para investigar descompensações agudas, como hipercalemia, acidose e uremia.
4. A anemia leve a moderada é um achado usual, normalmente sem repercussões no paciente estável.
5. O planejamento da diálise deve ocorrer em conjunto com a Nefrologia, sendo recomendável dialisar pacientes estáveis nas 24 horas que antecedem o procedimento.
6. É preferível utilizar drogas cujo metabolismo não gera produtos ativos e/ou a eliminação envolve vias além da renal.
7. Não há contraindicação na escolha da técnica anestésica, sendo desejável a anestesia regional, quando possível, para minimizar efeitos sistêmicos indesejados.
8. Não há consenso sobre que estratégia para reposição de fluidos intraoperatória deve ser utilizada.

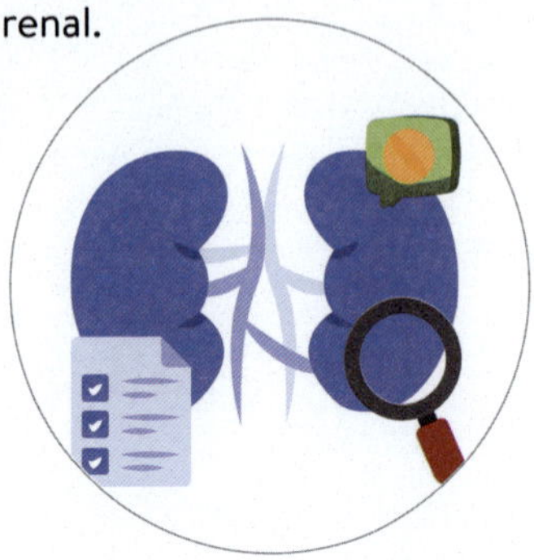

INTRODUÇÃO

O manejo anestésico de pacientes com DRC representa um desafio significativo para anestesiologistas devido às complexas interações entre a função renal comprometida e os efeitos dos agentes anestésicos. A função renal comprometida altera a farmacocinética e farmacodinâmica dos agentes anestésicos, o que aumenta o risco de efeitos adversos e complicações durante e após a anestesia, podendo resultar em acúmulo ou, ainda, resposta inadequada a doses-padrão. Além disso, a presença de distúrbios eletrolíticos, alterações no equilíbrio ácido-base e a possibilidade de diversas comorbidades tornam a avaliação pré-anestésica e a monitorização intraoperatória ainda mais complexas.

Dadas a diversidade de estágios e a variabilidade entre os pacientes, a estratégia anestésica deve ser adaptada às condições específicas de cada indivíduo. A consideração da função renal, a avaliação do risco de complicações e a seleção criteriosa dos agentes anestésicos e das técnicas de monitorização são fundamentais para otimizar a segurança do ato anestésico. Portanto, é essencial que os anestesiologistas estejam atualizados sobre as implicações da DRC e as melhores práticas para minimizar riscos e garantir um desfecho favorável a esses pacientes (Figura 1).

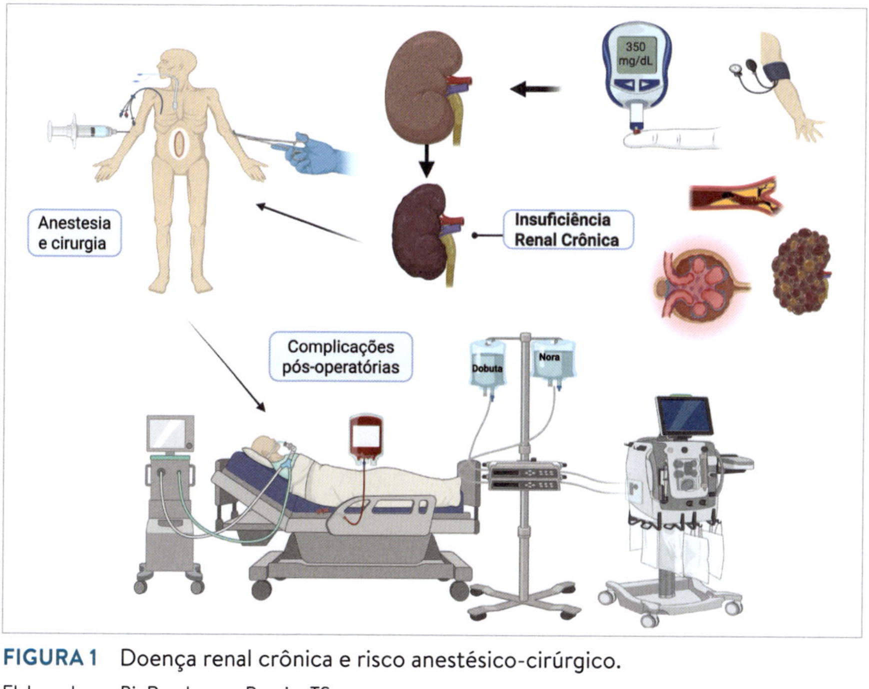

FIGURA 1 Doença renal crônica e risco anestésico-cirúrgico.
Elaborada em BioRender por Pereira TS.

A doença renal crônica (DRC), frequentemente causada por *diabetes mellitus*, hipertensão arterial, aterosclerose, glomerulonefrites e doença policística renal, leva a comprometimento multissistêmico com repercussões cardiovasculares, hematológicas, metabólicas e respiratórias. Esses pacientes apresentam maior risco de hipotensão intraoperatória, necessidade de transfusão, uso de drogas vasoativas e ventilação mecânica prolongada, aumentando morbidade e mortalidade pós-operatória. A figura ilustra a evolução da lesão renal até a DRC e o impacto sistêmico no manejo anestésico e cirúrgico.

FUNDAMENTOS DA DOENÇA RENAL CRÔNICA

A DRC é uma condição caracterizada pela deterioração progressiva e irreversível da função renal, e a sua importância está intimamente ligada ao impacto significativo na saúde pública e à alta taxa de prevalência em diversas populações ao redor do mundo. A KDIGO (*Kidney Disease: Improving Global Outcomes*) define a DRC como a presença de pelo menos um dos seguintes critérios por 3 meses ou mais: evidências de dano renal, como anormalidades em exame de urina (ex.: proteinúria), exame de imagem, biópsia renal e pacientes com rim transplantado; ou uma TFG estimada abaixo de 60 mL/min/1,73 m^2.

Além da função básica de manutenção da volemia, os rins desempenham outras funções essenciais, como a eliminação de metabólitos, regulação do equilíbrio hidroeletrolítico e ácido-base, produção de eritropoetina e controle da pressão arterial. A perda progressiva da função renal compromete essas funções, levando a diversas complicações, como hipertensão arterial, anemia crônica, distúrbios ósseos e desequilíbrios eletrolíticos potencialmente fatais.

A classificação da DRC é baseada em estágios que refletem a gravidade da doença, utilizando a TFG como critério principal. O sistema de estágios da DRC, conforme estabelecido pelo KDIGO, categoriza a doença em cinco estágios, desde o estágio 1, em que há danos renais evidentes, mas a TFG permanece normal ou levemente reduzida, até o estágio 5, também definido como doença renal terminal, em que a TFG é inferior a 15 mL/min/1,73 m^2 e a função renal é gravemente comprometida.

As causas da DRC são diversas e incluem condições como *diabetes mellitus*, hipertensão arterial, glomerulonefrites, doença renal policística, infecções renais recorrentes e abuso de drogas nefrotóxicas. Atualmente, o diabetes é considerado a principal causa de DRC, responsável por uma proporção significativa de casos novos. Além disso, a hipertensão é um fator de risco importante, uma vez que contribui para o avanço da doença renal ao causar lesão vascular e glomerular.

TABELA 1 Definições e classificação da doença renal crônica

Definição	Classificação
Um ou mais dos seguintes critérios, por mais de 3 meses:	
1. Evidências de dano renal, como anormalidades evidenciadas por exame de urina, exame de imagem, biópsia renal ou pacientes com rim transplantado.	Estágio 1: TFG ≥ 90 mL/min/1,73 m^2. Estágio 2: TFG entre 60-89 mL/min/1,73 m^2. Estágio 3: TFG entre 30-59 mL/min/1,73 m^2.
2. Taxa de filtração glomerular estimada abaixo de 60 mL/min/1,73 m^2.	Estágio 4: TFG entre 15-29 mL/min/1,73 m^2. Estágio 5: TFG < 15 mL/min/1,73 m^2 ou necessidade de diálise.

Fonte: *Kidney Disease: Improving Global Outcomes*, 2024.

O manejo da DRC envolve a abordagem das causas subjacentes e a gestão das complicações. A terapia é orientada para retardar a progressão da doença e pode incluir controle rigoroso da pressão arterial, manejo glicêmico em pacientes com diabetes e terapias para corrigir distúrbios eletrolíticos e ácido-base. Em estágios avançados, o tratamento pode requerer intervenções mais invasivas, como diálise ou transplante renal.

EPIDEMIOLOGIA

A DRC representa um problema significativo de saúde pública global, com impactos substanciais sobre a qualidade de vida dos pacientes e sistemas de saúde. A prevalência tem aumentado globalmente, refletindo em parte o envelhecimento da população e a crescente prevalência de fatores de risco, como *diabetes mellitus* e hipertensão arterial. Estudos indicam que a DRC afeta aproximadamente 10% a 15% da população adulta em todo o mundo. O aumento da prevalência é particularmente notável em países de baixa e média renda, onde o acesso a cuidados preventivos e terapêuticos é frequentemente limitado.

No Brasil, a DRC também é um problema significativo. A Pesquisa Nacional de Saúde, realizada pelo Instituto Brasileiro de Geografia e Estatística (IBGE), revelou que cerca de 5% da população brasileira tem algum grau de comprometimento renal, com a hipertensão e o diabetes sendo as principais condições associadas. A necessidade de tratamento renal substitutivo, como diálise e transplante, também apresenta demanda crescente. Dados do Registro Brasileiro de Diálise indicam que o número de pacientes em tratamento dialítico tem aumentado consistentemente, refletindo tanto o aumento da prevalência da doença quanto a melhoria do acesso ao tratamento. Esses dados tornam evidente a necessidade crescente de garantir conhecimento médico adequado sobre a DRC, proporcionando a formação de médicos anestesiologistas capacitados para o manejo perioperatório do paciente com DRC.

PREPARAÇÃO PRÉ-OPERATÓRIA

A preparação perioperatória de pacientes com DRC é crucial para minimizar riscos e otimizar os resultados cirúrgicos. A DRC pode afetar a resposta ao estresse cirúrgico e anestésico, e uma abordagem detalhada e cuidadosa é necessária para garantir a segurança do paciente. A avaliação pré-anestésica deve incluir uma revisão detalhada do histórico médico, com ênfase na gravidade da DRC, o grau de função renal e comorbidades associadas. Exames complementares são essenciais para avaliar a função renal, equilíbrio eletrolítico e comorbidades associadas.

- Creatinina sérica: a creatinina e a TFG ajudam a avaliar a função renal e classificar a gravidade da DRC. Pacientes com doença avançada podem necessitar de ajustes significativos na dosagem de medicamentos e vigilância mais rigorosa.
- Ureia sérica: níveis elevados, presentes em pacientes com doença descompensada, afetam a função plaquetária, prejudicam a cicatrização de feridas, predispõem a infecções perioperatórias, além de provocar sintomas como fadiga, letargia e náuseas.
- Eletrólitos séricos: entre os principais eletrólitos a sofrerem alteração estão o sódio, potássio, cálcio e magnésio. Os distúrbios não corrigidos podem ter impacto direto no ato cirúrgico e anestésico através de alterações do ritmo cardíaco, diminuição da função contrátil do miocárdio, distúrbios neuromusculares, alterações do nível de consciência e outras desordens relevantes para o período perioperatório.
- Hemograma: a anemia é comum na DRC, porém mecanismos adaptativos estão usualmente presentes, permitindo maior tolerância aos níveis mais baixos de hemoglobina. Entretanto, ainda não há consenso sobre limiar transfusional, cabendo julgamento clínico na decisão.
- Eletrocardiograma: permite o diagnóstico de alterações do ritmo, como a fibrilação atrial, mais prevalente em pacientes com DRC, além de desordens de condução ligadas aos distúrbios eletrolíticos.

Outros exames podem ser especialmente úteis em situações de descompensação aguda da doença, como gasometria arterial para avaliar distúrbios do equilíbrio ácido-base e exames de imagem à beira-leito (ultrassonografia, ecocardiografia, radiografia de tórax) para avaliar sobrecarga volêmica e suas complicações.

PLANEJAMENTO DA DIÁLISE PERIOPERATÓRIA

A necessidade de diálise em pacientes com DRC que irão se submeter a procedimentos cirúrgicos é uma questão complexa, que envolve considerações sobre a programação da diálise, os riscos associados e os efeitos sobre os resultados cirúrgicos. A diálise pré-operatória deve ser cuidadosamente planejada em conjunto com a equipe de Nefrologia, para trazer os níveis de eletrólitos próximo aos valores normais, reduzir o acúmulo de metabólitos nocivos e otimizar a ultrafiltração para aproximar o paciente do seu peso seco e mitigar os riscos de sobrecarga volêmica.

Um estudo de coorte realizado em 2022, com 340 mil pacientes, mostrou que o aumento do intervalo (0, 1, 2 e 3 dias) entre a diálise e o procedimento cirúrgico está diretamente associado à mortalidade pós-operatória em 90 dias, com taxas correspondentes a 4%, 4,2%, 4,7% e 5,2%, respectivamente. Entretanto, é importante destacar que a hemodiálise utiliza anticoagulantes, usualmente heparina não fracionada (HNF), para manter o fluxo no circuito de diálise e reduzir as perdas de sangue pela coagulação dentro do sistema. Essa prática não costuma oferecer risco adicional de sangramentos, considerando as doses habituais de HNF e o seu curto tempo de meia-vida, mesmo nos pacientes com DRC. Mais uma vez, fica evidente a necessidade de articulação com a equipe de Nefrologia para garantir o melhor *status* do paciente no pré-operatório imediato.

TÉCNICAS ANESTÉSICAS

Pacientes com DRC apresentam uma demanda por intervenções cirúrgicas devido às complicações sistêmicas associadas à insuficiência renal. Entre os procedimentos cirúrgicos mais comuns em pacientes com DRC estão as cirurgias vasculares, como a criação de fístulas arteriovenosas para hemodiálise, para acesso à diálise peritoneal, e a inserção de cateteres de longa permanência. Além disso, esses pacientes são frequentemente submetidos a cirurgias cardiovasculares, como a revascularização miocárdica e a substituição valvar, uma vez que a aterosclerose acelerada e a calcificação vascular são complicações comuns da DRC. Outro grupo de procedimentos relevantes em pacientes com DRC são as cirurgias ortopédicas, especialmente para tratamento de fraturas, artroplastias e correções ortopédicas relacionadas à osteodistrofia renal, que resulta da desregulação do metabolismo mineral ósseo nesses indivíduos.

O manejo adequado desses pacientes não só melhora o desfecho cirúrgico, mas também impacta positivamente na qualidade de vida e sobrevida global, destacando a importância de abordagens interdisciplinares e da utilização de técnicas anestésicas personalizadas. A anestesia geral é comumente usada para procedimentos cirúrgicos mais complexos, mas o manejo em pacientes com DRC requer atenção especial devido à eliminação alterada de fármacos, vulnerabilidade a complicações hemodinâmicas e potenciais distúrbios hidroeletrolíticos. Até o momento, os estudos não foram capazes de determinar superioridade quanto à escolha da técnica, endovenosa ou inalatória, para anestesia geral.

A anestesia regional, incluindo bloqueios neuroaxiais e bloqueios periféricos, é uma técnica segura e eficaz para evitar o uso de grandes quantidades de anestésicos sistêmicos em pacientes com DRC, minimizando o risco de acúmulo de metabólitos e permitindo o controle eficaz da dor pós-operatória. A lidocaína, bupivacaína e ropivacaína são frequentemente usadas em bloqueios regionais. Embora o metabolismo primário desses agentes ocorra no fígado, a eliminação renal ainda pode representar risco em pacientes com doença avançada, especialmente em técnicas de infusão contínua. Outro ponto importante a ser considerado nesses pacientes é avaliar alterações na coagulação, como trombocitopenia e disfunção plaquetária, devido ao risco de hematomas durante procedimentos como bloqueios neuroaxiais e de nervos periféricos profundos. Apesar dos benefícios, é necessário cuidado rigoroso na escolha dos anestésicos e da técnica, especialmente quanto ao risco de toxicidade e complicações hemodinâmicas.

A sedação é comumente usada em procedimentos menores ou diagnósticos. No entanto, o ajuste dos fármacos é crucial para evitar complicações, como depressão respiratória e sedação prolongada. A escolha dos fármacos deve ser avaliada com cuidado, privilegiando aqueles com metabolismo predominantemente hepático, eliminação por vias além da renal, ou que não gerem metabólitos ativos acumuláveis. No próximo tópico, discutiremos as drogas utilizadas e seu perfil de segurança para o paciente com DRC.

Há procedimentos em que a administração de anestésicos ou sedativos pode ser evitada ou minimizada. Nesses casos, o acompanhamento clínico, também conhecido como cuidado monitorado (*monitored anesthesia care*), desempenha importante papel. Essa abordagem é indicada em situações em que o risco de complicações associadas ao uso de agentes anestésicos é considerado elevado, ou quando o paciente está estável o suficiente para tolerar procedimentos sem a necessidade de sedação ou analgesia. Entretanto, para procedimentos potencialmente dolorosos e/ou pacientes não colaborativos, essa técnica pode ser insuficiente.

FÁRMACOS ANESTÉSICOS

A função renal desempenha um papel essencial na eliminação e metabolismo de muitos fármacos, incluindo os hipnóticos, opioides e bloqueadores neuromusculares amplamente utilizados em anestesia. Em pacientes com função renal comprometida, a capacidade de excretar esses medicamentos pode ser reduzida, resultando em um acúmulo indesejado de fármacos e seus metabólitos. Isso pode levar ao prolongamento dos efeitos sedativos, maior risco de toxicidade e outras complicações. A seguir discutiremos os principais fármacos utilizados e o seu perfil de segurança para pacientes com DRC.

Propofol

Agente hipnótico de ação rápida amplamente usado na indução e manutenção da anestesia geral e sedação. Sua metabolização ocorre predominantemente no fígado, por reações de fase I (oxidação) catalisadas por isoenzimas do citocromo P450, seguida por conjugação na fase II, formando metabólitos inativos posteriormente excretados pelos rins. Apesar da eliminação renal de seus metabólitos, a função renal tem pouco impacto sobre o *clearance* do propofol. Entretanto, pacientes com DRC podem ter maior sensibilidade ao propofol, em decorrência de alterações no volume de distribuição, redução da ligação a proteínas plasmáticas, além da fragilidade hemodinâmica comumente presente.

Etomidato

Agente hipnótico com rápido início de ação e metabolismo hepático, apresentando eliminação renal e biliar de seus metabólitos. Ele é frequentemente utilizado em pacientes com instabilidade hemodinâmica, devido ao seu perfil cardiovascular estável. O etomidato é geralmente considerado seguro, pois sua eliminação não depende exclusivamente dos rins e as alterações da função renal não costumam ter impacto clínico significativo nas doses habituais.

Cetamina

Agente dissociativo com propriedades analgésicas e hipnóticas, amplamente utilizado tanto na indução anestésica quanto na sedação. Sua metabolização ocorre no fígado, por reações de fase I (CYP2B6 e CYP3A4), produzindo norcetamina (metabólito ativo), posteriormente conjugada na fase II e eliminada principalmente pelos rins. Apesar da excreção renal de metabólitos, a cetamina é relativamente segura em pacientes com DRC, por causa de sua rápida redistribuição, metabolização hepática e menor relevância clínica do acúmulo de norcetamina.

Dexmedetomidina

Agonista alfa-2-adrenérgico com efeito hipnótico e analgésico, metabolizado predominantemente no fígado por glucuronidação (fase II) e oxidação (CYP2A6 na fase I). Seus metabólitos são eliminados principalmente pelos rins, e apenas uma pequena fração da droga é excretada inalterada. Possui perfil de segurança adequado para pacientes com DRC, embora ajustes de dose possam ser necessários em casos de insuficiência hepática associada.

Diazepam

É metabolizado no fígado, principalmente pelas enzimas CYP3A4 e CYP2C19 (fase 1), originando metabólitos ativos, como o nordiazepam, que posteriormente sofrem reações de conjugação (fase 2 – glicuronidação) antes de serem excretados. Esses metabólitos são eliminados predominantemente pelos rins, e, em pacientes com DRC, tendem a se acumular, prolongando a sedação e aumentando o risco de efeitos adversos. Sua longa meia-vida, aliada à eliminação renal significativa dos metabólitos, exige cautela, especialmente em procedimentos que demandem recuperação rápida da consciência.

Midazolam

Benzodiazepínico de curta ação, metabolizado no fígado por reações de fase I (CYP3A4) formando 1-hidroximidazolam (metabólito ativo), que é posteriormente conjugado (fase II) e eliminado pelos rins. Em pacientes com DRC, tanto o midazolam quanto seu metabólito ativo apresentam meia-vida prolongada, aumentando o risco de sedação excessiva e depressão respiratória. É necessário reduzir doses e monitorar continuamente a profundidade da sedação.

Remimazolam

É um benzodiazepínico de ação ultracurta, cujo metabolismo ocorre por esterases plasmáticas e teciduais (carboxilesterase 1), originando o metabólito inativo CNS7054, excretado pela urina. Esse perfil metabólico independe da função hepática e renal para seu *clearance*, conferindo maior previsibilidade farmacocinética e segurança em pacientes com DRC. Estudos demonstram que não há necessidade de ajuste de dose mesmo em casos de insuficiência renal grave. Sua rápida indução e recuperação, associadas ao menor impacto hemodinâmico, fazem dele uma opção atraente para sedação e anestesia em pacientes de alto risco, inclusive renais crônicos.

Flumazenil

Antagonista competitivo dos receptores benzodiazepínicos, é metabolizado no fígado (fase 1 – oxidação, seguida de conjugação na fase 2), com eliminação renal predominante de metabólitos inativos. Em pacientes com DRC, embora a depuração do fármaco inalterado não se altere significativamente, a excreção de metabólitos pode ser retardada, o que justifica monitoramento mais prolongado para detectar possível ressurgimento da sedação ("*re-sedation*").

Fentanil

Potente opioide metabolizado no fígado, principalmente pela CYP3A4 (fase I), produzindo metabólitos inativos excretados pela urina e fezes. A função renal tem impacto mínimo sobre sua farmacocinética, tornando-o seguro para uso em pacientes com insuficiência renal.

Remifentanil

Metabolizado rapidamente por esterases não específicas no plasma e tecidos, independente da função hepática ou renal. Apresenta meia-vida extremamente curta, sendo ideal para procedimentos que demandam analgesia breve, com segurança total mesmo em DRC avançada.

Sufentanil

Metabolizado no fígado (fase I via CYP3A4), com excreção renal de seus metabólitos. Apesar de sua alta potência, a influência da função renal sobre sua eliminação é mínima, podendo ser usado com segurança em pacientes renais.

Morfina

Metabolizada no fígado principalmente por glucuronidação (fase II) em morfina-3-glucuronídeo (M3G) e morfina-6-glucuronídeo (M6G) – ambos excretados pelos rins. Em pacientes com DRC, esses metabólitos se acumulam e podem causar sedação prolongada, depressão respiratória e neurotoxicidade. Seu uso deve ser extremamente cauteloso, com redução de dose e monitoramento rigoroso.

Metadona

Metabolizada principalmente pelo fígado, com excreção renal mínima dos metabólitos. É excretada lentamente do corpo, principalmente por via fecal, mas também pela urina, com cerca de 10% a 45% eliminados de forma inalterada. Sua longa meia-vida, porém, pode levar a acúmulo e seus efeitos devem ser cuidadosamente monitorados em pacientes com função renal comprometida.

Codeína

Profármaco metabolizado no fígado principalmente pela CYP2D6 (fase I) em morfina (metabólito ativo), além de norcodeína e codeína-6-glucuronídeo. Como a morfina e seus metabólitos são excretados pelos rins, pacientes com DRC apresentam risco elevado de acúmulo, podendo ocorrer sedação excessiva e depressão respiratória. A dose deve ser reduzida ou o fármaco evitado nesses casos.

Succinilcolina

Principal representante dos bloqueadores neuromusculares despolarizantes, é metabolizada rapidamente pela colinesterase plasmática, com pouca influência da função renal. Apesar de a depuração renal não ser fundamental para sua eliminação, pacientes com DRC descompensada podem ter quadro de hipercalemia prévia, tornando a succinilcolina alternativa perigosa devido ao risco de arritmias decorrentes do aumento súbito da calemia após infusão.

Atracúrio e cisatracúrio

Bloqueadores neuromusculares não despolarizantes de ação intermediária. A eliminação de ambos ocorre predominantemente pela eliminação de Hofmann, que é independente da função renal, o que os torna seguros para uso em pacientes com DRC. O cisatracúrio possui vantagens devido ao seu perfil de segurança superior e mínima produção de metabólitos tóxicos. O uso de neostigmina para reversão do bloqueio neuromuscular não costuma ter efeito clínico adverso significativo nos pacientes com DRC, apesar de sua eliminação ser parcialmente renal.

Rocurônio

Trata-se também de bloqueador neuromuscular não despolarizante de ação intermediária. Metabolizado parcialmente no fígado, em compostos principalmente inativos, e excretado na urina, bile e fezes. Apesar de só 10-30% ser eliminado via renal, parcela significativa do rocurônio permanece inalterada antes da excreção, o que pode causar prolongamento do bloqueio neuromuscular nos pacientes com DRC. A reversão com sugamadex deve ser cuidadosamente considerada, pois a eliminação do sugamadex também depende da função renal.

TABELA 2 Fármacos de interesse anestésico e suas modificações na doença renal crônica

Fármaco	Metabolismo	Eliminação	Considerações especiais na DRC
Hipnóticos			
Propofol	Conjugação hepática em metabólitos inativos	Urina e fezes	Pouco efeito na eliminação
Etomidato	Hepático e esterases plasmáticas	Urina	Pouco efeito na eliminação
Cetamina	Hepático	Urina e fezes	Possível acúmulo de metabólito ativo com menor efeito hipnótico
Dexmedetomidina	Hepático	Urina e fezes	Pouco efeito na eliminação
Diazepam	Hepático com metabólitos ativos	Urina	Prolongamento da sedação e acúmulo de metabólitos ativos
Midazolam	Hepático com metabólitos ativos	Urina e fezes	Prolongamento da sedação e acúmulo de metabólitos ativos
Opioides			
Fentanil	Hepático	Urina e fezes	Pouco prejuízo na eliminação Metabólitos inativos
Remifentanil	Esterases plasmáticas	Urina	Pouco efeito na eliminação
Sufentanil	Hepático	Urina	Pouco prejuízo na eliminação Metabólitos inativos
Morfina	Hepático com metabólitos ativos	Urina e fezes	Prolongamento da analgesia e efeitos adversos
Metadona	Hepático	Urina	Pouco efeito na eliminação
Bloqueadores neuromusculares			
Atracúrio	Metabolismo de Hoffmann	Urina e fezes	Pouco efeito na eliminação
Cisatracúrio	Metabolismo de Hoffmann	Urina e fezes	Pouco efeito na eliminação Menor perfil de efeitos adversos comparado ao atracúrio
Rocurônio	Hepático	Urina e fezes	Risco de bloqueio prolongado

ANESTÉSICOS INALATÓRIOS E DOENÇA RENAL CRÔNICA

Em pacientes com doença renal crônica (DRC), os anestésicos inalatórios modernos – como sevoflurano, desflurano e isoflurano – apresentam eliminação predominantemente pulmonar, não havendo expectativa de prolongamento do efeito anestésico devido à depuração renal reduzida. No entanto, esses pacientes têm maior risco de instabilidade hemodinâmica durante a indução e manutenção, bem como maior sensibilidade aos efeitos depressores cardiorrespiratórios, exigindo titulação cautelosa e monitorização rigorosa.

Entre os anestésicos, aqueles que liberam fluoreto inorgânico durante o metabolismo (como o sevoflurano e, em menor escala, o enflurano) apresentam potencial de nefrotoxicidade, especialmente em exposições prolongadas, embora nos níveis habitualmente alcançados não se espere toxicidade significativa. Isoflurano e desflurano, por outro lado, produzem quantidades mínimas de fluoreto, sendo considerados mais seguros nesse aspecto.

Além disso, alterações metabólicas e hidroeletrolíticas típicas da DRC – como acidose, hipercalemia ou distúrbios do cálcio e magnésio – podem modificar a resposta anestésica, aumentando a suscetibilidade a arritmias e instabilidade circulatória. Por isso, a seleção do agente inalatório e o manejo anestésico devem ser individualizados, considerando tanto o perfil de metabolismo da droga quanto as condições clínicas do paciente.

PECULIARIDADES NO MANEJO INTRAOPERATÓRIO

A monitorização básica deve ser sempre empregada, incluindo eletrocardiograma, saturação de oxigênio periférico e monitorização da pressão arterial. Caso seja utilizada anestesia geral, é imprescindível a capnografia. A monitorização do débito urinário, quando indicada, é útil para avaliar a perfusão e função renal intraoperatória. A produção de urina deve ser monitorada, com ajustes cautelosos na administração de fluidos conforme necessário. Em pacientes com oligúria ou anúria preexistente, a administração de fluidos deve ser criteriosa para evitar a sobrecarga hídrica, que pode exacerbar a disfunção renal. Em alguns casos, quando a condição clínica for grave ou o porte cirúrgico exigir, podemos empregar outros tipos de monitorização intraoperatória mais avançadas. Mais adiante discutiremos as técnicas de manejo de fluídos e sua relevância nesses pacientes.

Em pacientes com doença avançada, a inserção de cateteres venosos periféricos deve ser preferencialmente feita nas veias do dorso das mãos, caso seja viável. A escolha de veias distais do membro dominante deve ser priorizada, para preservar as veias proximais para futura fístula arteriovenosa (FAV). Para aqueles com necessidade de acessos venosos centrais, a veia jugular interna do lado direito é frequentemente preferida, mas deve-se evitar o lado em que uma futura fístula arteriovenosa pode ser necessária. Apesar de infrequente, a veia subclávia não deve ser a primeira escolha devido ao risco de estenoses venosas centrais, o que pode comprometer o funcionamento de uma futura FAV. É prudente ainda não utilizar as vias arteriais e/ou venosas do cateter de diálise; caso o uso seja necessário, deve-se avaliar a presença de anticoagulantes e aspirar o circuito antes da infusão.

TERAPIA DE REPOSIÇÃO DE FLUIDOS

Pacientes com DRC apresentam desafios únicos no manejo perioperatório, particularmente em relação à terapia de reposição de fluidos. A escolha da estratégia de reposição de fluidos – seja uma abordagem liberal, guiada por metas, ou uma estratégia restritiva – deve ser cuidadosamente ponderada para minimizar o risco de complicações. A função renal comprometida altera a capacidade do paciente de regular o equilíbrio de fluidos e eletrólitos, tornando-os suscetíveis tanto à sobrecarga volêmica quanto à hipovolemia, com consequências adversas significativas para o resultado cirúrgico.

O equilíbrio adequado de fluidos é essencial para evitar complicações, como a progressão da DRC, sobrecarga volêmica e hipoperfusão tecidual. Duas abordagens principais têm sido exploradas e comparadas para cirurgias de maior porte: a Terapia Guiada por Metas (TGM) e a terapia restritiva. Ambas as estratégias visam otimizar o manejo de fluidos, mas através de mecanismos diferentes e com impactos distintos nos pacientes com DRC.

A TGM é baseada no uso de monitorização hemodinâmica avançado para orientar a administração de fluidos, vasopressores e inotrópicos, visando à otimização da perfusão tecidual e estabilidade hemodinâmica. Essa técnica utiliza variáveis dinâmicas, como volume sistólico, débito cardíaco e variação da pressão de pulso para ajustar a terapia de reposição de fluidos. Quando comparada à abordagem liberal de infusão de fluidos, estudos têm mostrado redução significativa em complicações renais e cardiovasculares em submetidos à TGM durante cirurgias de grande porte. Esses resultados sugerem que a TGM pode ser eficaz na prevenção da progressão da DRC e na melhora da função renal pós-operatória.

Por outro lado, a técnica restritiva de administração de fluidos é uma abordagem no manejo de fluidos intravenosos que visa limitar a quantidade de fluidos administrados, repondo só o volume perdido, a um paciente durante o período perioperatório ou em outras situações clínicas. Essa técnica é frequentemente aplicada em situações nas quais se espera uma perda mínima de sangue e o risco de sobrecarga volêmica supera os benefícios de uma administração mais liberal de fluidos. Ela pode ser particularmente útil em pacientes que têm capacidade limitada de manejar volumes excessivos de fluidos, como aqueles com função renal comprometida.

Apesar de dados conflitantes, a TGM pode não mostrar benefícios adicionais em relação à abordagem restritiva de fluidos para submetidos às recomendações do protocolo ERAS, provavelmente pela implementação de processos que reduzem o risco de desequilíbrios de fluidos no perioperatório.

MANEJO DO SANGRAMENTO

Pacientes com DRC frequentemente apresentam anemia, principalmente devido à deficiência de eritropoetina, produção inadequada de glóbulos vermelhos e outras complicações relacionadas à insuficiência renal. O manejo adequado das transfusões de sangue nesses pacientes é um desafio clínico significativo, dada a necessidade de equilibrar os benefícios da correção da anemia com os riscos potenciais associados à sobrecarga de volume, aloimunização e exposição a hemoderivados. Frequentemente, pacientes em descompensação clínica têm disfunção plaquetária associada à uremia, que compromete a adesão e agregação plaquetária. Essa disfunção, combinada com trombocitopenia que pode ocorrer em estágios avançados da DRC, pode aumentar o risco de sangramento intraoperatório.

Aproximadamente 90% dos pacientes com DRC em estágio 5 apresentam algum grau de anemia. Usualmente esses casos são tratados clinicamente com agentes estimuladores de eritropoese e suplementação de ferro. Entretanto, no evento hemorrágico agudo, a hemotransfusão deve ser considerada cautelosamente para essas pessoas. Não há consenso sobre valores de corte de hemoglobina, porém metas de hemoglobina entre 7 e 9 g/dL na maioria dos pacientes críticos parece aceitável, incluindo aqueles com DRC, para reduzir os riscos associados às transfusões. Em geral, as transfusões são reservadas para aqueles com anemia sintomática grave, especialmente na presença de sintomas como dispneia, angina ou instabilidade hemodinâmica. A preferência pelo uso de hemocomponentes leucorreduzidos e irradiados pode reduzir significativamente o risco de aloimunização, especialmente para pacientes aguardando transplante de órgãos. É importante ressaltar a necessidade de avaliação da calemia após transfusões de concentrados de hemácias, especialmente em pacientes descompensados clinicamente.

Além das transfusões de concentrado de hemácias, pacientes com DRC podem necessitar de outros hemocomponentes, como plaquetas, plasma fresco congelado, crioprecipitado ou preparações contendo fibrinogênio e outros fatores de coagulação isolados. As indicações para transfusão de plaquetas, em pacientes sem disfunção plaquetária, seguem as diretrizes dos pacientes sem DRC. Entretanto, naqueles que apresentam sangramento agudo associado à disfunção plaquetária de provável etiologia urêmica, podemos proceder com alternativas como desmopressina com o intuito de melhorar a adesão plaquetária. Nas situações em que os pacientes estão francamente urêmicos e a transfusão de plaquetas seja indicada, devemos lembrar que a função destas também será afetada pela uremia algum tempo após a infusão.

CUIDADOS NO PÓS-OPERATÓRIO

As indicações para admissão em unidade de terapia intensiva seguem os protocolos clínicos, permitindo que grande parte dos pacientes com DRC realize recuperação em salas de recuperação pós-anestésica sem prejuízos para desfecho clínico. O cuidado com a analgesia nesse período deve seguir o uso racional de medicamentos conforme descrito anteriormente, dando preferência a medicações com menor risco de acúmulo e nefrotoxicidade. Usualmente, gabapentinoides e anti-inflamatórios não esteroidais são desencorajados nesses casos.

PERSPECTIVAS FUTURAS

O avanço contínuo na compreensão da DRC e suas interações com a anestesia está direcionando o desenvolvimento de novas abordagens para o manejo perioperatório desses pacientes. Pesquisas em desenvolvimento estão focadas em várias frentes, incluindo o aprimoramento de tecnologias de monitoramento hemodinâmico avançado. Essas tecnologias permitirão uma personalização ainda maior da TGM, adaptando a administração de fluidos e medicamentos em tempo real para otimizar a perfusão tecidual e minimizar o risco de complicações renais. Estudos clínicos estão explorando o uso de biomarcadores renais específicos para prever e monitorar a função renal de forma mais precisa durante e após o procedimento cirúrgico, permitindo intervenções mais rápidas e eficazes.

Além disso, o desenvolvimento de novos agentes anestésicos e medicamentos, com perfis farmacocinéticos e farmacodinâmicos mais seguros para pacientes com função renal comprometida, pode reduzir significativamente o risco de toxicidade e efeitos adversos. Pesquisas em fase inicial também estão avaliando a eficácia de fármacos que visam proteger a função renal durante a cirurgia, como agentes antioxidantes e anti-inflamatórios específicos.

A integração de ferramentas de inteligência artificial (IA) na prática clínica está sendo investigada como forma de melhorar o manejo perioperatório. A IA tem o potencial de ajudar a identificar precocemente os pacientes de maior risco, personalizar o planejamento anestésico e a recuperação pós-operatória com base em grandes volumes de dados e tendências individuais. Esses avanços poderão transformar o ato anestésico no futuro, permitindo uma abordagem ainda mais segura e eficaz para o manejo de pacientes com DRC.

CONCLUSÃO

O manejo anestésico de pacientes com DRC exige uma abordagem altamente especializada e atenta aos múltiplos desafios impostos pela condição. A função renal comprometida requer vigilância constante, com ajustes precisos na administração de fluidos e fármacos, além de planejamento cuidadoso da diálise perioperatória em colaboração com a Nefrologia. A escolha das técnicas anestésicas e dos agentes farmacológicos deve sempre considerar o impacto potencial sobre a função renal, buscando minimizar riscos como a toxicidade medicamentosa e as complicações hemodinâmicas. A colaboração interdisciplinar com a equipe de Nefrologia é essencial para a programação adequada da diálise e o manejo eficaz das complicações associadas. Além disso, a prevenção e o manejo eficaz de infecções e a correção de distúrbios hematológicos são essenciais para garantir a segurança e a eficácia do procedimento anestésico. Por fim, a colaboração interdisciplinar, especialmente com nefrologistas, é cada vez mais importante para garantir um manejo abrangente e eficaz, para melhorar os desfechos clínicos e a qualidade de vida dos pacientes com DRC.

REFERÊNCIAS BIBLIOGRÁFICAS

1. KDIGO CKD Work Group. KDIGO 2024 Clinical practice guideline for the evaluation and management of chronic kidney disease. Kidney Int. 2024;105(Suppl 4S):S117-S314.
2. Nerbass FB, Lima HN, Thomé FS, Vieira OM, Sesso R, Lugon JR. Censo Brasileiro de Diálise 2021. Braz J Nephrol. 2023;45(2):192-8.
3. Chowdhury SR, McLure HA. Chronic kidney disease and anaesthesia. BJA Education. 2022;22(8):321-8.
4. Motayagheni N, Phan S, Eshraghi C, Nozari A, Atala A. A review of anesthetic effects on renal function: Potential organ protection. Am J Nephrol. 2017;46(5):380-9.
5. Fielding-Singh V, Vanneman MW, Grogan T, Neelankavil JP, Winkelmayer WC, Chang TI, et al. Association between preoperative hemodialysis timing and postoperative mortality in patients with end-stage kidney disease. JAMA. 2022;328(18):1837-48.
6. Tan JHS, Bhatia K, Sharma V, Swamy M, van Dellen D, Dhanda R, et al. Enhanced recovery after surgery recommendations for renal transplantation: guidelines. BJS. 2023;110(1):57-9.
7. Miller TE, Myles PS. Perioperative fluid therapy for major surgery. Anesthesiology. 2019;130(5):825-32.
8. Pickkers P, Darmon M, Hoste E, Joannidis M, Legrand M, Ostermann M, et al. Acute kidney injury in the critically ill: an updated review on pathophysiology and management. Intensive Care Med. 2021;47(8):835-50.
9. Jalal DI, Chonchol M, Targher G. Disorders of hemostasis associated with chronic kidney disease. Semin Thromb Hemost. 2010;36(1):34-40.
10. Tawfic QA, Bellingham G. Postoperative pain management in patients with chronic kidney disease. J Anaesthesiol Clin Pharmacol. 2015;31(1):6-13.

17

Anestesia no transplante renal

Marcelo Augusto Martins Aires
Marcelo Stucchi Pedott
Fernanda Ribeiro Danziere
Talison Silas Pereira

DESTAQUE DO TEMA

1. O transplante renal é um procedimento que envolve a atuação da equipe multidisciplinar.
2. O anestesiologista exerce papel central na redução da mortalidade e na proteção do enxerto.
3. As metas hemodinâmicas intraoperatórias são fundamentais: durante a dissecção e o preparo do leito do receptor, manter a pressão arterial média (PAM) entre 70 e 75 mmHg; após a reperfusão, adotar tendência mais hipertensiva, com PAM > 95 mmHg e pressão sistólica em torno de 120 mmHg.
4. Os acessos vasculares podem se tornar difíceis em razão de múltiplas punções ou cateteres prévios. É fundamental preservar o membro da fístula arteriovenosa e planejar o acesso de forma estratégica, com uso de ultrassonografia.
5. A monitorização é elemento-chave no transplante renal, baseada na terapia guiada por metas, utilizando parâmetros dinâmicos de fluidorresponsividade. A pressão venosa central (PVC) isoladamente não deve ser utilizada para guiar a fluidoterapia. A fluidoterapia deve priorizar cristaloides balanceados.

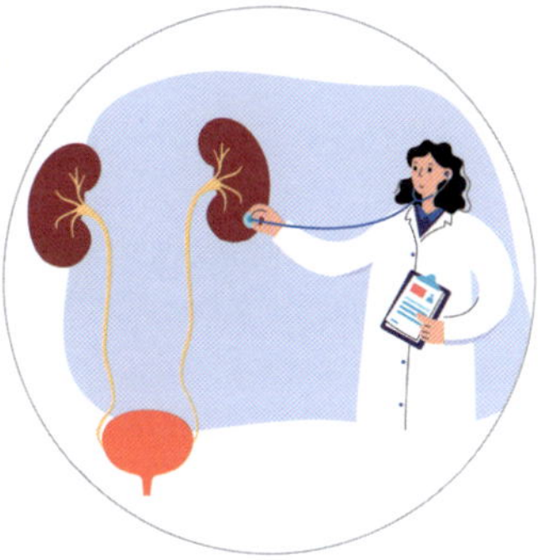

6. A norepinefrina é o vasopressor de primeira escolha em pacientes não responsivos à reposição volêmica. A fenilefrina deve ser evitada.
7. Os desfechos favoráveis estão associados a uma condução hemodinâmica protetora do enxerto e ao trabalho multidisciplinar integrado, resultando em maior sobrevida e melhor qualidade de vida para o receptor.

INTRODUÇÃO

O transplante renal é considerado o tratamento de escolha para pacientes com doença renal crônica em estágio terminal (DRCT), por proporcionar melhor qualidade de vida, maior sobrevida e redução das complicações cardiovasculares em comparação à diálise crônica. Ao longo das últimas décadas, avanços significativos no campo da imunossupressão, na seleção de doadores e receptores e nas técnicas cirúrgicas contribuíram para a ampliação das indicações e para o aumento da segurança do procedimento.

Atualmente, o transplante renal não se restringe mais a um grupo restrito de pacientes jovens e sem comorbidades; tornou-se opção terapêutica possível em uma população cada vez mais heterogênea, incluindo idosos e portadores de doenças infecciosas previamente consideradas impeditivas. A crescente sofisticação dos critérios de alocação de órgãos, como os índices de risco do doador (*Kidney Donor Risk Index* – KDRI – e *Kidney Donor Profile Index* – KDPI), bem como o estabelecimento de programas robustos de transplante intervivos, permitem que a oferta de órgãos seja otimizada, maximizando o tempo de sobrevida do enxerto e ampliando o acesso ao transplante. Nesse contexto, compreender as indicações, contraindicações e critérios de seleção de doadores é fundamental para a prática clínica e o manejo anestésico perioperatório dos receptores.

INDICAÇÕES E CONTRAINDICAÇÕES

As principais indicações para o transplante renal incluem pacientes com DRCT, geralmente quando a taxa de filtração glomerular é inferior a 15 mL/min/1,73 m^2 ou quando há necessidade iminente de terapia dialítica. Em adultos, as causas predominantes de falência renal são *diabetes mellitus*, hipertensão arterial sistêmica, glomerulonefrites e doença renal policística. Em crianças e adolescentes, malformações congênitas do trato urinário e glomeruloesclerose segmentar focal são as causas mais comuns. Idealmente, pacientes com insuficiência renal progressiva devem ser encaminhados precocemente para avaliação, com vistas ao transplante pré-diálise.

As contraindicações absolutas ao transplante renal são hoje cada vez mais restritas. Entre elas, destacam-se infecção ativa não controlada, neoplasia maligna com risco de recorrência ou metástase, ausência de adesão terapêutica e condições graves que impossibilitem a cirurgia ou a imunossupressão. Já as contraindicações relativas têm sofrido grande revisão com os avanços terapêuticos. Pacientes com HIV bem controlado definidos como carga viral indetectável e contagem de linfócitos CD4 adequada, portadores de hepatite C tratados com antivirais de ação direta e indivíduos com idade avançada passaram a ser considerados elegíveis, desde que avaliados criteriosamente. O conceito de idade avançada não tem um corte fixo universal, mas em geral receptores > 70 anos requerem análise individualizada, considerando fragilidade, expectativa de vida e benefício potencial do transplante. Condições cardiovasculares complexas, como insuficiência cardíaca avançada, não são mais exclusivas, desde que haja estabilidade clínica e suporte terapêutico. Portanto, a seleção de candidatos deve ser multidimensional, ponderando risco-benefício conforme a evolução das terapias e da experiência acumulada.

DOADORES E ALOCAÇÃO

O panorama da doação renal no Brasil tem apresentado avanços expressivos nas últimas décadas, consolidando o país como um dos principais protagonistas mundiais em volume absoluto de transplantes renais. Em 2024, o Brasil superou a marca histórica de 30 mil transplantes de órgãos realizados pelo Sistema Único de Saúde (SUS), 6.320 deles referentes a transplantes renais. Esse desempenho representa um crescimento de 18% em relação aos últimos anos e reafirma o comprometimento nacional com a expansão do acesso à terapêutica substitutiva renal. O número de doadores efetivos também se manteve em patamar elevado, com 4.086 doadores falecidos registrados em 2024. A despeito desse avanço, desafios persistem: cerca de 78 mil pacientes ainda aguardam na fila por um órgão, sendo o rim o mais demandado (mais de 42 mil candidatos). A taxa de autorização familiar para doação essencial para viabilizar o processo foi de cerca de 55% em 2024, abaixo dos padrões observados em países de referência, como a Espanha (com menos de 10% de negativa) (Figura 1).

Doadores falecidos: critérios e classificação de risco

Os rins provenientes de doadores falecidos constituem a principal fonte de órgãos para transplante no Brasil. Tais doadores são classificados conforme a natureza do óbito em duas categorias principais:

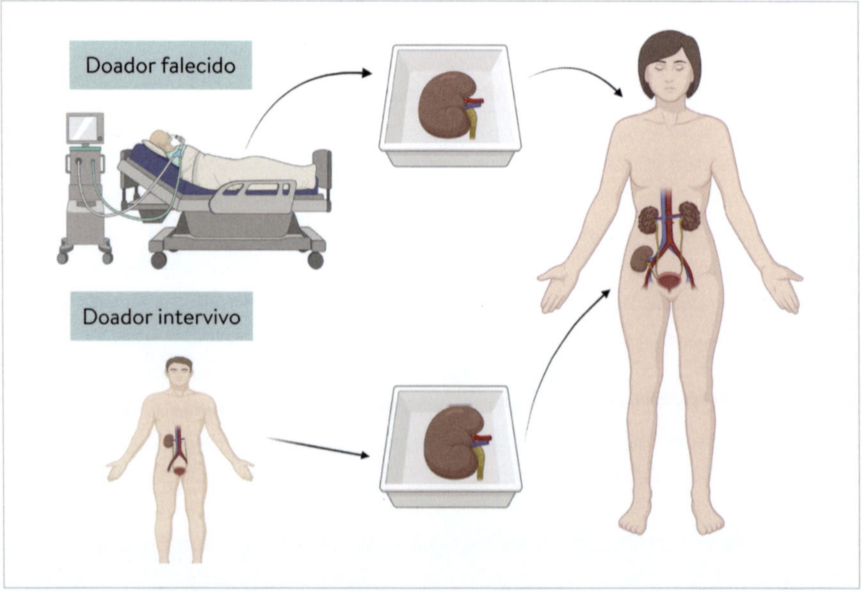

FIGURA 1 Representação esquemática do transplante renal a partir de doador falecido e doador vivo.
Elaborada em BioRender por Pereira TS.

- Doadores com morte encefálica (ME): representam a maior parte dos casos, com óbito estabelecido segundo critérios neurológicos.
- Doadores por parada cardíaca (DCD – *donation after circulatory death*): apresentam maior risco de lesão por isquemia-reperfusão e consequente disfunção inicial do enxerto.

A seleção e alocação dos órgãos seguem normas regulatórias que buscam equacionar os princípios de equidade, eficiência e beneficência. Nesse contexto, destacam-se dois instrumentos validados internacionalmente:

- *Kidney Donor Risk Index*: um escore prognóstico que integra variáveis do doador como idade, etnia, histórico de hipertensão e diabetes, creatinina sérica, altura, peso, causa do óbito e condição de DCD. Valores elevados estão diretamente associados à menor sobrevida do enxerto e à maior mortalidade do receptor.
- *Kidney Donor Profile Index*: expressa o KDRI em percentis de 0 a 100, permitindo interpretação mais intuitiva do risco. Um KDPI elevado (> 85%) indica maior probabilidade de falência precoce do enxerto. Entre os fatores de risco modificáveis, destaca-se o tempo de isquemia fria (*cold ischemia time* – CIT),

que exerce impacto significativo sobre os desfechos do transplante. Estudos demonstram que cada hora adicional de CIT aumenta a probabilidade de falência do enxerto (*hazard ratio* ~1,013) e de mortalidade do paciente (*hazard ratio* ~1,018). CIT > 24 horas estão associados a taxas significativamente mais altas de disfunção tardia do enxerto (DTE) e menor sobrevida em longo prazo. Medidas como a redução do tempo entre a retirada e o implante e o uso de sistemas de perfusão normotérmica têm sido empregadas como estratégias mitigadoras desses efeitos deletérios.

NOTA TÉCNICA

O rim do caso da Figura 2 permaneceu cerca de 8 horas em isquemia fria, valor dentro do intervalo habitual para rins de doador falecido; tempos crescentes de isquemia fria associam-se, de forma dependente do tempo, a maior risco de disfunção tardia do enxerto e piores desfechos, reforçando a necessidade de logística célere.

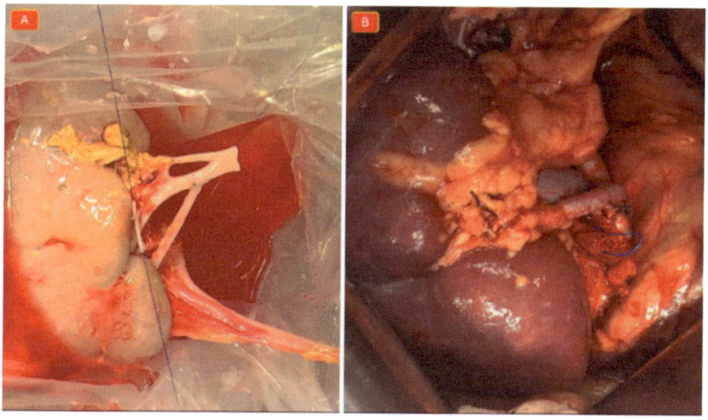

FIGURA 2 Preparação (*back-table*) e reperfusão do enxerto renal: (A) *back-table* (doador falecido). Rim recém-captado, pálido e avascular, com pedículo completamente dissecado (artéria renal com bifurcação, veia renal e ureter) e imerso em solução de preservação hipotérmica. As soluções mais usadas para rim são: UW/Viaspan® (intracelular, alta viscosidade por conter amido hidroxietílico – HES/"pentafraction") e as alternativas HTK/Custodiol® e Celsior®/IGL-1, de menor viscosidade (algumas com polímero PEG em vez de HES). Todas destinam-se à estase metabólica e proteção endotelial durante a isquemia fria; (B) implante e reperfusão. Enxerto implantado na fossa ilíaca direita (anastomoses aos vasos ilíacos), já reperfundido, com mudança macroscópica típica: parênquima róseo e turgente, enchimento cortical uniforme e pedículo vascular pérvio, sem instabilidade hemodinâmica.

Doadores vivos: vantagens e critérios de compatibilidade

Os rins de doadores vivos são reconhecidamente associados a melhores desfechos clínicos, incluindo maior sobrevida do enxerto e menores taxas de DTE e rejeição aguda. Essa superioridade decorre, em parte, do planejamento eletivo do procedimento e da possibilidade de minimizar o tempo de isquemia fria, além de permitir seleção rigorosa do par doador-receptor. A avaliação imunológica é pilar fundamental para o sucesso da intervenção. Dentre os testes imprescindíveis destacam-se:

- Compatibilidade ABO: deve ser respeitada, salvo em situações especiais de protocolos de dessensibilização.
- Sistema HLA (*human leukocyte antigen*): conjunto de antígenos localizados no cromossomo 6, responsáveis pela regulação da resposta imune. A compatibilidade entre os *loci* HLA-A, HLA-B e HLA-DR é desejável para reduzir o risco de rejeição mediada por células ou anticorpos.

A doação intervivos pode ocorrer entre parentes consanguíneos ou não aparentados, desde que respeitados os critérios éticos, legais e clínicos. A seleção cuidadosa do doador visa garantir não só a segurança do receptor, mas também a proteção da integridade física e emocional do doador.

PREPARO PRÉ-OPERATÓRIO

O preparo pré-operatório do candidato ao transplante renal é necessariamente multidisciplinar, envolvendo anestesiologistas, nefrologistas, urologistas, cardiologistas, cirurgiões vasculares, nutricionistas, psicólogos/psiquiatras e outros especialistas, conforme comorbidades e necessidades individuais. O objetivo é otimizar o risco cirúrgico e imunológico e maximizar a probabilidade de função imediata e duradoura do enxerto.

Anamnese e exame físico

Devem-se revisar minuciosamente a história clínica, cirúrgica e anestésica prévia; medicações em uso (com atenção a anti-hipertensivos, antitrombóticos, hipoglicemiantes/insulina); alergias; intercorrências dialíticas e eventos cardiovasculares. Documentar acessos vasculares prévios (cateteres de hemodiálise, tromboses, estenoses) e a presença/funcionamento da fístula arteriovenosa (FAV), preservando o membro com FAV para futuras punções. O exame físico direciona-se especialmente ao sistema cardiovascular (a DRC compartilha e amplifica fatores de risco cardiovasculares), avaliação do estado volêmico e pesquisa de sinais de infecção ativa.

Exames laboratoriais

Solicitar função renal (ureia, creatinina), eletrólitos (potássio, sódio, cálcio, magnésio, fósforo) e perfil ácido-base, além de hemograma completo com contagem plaquetária. Avaliar função hepática (AST/ALT, bilirrubinas, albumina) e hemostasia (TP/INR, aPTT; considerar fibrinogênio/viscoelasticidade conforme protocolo institucional). Outros exames são adicionados de acordo com comorbidades (ex.: glicemia/HbA1c, paratormônio – PTH).

Triagem infecciosa e imunológica

A pesquisa por doenças infecciosas transmissíveis é mandatória: HIV (vírus da imunodeficiência humana), HBV (vírus da hepatite B) e HCV (vírus da hepatite C), além de tuberculose (conforme risco). Quando aplicável, incluir sorologias para CMV/EBV. No eixo imunológico, realizar fenotipagem HLA (antígenos de histocompatibilidade, tipicamente A, B e DR), ABO/Rh, PRA/cPRA (*panel reactive antibody/calculated PRA*) e pesquisa de DSA (*donor-specific antibodies*). Provas cruzadas (*crossmatch*, por citotoxicidade dependente de complemento e/ou citometria de fluxo) fundamentam a elegibilidade e o protocolo de indução imunossupressora.

Avaliação cardiopulmonar e por imagem

Todo candidato deve realizar eletrocardiograma e radiografia de tórax (exame acessível e custo-efetivo, com achados pulmonares e indicadores indiretos de cardiopatia). Em sintomáticos ou indivíduos de alto risco cardiovascular, a avaliação se aprofunda com ecocardiografia transtorácica, teste ergométrico e/ou teste de estresse (ecocardiograma de estresse ou cintilografia miocárdica), conforme a estratificação cardiológica. Ultrassonografia (USG) renal avalia parênquima e fluxo, e tomografia computadorizada (TC) ou ressonância magnética (RM) de abdome/pelve são úteis para mapear árvore ilíaca, calcificações aortoilíacas e planejar o sítio de anastomoses do enxerto. Em candidatos com doença vascular periférica, considerar Doppler arterial dos vasos ilíacos.

Avaliações psicossocial e nutricional

A avaliação psicossocial investiga saúde mental, suporte social e adesão ao regime complexo do pós-transplante. A avaliação nutricional identifica sarcopenia/fraqueza e deficiências que influenciam recuperação e complicações, permitindo intervenções pré-habilitadoras.

Papel do anestesiologista

Compete ao anestesiologista: confirmar o jejum conforme a American Society of Anesthesiologists (ASA) ou diretriz local; definir pré-medicação individualizada; avaliar via aérea e preparar estratégias de contingência; planejar monitorização (arterial invasiva quando indicado), acessos vasculares (idealmente venóclise periférica calibrosa guiada por USG; evitar punções no membro da FAV; se imprescindível acesso venoso central (CVC), preferir sítio que não comprometa o futuro acesso dialítico); revisar comorbidades e a terapia de substituição renal em curso (data/turno da última diálise, uso recente de heparina, intercorrências) e definir técnica anestésica centrada em estabilidade hemodinâmica, nefroproteção e pronta função do enxerto. Devemos sempre ter em mente a possibilidade de acesso venoso difícil e obstruções centrais. Pacientes com múltiplos cateteres prévios apresentam alta prevalência de dificuldade de punção periférica e estenose/trombose de veias centrais (braquiocefálica, jugular, subclávia), com risco de síndrome da veia cava superior. Manifestações incluem edema e congestão cervicofaciais, veias colaterais torácicas, rouquidão/ortopneia e edema de via aérea. A suspeita deve motivar mapeamento ultrassonográfico pré-operatório ou angiotomografias, revisão do lado da FAV e planejamento antecipado de via aérea e via venosa alternativa (Figura 3).

Avaliação da via aérea

Em pacientes com diabetes, considerar a síndrome da articulação rígida; além de Mallampati, abertura de boca e mobilidade cervical, utilizar o "sinal da prece" (*prayer sign*): a incapacidade de justapor palmas e dedos sugere limitação articular e possível via aérea difícil.

Diálise perioperatória e metas

O paciente deve manter a rotina dialítica; quando logisticamente possível, fazer sessão na véspera ou no mesmo dia da cirurgia, priorizando euvolemia/próximo ao peso seco e correção de distúrbios (em especial hipercalemia clini-

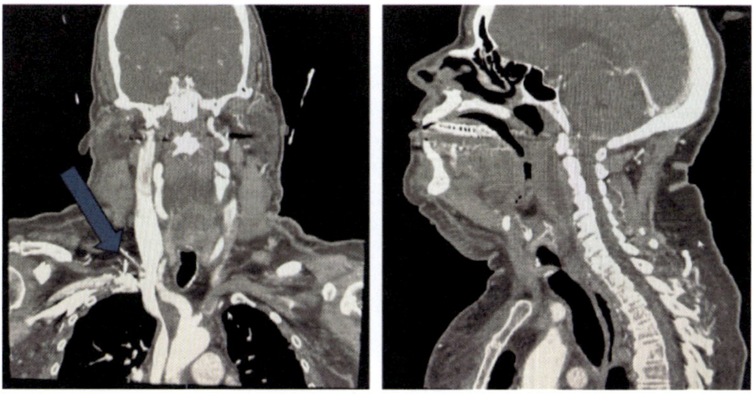

FIGURA 3 Angiotomografia em fase venosa de paciente candidato a transplante renal, portador de doença renal crônica dialítica, evidenciando síndrome da veia cava superior acompanhada de franco edema de via aérea superior. Trata-se de um paciente de alto risco, com todo o componente venoso superior obstruído, apresentando apenas perviedade de vias colaterais laterais.

camente significativa e acidose). Considerar diálise sem heparina ou com heparinização mínima nas 24 horas que antecedem a operação conforme risco hemorrágico. Dosar hemograma, eletrólitos e gases no dia da cirurgia (idealmente após a diálise), registrando peso atual *versus* peso seco como indicador prático do estado volêmico. Na presença de alterações eletrocardiográficas da hipercalemia, tratar antes do ato anestésico-cirúrgico.

Em síntese, cada componente do preparo pré-operatório deve ser executado de forma deliberada e documentada, visando compensar comorbidades, reduzir riscos (infecciosos, cardiovasculares e hemorrágicos) e criar as melhores condições para a perfusão do enxerto e recuperação do receptor no pós-operatório imediato e tardio.

INTRAOPERATÓRIO

Manejo anestésico no transplante renal

A anestesia geral é a técnica mais utilizada para a cirurgia de transplante renal, embora a associação com bloqueios de neuroeixo seja possível em casos selecionados ou bloqueios da parede abdominal. Entretanto, pacientes com doença renal crônica (DRC) frequentemente apresentam distúrbios de hemostasia, em especial disfunções plaquetárias, além do uso recorrente de heparina não fracionada durante sessões de diálise. Esses fatores limitam a segurança da anestesia neuroaxial.

TABELA 1 Lista de condições médicas relacionadas à doença renal crônica em estágio terminal

Sistema cardiovascular: hipertensão, aterosclerose, doença arterial coronariana, insuficiência cardíaca congestiva, edema pulmonar, hipertensão pulmonar, pericardite, cardiomiopatia, arritmias.
Sistema hematológico: anemia, disfunção plaquetária, coagulopatias, aumento da fragilidade capilar.
Sistema imunológico: imunidade comprometida.
Sistema neurológico: neuropatia periférica, neuropatia autonômica.
Sistema musculoesquelético: miopatia e sarcopenia.
Sistema gastrintestinal: esvaziamento gástrico prejudicado, gastroparesia, náusea, vômito, anorexia, úlcera péptica.
Sistema de regulação eletrolítica e ácido-base: desequilíbrios de potássio, sódio, cálcio, magnésio, fosfato e bicarbonato, acúmulo de ácidos metabólico.
Sistema endócrino: hiperparatireoidismo, osteodistrofia, crescimento e desenvolvimento prejudicados (especialmente em crianças), intolerância à glicose.
Sistema pulmonar: pneumonia, edema pulmonar, pleurite, atelectasia, derrame pleural.
Sistema hepático: hipoalbuminemia, anomalias do citocromo P450, hepatite.

A manutenção da anestesia pode ser feita por meio de anestesia venosa total (TIVA) ou com agentes inalatórios titulados conforme o estímulo cirúrgico. Entre os agentes inalatórios o sevoflurano, embora classicamente associado à produção de composto A e íons fluoreto, tem segurança demonstrada em estudos prospectivos, sem impacto adverso na função renal de receptores ou doadores de rim. Assim, seu uso é considerado adequado nesse contexto.

Em decorrência do risco aumentado de estômago cheio nesses pacientes, recomenda-se a intubação com técnica de sequência rápida. Para o bloqueio neuromuscular, tanto a succinilcolina quanto o rocurônio podem ser empregados, cada qual com considerações específicas:

- Succinilcolina: provoca elevação transitória do potássio sérico em 0,5 a 1 mEq/L por 10 a 15 minutos. Deve ser evitada se potassemia ≥ 5 mEq/L.
- Rocurônio: pode ter ação prolongada em pacientes com insuficiência renal terminal em decorrência da redução da depuração.
- Cisatracúrio: útil para manutenção do bloqueio, metabolizado de forma independente de órgãos pelo metabolismo de Hofmann (dependente de pH e temperatura), conferindo maior previsibilidade. Não há, entretanto, evidências de superioridade sobre rocurônio ou succinilcolina para a intubação.

Em síntese, a escolha dos agentes deve equilibrar segurança hemodinâmica, função renal residual e o risco de complicações metabólicas. A condução anestésica nesses pacientes exige titulação cuidadosa dos fármacos e vigilância rigorosa das repercussões hemodinâmicas e metabólicas durante todo o procedimento.

Monitorização

Em pacientes receptores jovens, com comorbidades compensadas, ou em doadores saudáveis, o intraoperatório pode ser conduzido com monitorização básica, incluindo cardioscopia, pressão arterial não invasiva (PANI), oximetria de pulso, capnografia e temperatura central.

A pressão arterial invasiva (PAI), obtida por cateterização da artéria radial, pode ser útil e está bem indicada em casos de pressão arterial de difícil controle, doença arterial coronariana (DAC) ou insuficiência cardíaca. O sítio de punção deve ser contralateral ao membro com FAV. Raramente se utiliza acesso arterial femoral, pois pode interferir no fluxo sanguíneo do enxerto, cujas anastomoses são feitas nos vasos ilíacos.

Nos pacientes com DRC submetidos ao transplante, é essencial ponderar o risco-benefício de cada acesso vascular. A manipulação de vasos pode comprometer locais futuros para cateter de diálise ou nova FAV em casos de atraso da função ou rejeição do enxerto.

Pacientes com DRC frequentemente apresentam venóclise de difícil acesso em decorrência de múltiplas punções prévias, presença de FAV, uso de cateteres de diálise ou temporários e histórico de internações repetidas. Essas condições elevam o risco de estenose venosa central, estenoses periféricas, tromboses e obstruções vasculares. A USG a beira-leito (*point-of-care ultrasound*, POCUS) é uma ferramenta valiosa nesse contexto, aumentando a taxa de sucesso na punção, permitindo o acesso a veias profundas ou colapsadas e reduzindo complicações como punção arterial inadvertida e formação de hematomas. Sua utilização é considerada boa prática em centros de referência para transplante renal.

O cateter venoso central pode ser necessário para a infusão de drogas vasoativas, coleta seriada de exames e administração de imunossupressores no pós-operatório, mas sempre avaliando a preservação de vasos estratégicos para futura terapia dialítica. Mais importante ainda, é indispensável garantir um acesso venoso periférico calibroso e confiável para a administração de fluidos, hemocomponentes, antibióticos, imunossupressores e demais medicações essenciais durante o perioperatório.

A terapia guiada por metas (*goal-directed therapy* – GDT) tem sido considerada pelas diretrizes KDIGO uma ferramenta útil para a prevenção de lesão renal aguda. No entanto, a evidência disponível específica para o contexto do transplante renal ainda é limitada, podendo ser empregada de várias formas de monitorização de débito cardíaco. A GDT pode ser feita com métodos mais invasivos e calibrados, como o cateter de artéria pulmonar, porém estes apresentam riscos de complicações, por isso não são recomendados de rotina, devendo ser individualizada a sua conduta. O uso da ecocardiografia transesofágica entra como um método não invasivo operador-dependente, depende fortemente da experiência do operador e requer treinamento extensivo, porém vem ganhando grande aplicabilidade no intraoperatório de transplante renal. Nesse cenário, os monitores hemodinâmicos minimamente invasivos e não calibrados, baseados em análise de contorno de pulso, apresentam-se como as ferramentas mais usadas, permitindo a estimativa do débito cardíaco em tempo real. Entre os parâmetros derivados, a variação do volume sistólico (VVS) e a variação de pressão de pulso (VPP) são consideradas parâmetros dinâmicos de fluidorresponsividade, auxiliando na condução da reposição volêmica de forma individualizada e mais acurada. A PVC, tradicionalmente utilizada como marcador do *status* volêmico estático, costuma ser mantida entre 8 e 12 mmHg. Contudo, isoladamente, não deve ser usada como meta para guiar a reposição de fluidos, pois pode levar à administração excessiva e não se correlaciona de maneira confiável com a função do enxerto renal.

A literatura contemporânea sobre GDT no transplante renal ainda é inconclusiva para desfechos duros. A metanálise de Klonarakis et al., restrita a ensaios clínicos randomizados (ECR) (4 estudos; n = 205), não demonstrou redução de disfunção de enxerto (OR 1,37; IC95% 0,34-5,60), com baixa certeza global dos achados. Por outro lado, a síntese de Choo et al. (7 estudos; n = 607), que incluiu estudos não randomizados e monitorização predominantemente não invasiva, sugere benefícios fisiológicos/"*soft*" (menor edema e complicações respiratórias) e sinais de nefroproteção em subgrupos, embora sob importante heterogeneidade metodológica. O ensaio clínico randomizado multicêntrico de Laici et al. (n = 181), usando algoritmo GDT não invasivo (ClearSight®), confirmou a segurança da estratégia, mas não reduziu tempo de internação, complicações, DTE ou perda do enxerto em 90 dias. Ensaios menores mostram que alvos dinâmicos (p. ex., PPV) podem reduzir a carga de cristaloides em comparação ao CVP clássico, porém sem impacto comprovado em desfechos clínicos de maior relevância até o momento. Assim, a interpretação integrada de parâmetros dinâmicos e estáticos, juntamente com parâmetros de hipoperfusão, deve orientar a monitorização hemodinâmica perioperatória no transplante renal.

Terapia de fluidos no transplante renal: evidência atualizada

A reposição volêmica intraoperatória é determinante para a perfusão do enxerto e para a prevenção de DTE. No rim transplantado, a desnervação atenua a autorregulação, de modo que mesmo quedas pressóricas discretas reduzem o fluxo glomerular. Nesse contexto, a composição do fluido influencia não apenas o equilíbrio ácido-base e eletrolítico, mas também a hemodinâmica renal.

Do ponto de vista fisiológico, soluções cristaloides balanceadas (p. ex., Ringer lactato e Plasma-Lyte 148) apresentam menor concentração de cloreto e tampões metabólicos (lactato, acetato/gluconato) que mantêm pH mais próximo do plasmático (Figura 4). Já a solução salina 0,9% é rica em cloreto, predispondo à acidose metabólica hiperclorêmica e à vasoconstrição da arteríola aferente mediada pela mácula densa, com potencial redução da taxa de filtração glomerular.

IMPORTANTE

Tanto o Ringer lactato (~4 mEq/L) quanto o Plasma-Lyte 148 (~5 mEq/L de K^+) contêm potássio em pequena quantidade; ensaios clínicos em transplante renal não mostraram aumento de hipercalemia com seu uso quando comparados à salina.

A evidência clínica recente favorece a adoção de soluções balanceadas. No ensaio multicêntrico BEST-Fluids, Collins et al. compararam Plasma-Lyte 148 *versus* salina 0,9% em receptores de rins de doadores falecidos e observaram redução absoluta de disfunção tardia do enxerto (DTE) (30% *vs.* 40%), com RR 0,74 (IC 95% 0,66-0,84), sem aumento de hipercalemia ou eventos adversos renais. Esses achados foram corroborados por sínteses de maior amplitude: a Revisão Sistemática Cochrane (2024), agregando 12 ECR (~1.668 pacientes), mostrou redução de DTE com balanceados (RR 0,82; IC 95% 0,71-0,94), além de perfil ácido-base superior. Em análise independente, Chang et al. (2024) compilaram 11 ECR (~1.717 pacientes) e confirmaram menor DTE (RR 0,82; IC 95% 0,69-0,98) e menos acidose hiperclorêmica no grupo balanceado. Mais recentemente, a metanálise de Yuan et al. (2025) reuniu 10 estudos (~1.500 participantes) e reforçou a vantagem dos balanceados, particularmente em receptores de órgãos de doadores falecidos (RR 0,83; IC 95% 0,71-0,96), sem aumento de hipercalemia.

As Diretrizes CARI (Caring for Australians and New Zealanders with Kidney Impairment), publicadas no Kidney International Reports por O'Reilly et al. (2025), recomendam cristaloides balanceados como primeira escolha no transplante renal. Embora o ganho absoluto seja mais evidente em receptores de rins de doadores falecidos do que de doadores vivos, os balanceados melhoram de forma consistente o perfil ácido-base e eletrolítico e, importantemente, não aumentam a incidência de hipercalemia quando comparados à solução salina 0,9%. Isso porque o conteúdo de potássio dessas soluções é baixo (~4-5 mEq/L), e, nos

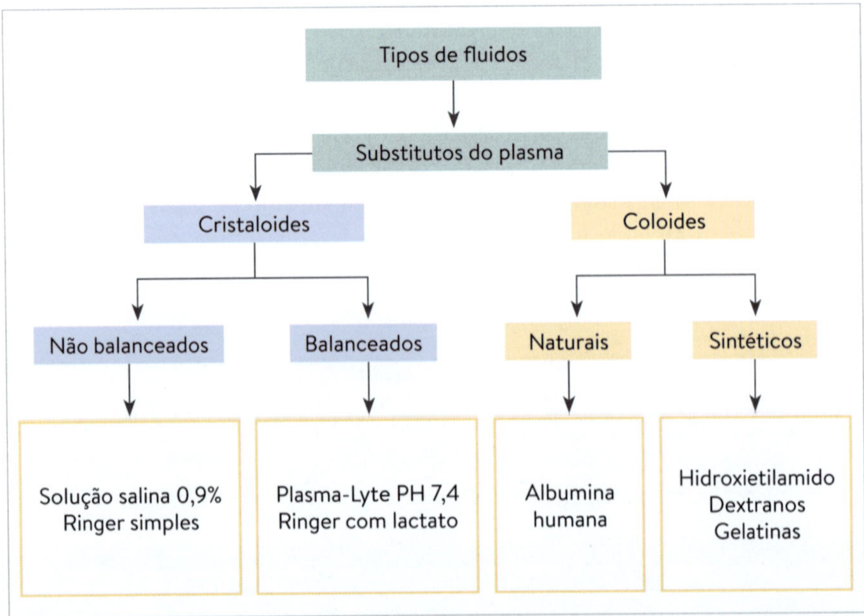

FIGURA 4 Tipos de fluidos. Os cristaloides balanceados apresentam composição eletrolítica mais próxima do plasma (menor cloreto e tampões como acetato/gluconato ou lactato), atenuando a acidose hiperclorêmica e preservando a perfusão renal. Em transplante renal, especialmente com doadores falecidos, seu uso associa-se a menor disfunção tardia do enxerto, sem aumento de hipercalemia, enquanto a solução salina 0,9% deve ser empregada com parcimônia. Coloides sintéticos, notadamente HES, estão ligados à maior lesão renal aguda e não são recomendados. A albumina 5% pode ser considerada apenas em situações selecionadas.

ECR e metanálises mais recentes, as taxas de hipercalemia perioperatória foram semelhantes entre grupos. No intraoperatório, o risco de elevação do K^+ depende sobretudo do nível basal e do momento da diálise, da presença de acidose, de hemólise e de fármacos, e não da escolha entre solução balanceada e salina.

Quanto aos coloides, o corpo de evidências não demonstra benefício clínico sobre cristaloides na função do enxerto. A albumina 5% pode ser considerada apenas em cenários selecionados (p. ex., reposição volêmica refratária em hipoalbuminemia significativa), pois não há ensaios que mostrem redução de DTE ou melhora de desfechos renais em transplante renal. Já os coloides sintéticos, em especial hidroxietilamido (HES), devem ser evitados: estudos em cirurgia e terapia intensiva associam seu uso a maior risco de lesão renal aguda e coagulopatia; além disso, agências regulatórias europeias emitiram restrições formais ao HES.

Dextranos e gelatinas tampouco apresentam benefício comprovado e carregam riscos (alterações da hemostasia, anafilaxia), não se justificando rotineiramente nesse cenário.

DROGAS VASOATIVAS E ALVOS HEMODINÂMICOS NO TRANSPLANTE RENAL

A perfusão do enxerto renal recém-revascularizado depende criticamente de pressão de perfusão adequada, euvolemia e estabilidade autonômica (Figura 5). Diferente do rim nativo, o rim transplantado é desnervado e tem autorregulação atenuada nas primeiras horas; por isso, episódios mesmo breves de hipotensão podem reduzir a taxa de filtração glomerular, aumentar a lesão de isquemia-reperfusão e elevar o risco de DTE. Nessa lógica, a condução anestésica deve combinar otimização de volume guiada por parâmetros dinâmicos e vasoativos titulados em infusão contínua, com metas pressóricas por fase do procedimento. A Tabela 2 traz em esquema os alvos pressóricos de acordo com a fase do transplante renal.

TABELA 2 Alvos pressóricos de acordo com a fase do transplante renal

Antes da anastomose vascular (dissecção e preparo do leito)
Priorizar euvolemia e evitar hipotensão sustentada. Em prática perioperatória de prevenção de lesão renal aguda (KDIGO) e injúria miocárdica ou lesão miocárdica, a PAM ≥ 70-75 mmHg é um alvo prudente, individualizando segundo comorbidades e resposta dinâmica a fluidos.
Durante a anastomose e imediatamente antes da reperfusão
Evitar quedas pressóricas mesmo "leves", pois reduzem a perfusão do enxerto desnervado. Manter PAM ≥ 90-95 mmHg quando possível, corrigindo a hipotensão primeiro com prova de volume orientada por índice dinâmico e, se não responsivo, introduzindo vasopressor.
Reperfusão e 1ª hora pós-reperfusão
Adotar tendência hipertensiva: PAS > 120 mmHg e PAM > 95 mmHg para sustentar a perfusão do enxerto na fase de maior risco de vasoplegia/hipoautorregulação.
Estabilização após diurese inicial sustentada
Reduzir gradualmente para alvos compatíveis com a condição basal do receptor, evitando oscilações e hipotensão prolongada. O controle fino segue baseado em metas e necessidade de vasopressores de manutenção em baixas doses.

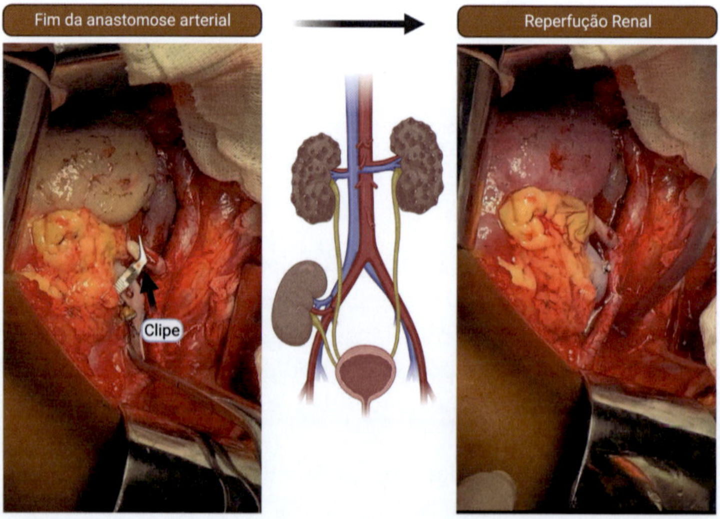

FIGURA 5 Enxerto renal – pré-reperfusão e pós-reperfusão. À esquerda temos o aspecto pálido e avascular do rim doado, já implantado na fossa ilíaca direita, com a anastomose arterial clampeada (clipe/clampe claramente visível), antes da abertura do fluxo. Após a retirada do clampe arterial, observam-se reperfusão imediata, com cor rósea, turgência cortical e melhora da textura do parênquima e do leito cirúrgico.

Elborado em BioRender por Silas Pereira T.

ESCOLHA DO VASOPRESSOR: EVIDÊNCIAS ATUAIS

Norepinefrina (NE) – agente de primeira linha

Mecanismo α-1-predominante com atividade β moderada, que restaura o tônus arterial sem reduzir o débito cardíaco de forma pronunciada. Em revisão clínica de transplante renal, a fisiopatologia de "paralisia vascular" pós-reperfusão (vasoplegia por denervação, isquemia-reperfusão e tempo de isquemia fria) justifica a NE como droga de escolha para manter os alvos de PAS/PAM nessa fase.

Fenilefrina

Em receptores de transplante renal, Thomas et al. observaram que fenilefrina intraoperatória e PAS média < 110 mmHg se associaram a maior DTE. Achados semelhantes foram reiterados em coorte observacional subsequente. Fora do contexto de transplante, Khanna et al., em coorte multicêntrica de cirurgia não cardíaca, relataram maior risco de lesão renal aguda pós-operatória quando fenilefrina foi o vasopressor exclusivo. Esses dados reforçam a cautela com fenilefrina como estratégia principal.

Vasopressina

Fornece vasoconstrição não adrenérgica (V1a) e pode ser útil em vasoplegia refratária ou em associação à NE; porém, faltam ensaios dedicados em receptores de rim demonstrando benefício renal inequívoco. Revisões recomendam uso individualizado.

Angiotensina II (AT2) – opção promissora

A AT2 (agonista do receptor AT1) eleva a PAM com vasoconstrição preferencial da arteríola eferente, preservando a taxa de filtração glomerular em condições de vasoplegia. Em coorte retrospectiva de receptores de rim, AT2 comparada a vasopressores adrenérgicos manteve a pressão arterial sem aumento de arritmias ou eventos isquêmicos; não houve diferença em função renal imediata/tardia, sugerindo perfil de segurança e estabilidade hemodinâmica como terapia de resgate/adjunta.

Estratégia de administração (infusão contínua *vs. bolus*)

Para prevenir hipotensão pós-indução e oscilações deletérias de perfusão do enxerto, infusões contínuas de NE em baixas doses tendem a proporcionar maior estabilidade do que *bolus* intermitentes (evidência robusta em Obstetrícia e estudos perioperatórios; princípio fisiológico extrapolável ao transplante renal).

ALVO DE HEMOGLOBINA NO TRANSPLANTE RENAL

A anemia é uma condição prevalente em pacientes com DRC, decorrente de múltiplos mecanismos fisiopatológicos, incluindo a redução da eritropoiese, a menor sobrevida das hemácias, perdas sanguíneas crônicas e a absorção deficiente de ferro. O advento da terapia com eritropoietina representou um marco nesse cenário, permitindo que muitos pacientes candidatos ao transplante renal chegassem ao centro cirúrgico com níveis de hemoglobina próximos aos valores de referência da população gera.

Entretanto, a transfusão sanguínea continua sendo uma intervenção frequente nesse grupo de pacientes e, independentemente da patologia de base, está associada a complicações significativas, como infecções (sistêmicas e de sítio cirúrgico), sobrecarga circulatória associada à transfusão (TACO), lesão pulmonar aguda relacionada à transfusão (TRALI) e transmissão de patógenos virais.

No contexto específico do transplante renal, o risco transfusional assume ainda maior relevância. As hemotransfusões configuram eventos sensibilizantes capazes de induzir a formação de anticorpos anti-HLA, aumentando a imunogenicidade do receptor e potencialmente comprometendo tanto a compatibilidade quanto a sobrevida do enxerto. Essa particularidade reforça a necessidade de estratégias voltadas à minimização de transfusões nesse cenário.

Estudos observacionais demonstram grande variabilidade na prática transfusional perioperatória em receptores renais. Relatos apontam taxas de transfusão que variam de até 80% em pacientes sob uso de anticoagulantes a cerca de 27% nos registros mais conservadores. Essa amplitude reflete não apenas diferenças institucionais e de perfil populacional, mas também a ausência de padronização absoluta quanto ao manejo da anemia perioperatória em transplantes.

As diretrizes da American Association of Blood Banks (AABB) recomendam a adoção de estratégias restritivas de transfusão, com limiar de hemoglobina de 7 g/dL mesmo em pacientes com DRC. Para receptores com doença cardiovascular preexistente, um limiar mais conservador, de 8 g/dL, é considerado apropriado.

Portanto, no transplante renal, a adoção de gatilhos transfusionais restritivos não apenas se alinha às recomendações internacionais baseadas em segurança e desfechos clínicos, mas também assume papel crucial na preservação da imunocompatibilidade e no sucesso do enxerto em longo prazo.

Diuréticos no transplante renal: evidência, indicações e posologia

O emprego intraoperatório de diuréticos no transplante renal sobretudo manitol e furosemida permanece tema de uso frequente na prática, porém com evidência inconsistente quanto à prevenção de necrose tubular aguda (NTA) e DTE quando administrados de forma rotineira. Revisões contemporâneas ressaltam que a otimização hemodinâmica guiada por metas (euvolemia, pressão de perfusão adequada, correção de distúrbios ácido-base e eletrolíticos) constitui o determinante principal de desfechos renais, ao passo que diuréticos devem ser reservados a situações selecionadas, e não como estratégia universal de "forçar diurese" no momento da reperfusão. Do ponto de vista farmacológico, o manitol (solução a 20%) exerce efeitos osmóticos e hemorreológicos: expande transitoriamente o volume intravascular, aumenta o fluxo tubular, favorece a "lavagem" de detritos intratubulares e pode modular o estresse oxidativo por meio de "*scavenging*" ou eliminação de radicais livres e indução de prostaglandinas vasodilatadoras. Esses mecanismos, teoricamente benéficos durante a isquemia-reperfusão, fundamentam seu uso pontual pouco antes da revascularização do enxerto. Ainda assim, os estudos específicos são antigos, heterogêneos e não demonstram vantagem sustentada em desfechos clinicamente relevantes (p.ex., necessidade de diálise em 3 meses, sobrevida do enxerto) quando comparados a uma hidratação adequada isolada. Assim, quando se opta pelo manitol, recomenda-se empregá-lo de modo criterioso e nunca como substituto de uma estratégia hemodinâmica e metabólica bem conduzida.

A furosemida, por sua vez, reduz o consumo de oxigênio no ramo espesso ascendente da alça de Henle e pode aumentar o débito urinário em pacientes com algum grau de fluxo renal, motivo pelo qual, no transplante, é utilizada como teste farmacológico quando não há diurese espontânea após a reperfusão. Contudo, à semelhança do que demonstram as diretrizes para lesão renal aguda (LRA), diuréticos não tratam a LRA/NTA e não reduzem mortalidade ou necessidade de terapia renal substitutiva quando usados com essa finalidade; seu papel é auxiliar no manejo do balanço hídrico, não em alterar o curso da injúria. Em síntese, não há indicação para uso rotineiro de manitol ou furosemida visando prevenir DTE. A prioridade deve recair sobre: (A) volemia guiada por metas (idealmente com parâmetros dinâmicos/ultrassom), (B) PAM adequada por fase cirúrgica (com atenção particular à reperfusão), (C) correção de acidose e hipercalemia e (D) verificação sistemática de causas cirúrgicas de baixa diurese (torção, trombose, compressão do enxerto).

TABELA 3 Posologia e momento de uso (quando indicados)

Manitol (20%)
Dose: 0,25 a 0,5 g/kg IV (~1,25 a 2,5 mL/kg de solução a 20%) em dose única.
Momento: administrar 10 a 15 minutos antes da abertura das anastomoses vasculares (reperfusão), somente com hemodinâmica estável e hidratação concomitante.
Limites práticos: evitar doses totais > 50 g no intraoperatório.
Precauções: não usar em anúria verdadeira; evitar em hiperosmolalidade (p. ex., osmolaridade sérica > 320 mOsm/kg), hipernatremia, insuficiência cardíaca congestiva descompensada ou edema pulmonar, pelo risco de piora hemodinâmica e efeito rebote osmótico.
Furosemida
Bolus diagnóstico/terapêutico: 20 a 40 mg IV após 10 a 15 minutos sem diurese pós-reperfusão; repetir a cada 10 a 15 minutos apenas se houver resposta, até um total de 80 a 120 mg.
Sem resposta: interromper a escalada, investigar causas cirúrgicas e/ou hemodinâmicas e não insistir em doses cumulativas elevadas.
Riscos: alcalose metabólica, hipocalemia, contração volêmica e ototoxicidade com doses altas/infusão rápida.

Essa abordagem preserva o uso seletivo de diuréticos em cenários plausíveis (p. ex., manitol previamente à reperfusão em enxertos de maior risco metabólico; furosemida como teste pós-reperfusão), mas se alinha às diretrizes de LRA/KDIGO ao desencorajar o uso rotineiro para "prevenção" de DTE/NTA – estratégia que não encontra suporte em desfechos duros.

Analgesia

Durante o intraoperatório, a analgesia pode ser garantida com o uso de opioides sintéticos potentes, como sufentanila, fentanila, alfentanila e remifentanila, pois não há diferenças clinicamente significativas na farmacocinética dessas medicações no paciente DRC. Por sua vez, morfina, oxicodona e meperidina devem ser usadas com cautela, pelo risco de acúmulo de metabólitos ativos com potencial efeitos colaterais deletérios, em especial depressão respiratória.

Adjuvantes como escetamina, alfa-2-agonistas e analgésicos simples podem ser utilizados no contexto da anestesia multimodal, observando o efeito clínico desejado e riscos de efeitos colaterais, especialmente hipotensão e bradicardia com o uso dos alfa-2-agonistas e efeitos psicomiméticos com o uso da escetamina.

A associação de bloqueios periféricos é sempre bem-vinda, por poupar anestésicos venosos, reduzir efeitos colaterais, proporcionar maior conforto no pós-operatório e ser um dos componentes que auxiliam na recuperação do paciente. As opções variam conforme a incisão cirúrgica. Entre as opções mais utilizadas, estão bloqueio do plano transverso do abdome (*TAP block*), bloqueio dos nervos ilioinguinal e ílio-hipogástrico, nervos intercostais ou bloqueio do quadrado lombar (vide Capítulo 19).

Analgesia venosa controlada pelo paciente é uma ótima alternativa para o controle de dor aguda pós-operatória, mas deve-se acompanhar uma monitorização cuidadosa quanto aos efeitos colaterais das medicações administradas e por um grupo de dor experiente. Anti-inflamatórios não esteroides e inibidores seletivos da COX-2 estão contraindicados por alterarem a hemodinâmica glomerular.

Terapia imunossupressora

Os agentes de indução mais usados no transplante renal incluem anticorpos que depletam células T ou bloqueiam o receptor de interleucina-2 (IL-2), associados a doses menores de terapia imunossupressora padrão. Pacientes com alto risco de rejeição em geral recebem globulina antitimócito de coelho (rATG), enquanto aqueles que não toleram rATG devido a hipotensão, leucopenia ou trombocitopenia, ou que possuem menor risco de rejeição, recebem basiliximabe (anticorpo anti-IL-2). Fatores de alto risco de rejeição incluem incompatibilidade de HLA, painel de anticorpos reativos > 20%, anticorpos específicos do doador, incompatibilidade de grupo sanguíneo, função retardada do enxerto, tempo de isquemia fria prolongado (> 24 horas), receptores jovens e doadores mais velhos. A imunossupressão convencional envolve inibidores de calcineurina (ciclosporina ou tacrolimo) e glicocorticoides.

Pós-operatório

Após o transplante renal, os cuidados pós-operatórios incluem mobilização precoce, nutrição adequada e controle eficaz da dor. A mobilização precoce é recomendada para evitar complicações como atrofia muscular, contraturas articulares, resistência à insulina, inflamação sistêmica, atelectasias e tromboembolismo, sendo particularmente benéfica para pacientes idosos, pois melhora o estado funcional e reduz o tempo de internação e o risco de readmissão hospitalar.

A nutrição também desempenha um papel importante, com forte recomendação para o início precoce da ingestão oral nas primeiras 24 horas, o que contribui para alta hospitalar precoce, menor risco de infecção e melhor controle glicêmico. Caso a ingestão oral não seja suficiente, deve-se considerar nutrição enteral ou parenteral para prevenir desnutrição e favorecer a recuperação.

O controle da dor no período perioperatório é baseado em estratégias multimodais, que incluem opioides, analgésicos não opioides e técnicas regionais. Embora opioides como fentanila e morfina sejam amplamente utilizados, seu uso deve ser cauteloso em pacientes renais, devido ao risco de efeitos colaterais. Opções não opioides, como paracetamol e dipirona, são seguras e eficazes, especialmente em combinação, para reduzir a necessidade de opioides. Técnicas regionais são altamente eficazes para melhorar o controle da dor, reduzir o uso de opioides e acelerar a recuperação.

O planejamento pré-operatório é essencial para ajustar as estratégias de controle da dor, considerando pacientes com dor crônica ou em uso de opioides antes da cirurgia. Escalas subjetivas devem ser usadas para avaliar a dor e tratar casos moderados ou severos de forma imediata. Recomenda-se iniciar a analgesia oral assim que possível para facilitar a recuperação e melhorar o conforto do paciente.

Desfechos de longo prazo após o transplante renal

A sobrevida após o transplante renal supera de forma consistente a observada na manutenção em diálise. Análises dos relatórios anuais do OPTN/SRTR (*Organ Procurement and Transplantation Network/Scientific Registry of Transplant*

Recipients) e do USRDS (*United States Renal Data System*) mostram, de forma estável na última década, sobrevida do paciente em torno de 95-98% em 1 ano e 85-92% em 5 anos para receptores de rim de doador vivo, e 92-96% em 1 ano e 80-88% em 5 anos para doador falecido; a sobrevida do enxerto (não censurada por óbito) situa-se, tipicamente, em 90-95%/1 ano e 70-85%/5 anos com doador vivo, e 85-92%/1 ano e 65-80%/5 anos com doador falecido. Em metanálises e coortes nacionais, o transplante está associado a redução relativa de mortalidade de ~50-70% quando comparado à permanência em diálise, benefício que se estende a diferentes faixas etárias e perfis de risco (Figura 6).

Do ponto de vista funcional, estudos prospectivos com instrumentos validados – SF-36 (*36-Item Short-Form Health Survey*) e KDQOL-SF (*Kidney Disease Quality of Life*) – documentam melhora sustentada nos domínios físico e psicossocial após o transplante, com redução de fadiga, ganhos de capacidade funcional e de bem-estar mental, o que favorece retorno ao trabalho ou aos estudos em 6-12 meses, desde que não haja intercorrências maiores. Esses ganhos acompanham, frequentemente, regressão parcial de alterações cardiovasculares estruturais associadas à uremia crônica.

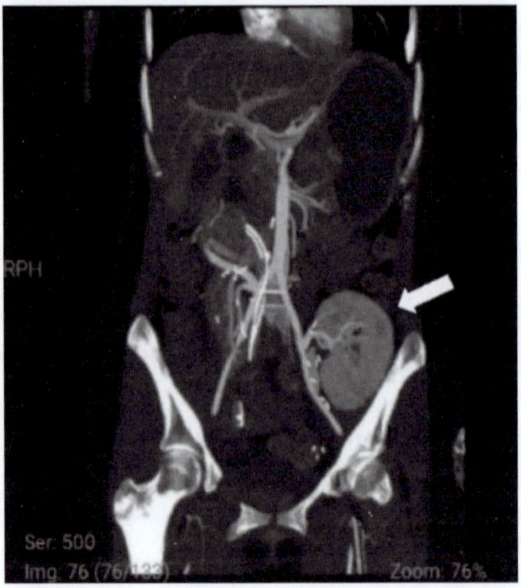

FIGURA 6 Enxerto renal na fossa ilíaca esquerda controle tardio: imagem coronal de angio-RM pós-transplante renal evidenciando o rim implantado na fossa ilíaca esquerda (seta branca). Observa-se o enxerto com contornos regulares e diferenciação corticomedular preservada, posicionamento habitual anastomosado aos vasos ilíacos externos. Sem dilatação pielocalicial evidente nessa projeção e sem coleções perirrenais volumosas visíveis. Evolução pós-operatória tardia satisfatória do enxerto.

No acompanhamento tardio, o risco de eventos cardiovasculares maiores (doença coronariana, insuficiência cardíaca, acidente vascular cerebral) permanece o principal determinante de óbito com enxerto funcionante. A estratégia de prevenção secundária deve incluir controle rigoroso da pressão arterial, do perfil lipídico e da glicemia, cessação do tabagismo, manejo do peso e atividade física estruturada. Infecções oportunistas relacionadas à imunossupressão, notadamente citomegalovírus (CMV), poliomavírus BK e tuberculose (conforme a epidemiologia local), exigem esquemas protocolo-dependentes de profilaxia e rastreamento, assim como a atualização do calendário de vacinas não vivas.

A disfunção crônica do enxerto constitui causa prevalente de perda tardia: trata-se de processo multifatorial que combina mecanismos imunes (por exemplo, rejeição mediada por anticorpos) e não imunes (nefrotoxicidade por inibidor da calcineurina, tempos de isquemia, fatores hemodinâmicos e metabólicos). Clinicamente, manifesta-se por declínio progressivo da eGFR (taxa de filtração glomerular estimada), proteinúria e alterações histológicas típicas (fibrose intersticial/atrofia tubular, vasculopatia do enxerto). A vigilância periódica com creatinina, eGFR, proteinúria e, quando indicado, biópsia do enxerto, permite diagnóstico precoce e otimização da terapia.

A imunossupressão de manutenção é, em regra, crônica, porém passível de ajustes e minimização ao longo do tempo. O regime mais adotado combina um inibidor da calcineurina (preferencialmente tacrolimo), um antiproliferativo (micofenolato de mofetila/sódico) e um corticosteroide em baixa dose. Em receptores de baixo risco imunológico, muitos centros realizam retirada gradual do corticosteroide entre 3 e 6 meses, mantendo dupla terapia (tacrolimo + micofenolato); em perfis de alto risco ou após episódios de rejeição, mantém-se o esteroide crônico em baixa dose. A adesão terapêutica e a monitorização farmacocinética (alvos de vale do tacrolimo definidos por protocolo institucional) são determinantes da sobrevida do enxerto.

Em síntese, o transplante renal proporciona ganho substancial de sobrevida e qualidade de vida em comparação à diálise, à custa de acompanhamento crônico estruturado. Em longo prazo, a prevenção cardiovascular, o controle de infecções e neoplasias relacionadas à imunossupressão e a otimização individualizada do regime imunossupressor constituem o eixo central para preservar a função do enxerto e a saúde global do receptor.

BIBLIOGRAFIA

1. Cannesson M, Ramsingh D, Rinehart J, Demirjian A, Vu T, Vakharia S, et al. Perioperative goal-directed therapy and postoperative outcome in high-risk abdominal surgery: a historical-prospective comparative effectiveness study. Crit Care. 2015;19:261.

2. Cardoso TA, Pereira FR, Almeida VJ. Abordagens anestésicas em cirurgias de transplante de órgãos: novas técnicas e resultados clínicos. Brazilian J Implantology. 2024;6(6):1481-1501.
3. Carson JL, Guyatt G, Heddle NM, Grossman BJ, Cohn CS, Fung MK, et al. Clinical practice guidelines from the AABB: red blood cell transfusion thresholds and storage. JAMA. 2016;316(19):2025-35.
4. Cavaleri M, Veroux M, Palermo F, Vasile F, Mineri M, Palumbo J, et al. Perioperative Goal-Directed Therapy during Kidney Transplantation: an impact evaluation on major postoperative complications. J Clin Med. 2019;8:80.
5. Chang T, Shih MC, Wu YL, Wu TT, Yang JT, Wu CY. Comparative efficacy of balanced crystalloids versus 0.9% saline on delayed graft function and perioperative outcomes in kidney transplantation: a meta-analysis of randomised controlled trials. Br J Anaesth. 2024;133(6):1173-1182.
6. Chin JH, Jun IG, Lee J, Seo H, Hwang GS, Kim YK. Can stroke volume variation be an alternative to central venous pressure in patients undergoing kidney transplantation? Transplant Proc. 2014;46(10):3363-6.
7. Choo CLMC, Law LSC, How WJ, Goh BVS, Ashokka B. Effect of goal-directed fluid therapy on postoperative outcome in renal transplantation: a systematic review and meta-analysis. Ann Acad Med Singap. 2023;52:679-94.
8. Collins MG, Fahim MA, Pascoe EM, Hawley CM, Johnson DW, Varghese J, et al. Balanced crystalloid vs saline in deceased-donor kidney transplantation (BEST-Fluids): pragmatic, double-blind RCT. Lancet. 2023;402(10396):105-17.
9. Cristiana L, Lorenzo G, Giovanni V, Chiara G, Matteo R, Gaetano LM, et al. Impact of intraoperative goal-directed therapy on perioperative outcomes in kidney transplantation: a multicenter randomized controlled trial. Intern Emerg Med. 2025.
10. Fernandes MHC, Schricker T, Magder S, Hatzakorzian R. Perioperative fluid management in kidney transplantation: a black box. Crit Care. 2018;22:14.
11. Flores AC, Sánchez MR, Sánchez EJ, Santiago JC, Jiménez GM, Gómez GB. Evaluation of renal function at 24, 48, and 72 hours and 3 months after transplant: comparison of three anesthetic techniques. Transplant Proc. 2020;52(4):1094-101.
12. Gingell-Littlejohn M, Koh H, Aitken E, Shiels PG, Geddes C, Kingsmore D, et al. Below-target postoperative arterial blood pressure but not central venous pressure is associated with delayed graft function. Transplant Proc. 2013;45:46-50.
13. Harbell MW, Kraus BM, Bucker-Petty SA, Harbell JW. Intraoperative fluid management and kidney transplantation outcome: a retrospective cohort study. Clin Transplant. 2021;35:e14489.
14. Kannan G, Loganathan S, Kajal K, Hazarika A, Sethi S, Sen IM, et al. Pulse pressure variation versus central venous pressure to guide intraoperative fluid management during kidney transplant surgery: randomized controlled trial. Can J Anesth. 2022;69:62-71.
15. Khanna AK, Saha AK, Segal S. Association of the exclusive use of intraoperative phenylephrine for treatment of hypotension with the risk of acute kidney injury after noncardiac surgery. Anaesth Crit Care Pain Med. 2023;42(5):101224.
16. Klonarakis MP, Dhillon M, Sevinc E, Elliott MJ, James MT, Lam NN, et al. The effect of goal-directed fluid therapy on delayed graft function in kidney transplant recipients: A systematic review and meta-analysis. Transplant Rev (Orlando). 2024 Apr;38(2):100834.
17. Marzouk K, Lawen J, Kiberd BA. Blood transfusion in deceased-donor kidney transplantation. Transplant Res. 2013;2(1):4-5.

18. Moreira FJS, Nunes RR, Barros CABS, Fonteles ZMA. Anestesia para Transplante Renal. Portal Secad. [acesso em setembro de 2025]. Disponível em: https://portal.secad.artmed.com.br/artigo/anestesia-para-transplante-renal
19. NHS Blood and Transplant. Organ donation & transplantation activity report 2024/25 [Internet]. Disponível em: https://www.odt.nhs.uk/statistics-and-reports/annual-activity-report
20. Nieuwenhuijs-Moeke GJ, Nieuwenhuijs VB, Seelen MAJ, Berger SP, van den Heuvel MC, Burgerhof JGM, et al. Propofol-based anaesthesia versus sevoflurane-based anaesthesia for living-donor kidney transplantation (VAPOR-1): randomized controlled trial. Br J Anaesth. 2017;118(5):720-32.
21. O'Reilly C, Tunnicliffe D, Blackley A, Collins M, O'Neill E, Kim S, et al. CARI Guideline: evidence-based recommendations for balanced electrolyte solutions to improve kidney transplant outcomes. Kidney Int Rep. 2025;10(8):2566-74.
22. Oliveira GL, Santos DF. Fluid management and kidney transplantation: strategies for intraoperative management. Rev Bras Anestesiol. 2020.
23. Ribeiro LP, Martins AC, Castro AM. Anesthesia for kidney transplantation in patients with dilated cardiomyopathy: a retrospective study. Rev Bras Anestesiol. 2020.
24. Silva MF, Souza RC. Anestesia em transplantação renal: revisão e manejo. Estudo Geral, Universidade de Coimbra [Internet]. Disponível em: https://estudogeral.uc.pt/handle/10316/42524
25. Tena B, Vendrell M. Anesthetic management for kidney transplantation. Best Pract Res Clin Anaesthesiol. 2020;34(1):3-14.
26. van de Laar CS, Schouten GN, IJzermans JNM, Minnee RC. Effect of mannitol on kidney function after kidney transplantation: a systematic review and meta-analysis. Transplant Proc. 2021;53(7):2122-32.
27. Wagener G, Bezinover D, Wang C, Kroepfl E, Diaz G, Giordano C, et al. Fluid management during kidney transplantation: a consensus statement of the Committee on Transplant Anesthesia of the American Society of Anesthesiologists. Transplantation. 2020;105(8):1677-84.
28. Wan SS, Wyburn K, Chadban SJ, Collins MG. Balanced electrolyte solutions vs 0.9% saline for kidney transplantation: updated systematic review and meta-analysis. Transplant Direct. 2025;11(1):e1687.
29. Weinberg L, Harris L, Bellomo R, Ierino FL, Story D, Eastwood GM, et al. Normal saline or Plasma-Lyte 148® and hyperkalemia in deceased-donor renal transplantation: double-blind RCT. Br J Anaesth. 2017;119(4):606-15.

SEÇÃO VIII

Transplante intestinal

18

Manejo anestésico em transplante intestinal

Marcello Oliveira D'Ottaviano
Leusi Magda Romanus Andraus
Talison Silas Pereira

DESTAQUE DO TEMA

1. O transplante intestinal e multivisceral é uma opção terapêutica para pacientes com síndrome do intestino curto e falência intestinal irreversível.
2. A principal indicação é a falência da nutrição parenteral total (NPT), associada a complicações como infecção recorrente de cateter, trombose venosa central e hepatopatia induzida por NPT.
3. A avaliação pré-transplante deve ser multidisciplinar, com enfoque em risco cardiovascular, acesso vascular central (frequentemente limitado por tromboses prévias) e funções hepática e renal.
4. A monitorização intraoperatória exige linha arterial, acesso venoso central múltiplo, cateter de artéria pulmonar ou ecocardiografia transesofágica, além de tromboelastografia para guiar transfusões.
5. O intraoperatório envolve risco elevado de sangramento na dissecção, instabilidade hemodinâmica na reperfusão e edema abdominal que pode dificultar o fechamento da parede.
6. O pós-operatório exige suporte intensivo, manutenção volêmica, prevenção de complicações infecciosas, início precoce de nutrição enteral via jejuno e vigilância ativa de rejeição.

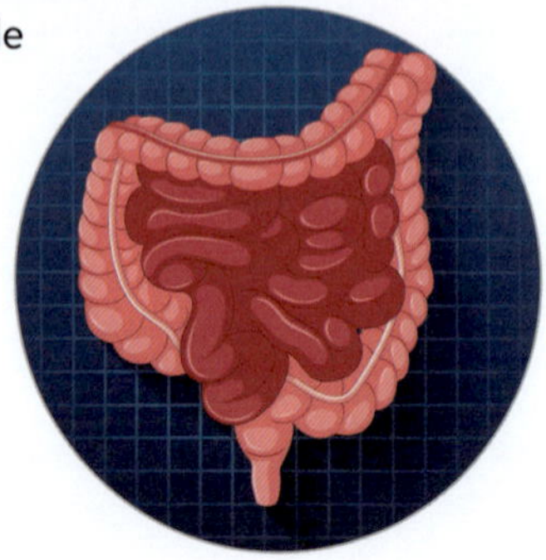

INTRODUÇÃO

O transplante intestinal (TI), isolado ou em combinação com outros órgãos intra-abdominais no transplante multivisceral (TMV), permanece uma terapia de altíssima complexidade e baixo volume quando comparado a fígado, rim e coração. Nos Estados Unidos, por exemplo, o relatório do *Intestinal Transplant Registry* documentou 2.887 transplantes intestinais em 2.669 receptores entre 1985 e 2014, concentrados em poucos centros, com sobrevidas atuariais aproximadas de 76%, 56% e 43% em 1, 5 e 10 anos, respectivamente. O avanço observado desde a década de 1990 decorre de múltiplos fatores: refinamento técnico cirúrgico, monitorização e manejo anestésico perioperatório mais sofisticados, melhor detecção precoce de rejeição e regimes imunossupressores de nova geração, elementos que reduziram a dependência prolongada de NPT e melhoraram a qualidade de vida em grande parte dos sobreviventes.

No Brasil, a trajetória histórica é marcada por iniciativas pioneiras, porém numericamente escassas e com resultados heterogêneos até recentemente. O Hospital das Clínicas da Faculdade de Medicina da Universidade de São Paulo (FMUSP) realizou os primeiros procedimentos no país ainda na década de 1960 sob liderança do Prof. Okumura, configurando um marco internacional; nas décadas seguintes, outras três instituições realizaram quatro transplantes intestinais adicionais, mas com desfechos desapontadores por óbito precoce. Em 2011, o Hospital Israelita Albert Einstein reportou o primeiro TMV do Brasil em paciente com trombose portomesentérica extensa e hipertensão portal, com alta hospitalar em 30 dias e óbito por infecção em 8 meses; um segundo caso subsequente evoluiu com doença do enxerto contra o hospedeiro no 16º pós-operatório e óbito no 34º dia. Esses relatos ilustram a elevada complexidade técnica e clínica da população candidata no país, em especial diante de tromboses venosas complexas e do delicado equilíbrio entre rejeição e infecção no pós-operatório.

O cenário de política pública, porém, sofreu inflexão recente. Em fevereiro de 2025, o Ministério da Saúde publicou a Portaria SECTICS/MS n. 10, incorporando os transplantes intestinal e multivisceral ao rol de tecnologias do SUS; decisão formalizada em nota técnica e amplamente divulgada por entidades setoriais. Em maio de 2025, a Portaria GM/MS n. 6.921 alterou a Tabela de Habilitações da Atenção Especializada, criando o código específico de habilitação (24.66) para "Serviço de transplante de intestino e multivisceral", passo administrativo necessário à organização da rede de referência. Comunicados institucionais e na imprensa reforçam que a operacionalização nacional será progressiva, com centros de alta complexidade estruturando linhas de cuidado e protocolos; por exemplo, o Complexo Hospitalar Universitário da Universidade Federal do

Rio de Janeiro (UFRJ) cita o procedimento entre os de maior complexidade planejados no seu Centro Nacional de Transplantes Complexos (CNTC).

Em síntese, há um descompasso histórico entre a experiência internacional já madura em poucos centros e a brasileira, ainda incipiente em volume absoluto e em consolidação de resultados. A recente incorporação pelo Sistema Único de Saúde (SUS) reposiciona a pauta: cria oportunidade para centralização em serviços com *expertise*, padronização de critérios de indicação ou contraindicação e qualificação do manejo.

INDICAÇÕES E CONTRAINDICAÇÕES

A insuficiência intestinal descreve a perda sustentada da capacidade do trato gastrintestinal de, por via enteral, atender às necessidades nutricionais, hídricas e eletrolíticas do organismo. No contexto prático, esses pacientes tornam-se dependentes de NPT por longos períodos e internação hospitalar prolongada. O uso da NPT, embora seja salvadora, carrega um custo biológico elevado: cateteres venosos centrais expõem a bacteremias e fungemias recorrentes, trombose de veias centrais e internações frequentes; além disso, a agressão metabólica cumulativa favorece a colestase e a fibrose hepática associadas à parenteral. É precisamente quando a NPT deixa de ser segura ou viável, por infecções repetidas, esgotamento de acessos venosos ou hepatopatia em progressão, que o transplante deixa de ser uma possibilidade teórica e passa a configurar terapia definitiva (Figura 1).

Nesse cenário, a síndrome do intestino curto é o fenótipo clínico mais comum. Quando o comprimento funcional do delgado se torna insuficiente (em geral abaixo de 200 cm), a absorção compromete-se de modo significativo, e a presença de cólon em continuidade modifica de forma decisiva o balanço hídrico e calórico do paciente. A redução da área absorvedora intestinal coloca esses pacientes em risco de uso de NPT (Tabela 1).

As indicações para o TI derivam, portanto, da irreversibilidade da falência intestinal somada a complicações maiores que ameaçam a vida ou inviabilizam a manutenção segura da parenteral. Entre elas, destacam-se a sepse de repetição relacionada ao cateter, sobretudo fungemia, e episódios com choque, a perda de acesso venoso central por trombose ou oclusão de múltiplas veias de grande calibre, e a hepatopatia associada à insuficiência intestinal, que progride com colestase, hipertensão portal e remodelamento fibrocirrótico. A desidratação grave e recorrente, característica de estomas ou enteropatias de alto débito, apesar de terapias antissecretórias e protocolos de reidratação, também desloca o pêndulo em direção ao risco de transplante. Há, ainda, situações em que a indicação é antecipada pelo altíssimo risco de complicações: o chamado intestino

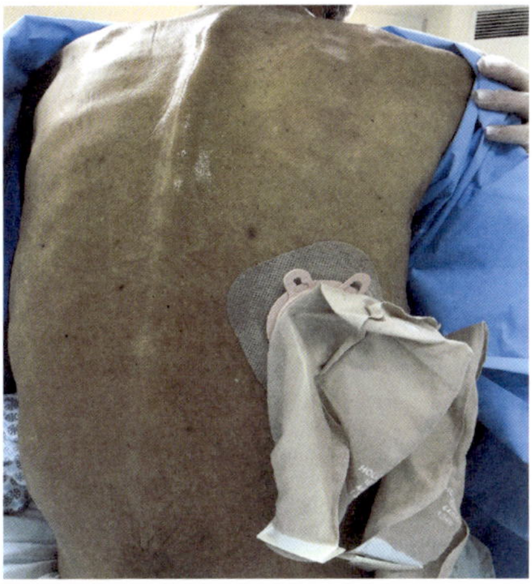

FIGURA 1 Fenótipo clínico de insuficiência intestinal avançada com dependência prolongada de nutrição parenteral e ostomia. Homem, 55 anos, em lista para transplante intestinal, com desnutrição calórico-proteica evidente (sarcopenia axial, proeminência de processos espinhosos e escápulas, perda de coxim adiposo) e dispositivo de ostomia no hipocôndrio/flanco direito. Evoluiu com complicações típicas da NPT crônica, incluindo colestase hepática e episódios infecciosos relacionados a cateter venoso central. O caso ilustra o "ponto de virada" em que a NPT deixa de ser segura/viável e o transplante passa a ser terapia definitiva, além de reforçar a necessidade de encaminhamento precoce antes da perda de acesso venoso e da instalação de hepatopatia avançada.

TABELA 1 Definições por comprimento intestinal e probabilidade de dependência de nutrição parenteral total

Situação anatômica	Comprimento de delgado funcional remanescente	Cólon em continuidade	Probabilidade de dependência de NPT/ complicações
Síndrome do intestino curto (SIC)	< 200 cm	Variável	Risco elevado de NPT, conforme anatomia distal e adaptação intestinal
Jejunoileostomia	< 35 cm	Não	Muito alta (NPT sustentada quase certa)
Jejunocolostomia/ ileocolostomia	< 60 cm	Sim	Muito alta
Jejunostomia terminal	< 115 cm	Não	Muito alta
Intestino ultracurto	< 50 cm	Variável	Indicação de transplante intestinal mesmo sem outras complicações (alto risco de IFALD e infecções)

Observação: a presença de cólon em continuidade melhora a absorção hídrica e energética, mas não elimina o risco de dependência de NPT. IFALD: *intestinal failure-associated liver disease*.

"ultracurto", usualmente abaixo de 50 cm de delgado funcional, é a principal delas. Em subgrupos selecionados, fatores anatômicos ou oncológicos funcionam como gatilhos adicionais para listagem, como a trombose completa do sistema portomesentérico, o "abdome congelado", que impede a reconstrução e realimentação enteral, e tumores na raiz do mesentério (incluindo desmoides localmente agressivos), que levam à dependência de nutrição parenteral.

TABELA 2 Etiologias que levam à insuficiência intestinal irreversível

Categoria	Exemplos	Implicação típica no comprimento/funcionalidade
Complicações cirúrgicas	Ressecções múltiplas; falhas de anastomose	Perda anatômica de delgado → frequentemente SIC (< 200 cm); risco de ultracurto (< 50 cm)
Isquemia/infarto	Embolia/trombose mesentérica; choque	Necrose extensa e ressecções amplas → SIC/ultracurto
Trauma	Trauma abdominal contuso/penetrante	Ressecções segmentares múltiplas → redução de comprimento funcional
Doença de Crohn	Ressecções repetidas; doença extensa	SIC por perdas cumulativas; enterite ativa também reduz absorção
Volvo	Volvo mediointestinal (adulto/pediátrico)	Isquemia + ressecção → SIC
Pós-cirurgia bariátrica	Complicações graves (isquemia, fístulas)	Ressecções/derivações com má absorção grave → falência funcional e/ou anatômica
Distúrbios de motilidade	Pseudo-obstrução intestinal crônica	Comprimento preservado, porém falência funcional (estase; intolerância enteral) → NPT prolongada
Tumores de crescimento lento e irressecáveis	Desmoide mesentérico; pseudomixoma peritoneal; tumores na raiz do mesentério	Envolvimento vascular/mesentérico que impede reconstrução; pode evoluir para "abdome congelado" e dependência de NPT
Absorção prejudicada	Doença inflamatória intestinal extensa; enterite por radiação; poliposes	Comprimento variável; dano mucoso difuso → falência funcional com NPT recorrente

NPT: nutrição parenteral total; SIC: síndrome do intestino curto.

Quando a falência intestinal coexiste com lesão hepática clinicamente relevante, colestase persistente, hipertensão portal, fibrose/cirrose ou falência hepática estabelecida, a alternativa passa a ser o transplante combinado fígado-intestino. Essa estratégia, embora seja necessária em parte dos casos, costuma associar-se a desfechos menos favoráveis do que o TI isolado. Por isso, a mensagem central é o tempo: encaminhar precocemente, antes da exaustão de acessos venosos e antes da instalação de hepatopatia avançada, amplia a chance de um TI isolado com melhor prognóstico.

O transplante multivisceral, por sua vez, é indicado em contextos de falência multiorgânica abdominal irreversível, trombose extensa do eixo portomesentérico que inviabilize uma drenagem portal fisiológica, ou neoplasias cuja ressecção só se torna possível com evisceração e substituição em bloco dos órgãos comprometidos. A presença de insuficiência renal clinicamente significativa pode motivar a inclusão do rim no enxerto composto. É importante lembrar que, mesmo com planejamento rigoroso, o plano operatório pode ser reconfigurado no intraoperatório à luz de variáveis anatômicas e da viabilidade das anastomoses vasculares, mais uma razão para uma avaliação pré-transplante minuciosa e conduzida por equipe experiente.

As contraindicações obedecem à lógica do benefício-risco do procedimento frente ao estado global do receptor. Consideram-se impeditivas, até que revertidas, a infecção ativa não controlada; a neoplasia maligna sistêmica ou progressiva sem perspectiva curativa; a falência multiorgânica extra-abdominal com prognóstico irrecuperável; e condições neurológicas graves incompatíveis com reabilitação, além de barreiras de adesão intransponíveis por razões psiquiátricas ou sociais. Outras condições tais como: hipertensão pulmonar e cardiopatia não otimizadas, desnutrição grave, tromboses venosas extensas que limitem o acesso vascular raramente encerram, por si, a possibilidade do transplante; demandam otimização dirigida e, por vezes, mudança de estratégia (por exemplo, migrar de TI isolado para enxerto multivisceral diante de comprometimento vascular difuso). Em todos os casos, a avaliação pré-transplante deve confirmar a irreversibilidade da falência após reabilitação intestinal adequada, inventariar exaustivamente as complicações da parenteral e o mapa de acessos, estadiar o fígado para escolher entre intestinal isolado e fígado-intestino e caracterizar o eixo portomesentérico por imagem, ao mesmo tempo que se consolida o suporte cardiopulmonar e psicossocial. Em síntese, os melhores resultados emergem quando se age antes da espiral de infecções repetidas, antes da perda de acessos e antes da cirrose estabelecida, isto é, quando ainda há margem de manobra para selecionar o procedimento de menor complexidade e maior benefício ao receptor.

AVALIAÇÃO PRÉ-OPERATÓRIA

O receptor típico de transplante intestinal ou multivisceral chega à avaliação com falência intestinal crônica, frequentemente decorrente de síndrome do intestino curto, e dependência prolongada de NPT com suas consequências do uso em longo prazo, como episódios de bacteriemia/fungemia por cateter, trombose de grandes veias e hepatopatia colestática associada à NPT.

A avaliação hepática é ponto importante na estratégia pré-operatória, assim como níveis de albumina, hemoglobina e coagulograma. O mapeamento dos acessos venosos é mandatório, dado o alto risco de trombose relacionada a NPT de longa data. Faz-se ultrassonografia com doppler dos eixos jugulares/subclávios e, quando necessário, venografia por radiologia intervencionista para planejar estratégia de punção (inclusive rotas alternativas/colaterais). Perda de dois ou mais acessos grandes define limitação crítica e, por si só, pode precipitar a indicação de TI. Estratifica-se risco cardiopulmonar com eletrocardiograma, ecocardiograma transtorácico e testes adicionais conforme a idade e fatores de risco. Considera-se de rotina a triagem para hipertensão pulmonar quando há doença hepática associada ou sinais clínicos, dada a sobrecarga intraoperatória (manipulação de grandes vasos, alterações bruscas de pós-carga e fenômenos de isquemia-reperfusão).

MONITORIZAÇÃO E MANEJO ANESTÉSICO

O transplante intestinal e o multivisceral configuram procedimentos de altíssimo risco hemodinâmico, caracterizados por variações marcantes de pré-carga em decorrência de dissecções extensas, múltiplas aderências intra-abdominais, sangramentos significativos, clampeamentos prolongados e uma fase de reperfusão notoriamente instável. Nesse contexto, a monitorização minuciosa, iniciada antes da indução anestésica e mantida de forma contínua durante todo o ato cirúrgico, é determinante para o manejo seguro da fluidoterapia, do suporte vasoativo e da reposição hemostática.

Acessos arteriais

Recomenda-se a inserção de duas linhas arteriais desde o início da cirurgia: uma radial, prática para gasometrias seriadas e monitorização de rotina, e uma femoral, considerada mais confiável em cenários de vasoplegia profunda e tônus vascular alterado. Em situações de choque ou doses moderadas/altas de vasopressores, a artéria radial frequentemente subestima a pressão arterial central, exibindo traçados amortecidos ou até ausentes, enquanto a femoral mantém registro robusto e fidedigno, permitindo decisões rápidas em momentos críticos, como durante clampeamentos ou reperfusão. Ressalte-se que os gradientes radial-femorais podem variar em magnitude e direção conforme o estado vasomotor; por isso, a presença da linha femoral é uma medida de segurança essencial contra interpretações equivocadas em pacientes com franca vasoplegia (Figura 2).

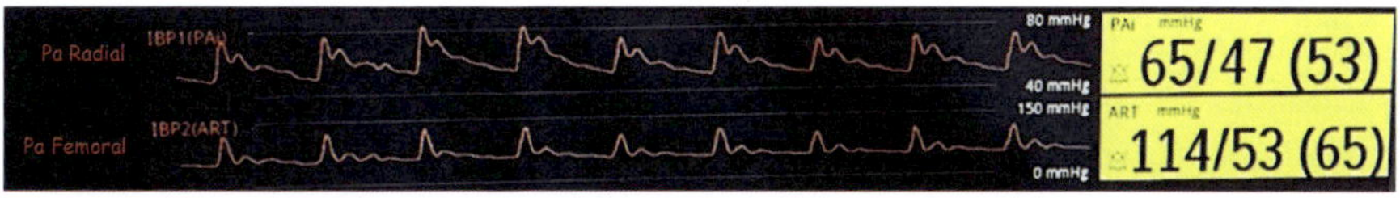

FIGURA 2 Monitor multiparamétrico evidenciando duas curvas de pressão arterial invasiva em paciente com vasoplegia. A primeira curva corresponde a (Pa radial): 65 x 47 mmHg, PAM = 53 mmHg – curva de menor amplitude, com tendência a subestimar a pressão arterial central em contexto de vasoplegia. A segunda curva arterial corresponde a (Pa femoral): 114 x 53 mmHg, PAM = 65 mmHg, curva mais robusta e fidedigna, representando melhor a pressão arterial média central.

Acessos venosos

O acesso venoso deve ser obtido com cateteres centrais calibrosos, preferencialmente guiados por ultrassonografia em veias previamente mapeadas, a fim de evitar segmentos com tromboses decorrentes de NPT prolongada. Recomenda-se reservar um lúmen dedicado à infusão contínua de vasopressores e outro para infusão rápida de fluidos, utilizando pressurizadores e aquecedores, além de prever um circuito para hemodiálise ou hemofiltração, quando indicado.

Muitos receptores já chegam à sala cirúrgica portando um PICC (*peripherally inserted central catheter*) utilizado para NPT. Esse dispositivo deve ser preservado para o período pós-operatório, mas não deve ser considerado linha de alto fluxo intraoperatório devido ao risco de ruptura, má posição e débito insuficiente. Em casos de acesso venoso limitado, é recomendável discutir previamente uma estratégia conjunta com a radiologia intervencionista com venografia, identificação de rotas colaterais ou técnicas de resgate antes da indução anestésica, evitando atrasos e iatrogenias.

Monitorização hemodinâmica avançada

A monitorização avançada é o carro-chefe no manejo intraoperatório desses pacientes. O cateter de artéria pulmonar (Swan-Ganz) permanece como ferramenta de eleição em centros de alta complexidade, fornecendo débito cardíaco contínuo calibrado, pressões pulmonares, pressão ocluída da artéria pulmonar (POAP) e saturação venosa mista de oxigênio (SvO_2). Esses parâmetros permitem titulação refinada de fluidos, vasopressores e inotrópicos diante das quedas acentuadas da oferta de oxigênio (DO_2), fenômeno frequente no período de reperfusão esplâncnica.

Quando o cateter de artéria pulmonar não está disponível, recomenda-se o uso de métodos calibrados de contorno de pulso (por exemplo, termodiluição transpulmonar), com recalibrações periódicas, uma vez que dispositivos não calibrados apresentam perda de acurácia em estados de vasoplegia e baixa pulsatilidade. O ecocardiograma transesofágico (ETE) é um adjuvante valioso para a avaliação dinâmica da função biventricular, da resposta volêmica, da presença de trombos ou êmbolos aéreos e da função do ventrículo direito na reperfusão. Ressalte-se, entretanto, que a presença de varizes esofágicas ou sangramento digestivo recente constitui contraindicação relativa ao ETE, devendo sua utilização ser individualizada.

Analgesia e técnicas neuroaxiais

A analgesia peridural toracoabdominal pode ser associada em centros experientes, desde que o paciente apresente coagulação normal, ausência de sepse ativa e planejamento rigoroso da tromboprofilaxia, respeitando as recomendações da American Society of Regional Anesthesia and Pain Medicine (ASRA) quanto ao uso de anticoagulantes. Os benefícios incluem menor consumo de opioides, redução da incidência de íleo adinâmico, retorno mais precoce da ventilação espontânea e atenuação da resposta neuroendócrina ao estresse. Na presença de coagulopatia, bacteriemia ou necessidade de anticoagulação plena, deve-se evitar a técnica peridural, sendo mais seguros os bloqueios de plano (*TAP block*, bloqueio da bainha do reto), sempre guiados por ultrassonografia.

Fluidoterapia e drogas vasoativas

Diante da complexidade técnica e das múltiplas fases do procedimento, incluindo dissecção extensa com aderências abdominais, períodos de clampeamento vascular e reperfusão intestinal, a terapia guiada por metas (*goal-directed therapy*) constitui a base do manejo volêmico. Essa estratégia combina alvos de pressão arterial média, parâmetros dinâmicos de pré-carga e contratilidade (como variação de pressão de pulso, variação de volume sistólico, débito cardíaco e SvO_2 do cateter de artéria pulmonar) e avaliações pontuais por ecocardiografia, com o objetivo de otimizar oferta de oxigênio sem gerar sobrecarga hídrica.

É importante ressaltar que a administração liberal de fluidos pode levar a edema de alças intestinais, dificultando tanto a fase de dissecção quanto o fechamento abdominal no pós-reperfusão. Por isso, a preferência deve recair sobre cristaloides balanceados, com a adição de albumina em cenários de hipoalbuminemia grave ou necessidade de expansão intravascular mais eficiente, sempre sem substituir correções hemostáticas. No suporte vasoativo, a norepinefrina é a droga de primeira escolha em hipotensão refratária à fluidoterapia. A vasopressina pode ser associada em casos de vasoplegia grave, enquanto inotrópicos como dobutamina podem ser necessários quando há baixo débito cardíaco documentado.

Coagulação e hemostasia

O sangramento intraoperatório pode ser significativo (Figura 3), em decorrência de aderências, circulação colateral portal e coagulopatia dilucional ou associada à insuficiência intestinal com doença hepática. Nesse cenário, os testes viscoelásticos (ROTEM®/TEG®) são fundamentais para orientar uma terapia hemostática individualizada. A utilização de crioprecipitado ou concentrado de fibrinogênio é indicada quando há déficit de formação de coágulo; o complexo protrombínico ou plasma fresco congelado podem corrigir deficiências de fatores; e plaquetas devem ser administradas conforme o perfil viscoelástico ou contagem crítica.

Deve-se ainda atentar para a hipercoagulabilidade, não rara em receptores de TI isolado, particularmente na ausência de doença hepática avançada. Além disso, a tríade de hipotermia, hipocalcemia e acidose deve ser continuamente monitorada e corrigida, sob risco de perpetuar ou agravar a coagulopatia.

Cuidados intensivos

Nas primeiras horas, a maioria dos receptores permanece sob ventilação mecânica e sedação contínua, sobretudo pela acidose residual do período intraoperatório, pela reposição volêmica ainda em curso e pela necessidade de estabilidade hemodinâmica para perfusão do enxerto. A estratégia ventilatória

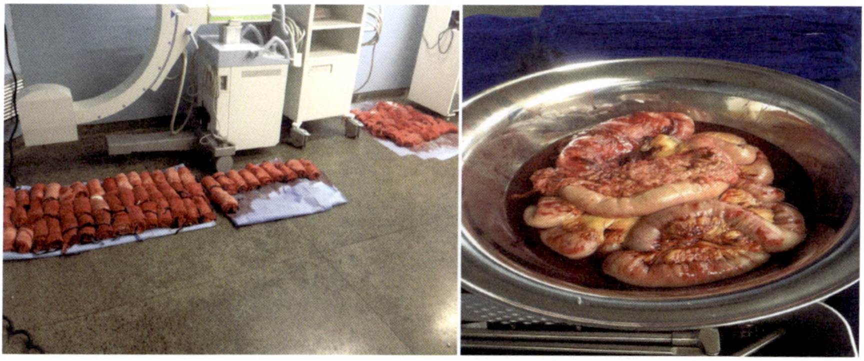

FIGURA 3 Compressas cirúrgicas utilizadas durante transplante intestinal, evidenciando a magnitude do sangramento intraoperatório (esquerda). Observa-se expressiva perda sanguínea durante a fase de dissecção e reperfusão, característica desses procedimentos de alta complexidade. À direita, peça cirúrgica contendo o complexo intestinal ressecado de paciente com insuficiência intestinal irreversível, posteriormente submetido a transplante. As imagens referem-se a procedimento realizado no Hospital das Clínicas da Faculdade de Medicina da Universidade de São Paulo (USP) e foram gentilmente cedidas pelo Dr. Matheus Fachini Vanni.

deve priorizar proteção pulmonar e metas de oxigenação que assegurem adequada entrega de O_2 ao território mesentérico. A monitorização hemodinâmica instalada no intraoperatório é mantida para guiar fluidos, vasopressores e inotrópicos nas primeiras 24 a 48 horas. Temperatura, cálcio e glicemia são checados de forma seriada, dado o impacto desses eixos sobre coagulopatia e instabilidade.

Analgesia

O controle da dor é dificultado pelo uso crônico de opioides em parte dos candidatos (tolerância e hiperalgesia). Quando não há contraindicação, recomendam-se analgesia multimodal (paracetamol, cetamina em baixas doses, lidocaína IV, adjuvantes) e infusão venosa de opioide titulada. Peridural torácica pode oferecer analgesia superior, mas só deve ser considerada em pacientes rigorosamente selecionados e previamente estratificados no pré-operatório, dado o risco de hematoma neuroaxial e a frequência de anticoagulação/antiagregação no pós-operatório imediato. Após a extubação, a analgesia controlada pelo paciente ou *patient-controlled analgesia* (PCA) facilita o ajuste fino e favorece a mobilização precoce.

Nutrição

A via enteral é reintroduzida precocemente por sonda gástrica/jejunostomia e avançada conforme a tolerância. Além de restaurar a função de barreira e a troficidade da mucosa, a alimentação enteral precoce contribui para a imunomodulação local e está associada a menor dependência de NPT. Em paralelo, mantêm-se vigilância para gastroparesia, alto débito de estomas e intolerância com distensão.

Complicações precoces

Nas primeiras 48 a 72 horas, o enxerto pode apresentar edema expressivo com grande perda para o "terceiro espaço", predispondo a hipotensão, necessidade crescente de vasopressores e risco de hipertensão intra-abdominal/síndrome compartimental abdominal. Recomenda-se mensuração seriada da pressão intra-abdominal (PIA); a ressuscitação deve privilegiar albumina 5% e vasopressores (em vez de grandes volumes de cristaloides) para preservar a perfusão sem piorar o edema. Em casos refratários, considerar condutas para alívio de pressão (curativo a vácuo/abdome aberto, conforme protocolo cirúrgico).

Rejeição do enxerto

O intestino é o órgão mais imunogênico, e a rejeição celular aguda é frequente nas primeiras semanas. O diagnóstico é endoscópico-histológico (via ileostomia/jejunostomia de monitorização), e o tratamento envolve intensificação da imunossupressão (pulsos de metilprednisolona e, quando necessário, agentes linfocitotóxicos). A rejeição mediada por anticorpos pode exigir terapias adjuvantes (imunoglobulina/aférese/rituximabe) de acordo com o protocolo do centro.

Complicações imunológicas tardias

A doença linfoproliferativa pós-transplante (DLPT) é mais prevalente em receptores intestinais, em especial na presença por replicação pelo vírus Epstein-Barr (EBV), herpesvírus oncotrópico ubiquitário que infecta linfócitos B, estabelece latência e pode reativar sob imunossupressão. O manejo combina redução da imunossupressão e terapias anti-CD20. Doença enxerto *versus* hospedeiro, também mais comum nesse grupo, demanda alto grau de suspeição clínica e abordagem precoce.

Prognóstico e qualidade de vida

Com aprimoramento cirúrgico, monitorização anestésica e imunossupressão, a sobrevida tem melhorado de modo consistente. Em séries contemporâneas, taxas aproximadas de 90 dias, 1 e 5 anos situam-se, respectivamente, em torno de 95%, 88% e 70-75%, com variação conforme o tipo de enxerto (isolado *versus* combinado) e perfil do receptor. Em Pediatria, a sobrevida inicial tende a ser ainda maior. Quando o enxerto funciona e a independência de NPT é alcançada, os ganhos em qualidade de vida superam de forma marcante os de pacientes que permanecem dependentes de nutrição parenteral de longo prazo.

CONCLUSÕES

O transplante intestinal, isolado ou multivisceral, permanece um dos procedimentos mais desafiadores em transplantes de órgãos sólidos, apesar dos avanços técnicos e terapêuticos das últimas décadas. A seleção precoce e criteriosa dos receptores, associada ao manejo multidisciplinar desde o pré- até o pós-operatório, é determinante para o sucesso.

Durante o ato anestésico-cirúrgico, a monitorização avançada, a fluidoterapia guiada por metas, a condução individualizada da coagulação e a vigilância atenta da reperfusão são pilares para proteger o enxerto e reduzir complicações. No pós-operatório imediato, os cuidados intensivos se concentram no controle hemodinâmico, na prevenção de rejeição e infecção e na introdução progressiva da nutrição enteral.

Embora os resultados ainda sejam limitados em comparação a outros transplantes sólidos, a experiência acumulada demonstra melhora progressiva da sobrevida e da qualidade de vida, consolidando o TI como alternativa terapêutica real e transformadora para pacientes com falência intestinal irreversível.

BIBLIOGRAFIA

1. Abu-Elmagd K, Bond G, Reyes J, Fung J. Intestinal transplantation: a coming of age. Adv Surg. 2002;36:65-101.
2. Bollag L, et al. Abdominal wall plane blocks in major surgery. Anesth Analg. 2021;132:1352-1368.
3. Brasil. Ministério da Saúde. Portaria GM/MS n. 6.921, de 17/05/2025 – Altera Tabela de Habilitações (código 24.66, transplante intestinal e multivisceral). Brasília, DF: MS; 2025.
4. Brasil. Ministério da Saúde. Portaria SECTICS/MS n. 10, de 18/02/2025 – Incorpora transplante intestinal e multivisceral ao SUS. Brasília: MS; 2025.
5. Cannesson M, et al. Arterial pressure monitoring in shock. Crit Care. 2011;15:229.
6. Complexo Hospitalar Universitário da UFRJ. Centro Nacional de Transplantes Complexos – Procedimentos de alta complexidade.
7. Figueiredo A, Costa E, et al. Central venous access in intestinal failure. Children (Basel). 2022;9(7):1010.
8. Fishbein TM. Intestinal transplantation. N Engl J Med. 2009;361(10):998-1008.
9. Gonzalez E, et al. Viscoelastic assays to guide resuscitation: a systematic review and meta--analysis. eClinicalMedicine. 2023;54:101752.
10. Görlinger K, Dirkmann D, Hanke AA. Coagulation management with ROTEM®. Clin Lab. 2013;59(9-10):1331-41.
11. Grant D, Abu-Elmagd K, Mazariegos J, Vianna R, Langnas A, Mangus R, et al. Intestinal Transplant Registry report: global activity and trends. Am J Transplant. 2015;15(1):210-9.
12. Hamilton MA, Cecconi M, Rhodes A. Goal-directed therapy in major surgery. Br J Anaesth. 2022;128(4):e254-e257.
13. Hahn RT, Abraham T, Adams MS, Bruce CJ, Glas KE, Lang RM, et al. Guidelines for performing a comprehensive transesophageal echocardiographic examination: recommendations from the American Society of Echocardiography and the Society of Cardiovascular Anesthesiologists. J Am Soc Echocardiogr. 2013;26(9):921-64.
14. Kozek-Langenecker SA, Afshari A, Albaladejo P, Aldecoa C, Barauskas G, De Robertis E, et al. Management of severe perioperative bleeding: guidelines from the ESA. Eur J Anaesthesiol. 2017;34(6):332-95.
15. Lakhal K, et al. The radial-to-femoral arterial pressure gradient: clinical implications. Anesth Analg. 2017;124:212-8.
16. Lomax S, Klucniks A, Griffiths J. Anaesthesia for intestinal transplantation. BJA Educ. 2023;23:1-12.

17. Mayer J, Boldt J, Poland R, Peterson A, Manecke Jr GR. Continuous cardiac output by pulse contour during low systemic vascular resistance states. Br J Anaesth. 2009;102(5):631-7.
18. Meira Filho SP, Guardia BD, Evangelista AS, Matielo CE, Neves DB, Pandullo FL, et al. Transplante intestinal e multivisceral. Einstein (São Paulo). 2015;13(1):136-41.
19. Narouze SN, Benzon HT, Provenzano DA, Buvanendran A, De Andres J, Deer T, et al. Interventional spine and pain procedures in patients on antiplatelet and anticoagulant medications (4th ed.): guidelines from the American Society of Regional Anesthesia and Pain Medicine. Reg Anesth Pain Med. 2018;43(3):263-309.
20. Pironi L, et al. Chronic intestinal failure: status and management. Nutrients. 2024;16:1291.
21. Pretto EA, Fukazawa K. Rapid assessment and safe management of severe pulmonary hypertension with milrinone during orthotopic liver transplantation. Clin Transplant. 2010;24(4):515-9.
22. Smith JM, Skeans MA, Horslen SP. OPTN/SRTR 2013 Annual Data Report: Intestine. Am J Transplant. 2015;15(S2):1-16.

SEÇÃO IX

Analgesia em transplantes

19

Bloqueios regionais em transplantes de órgãos

Mateus Augusto Gomes de Assis
Cesar Antônio Tavares da Rocha

DESTAQUE DO TEMA

1. A anestesia regional em transplantes deve ser considerada dentro de um esquema de analgesia multimodal, com o principal benefício de reduzir a dor pós-operatória e o consumo de opioides.
2. Nos transplantes renais, bloqueios como quadrado lombar, TAP e bainha do reto podem melhorar o controle da dor e reduzir complicações respiratórias.
3. Nos transplantes hepáticos, o TAP subcostal e o bloqueio da bainha do reto são alternativas eficazes para a analgesia da parede abdominal superior.
4. Em transplantes cardíacos, bloqueios como o paraesternal e o eretor da espinha podem auxiliar no controle da dor torácica.
5. A decisão pelo uso da anestesia regional deve considerar o risco de complicações hemorrágicas em pacientes com coagulopatia, uso de anticoagulantes ou instabilidade hemodinâmica.
6. Bloqueios de plano apresentam risco reduzido de hematoma, mas ainda exigem avaliação criteriosa risco-benefício.
7. A ultrassonografia é uma ferramenta indispensável para guiar esses bloqueios e aumentar a segurança técnica.

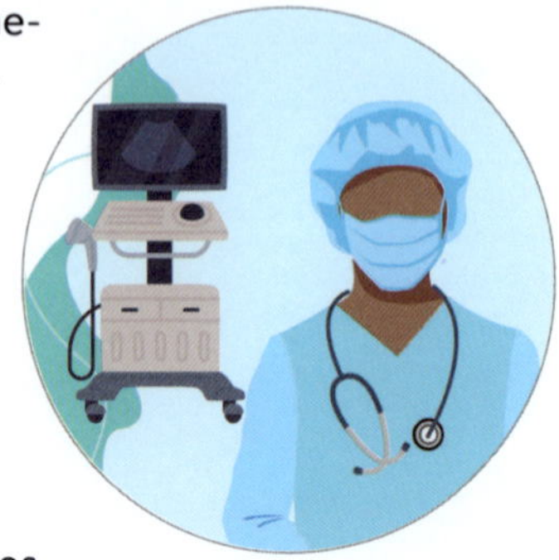

INTRODUÇÃO

A cirurgia de transplantes segue em franca evolução, impulsionada por avanços técnico-tecnológicos, maior disponibilidade de ultrassonografia à beira-leito e pela adoção de protocolos de recuperação acelerada, como o Projeto ACERTO (Aceleração da Recuperação Total Pós-Operatória). Nesse contexto, a anestesia regional, preferencialmente guiada por ultrassom e integrada à analgesia multimodal, vem se consolidando como componente essencial para controle eficaz da dor e para a redução do consumo de opioides, favorecendo ventilação e mobilização precoces e uma recuperação mais segura.

O avanço alcançado na última década na anestesia regional se deve à disponibilidade de aparelhos de ultrassom, avanços nas técnicas de bloqueios periféricos e descoberta de novos bloqueios fasciais. O aumento das cirurgias de transplante é acompanhado por um aumento na complexidade do manejo dos pacientes, visto que apresentam múltiplas comorbidades e ganham em complexidade, uma vez que sua expectativa de vida foi alargada. Em consequência, as práticas anestésicas têm se aprimorado.

Apesar das evidências crescentes sobre a eficácia da anestesia regional, seu uso em transplantes ainda não é amplamente padronizado. Os protocolos variam amplamente entre os centros, influenciados por práticas consolidadas pela experiência clínica e cultura institucional. Não existem, até o momento, diretrizes formais que regulem ou recomendem o uso específico dessas técnicas nesse contexto.

ANESTESIA REGIONAL NO CONTROLE DA DOR DE TRANSPLANTES NA PAREDE TORÁCICA

A anestesia regional demonstrou ser uma alternativa eficaz para o manejo da dor. Técnicas como o bloqueio peridural torácico e os bloqueios paravertebrais (PVB) mostraram redução significativa no uso de opioides no período pós-operatório, além de menor incidência de complicações associadas, como náuseas, vômitos e retenção urinária.

Adicionalmente, bloqueios em planos fasciais, como o bloqueio do plano do músculo eretor da espinha (ESPB), têm ganhado popularidade devido à sua segurança e facilidade técnica – apresentando melhora no controle adequado da dor e melhor recuperação funcional dos pacientes, com menor tempo de internação em unidade de terapia intensiva (UTI) e menor necessidade de ventilação mecânica prolongada.

ANATOMIA DO TÓRAX APLICADA À ANESTESIA REGIONAL

A inervação da parede torácica apresenta componentes dos plexos cervical, braquial e de nervos espinhais torácicos. Estes últimos nascem na raiz ventral do nervo espinhal e caminham anteriormente do dorso até a região torácica. Ao longo desse caminho, ele se ramifica primeiro em ramo cutâneo lateral e em ramo cutâneo anterior (Figura 1).

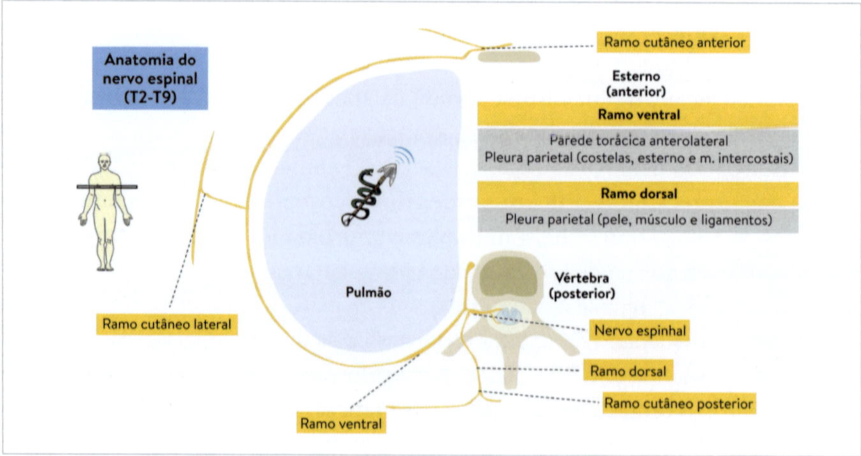

FIGURA 1 Anatomia do nervo espinal de T2-T9 com seus ramos.

Fonte: imagem gentilmente cedida pelo grupo ARPOA.Dor (Anestesia Regional, POCUS, Acessos Vasculares e Dor).

O nervo derivado do plexo cervical é o supraclavicular e inerva a pele da região sobre a clavícula. Além disso, ramos do plexo braquial, como os nervos toracodorsal, torácico longo, peitoral lateral, peitoral medial e dorsal da escápula completam a inervação do tórax (Figura 2).

BLOQUEIO PERIDURAL TORÁCICO

O bloqueio peridural torácico é das modalidades anestésicas mais consagradas tanto na prática clínica quanto na literatura médica. Consiste na injeção de anestésico no espaço peridural, através de punção única, como por instalação de cateter. Apesar de a densidade de bloqueio anestésico ser desejada no contexto de cirurgias para transplantes, é questionável o uso da técnica em cirurgias para transplante cardíaco, pulmonar ou hepático, visto que essas técnicas estão associadas à possibilidade de uso de circulação extracorpórea, necessidade de anticoagulação plena ou distúrbios da coagulação, tanto pró-coagulabilidade como coagulopatia.

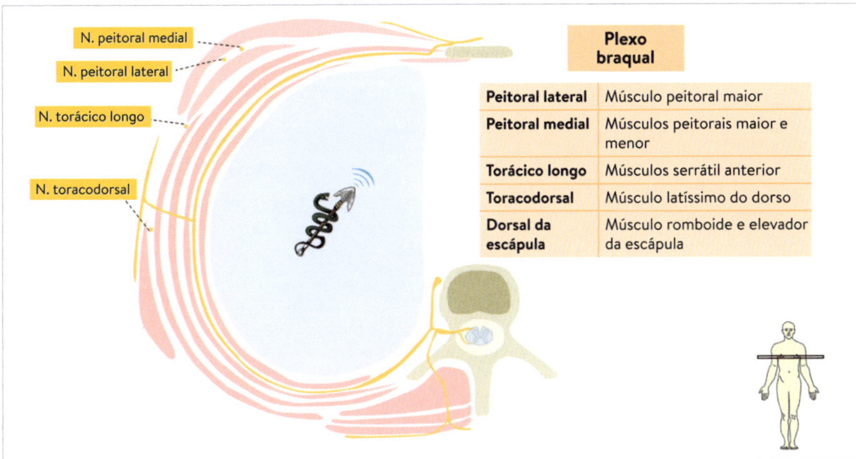

Plexo braqual	
Peitoral lateral	Músculo peitoral maior
Peitoral medial	Músculos peitorais maior e menor
Torácico longo	Músculos serrátil anterior
Toracodorsal	Músculo latíssimo do dorso
Dorsal da escápula	Músculo romboide e elevador da escápula

FIGURA 2 Contribuição do plexo braquial para a inervação da parede torácica.

Fonte: imagem gentilmente cedida pelo grupo ARPOA.Dor (Anestesia Regional, POCUS, Acessos Vasculares e Dor).

BLOQUEIO PARAVERTEBRAL

O bloqueio paravertebral é uma técnica anestésica regional profunda que consiste na injeção de anestésico local no espaço paravertebral, com o objetivo de bloquear os nervos espinhais segmentares. Esse espaço é delimitado anteriormente pela pleura parietal, posteriormente pelo ligamento costotransverso e medialmente pelo corpo vertebral e forame intervertebral. Em seu interior encontram-se os nervos espinhais, gânglios simpáticos, vasos e tecido adiposo, sendo o nervo espinhal o principal alvo do bloqueio.

A técnica pode ser feita por abordagem anatômica ou guiada por ultrassom, esta última preferível por aumentar a precisão e reduzir complicações, como punção pleural acidental. Trata-se de um bloqueio tecnicamente desafiador (Figura 3), que exige experiência e precisão no agulhamento.

A analgesia proporcionada pelo bloqueio paravertebral é comparável à anestesia peridural, com a vantagem de ser unilateral, reduzindo efeitos adversos como hipotensão e bloqueio motor bilateral. Essa técnica pode ser útil em transplantes cardíacos, pulmonares, hepáticos, pancreáticos e renais devido à extensão da área anestesiada. No entanto, apesar de sua menor repercussão hemodinâmica, essa analgesia ainda deve ser considerada, especialmente nos transplantes cardíacos e pulmonares. Além disso, suas dificuldades técnicas e a administração por punção única exigem a complementação do manejo analgésico no pós-operatório, tornando sua utilização uma questão de custo-benefício a ser avaliada.

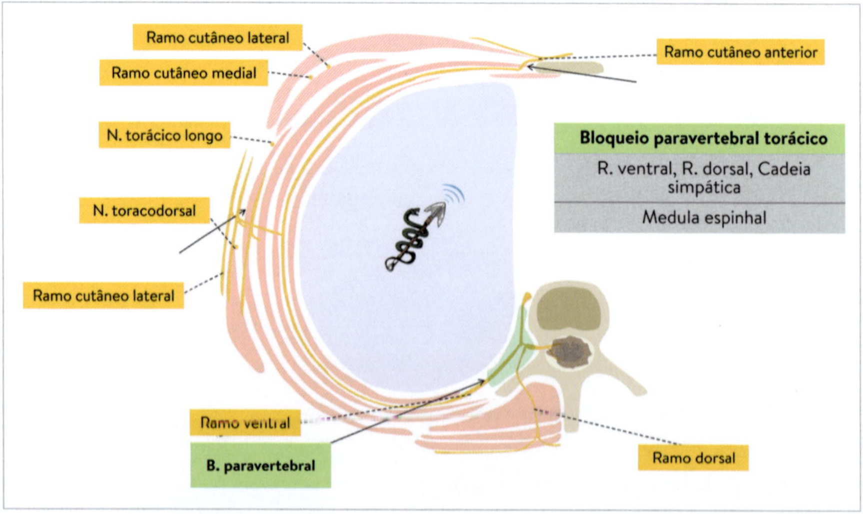

FIGURA 3 Localização do bloqueio paravertebral em relação à vértebra e local de injeção do anestésico local.

Fonte: imagem gentilmente cedida pelo grupo ARPOA.Dor (Anestesia Regional, POCUS, Acessos Vasculares e Dor).

BLOQUEIO DA FÁSCIA INTERPEITORAL

O bloqueio da fáscia interpeitoral, também conhecido como PEC1 (bloqueio peitoral 1) (Figura 4), tem como referências anatômicas os músculos peitoral maior e peitoral menor. O anestésico local é injetado dentro da fáscia interpeitoral (Figura 5), onde se localizam os nervos peitoral medial e peitoral lateral, além do ramo ventral do nervo espinal correspondente.

No contexto de transplantes cardíaco e pulmonar, o bloqueio PEC1 tem aplicação limitada, pois proporciona analgesia apenas à pele da região anterior do tórax, dependendo da dispersão do anestésico local. Assim, seu uso é indicado apenas quando combinado ao bloqueio do plano entre os músculos peitoral menor e serrátil anterior, também denominado PEC2 (bloqueio peitoral 2) (Figura 6).

A visualização ultrassonográfica do plano interpeitoral é feita com o transdutor em posição transversa à clavícula. Uma vez identificado esse plano, é comum observar a presença da artéria toracoacromial. Para melhor localização, pode-se utilizar o modo Doppler. O ponto de injeção do anestésico local (por exemplo, ropivacaína) é a fáscia interpeitoral, entre os músculos peitoral maior e peitoral menor (Figura 7).

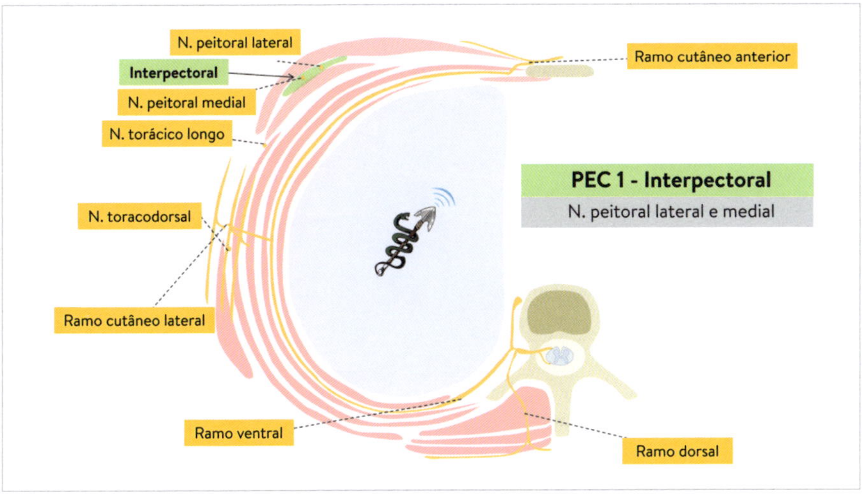

FIGURA 4 Localização do plano interpeitoral e os ramos do plexo braquial que o compõem.

Fonte: imagem gentilmente cedida pelo grupo ARPOA.Dor (Anestesia Regional, POCUS, Acessos Vasculares e Dor).

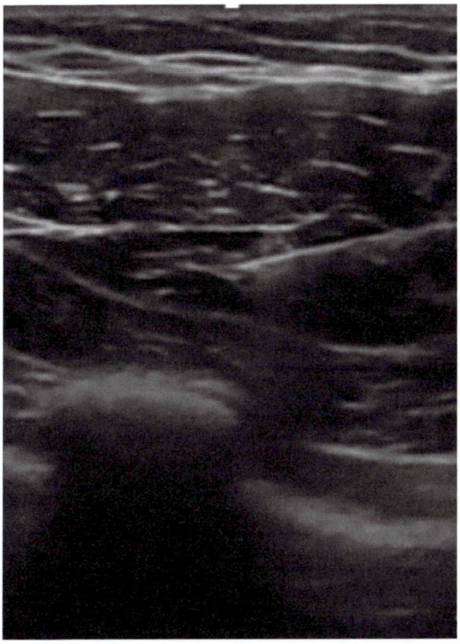

FIGURA 5 Imagem ultrassonográfica de bloqueio PEC1. Observa-se a disposição anatômica entre o músculo peitoral maior e o músculo peitoral menor, com a agulha posicionada entre as duas estruturas musculares e a difusão do anestésico local no plano interfascial.

Fonte: arquivo pessoal do autor.

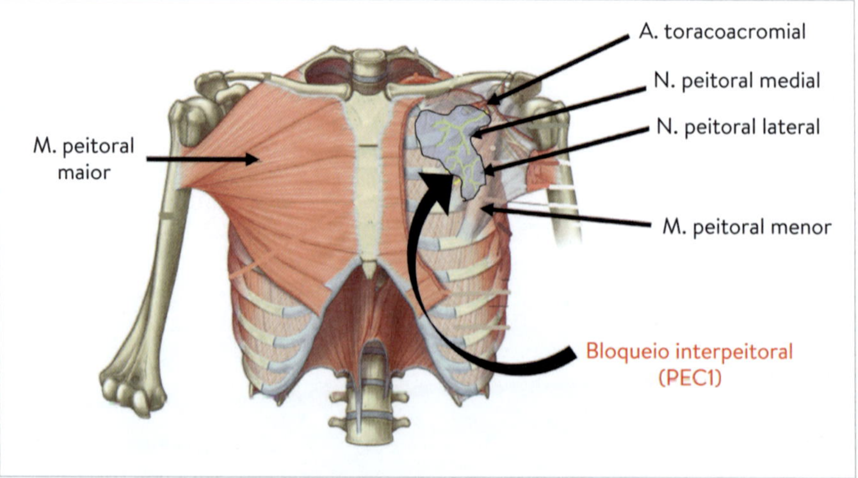

FIGURA 6 Musculatura da parede torácica com os músculos peitoral maior e peitoral menor.

Fonte: imagem gentilmente cedida pelo grupo ARPOA.Dor (Anestesia Regional, POCUS, Acessos Vasculares e Dor).

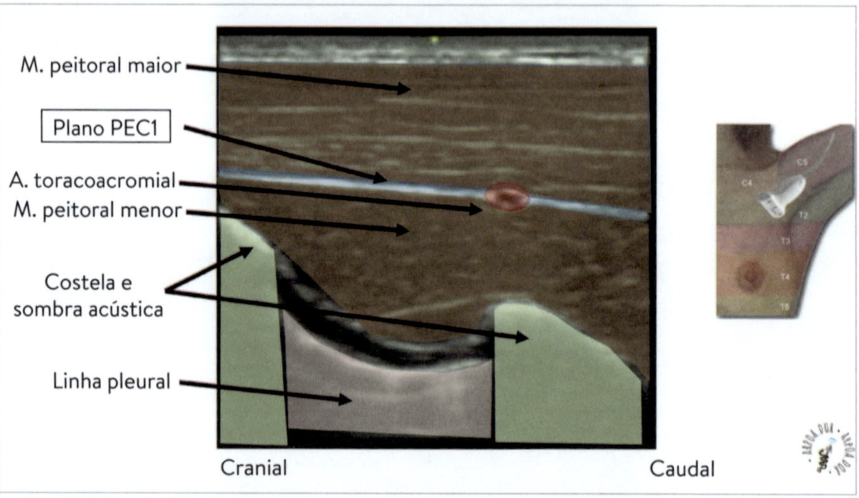

FIGURA 7 Visão da sonoanatomia do bloqueio do plano entre os músculos peitoral maior e peitoral menor.

Fonte: imagem gentilmente cedida pelo grupo ARPOA.Dor (Anestesia Regional, POCUS, Acessos Vasculares e Dor).

BLOQUEIO DO PLANO ENTRE OS MÚSCULOS SERRÁTIL ANTERIOR E PEITORAL MENOR

Este bloqueio tem como referenciais anatômicos os músculos peitoral maior, peitoral menor e serrátil anterior. Também é conhecido como PEC2, nome referente às duas injeções de anestésico: uma entre os músculos peitoral maior e peitoral menor e outra entre os músculos peitoral menor e serrátil anterior (Figura 8).

Os componentes anestesiados nesse bloqueio são os ramos torácicos dos nervos espinais, nervo torácico longo, nervo toracodorsal, nervo peitoral lateral e nervo peitoral medial. Portanto, a área anestesiada recobre o tórax anterior e lateral, possibilitando auxiliar no controle da dor principalmente em cirurgias de transplante pulmonar (Figuras 9 e 10).

Ao realizar o bloqueio desse plano, a visão ultrassonográfica é obtida ao nível da 3ª ou 4ª costela, identificando-se os músculos peitoral maior, peitoral menor e serrátil anterior. O transdutor de ultrassom é posicionado transversalmente para a inserção da agulha em plano. A injeção do anestésico local, como ropivacaína, é realizada no espaço-alvo conforme a técnica adequada.

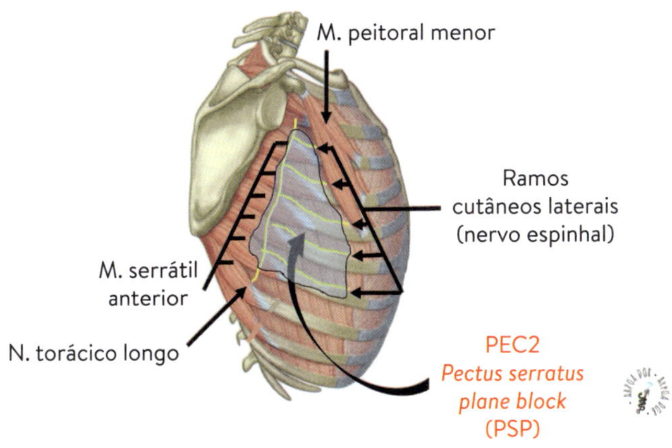

FIGURA 8 A ilustração demonstra a técnica do bloqueio PEC2 (*pectus serratus plane block*), evidenciando a relação anatômica entre os músculos peitoral maior, peitoral menor e serrátil anterior, bem como a difusão do anestésico local no plano interfascial, com cobertura dos ramos cutâneos laterais do nervo espinhal.

Fonte: imagem gentilmente cedida pelo grupo ARPOA.Dor (Anestesia Regional, POCUS, Acessos Vasculares e Dor).

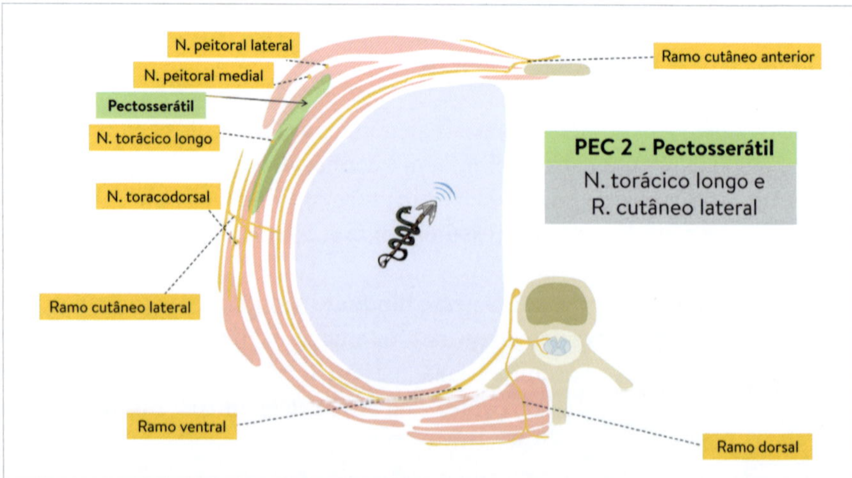

FIGURA 9 Localização do plano entre o músculo serrátil anterior e o peitoral menor; ramos do plexo braquial em sua localização.

Fonte: imagem gentilmente cedida pelo grupo ARPOA.Dor (Anestesia Regional, POCUS, Acessos Vasculares e Dor).

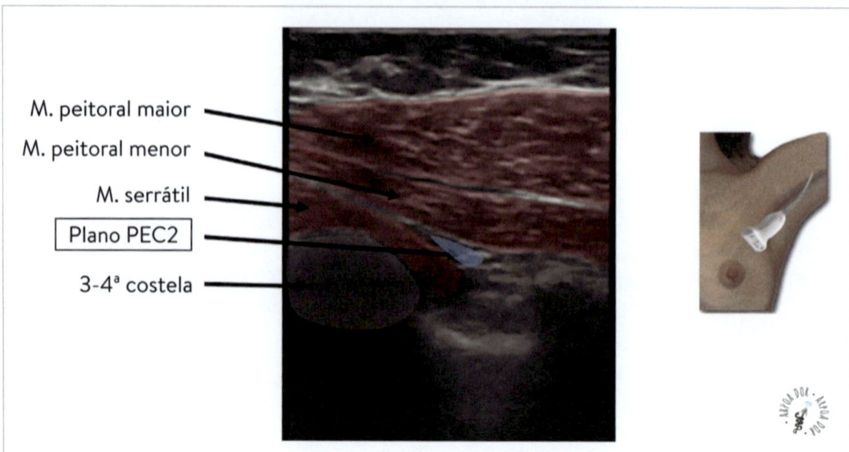

FIGURA 10 Visão da sonoanatomia do bloqueio do plano serrátil anterior.

Fonte: imagem gentilmente cedida pelo grupo ARPOA.Dor (Anestesia Regional, POCUS, Acessos Vasculares e Dor).

Outra abordagem é a injeção de anestésico na região em que o músculo serrátil anterior está profundamente ao músculo latíssimo do dorso. Nesse contexto, o anestésico local pode infiltrar acima do músculo serrátil anterior, sendo a abordagem superficial. A abordagem profunda fica entre o músculo serrátil anterior e a costela.

Outra abordagem consiste na injeção de anestésico na região onde o músculo serrátil anterior se encontra profundamente ao músculo latíssimo do dorso. Nesse contexto, o anestésico local pode ser infiltrado acima do músculo serrátil anterior, caracterizando a abordagem superficial. Já a abordagem profunda ocorre entre o músculo serrátil anterior e a costela (Figura 11).

BLOQUEIO PARAESTERNAL SUPERFICIAL E PROFUNDO

O bloqueio paraesternal usa como referências anatômicas o esterno, os espaços intercostais adjacentes, o músculo peitoral maior e os músculos intercostais externo, interno e íntimo. Seu objetivo é anestesiar os ramos cutâneos anteriores (Figura 12).

Na abordagem ultrassonográfica, o probe é posicionado paralelamente ao esterno e perpendicular aos arcos costais. A imagem resultante permite a visualização do esterno, dos arcos costais e dos músculos intercostais situados entre eles. A injeção do anestésico pode ser realizada superficialmente, acima do músculo intercostal e abaixo do peitoral maior. Alternativamente, há a abordagem profunda, na qual a injeção ocorre entre o músculo intercostal e a pleura, oferecendo um maior risco de pneumotórax.

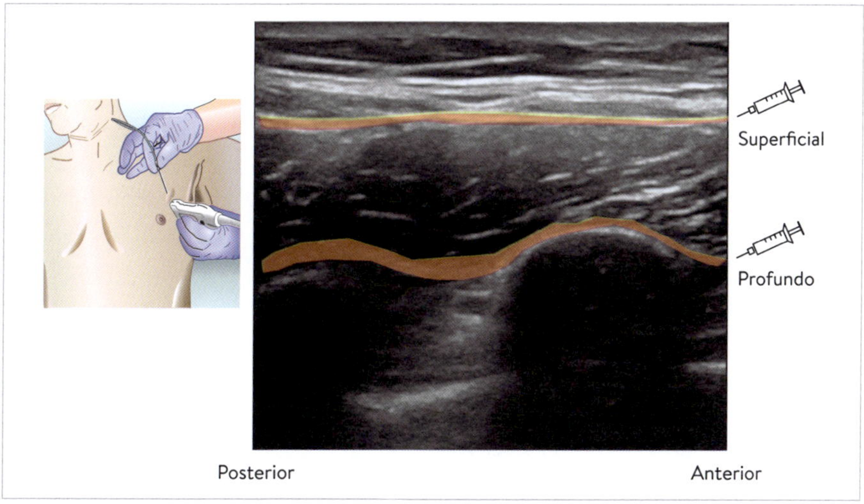

FIGURA 11 Visão da sonoanatomia do bloqueio do músculo serrátil anterior, com destaque para as abordagens superficial e profunda.

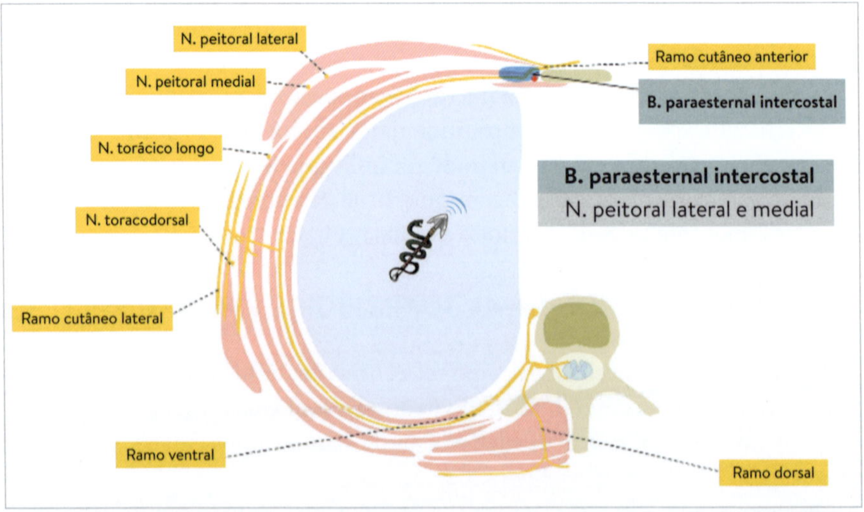

FIGURA 12 Representação esquemática do bloqueio paraesternal intercostal. Observa-se a relação anatômica entre os nervos intercostais, peitorais e seus ramos cutâneos.

Fonte: imagem gentilmente cedida pelo grupo ARPOA.Dor (Anestesia Regional, POCUS, Acessos Vasculares e Dor).

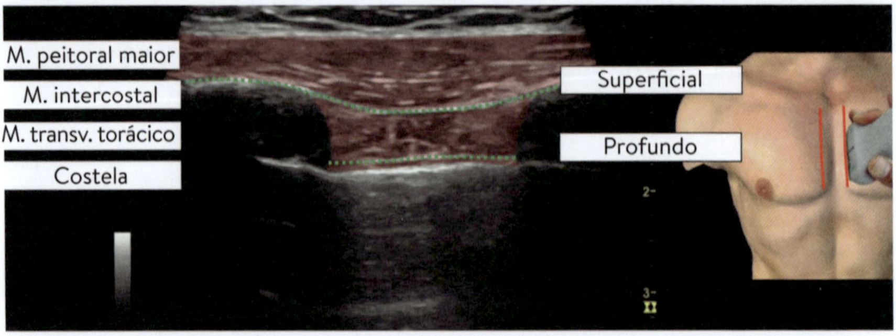

FIGURA 13 Visão da sonoanatomia do bloqueio paraesternal, com as abordagens superficial e profunda.

A aplicação desse bloqueio em cirurgias para transplantes é especialmente útil na realização de esternotomia, como no transplante cardíaco.

BLOQUEIO DO PLANO DO MÚSCULO ERETOR DA ESPINHA (ESP *BLOCK*)

O bloqueio do plano do músculo eretor da espinha (ESP *block*) tem como objetivo bloquear os ramos dorsais dos nervos espinhais, permitindo que o anestésico local se difunda até os ramos ventrais e promovendo analgesia ampla da parede torácica e abdominal.

A técnica inicia-se posicionando o transdutor sobre as apófises espinhosas, deslocando-o lateralmente até a visualização dos processos transversos, que se apresentam com formato quadrangular, diferenciando-se das costelas, de aspecto arredondado. Superficialmente, identificam-se o músculo trapézio e o músculo romboide maior (entre T2 e T5) e, em plano mais profundo, o músculo eretor da espinha, que se apoia sobre os processos transversos. A injeção do anestésico local é realizada exatamente entre o processo transverso e o músculo eretor da espinha, promovendo espraiamento cranial e caudal nesse plano.

O bloqueio apresenta abrangência multissegmentar, com analgesia que pode incluir dermátomos de T2 até L2, dependendo do nível da injeção e do volume administrado. Por essa característica, o ESP *block* tem sido empregado como técnica complementar no manejo da dor em transplante hepático, transplante pulmonar, transplante renal e demais cirurgias abdominais de grande porte, especialmente em incisões subcostais ou longitudinais (Figura 14).

ANESTESIA REGIONAL NO CONTROLE DA DOR DE TRANSPLANTES NA PAREDE ABDOMINAL

As técnicas de anestesia regional têm demonstrado benefícios significativos em transplantes de fígado, rim e pâncreas. Entre as principais abordagens, destaca-se o bloqueio do plano transverso do abdome, amplamente utilizado em

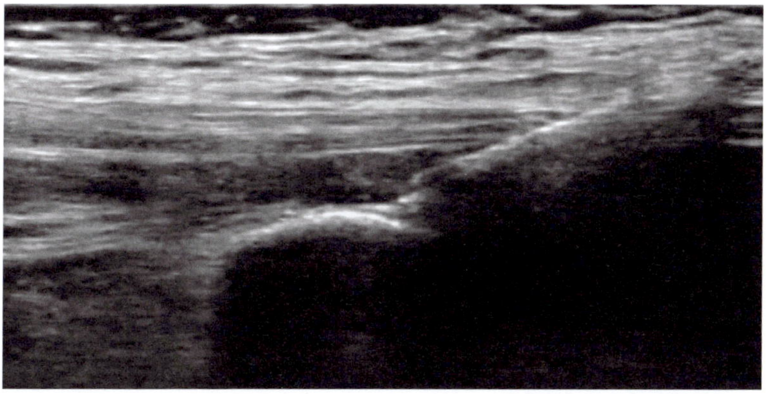

FIGURA 14 Visão da sonoanatomia e agulhamento do bloqueio do plano do músculo eretor da espinha. De superficial para profundo se apresentam os músculos trapézio, romboide maior e eretor da espinha. Esse bloqueio tem utilidade numa ampla gama de abordagens cirúrgicas, uma vez que bloqueia o ramo ventral do nervo espinal e o ramo dorsal em diversos níveis da coluna vertebral. Aplica-se aos transplantes que acessem as cavidades torácica e abdominal.

transplantes hepáticos e renais, por reduzir o consumo de opioides e melhorar o controle da dor pós-operatória, especialmente em incisões abdominais medianas. O bloqueio da bainha do músculo reto abdominal é indicado para incisões cirúrgicas medianas ou paramedianas, proporcionando analgesia eficaz nessa região.

O bloqueio do músculo eretor da espinha surge como alternativa viável ao bloqueio peridural torácico, oferecendo analgesia comparável, porém com menor risco de complicações associadas a coagulopatias. Vale lembrar que essa técnica já foi discutida na seção sobre bloqueios para analgesia da parede torácica. Já o bloqueio do quadrado lombar tem se destacado como técnica emergente para analgesia em transplantes renais e hepáticos, demonstrando, em alguns estudos, superioridade ao bloqueio do plano transverso do abdome devido à maior cobertura de dermátomos.

BLOQUEIO DO PLANO TRANSVERSO DO ABDOME

O bloqueio do plano transverso caracteriza-se pela dispersão do anestésico local na fáscia entre o músculo oblíquo interno (mais superficial) e o músculo transverso do abdome (mais profundo). Esse bloqueio pode ser classificado em subcostal, lateral, posterior e ilioinguinal/ílio-hipogástrico. A analgesia fornecida é exclusivamente sensitiva e de natureza somática (Figura 15).

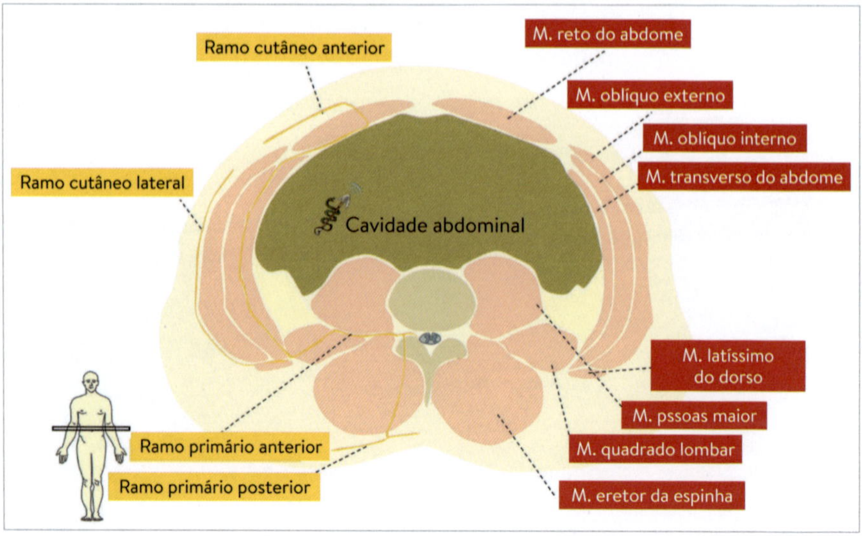

FIGURA 15 Visão anatômica em corte axial da cavidade abdominal e musculatura de sustentação da parede abdominal.

Imagem gentilmente cedida pelo grupo ARPOA.Dor (Anestesia Regional, POCUS, Acessos Vasculares e Dor).

A abordagem subcostal é feita no abdome superior, próxima aos arcos costais. Sua principal particularidade é a dispersão do anestésico entre a bainha do reto abdominal e o músculo transverso do abdome. Isso proporciona analgesia dos ramos anteriores dos nervos espinais, cobrindo os dermátomos de T6 a T9/T10. Esse bloqueio é especialmente útil em transplantes hepáticos quando feito bilateralmente (Figura 16).

A abordagem lateral é a técnica clássica desse bloqueio e consiste na obtenção de imagens da região lateral do abdome, identificando estruturas como os músculos oblíquo externo, oblíquo interno e transverso do abdome. A injeção do anestésico ocorre entre o músculo oblíquo interno e o músculo transverso do abdome, proporcionando analgesia nos dermátomos de T8 a T12. Quando realizada bilateralmente, essa abordagem complementa a analgesia em transplantes hepáticos e pancreáticos. Além disso, pode ser utilizada unilateralmente no transplante renal heterotópico.

BLOQUEIO DA BAINHA DO MÚSCULO RETO ABDOMINAL

O bloqueio da bainha do músculo reto abdominal localiza-se na região medial do abdome e consiste na injeção de anestésico local dentro do músculo reto abdominal, acima de sua fáscia. A injeção não é feita diretamente na fáscia devido ao risco de perfuração de estruturas peritoneais.

A linha arqueada é um marco anatômico importante, pois acima dela a aponeurose dos músculos oblíquo externo, oblíquo interno e transverso do abdome envolve tanto a porção superficial quanto a profunda do músculo reto abdominal. No entanto, abaixo dessa linha, apenas a porção superficial do músculo é envolvida por essa estrutura (Figura 18).

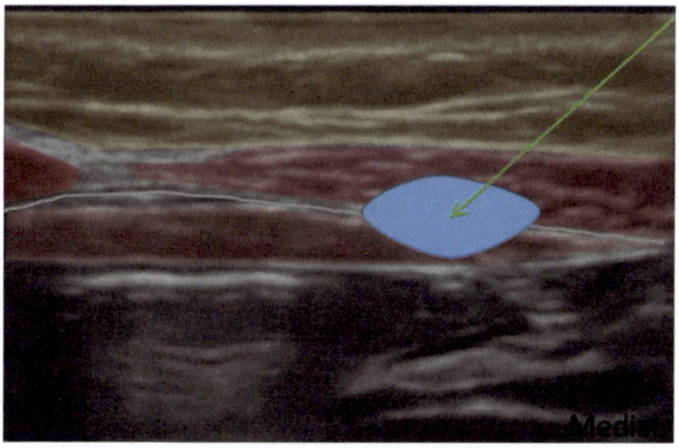

FIGURA 16 Visão da sonoanatomia do bloqueio do plano transverso abdominal por abordagem subcostal. Superficialmente, em vermelho, aparece o músculo reto do abdome e profundamente o músculo transverso. Entre eles se dá a injeção de anestésico local.

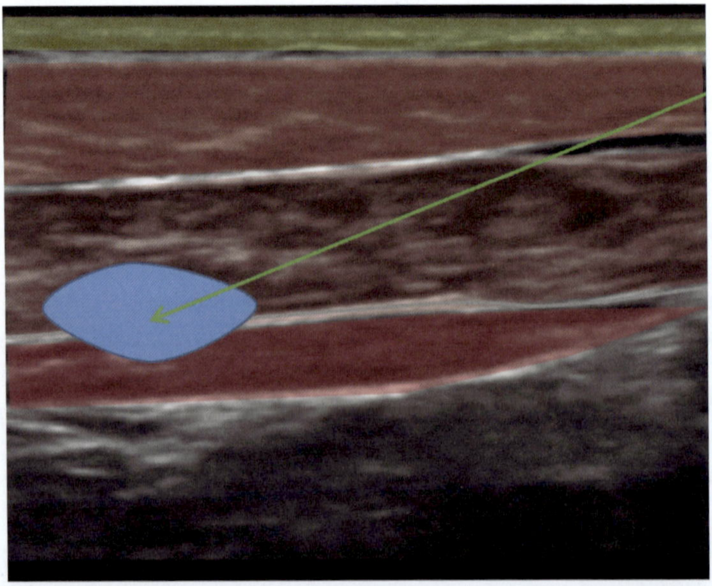

FIGURA 17 Visão da sonoanatomia do bloqueio do plano transverso do abdome por abordagem lateral. Superficialmente em vermelho, aparecem o músculo oblíquo externo e mais profundamente os músculos oblíquo interno e transverso. A injeção de anestésico deve ser realizada entre os músculos oblíquo interno e transverso. A foto representa o posicionamento do probe e a demonstração do agulhamento.

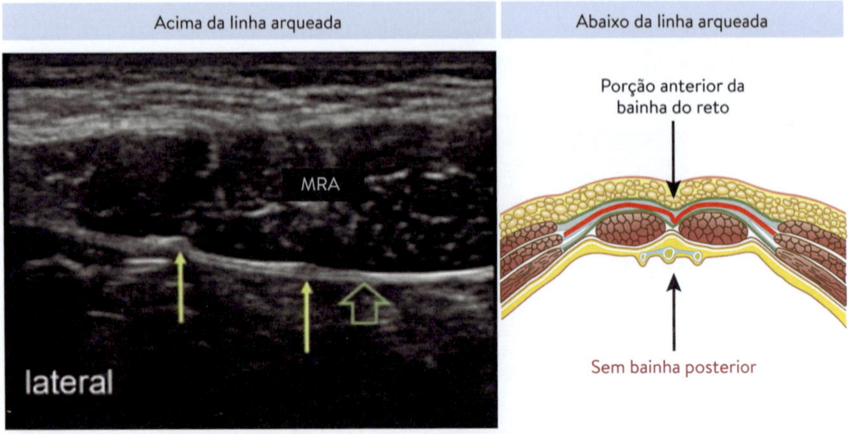

FIGURA 18 Considerações anatômicas em relação à linha arqueada e o posicionamento da aponeurose formada pelos músculos oblíquo externo, oblíquo interno e transverso do abdome.

MRA: músculo reto abdominal.

Vale destacar que, em sua porção cranial, o músculo oblíquo interno projeta-se profundamente ao músculo reto abdominal, como ocorre na abordagem subcostal do bloqueio do plano transverso do abdome. Esse bloqueio é indicado para incisões medianas ou paramedianas, sendo, portanto, aplicável a transplantes hepáticos e pancreáticos. Sua aplicação proporciona analgesia dos ramos cutâneos dos nervos intercostais, abrangendo predominantemente os dermátomos de T6 a T11.

BLOQUEIO DO QUADRADO LOMBAR

O bloqueio do quadrado lombar é caracterizado pela injeção de anestésico no músculo quadrado lombar, podendo ser feito por diferentes abordagens, cada uma delas em interação com distintas estruturas anatômicas. As principais técnicas incluem a via lateral (bloqueio do quadrado lombar tipo 1), a via posterior (bloqueio do quadrado lombar tipo 2) e a via anterior (bloqueio do quadrado lombar tipo 3) (Figura 19).

A imagem ilustra uma secção transversal da região lombar, evidenciando a anatomia relevante para a realização do bloqueio do músculo quadrado lombar. O transdutor de ultrassom está posicionado na região lateral do abdome, permitindo a identificação dos principais marcos anatômicos: músculos oblíquo externo, oblíquo interno, transverso do abdome, eretor da espinha, quadrado lombar e psoas

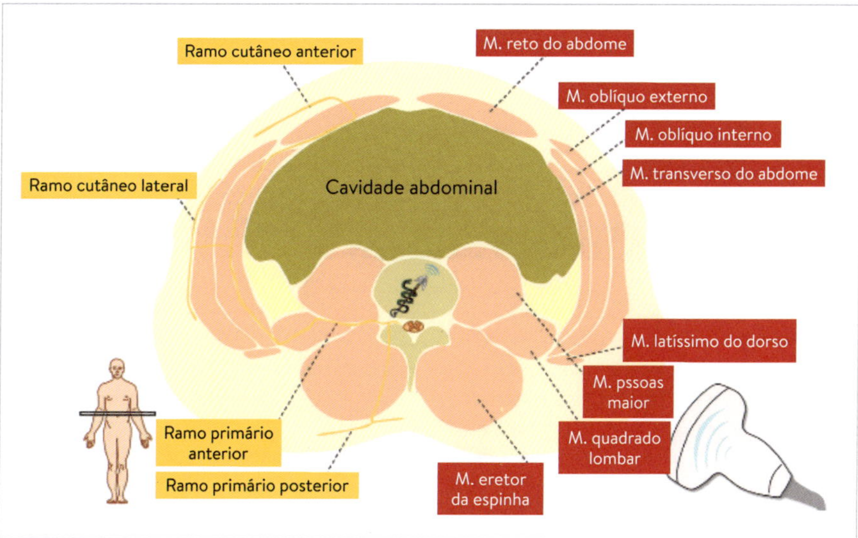

FIGURA 19 Bloqueio do músculo quadrado lombar (QLB).

maior. A injeção do anestésico local é feita adjacente ao músculo quadrado lombar, em plano profundo, a fim de alcançar os nervos intercostais, ílio-hipogástrico, ilioinguinal e genitofemoral, além dos ramos ventrais dos nervos toracolombares.

O bloqueio do quadrado lombar tipo 1, ou via lateral, é caracterizado pela injeção do anestésico sobre o músculo quadrado lombar e abaixo do músculo transverso do abdome. Ele proporciona analgesia exclusivamente sensitiva, abrangendo os dermátomos de T10 a L1. A técnica é indicada para cirurgias com incisões medianas e paramedianas, como nos transplantes hepático e pancreático. Além disso, pode ser utilizada no transplante renal heterotópico.

A posição relativa dos músculos evidencia a importância da correta identificação do MQL como estrutura-alvo para os diferentes planos de bloqueio do quadrado lombar (lateral, posterior e anterior), cuja variação depende da dispersão do anestésico em relação às interfaces musculares destacadas na figura.

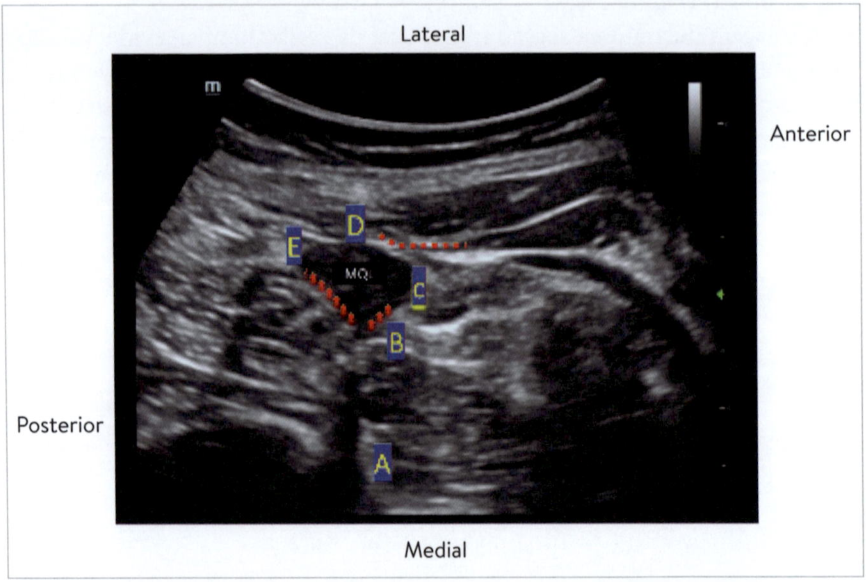

FIGURA 20 A imagem ultrassonográfica demonstra a sonoanatomia da região do músculo quadrado lombar (MQL) em corte transversal. Observa-se, como referência óssea medial, o processo transverso vertebral (A), evidenciado por sua ecogenicidade aumentada e sombra acústica posterior. Anteriormente e medial ao MQL, identifica-se o músculo psoas maior (B), de aspecto hipoecogênico. O músculo quadrado lombar (C), estrutura central da imagem, apresenta formato quadrilátero característico e encontra-se delimitado pelas linhas tracejadas vermelhas. Posteriormente, reconhece-se o músculo eretor da espinha (D), enquanto lateralmente se evidencia o músculo transverso do abdome (E), representando a transição com a parede abdominal.

O bloqueio do quadrado lombar tipo 2, ou via posterior, é caracterizado pela injeção do anestésico na face posterior do músculo quadrado lombar, em contato com o músculo eretor da espinha. Essa abordagem permite uma dispersão mais ampla do anestésico em direção ao espaço paravertebral, proporcionando analgesia somática e visceral. A cobertura abrange os dermátomos de T9 a L2, sendo útil em cirurgias abdominais com incisões medianas e paramedianas, como nos transplantes hepático e pancreático, além de ser uma opção para o transplante renal heterotópico.

O bloqueio do quadrado lombar tipo 3, ou via anterior, consiste na injeção do anestésico na face anterior do músculo quadrado lombar, próxima à fáscia do psoas maior. Essa técnica possibilita maior difusão do anestésico para o plexo lombar, oferecendo analgesia de T7 a L3, com potencial para bloqueio motor parcial. Devido à sua ampla cobertura analgésica, pode ser utilizado em transplantes hepáticos e pancreáticos, além de ser uma alternativa para analgesia em transplantes renais, especialmente quando se busca um bloqueio mais extenso.

CONCLUSÃO

A anestesia regional em transplantes de órgãos representa um recurso valioso dentro de um esquema de analgesia multimodal, especialmente em pacientes de alta complexidade e com múltiplas comorbidades. Seu principal benefício reside na capacidade de reduzir a dor pós-operatória, diminuir o consumo de opioides e, assim, atenuar complicações respiratórias, cardiovasculares e gastrintestinais associadas a essas drogas.

O uso de técnicas como bloqueios fasciais (ESP block, TAP, quadrado lombar, bainha do reto, bloqueios peitorais e paraesternais) amplia as opções disponíveis para o anestesiologista, possibilitando analgesia eficaz tanto em transplantes abdominais (fígado, rim e pâncreas) quanto em procedimentos torácicos (coração e pulmão). A incorporação da ultrassonografia como ferramenta de rotina consolidou essas técnicas, permitindo maior segurança, precisão no posicionamento da agulha e redução de complicações.

Entretanto, a decisão pelo uso de bloqueios deve sempre considerar as particularidades do paciente transplantado, em especial o risco aumentado de sangramento decorrente de coagulopatia ou do uso de anticoagulantes, além da instabilidade hemodinâmica que pode contraindicar algumas técnicas. Mesmo nos bloqueios de plano, em que o risco de hematoma é reduzido, a avaliação criteriosa do risco-benefício é fundamental. Assim, pode-se concluir que a anestesia regional não substitui, mas complementa a anestesia geral nos transplantes, oferecendo analgesia de qualidade e contribuindo para recuperação mais rápida e segura. O futuro aponta para maior padronização e incorporação dessas técnicas em protocolos institucionais, com base em evidências científicas e na experiência clínica acumulada, consolidando seu papel como parte essencial da anestesia em transplantes.

BIBLIOGRAFIA

1. Ander M, Mugve N, Crouch C, Kassel C, Fukazawa K, Isaak R, et al. Regional anesthesia for transplantation surgery. A white paper part 1: Thoracic transplantation surgery. Clin Transplant. 2023;37(8):e15043.
2. Ander M, Mugve N, Crouch C, Kassel C, Fukazawa K, Isaak R, et al. Regional anesthesia for transplantation surgery. A White Paper Part 2: Abdominal transplantation surgery. Clin Transplant. 2024;38(1):e15227.
3. Borglum J, Bendtsen TF. Abdominal wall blocks. In: Hadzic A, editor. Hadzic's textbook of regional anesthesia and acute pain management, 2. ed. New York: McGraw-Hill; 2017. p. 911-26.
4. Chin KJ, McDonnell JG, Carvalho B, Sharkey A, Pawa A, Gadsden J. Essentials of our current understanding: Abdominal wall blocks. Reg Anesth Pain Med. 2017;42(2):133-83.
5. El-Boghdadly K, Pawa A, Chin KJ. Thoracic wall blocks. In: Hadzic A, editor. Hadzic's textbook of regional anesthesia and acute pain management, 2. ed. New York: McGraw-Hill; 2017. p. 897-910.
6. Freeman BD, Miller TE. Anesthesia for transplantation. In: Gropper MA, editor. Miller's anesthesia, 9. ed. Philadelphia: Elsevier; 2020. p. 2493-540.
7. Kim DH, Kim SJ, Liu J, Beathe J, Memtsoudis SG. Fascial plane blocks: a narrative review of the literature. Reg Anesth Pain Med. 2021;46(7):600-17.
8. Neal JM, Rathmell JP, Kopacz DJ. Peripheral nerve blocks. In: Gropper MA, editor. Miller's Anesthesia. 9. ed. Philadelphia: Elsevier; 2020. p. 1741-86.
9. Onwochei DN. Abdominal wall blocks for intra-abdominal surgery. BJA Educ. 2018;18(8):259-64.
10. Rosenquist RW, Neal JM. Neuraxial anesthesia and peripheral nerve blocks. In: Gropper MA, editor. Miller's anesthesia, 9. ed. Philadelphia: Elsevier; 2020. p. 1683-740.
11. Sharma R. Chest wall and abdominal blocks for thoracic and abdominal surgeries: a review. Curr Pain Headache Rep. 2023;27(10):587-600.

Índice remissivo

C

D